MRI 基礎と実践

カラー版

● 著 ●
キャサリン・ウェストブルック
キャロリン・カート・ロス

● 監訳 ●
杉村和朗　川光秀昭

西村書店

Translated from
MRI in Practice
Third edition

Catherine Westbrook MSc, DCRR, CTC
Senior Lecturer
Anglia Polytechnic University
Cambridge, UK

and

Carolyn Kaut Roth RT(R)(MR)(CT)(M)(CV)
Fellow SMRT (Section for Magnetic Resonance Technologists)
Director Technologist Continuing Education and MRI Internship Programs for
Technologists
University of Pennsylvania Health Systems
Philadelphia, Pennsylvania, USA

Illustrated by

John Talbot MSc, DCRR
Senior Lecturer
Anglia Polytechnic University
Cambridge, UK

Copyright © 1993, 1998 by Blackwell Science Ltd, 2005 by Blackwell Publishing Ltd
Japanese edition copyright © 2012 Nishimura Co., Ltd.

This edition is published by arrangement with Blackwell Publishing Ltd, Oxford.
Translated by Nishimura Co., Ltd. from the original English language version.
Responsibility of the accuracy of the translation rests solely with Nishimura Co., Ltd. and
is not the responsibility of Blackwell Publishing Ltd.
All rights reserved.
Printed and bound in Japan.

本書の記載事項については，正確を期すよう努力を払っていますが，著者（訳者）ならびに出版社は，本書中の誤り，省略，および内容について保証するものではありません。また，本書中の情報を用いた結果生じたいかなる不都合に対しても責任を負うことは一切ありません。

翻訳にあたって

　物理学になじみの薄いわれわれ臨床医はもとより，MRI（磁気共鳴画像）に携わる医療関係者の多くは，MRIの原理を理解するのに多くの時間を費やしてきた。ある者は難解な理論についていけず，理論がわからなくてもMRIの読影には困らないと割り切って，理解することをあきらめてしまう。また，あまりに簡単に記載されすぎている解説書で学んだため，誤解したままの理解にとどまっている者も多い。確かに理論を知らなくてもMRIの画像を見ることはできるが，信号強度の違いを理論的に考えることによって読影力に大きな差がつくことはよく経験する。MRIを用いた研究を行うためには，たとえそれが画像所見を中心とした臨床研究であっても，その原理を理解しておくことは必須である。

　このようにMRIの理論を正確に学ぶことの重要性に疑問はないわけであるが，それをいかに正確かつ平易に理解させることができるか，そのようなテキストが長年求められてきた。本書を一読してまず驚かされるのは，最小限の簡素な記述で複雑なMR現象が明快に解説されているところである。非常にカラフルで独創的なイラストを多数用いて文章を補足することによって，従来のMRIのテキストに比べて格段に理解しやすくなっている。これに加えて，本書において特筆すべきは，身近なモノに置き換えた"たとえ"を有効に利用することによって，分かりにくい内容を，簡素に，直感的に，説明していることである。画像強調は"ガスオーブン"，k空間は"整理だんす"，位相変化は"時計の長針，短針"に置き換えて説明されている。このような"たとえ"は，難解なMR現象を理解するうえで非常に役に立っている。

　本書は，MRIを理解するためには理論を知らしめることがきわめて重要であるという信念を持った著者が，その情熱と類いまれなる能力を持って全力を挙げて仕上げたものである。訳者たちも著者と同様，MRIの普及にとって正確な理論を学ぶことが重要であると強く感じている。また本書を手にして，その内容に魅せられ，その重要性を感じたため，全員が全力を挙げて翻訳に取り組んできた。残念ながら，我々は著者ほどの能力を持ち合わせていないので，著者の意図を十分汲み取れず，わかりにくい表現にとどまるところもあるとは思うが，訳者たちの大変な努力に免じてお許し頂きたい。

　本書を邦訳するにあたり，たくさんの方々の手をお借りした。日常診療の中での作業のため遅れがちになる訳者たちを辛抱強く待ち，励ましてくださった，西村書店編集部には感謝を捧げたい。多くの方に本書を利用していただき，本邦のMRI検査技術のさらなる発展に役立つことを願っている。

杉村和朗

訳者一覧

監訳

杉村　和朗	神戸大学大学院医学研究科内科系講座放射線医学分野　教授
川光　秀昭	神戸大学医学部附属病院放射線部　技師長

訳者

北村　恵理	神戸大学大学院医学研究科内科系講座放射線医学分野　医学研究員(1章)
吉川　　武	神戸大学大学院医学研究科内科系講座放射線医学分野　特命講師(2章)
川光　秀昭	神戸大学医学部附属病院放射線部　技師長(3, 9章)
小西　淳也	神戸大学医学部附属病院放射線科　講師(4章)
野上　宗伸	高知大学医学部附属病院PETセンター　センター長(5章)
青山　信和	神戸大学医学部附属病院放射線部　診療放射線技師主任(6章)
岩間　祐基	神戸大学医学部附属病院放射線科　特命講師(7章)
河野　　淳	神戸大学医学部附属病院放射線科　助教(8章)
杉原　　良	財団法人住友病院放射線科　副医長(10章)
神山　久信	神戸大学医学部附属病院放射線部　助教(11章)
北島　一宏	神戸大学大学院医学研究科内科系講座放射線医学分野　助教(12章)

前書き

　磁気共鳴画像(MRI)は長い年月をかけて改良され，医療画像の基礎とも言えるような非常に高性能なツールとなった。科学の進歩とMRIに関する技術開発によって，少なくとも15分以上を要していた撮像時間はほんの数秒程度にまで短縮された。MRI技術者としての第一歩は，MRIの概念における基礎と応用や臨床利用を学び始めることであり，また次なる挑戦は，本領域の技術の進歩にしっかりとついていくことである。

　私自身，長年にわたって経験したMRIの変革すべてにおいて，常に頼りにしてきたのは本書"MRI in practice"であった。この第3版でも，キャサリン・ウェストブルックとキャロリン(キャンディ)・ロスは，初心者だけでなく経験豊かな技術者にも利用できるように，広範囲の内容を網羅した教科書を提供するといった，これまでの版の伝統を維持している。内容的には，基礎はもとより，パルスシーケンスの現状，心臓や血流イメージ，さらに拡散やMRSなどの機能技術をも扱っている。

　私はキャシーとキャンディの昔からの知り合いであり，また彼女らが同僚，友人であることに喜びを感じている。本書がすべてのMRI施設の技術者にとって必携の書であることは間違いない。彼女らの長年にわたるすばらしい仕事に謝辞を呈するとともに，"MRI in practice"の伝統を大切に残し今版を刊行してくれたことに対し，すべてのMRI技術者を代表してお礼を述べたい。

ウィリアム・フォークナー William Faulkner,
BS, RT(R)(MR)(CT), FSMRT
William Faulkner & Associates, L. L. C.
Director of Education
Chattanooga Imaging

第3版刊行にあたって

　磁気共鳴画像(MRI)は，解剖学的構造や病理・生理を視覚的にとらえることを可能にした，臨床医にとって刺激的な画像診断法である。これまでの約20年間，臨床使用されてきたにもかかわらず，今なお急速なペースで進化している。この20年の間，筆者らは技術者としてこの分野に携わってきたばかりでなく，教育者として幾世代もの技術者，放射線技師，放射線科医，看護師，医療系学生に対してMRIの理論を教える機会を得てきた。

　本書の初版が出版されてから10年以上経過した。単純でも複雑でもないまさに中道をいく適切なテキストの必要性を我々は感じてはいたが，それがどのくらいの反響を得るかはほとんど理解していなかった。本書を使用していただいている，また他の者へ推薦していただいているMRI研究者の方々から受けた絶大な支持から，本書の成功は明らかであろう。

　しかし，本書の構成がどちらかと言うと古くなっていることに我々は気付いていた。そのため，今回の第3版では抜本的な変更を加えることにした。それは鮮やかなカラー図版の使用だけでなく，我々が授業を行う際に有効であったアイディアも取り入れた。まず第1に，"たとえ"の使用を増やした。想像や概念化が難しい話題を"たとえ"と結びつけて説明することによって，読者にとってより現実的に理解できるようにした――例えば"k空間"を説明するのに"整理だんす"をたとえに用いた。第2に，特に重要な箇所を強調するために"学習のポイント"や"まとめ"などのコラムを増やした。読者がひと目で区別できるよう，色分けして示してある。第3に，使用図版はすべてジョン・タルボット――才能あるイラストレーターであり，MRI技術者で教師でもある――によって美しく描き直され，本書を新しく優れたものへと完成させている。

　我々は今回の改版の機会を利用して，パラレルイメージング，機能画像法，バランスドグラディエントエコー法のような新しいシーケンスや，装置・コイルの発達などの最新の内容を扱うことにした。その結果，前版までの簡潔かつ論理的なアプローチを保ちながらも，新しい解釈と概念を組み入れることができた。

　この第3版が，MRIの学習をこれから始める者だけでなく，すでに現場で活躍中の方々にも気に入ってもらえることを期待する。

キャサリン・ウェストブルック

謝　辞

　我々を公私ともども支え，また励まし続けてくれた仲間たちと家族にとても感謝している。また読者であるあなたがいなければ，本書の完成をみることはできなかったであろう。今版の刊行にあたり我々を支え続けてくれた Blackwell Publishing のスタッフ，特に印刷での色の再現性の手伝いをしてくれた Caroline Connelly にとても感謝している。さらに，Philips Medical Systems は画像や写真の多くを快く提供してくれた。General Electric Medical Systems および Seimens Medical も同様にとても快く協力をしてくれた。

　特別に次の方々——私の子供たち，Adam，Ben，Madeleine Westbrook（彼らがこのような素晴らしい子供たちに育ったことに私は常に驚いている）。テキサスに住む私の両親 Joe と Maggie Marbieri，およびランカシャーに住む Haworth 家の両親。私の友人である Chris Kendel，John Talbot，Rachael Blundell，Peter Sharpe，Peter Cox。毎朝コーヒーをいれてくれる Nicky，Kate，Mandy，Micky，Rhona，Fizz，Shandy，Liz，Jill，ほか多くの女性たち。および Toni——へ感謝を述べたい。

キャサリン・ウェストブルック

著　者

著　者

キャサリン・ウェストブルック
Catherine Westbrook MSc, DCRR, CTC
Senior Lecturer
Anglia Polytechnic University
Cambridge, UK

キャロリン・カート・ロス
Carolyn Kaut Roth RT(R)(MR)(CT)(M)(CV)
Fellow SMRT (Section for Magnetic Resonance Technologists)
Director Technologist Continuing Education and MRI Internship Programs for Technologists
University of Pennsylvania Health Systems
Philadelphia, Pennsylvania, USA

イラストレーター

ジョン・タルボット
John Talbot MSc, DCRR
Senior Lecturer
Anglia Polytechnic University
Cambridge, UK

目　次

1 基本原理

はじめに……………………………………1
原子の構造…………………………………1
原子の動き…………………………………3
MR 対象核種………………………………3
水素原子核…………………………………3
　磁石としての水素原子核
配向…………………………………………4
歳差運動……………………………………6
ラーモア方程式……………………………7
共鳴…………………………………………8
　共鳴の結果
MR 信号……………………………………11
自由誘導減衰(FID)信号……………………11
緩和…………………………………………12
T1 回復……………………………………12
T2 減衰……………………………………12
パルスタイミングパラメータ……………14

2 画像強調とコントラスト

はじめに……………………………………15
画像コントラスト…………………………15
コントラストメカニズム…………………16
組織による緩和の違い……………………16
　脂肪と水／脂肪の T1 回復／水の T1
　回復／脂肪の T2 減衰／水の T2 減衰
T1 コントラスト…………………………18
T2 コントラスト…………………………18
プロトン密度コントラスト………………19
画像強調……………………………………20
　T1 強調／T2 強調／プロトン密度強調
T2*減衰……………………………………25

パルスシーケンス…………………………27
　スピンエコーパルスシーケンス／スピ
　ンエコー法のタイミングパラメータ／
　典型的な TR および TE の値／グラ
　ディエントエコーパルスシーケンス／
　傾斜磁場／グラディエントエコーパル
　スシーケンスの長所／グラディエント
　エコーパルスシーケンスの短所／グラ
　ディエントエコー法における時間的パ
　ラメータ／グラディエントエコー法に
　おける画像強調とコントラスト／グラ
　ディエントエコー法における典型的
　な TR および TE の値

3 エンコードと画像形成

エンコード…………………………………43
　はじめに…………………………………43
　傾斜磁場…………………………………43
　スライス選択……………………………45
　　スライス厚
　周波数エンコード………………………49
　位相エンコード…………………………50
　サンプリング……………………………53
データ収集と画像形成……………………57
　はじめに…………………………………57
　k 空間の解説……………………………57
　k 空間の充填……………………………58
　高速フーリエ変換(FFT)…………………61
　k 空間に関する重要な事柄………………64
　k 空間の軌跡と磁場勾配…………………69
　k 空間の充填のオプション………………70
　　パーシャルエコーイメージング／
　　パーシャルアベレージング
　収集の種類………………………………72

4 パラメータとトレードオフ

- はじめに 74
- 信号雑音比(SNR) 74
  - 磁場強度／プロトン密度／ボクセル容積／TR，TE，FA／加算回数(NEX, NSA)／受信バンド幅／コイルタイプ
- コントラスト雑音比(CNR) 90
- 空間分解能 90
  - 空間分解能とピクセル外形／長方形FOV
- スキャン時間 95
- トレードオフ 96
- パルスシーケンスの設定 96
- ボリュームイメージング 98
  - ボリュームイメージングと分解能／ボリュームイメージングの使用法

5 パルスシーケンス

- はじめに 101
- スピンエコーパルスシーケンス 102
  - 従来型のスピンエコー法(CSE) 102
    - 機序／使用法
  - 高速スピンエコー法(FSE) 103
    - 機序／高速スピンエコー法における画像強調／使用法／シングルショット高速スピンエコー法(SS-FSE)／DRIVE
  - 反転回復(IR)法 110
    - 機序／使用法
  - 高速 IR 法 114
  - STIR 114
    - 機序／使用法
  - FLAIR 116
    - 機序／使用法／IR prep シーケンス
- グラディエントエコーパルスシーケンス 118
  - 従来型グラディエントエコー法 118
    - 機序／使用法
  - 定常状態とエコー生成 120
  - コヒーレント型グラディエントエコー 122
    - 機序／使用法
  - 非コヒーレント型グラディエントエコー(スポイル) 123
    - 機序／使用法
  - 定常状態自由歳差運動(SSFP) 126
    - 機序／使用法
  - バランスドグラディエントエコー 131
    - 機序／使用法
  - 高速グラディエントエコー 131
    - 高速グラディエントエコーにおける k 空間充填
  - エコープラナーイメージング(EPI) 135
    - スパイラル型 k 空間充填／EPI コントラストおよびパラメータ／使用法と制限
- パラレルイメージング技術 140
  - 使用法

6 フロー現象

- はじめに 144
- フローのメカニズム 144
- フロー現象 145
  - タイムオブフライト現象 145
  - スライス流入現象 148
  - ボクセル内位相分散 151
- フロー現象の補正 152
  - はじめに 152
  - even echo rephasing 152
  - gradient moment nulling(GMN) 152
  - 空間的前飽和 154

7 アーチファクトとその補正

はじめに ……………………………………… 164
位相ミスマップ ……………………………… 164
　画像所見／原因／対策
エリアシング ………………………………… 171
　画像所見／原因／対策
化学シフトアーチファクト ………………… 177
　画像所見／原因／対策
化学的ミスレジストレーション …………… 180
　画像所見／原因／対策
トランケーションアーチファクト ………… 181
　画像所見／原因／対策
磁化率アーチファクト ……………………… 181
　画像所見／原因／対策
クロス励起とクロストーク ………………… 183
　画像所見／原因／対策
ジッパーアーチファクト …………………… 185
　画像所見／原因／対策
シェーディングアーチファクト …………… 186
　画像所見／原因／対策
モアレパターン ……………………………… 186
　画像所見／原因／対策
マジックアングル …………………………… 189
　画像所見／原因／対策

8 血管と心臓の画像

はじめに ……………………………………… 190
通常のMRI血管撮像技術 …………………… 190
　ブラックブラッド画像／ブライトブラッド画像
MRA …………………………………………… 193
　デジタルサブトラクションMRA／タイムオブフライトMRA／位相コントラストMRA／流速エンコード（VENC）／2Dと3DのPC-MRA／造影MRA／MRAまとめ
灌流画像と拡散画像 ………………………… 205
心拍同期 ……………………………………… 206
　心電図（ECG）／実効TR／スライスの取得／トリガーウインドウ／トリガーディレイ／撮像可能時間
末梢同期 ……………………………………… 211
　同期法の安全面／同期の利用
擬似同期 ……………………………………… 211
心マルチフェーズ画像 ……………………… 212
シネ …………………………………………… 212
　データ収集／シネ画像の使用
SPAMM ……………………………………… 213

9 MRIの機器と設備

はじめに ……………………………………… 216
磁性 …………………………………………… 216
　反磁性／常磁性／強磁性
永久磁石 ……………………………………… 219
電磁石 ………………………………………… 219
　ソレノイド型電磁石／常電導磁石
超伝導磁石 …………………………………… 221
　ハイブリッド磁石／ニッチ磁石
周辺磁場 ……………………………………… 224
　シールド
シムコイル …………………………………… 224
傾斜磁場コイル ……………………………… 225
　高速傾斜磁場システム／平衡傾斜磁場システム／安全性と電力について／サンプリングの弊害
ラジオ波（RF）コイル ……………………… 230
　RF送信器／受信コイル／コイルの安全性
パルス制御装置 ……………………………… 234
患者移送システム …………………………… 234
オペレータインターフェース ……………… 234

10 MRIの安全性

- はじめに ……………………………… 236
- 主磁場 ………………………………… 236
  静磁場が与える生物学的影響／漏洩磁場／2.0T以下の静磁場／2.0T以上の静磁場／超高磁場のMRI／妊娠している患者／妊娠中のMRI検査従事者
- 発射体 ………………………………… 240
- 容態の急変 …………………………… 241
- インプラントや人工臓器 …………… 241
  回転力と発熱／金属製インプラントによるアーチファクト
- ペースメーカー ……………………… 244
- 傾斜磁場 ……………………………… 245
  時間的に変化する磁場／騒音
- ラジオ波（RF）………………………… 246
  RFパルスの照射／比吸収率（SAR）／RFアンテナ効果
- 閉所恐怖症 …………………………… 247
- クエンチ ……………………………… 247
- 安全に関する教育 …………………… 247
- 患者モニタリング …………………… 249
- MRI撮像におけるモニタ機器 ……… 249
- 施設の設計 …………………………… 249

11 MRIにおける造影剤

- はじめに ……………………………… 250
- 画像強調の復習 ……………………… 250
  プロトン密度／T2減衰／T1回復
- 動作のメカニズム …………………… 251
- 双極子相互作用 ……………………… 252
- 磁化率 ………………………………… 253
  T1薬剤／T2薬剤
- 緩和能 ………………………………… 254
- ガドリニウムの安全性 ……………… 255
  ガドリニウムの副作用，禁忌／ガドリニウムの投与
- 酸化鉄の安全性 ……………………… 256
  酸化鉄の副作用，禁忌／酸化鉄の投与
- 現在の造影剤の適応 ………………… 256
  頭部，脊髄／躯幹部／経口造影剤，直腸部造影剤／骨軟部
- 結論 …………………………………… 263

12 機能画像

- はじめに ……………………………… 264
- 拡散強調画像（DWI）………………… 264
  DWIと方向性／DWIとシーケンス／DWIの応用
- 灌流画像 ……………………………… 268
  灌流画像の応用
- 脳機能画像（fMRI）…………………… 270
- インターベンショナルMRI ………… 271
  インターベンショナルMRIの応用
- MRスペクトロスコピー（MRS）…… 272
  MRスペクトロスコピーの応用
- 全身画像 ……………………………… 274
- MR顕微鏡（MRM）…………………… 275

和文索引 ………………………………… 276
欧文索引 ………………………………… 281

1 基本原理

はじめに　1
原子の構造　1
原子の動き　3
MR対象核種　3
水素原子核　3
配向　4
歳差運動　6
ラーモア方程式　7

共鳴　8
MR信号　11
自由誘導減衰(FID)信号　11
緩和　12
T1回復　12
T2減衰　12
パルスタイミングパラメータ　14

はじめに

　磁気共鳴画像(magnetic resonance imaging：MRI)の基本原理を知ることは，MRIを深く理解するための第一歩である．より複雑な応用分野に進む前に，MRIの基本原理を完全に理解することは重要である．MRIの基礎を説明するには2つの方法がある．古典物理学による説明と量子物理学による説明である．どのような議論に際してもこの両者が必要であり，我々もこれらを利用して説明を試みる．本章では，原子の特性と磁場における原子の相互作用，励起，緩和について述べる．

原子の構造

　人体も含め，すべてのものは**原子**(atom)によって成り立っている．原子は非常に小さく，50万個が一直線に並んでも髪の毛よりもまだ細い．2つもしくはそれ以上の原子が配列して**分子**(molecule)を構成している．人体の中で最も豊富にある原子は**水素**(hydrogen)原子である．一般的に，水素原子は水分子(H_2O：2個の水素原子と1個の酸素原子)の中と，脂肪(水素原子は炭素原子および酸素原子と組み合わさって存在するが，各原子の数は脂肪の種類による)の中に存在する．

　原子は中心の核とその周りを回る**電子**(electron)から構成されている(図1.1)．核は非常に小さく，原子の総容積の10億分の1のさらに100万分の1であるが，原子の質量のほとんどを占める．核の質量は，**核子**(nucleon)と呼ばれる粒子によるものであり，核子はさらに**陽子**(proton)と**中性子**(neutron)に分けられる．原子は原子番号と質量数で特徴づけられる．**原子番号**(atomic number)とは核の中の陽子の総数である．原子番号は原子の化学的特性を与える．**質量数**(mass number)とは核の中の陽子と中性子の総数である．核の中の中性子と陽子の数は通常は同数で，そのため質量数は偶数である．しかし，原子によっては陽子よりも中性子がわずかに多かったり少なかったりするものがある．これらの原子を**同位体**(isotope)と呼ぶが，これは結果として奇数の質量数を示す．これらの原子核こそがMRIにおいて重要なのである(後述

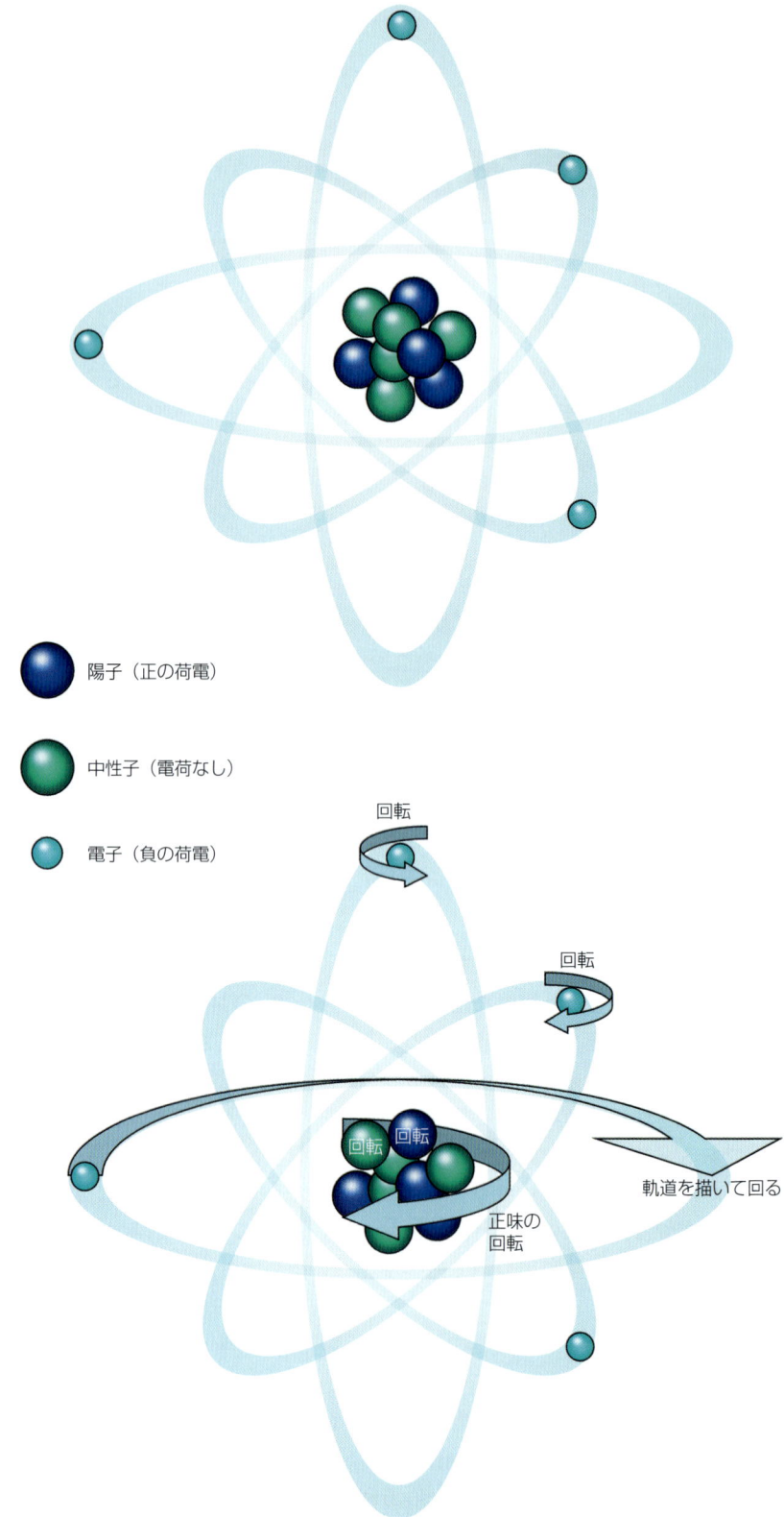

図 1.1　原子

参照)。

　電子は核の周りを回転している粒子である。従来，電子は太陽の周りの軌道を回る地球に類似していると考えられてきた。実際は，電子は核の周りの雲の中に存在し，その雲の最も外側が原子の辺縁に相当する。雲の中での電子の位置は，ある時間の個々の電子のエネルギーに依存するために予想することは不可能である(これを物理学者は，ハイゼンベルグ〔Heisenberg〕の不確定性原理と呼ぶ)。一方，電子の数は通常は核の中の陽子の数と等しい。

　陽子は正に荷電しており，中性子は荷電を持たない。そして電子は負に荷電している。負に荷電した電子の数と正に荷電した陽子の数とが等しいとき，原子は電気的に安定である。この均衡は，外からのエネルギーが当たり，原子から電子をたたき出すことでときどき崩れる。このため，陽子数に比べて電子数が減少し，電気的に不安定になる結果，**放射能**(radioactivity)※と呼ばれるエネルギーを放出することになる。こうしてできた負の電荷を帯びた原子を**イオン**(ion)と呼ぶ。

原子の動き

　原子内には以下の3つの動きが存在する(図1.1)。

- 電子が電子自身の軸で回転する。
- 電子が核の周りを軌道を描いて回る。
- 核が核自身の軸で回転する。

　MRIの原理は生体組織内に存在する特定の核の回転運動によっている。この回転は核の中の陽子と中性子のそれぞれの回転から生まれる。対になったそれらの核は反対方向へ回転するが，回転速度は対ごとに同じである。偶数の質量数，すなわち陽子と中性子の数が同じである核の中では，一定方向への回転と，その反対方向への回転は半々であり，核自身は正味の回転をしない。一方，奇数の質量数の核では，中性子の数が陽子の数より

もわずかに多いか少ないために回転方向が非対称となり，核自身に回転すなわち**角運動量**(angular momentum)が生じる。このような核はMR対象核種として知られている。

MR対象核種

　MR対象核種(磁気共鳴により活性化される核)は，かけられた磁場に対して核の回転軸が配列する傾向によって特徴づけられる。これはMR対象核種が角運動量すなわちスピンを持つことや，それらが正に荷電している陽子を含み，電荷を持つことによって起こる。電磁誘導の法則では，運動，磁性，電荷の3つの力が関係し，このうち2つが存在すると，残りの1つも自動的に誘導される。MR対象核種は正味の電荷を有し，回転(運動)しているので，自動的に**磁気モーメント**(magnetic moment)を取得し，また，外から与えられる磁場によって一定の方向にそろえられる。

　MR対象核種の重要なものを質量数とともに以下に記す。

水素	1
炭素	13
窒素	15
酸素	17
フッ素	19
ナトリウム	23
リン	31

　中性子の表面で素粒子が不均一に配列しており，それがもたらす不均衡のために中性子は電荷を帯びていないにもかかわらず，中性子の存在する核が奇数の質量数を持つかぎりMR活性の状態にある。この配列が核磁気モーメントの総和として測定され，ベクトル量として表現される。総磁気モーメントの強度は核ごとに特異的で，磁気共鳴への感度を決定する。

水素原子核

　水素原子核は臨床MRIで利用されているMR対象核種である。水素原子核は1つの陽子(原子番

※訳注：放射能は原子核の崩壊の過程であり，本文は原子の電離を示している。

磁石としての水素原子核

電磁気学の法則は，電荷を持った粒子が動くとき磁場が生じると述べている。水素原子核は，回転する（すなわち動く）正に荷電した1つの陽子を持っている。それゆえ，水素原子核はその周りに誘導された磁場を持ち，小さな磁石として機能する。磁石としての個々の水素原子核は同じ強さのN極とS極を持つ。それぞれの核のN軸とS軸は**磁気モーメント**によって表され，MRIの原理の古典理論で用いられる。それぞれの核の磁気モーメントはベクトルの特性，すなわち大きさと方向を持ち，矢印で表示される。図1.2に示すように，ベクトルの方向が磁気モーメントの方向を示し，ベクトルの長さが磁気モーメントの大きさを表している。

> **学習のポイント：磁気モーメント**
>
> 水素原子核そのものではなく，B_0と平行に並ぶ水素原子核の**磁気モーメント**をいう。追記するならば，水素原子核はB_0に平行もしくは逆平行の2方向のうち，1方向しかとることはできない。これは，水素原子核はこの2つのエネルギー状態しか取ることができないからである。水素原子核自身はその方向を変化させることができず，その軸によって回転するにすぎない。

配向

加えられる磁場がない場合には，水素原子核の磁気モーメントはばらばらの方向を向いている。しかし，外から強力な静磁場（図1.3でB_0と示される白矢印）がかけられたとき，水素原子核の磁気モーメントはこの磁場と平行に並ぶ。図1.3に示すように，多くの水素原子核が磁場と平行（同じ方向）に並ぶ一方，少数の水素原子核は磁場と逆平行（正反対の方向）に並ぶ。

量子理論（1900年にマックス・プランク〔Max Planck〕によって初めて提唱された）では，量子（quantum）と呼ばれるエネルギーの離散の観点から電磁波の特性を説明している。MRIに量子理論を適応すると，水素原子核は低・高と称される2つの離散的エネルギーを有する（図1.4）。低エネ

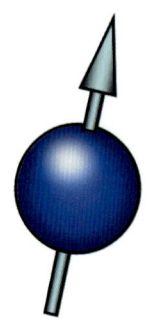

磁気モーメント

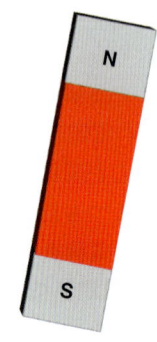

棒磁石

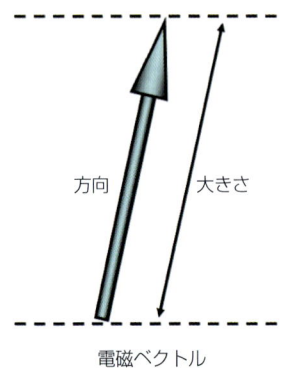

電磁ベクトル

図1.2 水素原子核の磁気モーメント

号および質量数は1）で構成される。水素原子が利用される理由は2つあり，1つは人体に非常に豊富に存在するということ，もう1つは水素原子核に存在する唯一の陽子が比較的強い磁気モーメントを水素核に与えるということである。この2つの特徴が人体の中で最も大きな有効磁化を利用可能にしている。

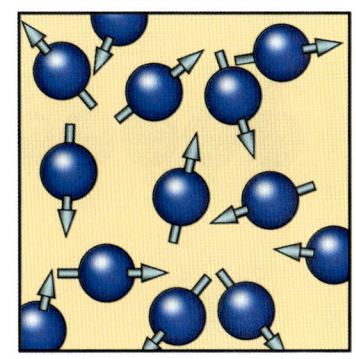
ばらばらに存在
外部磁場なし

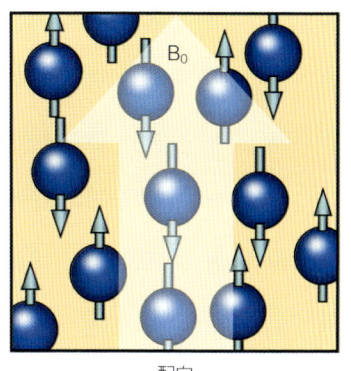
配向
外部磁場あり

図 1.3　配向——古典理論

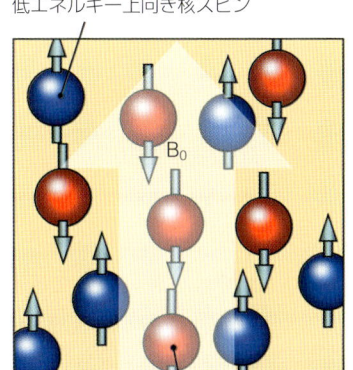

図 1.4　配向——量子理論

低エネルギー上向き核スピン

高エネルギー下向き核スピン

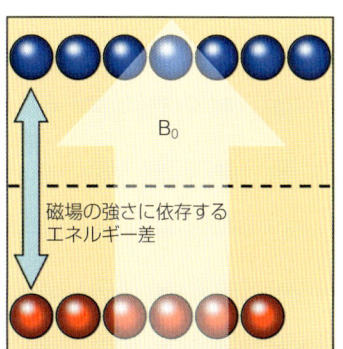

低エネルギー上向きスピン群

磁場の強さに依存するエネルギー差

高エネルギー下向きスピン群

ギー核は磁場（図 1.4 の白矢印で示される）と平行に並んでおり，**上向き核スピン**（spin-up nucleus）と呼ばれ（図 1.4 の青色の核），高エネルギー核は磁場と逆平行に並び，**下向き核スピン**（spin-down nucleus）と呼ばれる（図 1.4 の赤色の核）。

水素原子核が磁場に平行に並ぶか逆平行に並ぶかは，外部磁場の強さと核の熱エネルギー準位によって決定される。低熱エネルギー核は，磁場と逆平行となるだけの十分なエネルギーを持たない。高熱エネルギー核は，磁場と逆平行となる十分なエネルギーを持っているが，磁場が強くなれば逆平行となるための十分なエネルギーを持つ核はわずかとなる。これは**熱平衡**（thermal equilibrium）と呼ばれる。この原子核の持つ熱エネルギーは主に患者の体温によって決定されるが，臨床においては体温を著しく変化させることは不可能であり，また重要ではない。これらの状況下で，上向き核スピンと下向き核スピンの相対量を決定するのは磁場の強さである。

熱平衡の状態では常に低エネルギー核に対して高エネルギー核の方が少数であるため，磁場と平行に並ぶ原子核の磁気モーメントが磁場と逆平行に並ぶわずかな磁気モーメントを打ち消す。多数が磁場と平行に並ぶため，その方向に過剰な核スピンが少し存在し，正味の磁気モーメントを生じる（図 1.5）。その他の MR 対象核種も同様に磁場と平行に並び，それぞれが正味の磁気モーメントを生じる。

水素原子以外の MR 対象核種の正味の磁気モーメントは非常に小さいため，適切な画像をつくり出すのに必要な十分量の原子核は人体に存在しない。そのため，これらの磁気モーメントは臨床 MRI では使われていない。しかし，**RF**（radio frequency：**ラジオ波**）コイルを用いて適切な周波数にし，適切な B_0 の均一性によって，これらの核種を描出することも可能となる。一方，水素原子の正味の磁気

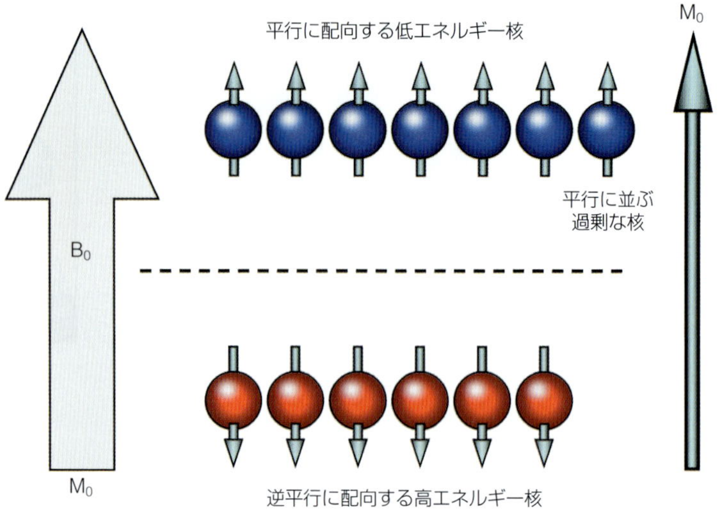

図1.5 正味の磁化ベクトル（M₀）

モーメントは臨床 MRI で使用できるだけの大きな磁化ベクトルを生み出す。これは**正味の磁化ベクトル**（net magnetization vector：**M₀**）と呼ばれ，上向き核スピンと下向き核スピンの相対的バランスを反映している。

学習のポイント：正味の磁化ベクトル vs 磁場強度

患者が MRI の装置内に置かれたとき，患者の体内の水素原子核の磁気モーメントは B₀ に平行あるいは逆平行に並ぶ。B₀ に平行に並びわずかに数が上回る核スピンが患者の正味の磁化ベクトル（M₀）を構成する（図1.5）。2つの群間のエネルギーの差は，B₀ が増加するにつれて大きくなる。高磁場の中では，強い磁力を有し，B₀ と逆方向を向くだけの十分なエネルギーを持つ原子核は少なくなる。これは，高磁場では低磁場の状態よりも正味の磁化ベクトルが大きいことを意味し，結果としてより良い信号を生じる。これについては4章で詳しく述べる。

まとめ

- 水素原子核の正味の磁気モーメントを正味の磁化ベクトル（M₀）と呼ぶ。
- 外部静磁場を B₀ と呼ぶ。
- 正味の磁化ベクトル（M₀）と B₀ の相互関係が MRI の基礎である。
- B₀ の単位はテスラ（T）もしくはガウス（G）であり，1 T は 10 000 G に相当する。

歳差運動

個々の水素原子核は，図1.6 に示すように，それぞれの軸に従って回転している。B₀ の影響で B₀ の周りにある水素原子には，さらなる回転，すなわち磁気モーメントの傾きが生じる。この二次性の回転を**歳差運動**（precession）と呼び，これが B₀ の周りに円形の軌道をつくる磁気モーメントの原因である。この軌道を**歳差運動の軌道**（precessional path）と呼び，B₀ の周りを傾いて動く速度を**歳差（共鳴）周波数**（precessional frequency）と呼ぶ。共鳴周波数の単位はメガヘルツ（MHz）で，1ヘルツは1秒間に1周期，1メガヘルツは1秒間に100万（10^6）周期を意味する。

図1.6 と我々が現時点で量子理論について知っていることを合わせると，水素原子核には2種類が存在することがよく理解できる。すなわち，少数の高エネルギーの下向き核スピン，多数の低エネルギーの上向き核スピンの2つである。これらすべての核の磁気モーメントは B₀ の周りに円形の歳差運動の軌道を描く（図1.7）。

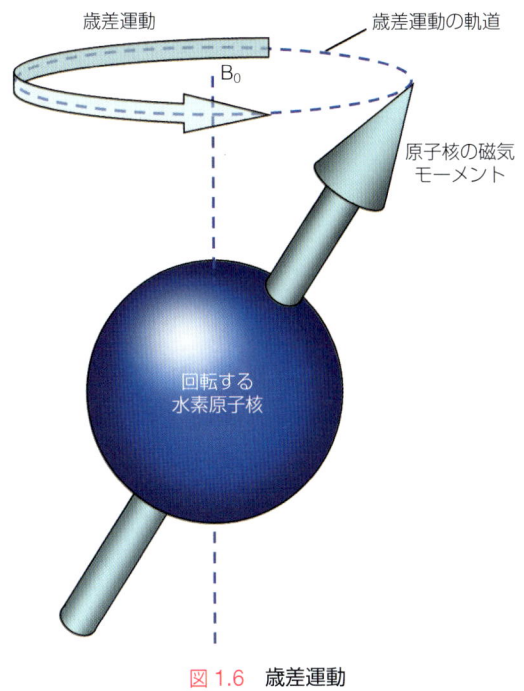

図 1.6　歳差運動

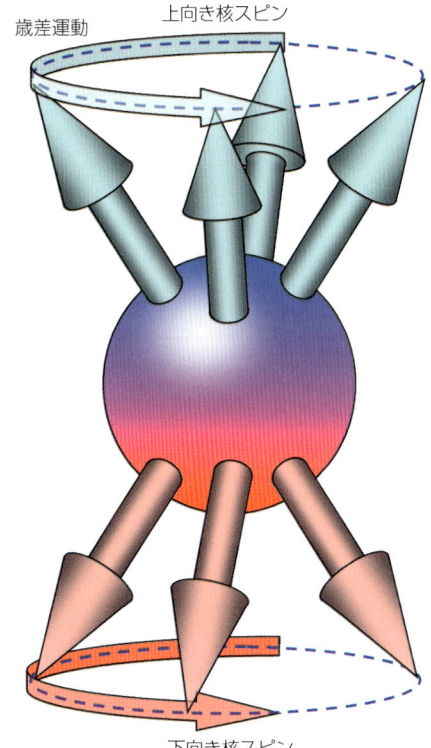

図 1.7　上向きスピン群と下向きスピン群の歳差運動

ラーモア方程式

共鳴周波数の値はラーモア方程式（Larmor equation）によって規定される。ラーモア方程式とは下記のとおりである。

$$\omega_0 = B_0 \times \lambda$$

　　ω_0：共鳴周波数，B_0：静磁場強度
　　λ：磁気回転比

磁気回転比（gyro-magnetic ratio）は，MR対象核種それぞれの磁気モーメントと角運動量の関係を示すものである。これは，1Tの磁場における特定のMR対象核種の共鳴周波数として表現され，一定の値をとる。磁気回転比の単位はそれゆえ，メガヘルツ/テスラ（MHz/T）と表示される。

水素の磁気回転比は 42.57 MHz/T である。他のMR対象核種は異なる磁気回転比を有し，同じ磁場強度であっても異なる共鳴周波数を持つ。それに加えて，水素は異なる磁場強度においては異なる歳差周波数を有する。以下に例を示す。

　1.5 T では水素の歳差周波数は 63.86 MHz（42.57 MHz×1.5 T）

　1.0 T では水素の歳差周波数は 42.57 MHz（42.57 MHz×1.0 T）

　0.5 T では水素の歳差周波数は 21.28 MHz（42.57 MHz×0.5 T）

共鳴周波数はラーモア方程式によって決定されるため，しばしば**ラーモア周波数**（Larmor frequency）とも呼ばれる。

学習のポイント：ラーモア方程式

ラーモア方程式は我々に2点の重要な事実を教えてくれる。

1　すべてのMR対象核種はそれぞれに磁気回転比を持つため，同じ磁場強度に置かれてもそれぞれ異なる周波数で歳差運動をする。言い換えると，水素はフッ素や炭素のどちらとも異なる周波数で歳差運動をするのである。この周波数の違いによって体内における水素を特異的に画像化でき，また他のMR対象核種を無視することを可能にする。これについては後に述べる。

2　磁気回転比は比例定数であるので，ラーモア周波数は B_0 に比例する。それゆえ，B_0 が増加すればラーモア周波数も増加し，また逆も同様である。

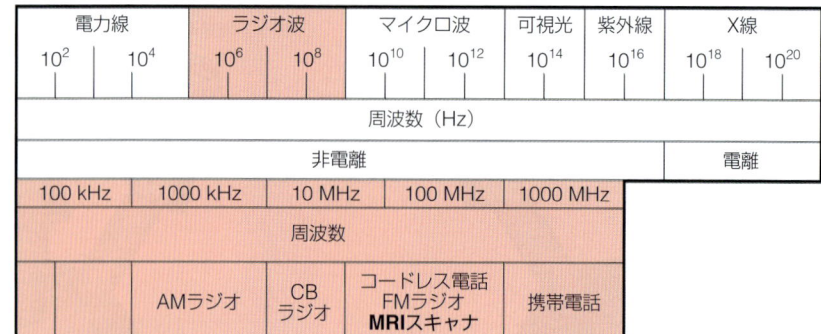

図 1.8　電磁スペクトル

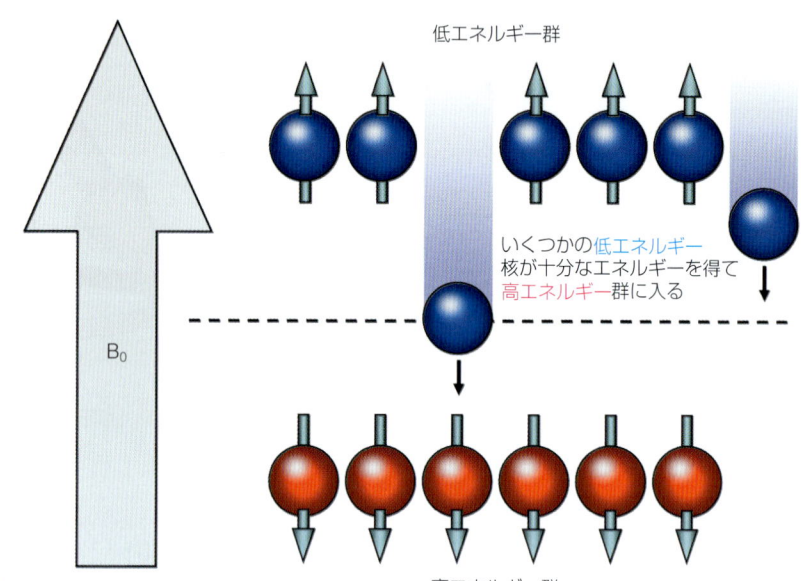

図 1.9　励起中のエネルギー移動

共鳴

　共鳴（resonance）とは，ある物体がそれぞれの固有の振動の周波数に近い振動をする摂動にさらされるときに起こる現象である．原子核が，それ固有の周波数に似た振動を持つ外部摂動にさらされたとき，原子核は外力からエネルギーを得る．まったく同じ共鳴周波数によってエネルギーが与えられたならば，原子核はエネルギーを得て共鳴する．原子核のラーモア周波数と異なる周波数でエネルギーを与えられた場合，共鳴は起こらない．

　臨床 MRI の全磁場における水素の共鳴周波数でのエネルギーは，電磁スペクトルの**ラジオ周波数（RF）帯域**に相当する（図 1.8）．水素の共鳴が起こるためには，水素のラーモア周波数と完全に一致するエネルギーの **RF パルス**（RF pulse）が加えら

れる必要がある．B_0 と平行して並んでいる他の MR 対象核種は，水素とは共鳴周波数が異なるため共鳴は起こらない．

　共鳴を起こすための RF パルスの負荷を**励起**（excitation）という．このエネルギー吸収は，下向きスピンの水素原子核の数を増やす原因である．それはつまり，上向きスピン（図 1.9 の青色の核）のうちいくつかが共鳴によってエネルギーを獲得して高エネルギー核（図 1.9 の赤色の核）となるからである．2 群間のエネルギー差は，励起によって共鳴が生み出されるために必要なエネルギーと一致する．磁場が強くなれば，共鳴を生み出すためにより強いエネルギー（高い周波数）※が必要となるがゆえ，2 群間のエネルギー差もまた同様に増加する．

※訳注：電磁波のエネルギーは周波数（v）とプランク定数（h）の積（$E = hv$）で与えられる．

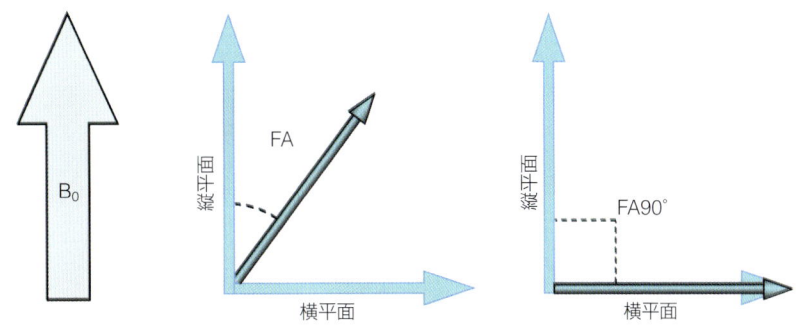

図 1.10　フリップ角(FA)

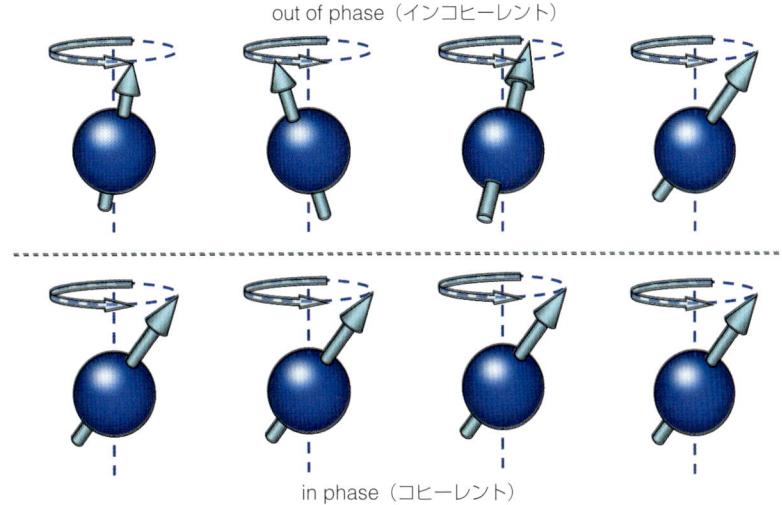

図 1.11　in phase(コヒーレント)と out of phase (インコヒーレント)

共鳴の結果

　共鳴の1つの結果として，正味の磁化ベクトル(M_0)がB_0の方向から離れるということが起こる。これは，低エネルギー核の一部が高エネルギー核になるのに十分なエネルギーを共鳴によって与えられるために生じる。M_0は低エネルギー群および高エネルギー群間のバランスに影響されるため，共鳴はM_0がもはやB_0に平行するだけでなくB_0に対して角度を持つという結果を引き起こす。このM_0がB_0と平行なラインから離れる角度を**フリップ角**(flip angle：**FA**)(図 1.10)と呼ぶ。このフリップ角の大きさはRFパルスの振幅と持続時間に左右される。通常，FAは90°で，すなわちM_0はB_0に90°の角度を持つまでRFパルスによって十分なエネルギーを与えられる。しかし，たとえ90°ではないFAが用いられても，M_0はベクトルであるので，B_0に垂直な平面上の磁性成分が常に存在する。次頁の学習のポイントを参照。

- B_0は縦軸(平面)を意味する。
- B_0に対して 90°の角を持つ平面は**横平面**(transverse plane)と呼ぶ。

　90°のFAがあれば，原子核は縦軸方向のM_0が完全に横軸方向のM_0へと移動するために十分なエネルギーを得る。この横軸方向のM_0はラーモア周波数で横平面を回転する。FAが90°よりも小さい場合，M_0の一部だけが横平面上に移動される。この影響で，励起の結果，わずかな数の低エネルギースピン群が高エネルギースピン群に変化する。FAが90°よりも大きな場合，高エネルギースピン群が低エネルギースピン群よりも上回ることになる。M_0は上向きスピン群と下向きスピン群のバランスを表したにすぎないのである。

　共鳴がもたらす他の結果として，水素原子核の

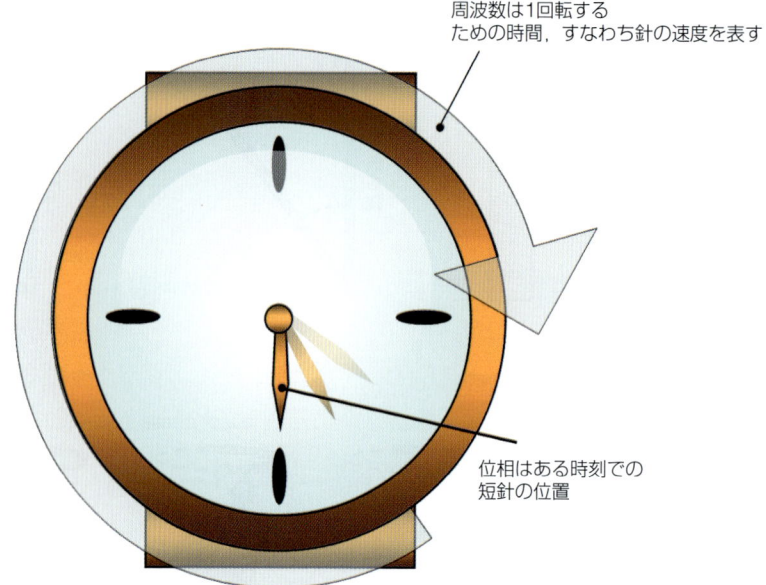

図 1.12　位相と周波数

磁気モーメントは互いに位相を変化させるということがある。位相とは B_0 を中心とする歳差運動上の各磁気モーメントの位置である。**in phase**（すなわち**コヒーレント**〔coherent〕）にある磁気モーメントは常に B_0 の周りの歳差運動の上の同じ場所にある。**out of phase**（すなわち**インコヒーレント**〔非コヒーレント，incoherent〕）にある磁気モーメントは歳差運動上の同じ場所にない。共鳴が起こったとき，すべての磁気モーメントは歳差運動の軌道の同じ位置に移動し，位相がそろう（図 1.11）。

学習のポイント：時計のたとえ

"周波数"と"位相"という用語が本書で何度も用いられているが，両者の違いと関連を理解することが重要である。最も簡単なたとえは"アナログ時計の短針"である。**周波数**は，短針が文字盤を 1 周する速さを表す。周波数の単位はヘルツ（Hz）で，1 Hz は 1 秒あたりの周期ないし回転数を意味する。時計のたとえでは，短針の周波数は 12 時間（＝12×60×60 秒）ごとに文字盤を 1 周するので，1 秒あたりは 1/43200 周＝0.0000231 Hz である。短針の**位相**は度やラジアンで測定され，1 時や 2 時といった時計上の時刻であり，これは文字盤での短針の位置に対応している（図 1.12）。

短針の位相はその周波数に依存する。周波数が正しければ短針は常に正しい時刻を示す。もし時計が速く進んだり遅く進んだりすると（すなわち周波数が増加したり減少したりすると），時計は誤った時刻を示す。時計は 360°を描くので，位相は 360 の位置をとりうるが，実際は周波数の数は無限大に存在する。

正午 12 時に同期させ正確な時刻を示す腕時計を持つ多くの人であふれかえった部屋を想像してみよう。1 時間後，すべての時計は正確に刻むので一斉に 1 時を知らせる。それぞれの時計は同じ時刻を示し，その短針は同じ時刻に文字盤の同じ位置にあるため，時計は in phase（コヒーレント）である。しかし，同期させた後で，部屋の左側にいる人の腕時計が 1 時間よりも速く進み，部屋の右側にいる人の腕時計が 1 時間よりも遅れた場合，1 時になったときそれぞれ異なった時刻を示すことになる。部屋の左側にいる人の腕時計は 1 時よりも進んだ時刻，例えば 1 時 15 分といった時刻を示し，部屋の右側にいる人の腕時計は 1 時よりも遅れた時刻，例えば 12 時 45 分といった時刻を示す。同じ時刻にもかかわらず，それぞれの時計が違う時刻を示し，短針が文字盤の別の位置にあるので，時計は out of phase（インコヒーレント）である。どれほど位相がずれるかは，12 時と 1 時の間の周波数に依存する。

もし周波数の差が大きければ，周波数の差が小さい場合よりも位相の差はより大きい。位相と周波数はそれゆえ関連性がある。時計のたとえでは，短針の周波数は時間に関する位相の変化と関係する。後述（53 頁）では，周波数は，距離により変化する位相として説明する。

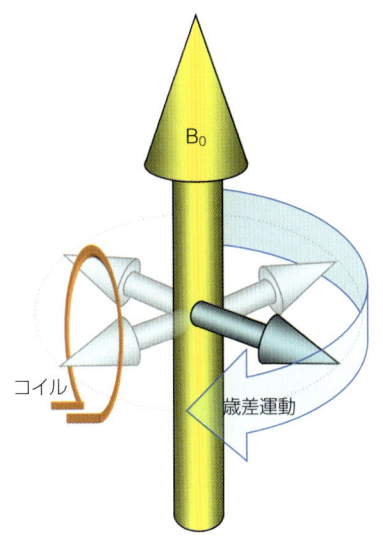
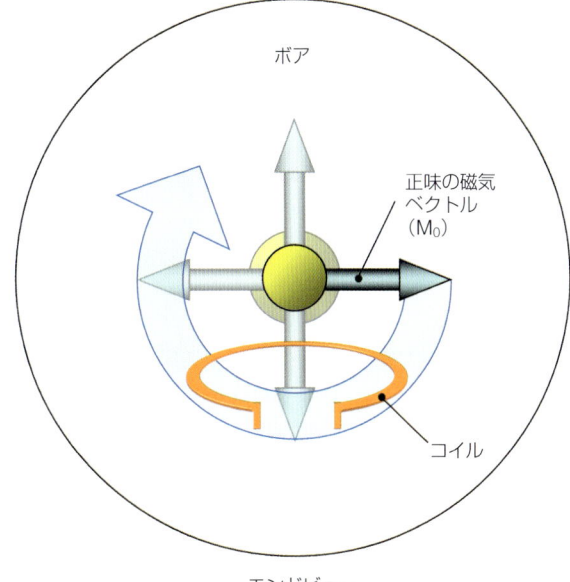

トップビュー / エンドビュー

図1.13 信号の生成

まとめ

- 水素原子の共鳴が起こるには，水素原子のラーモア周波数に一致するRFパルスを用いる必要がある。
- 共鳴の結果，位相のそろった横平面に磁化が生じる。
- この位相のそろった横磁化はラーモア周波数で歳差運動を行う。

MR信号

共鳴の結果，位相のそろった磁化は横平面上においてラーモア周波数で歳差運動を行う。ファラデー（Faraday）の電磁誘導の法則が示すように，受信コイルまたは誘導回路が運動している磁場に置かれた場合，横平面における磁化の歳差運動はこの受信コイルに電圧を誘導する。位相のそろった回転横磁化がコイルに変動する磁場を生み，電圧が誘導される。言いかえると，位相のそろった磁化がこのコイルを横切るときに**MR信号**（MR signal）を発生させ，これは電圧によって構成されている。信号の周波数はラーモア周波数と同一で，信号の大きさは横平面における磁化の大きさに依存する。図1.13に示すMR信号は交流電流として観察される。

自由誘導減衰（FID）信号

RFパルスを切ると，M_0は再びB_0の影響下に置かれ，再配向しようとする。そうするためには，水素原子核はRFパルスによって得たエネルギーを失わなければならない。このようにして水素原子核がエネルギーを失う過程を**緩和**（relaxation）と呼ぶ。緩和が生じる際，いくつかの高エネルギー核は低エネルギー群に移行するためにM_0はB_0によって再配向され，結果，上向きスピンの方向の磁気モーメントに並ぶ。

- **縦平面**（longitudinal plane）の磁化量は徐々に増加し，これを**回復**（recovery）と呼ぶ。
- 同時にかつ独立して，横平面の磁化量は徐々に減少し，これを**減衰**（decay）と呼ぶ。

横磁化の強さが減少するにつれて，受信コイルに生じる電圧の強さも減少する。この誘導信号の減少を**自由誘導減衰**（free induction decay：FID）と呼ぶ。

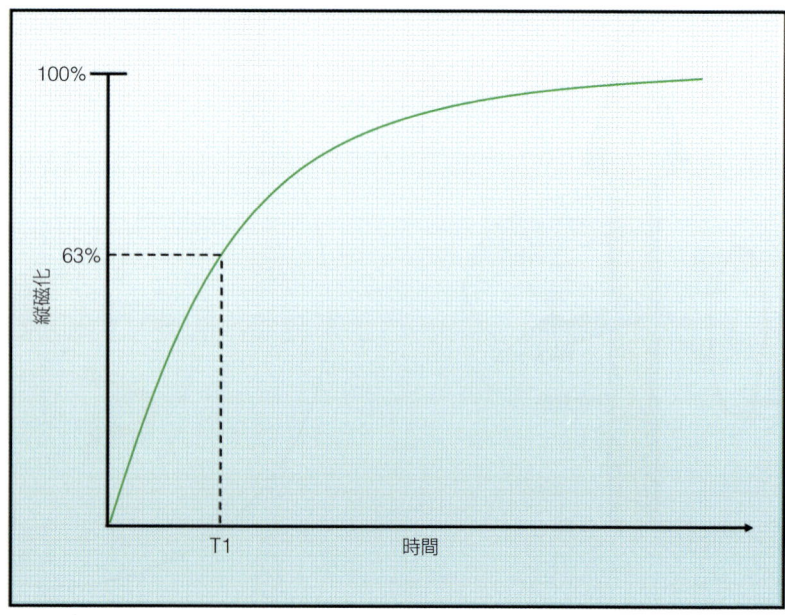

図 1.14　T1 回復曲線

緩和

　緩和の際，水素原子核は吸収した RF エネルギーを放出し，M_0 は B_0 の方向に戻る。水素原子核の磁気モーメントは位相がずれるため，同時にかつ独立してそれぞれコヒーレントを失う。緩和の結果，縦磁化の回復と横磁化の減衰が生じる。

- **T1 回復**（T1 recovery）と呼ばれる過程によって，縦磁化の回復が生じる。
- **T2 減衰**（T2 decay）と呼ばれる過程によって，横磁化の減衰が生じる。

T1 回復

　T1 回復は，周囲の環境あるいは格子に原子核がエネルギーを放出することで生じ，**スピン-格子**※**緩和**（spin lattice relaxation）といわれる。周囲の格子に放出されるエネルギーは，縦磁化（縦平面の磁化）を回復する原子核の磁気モーメントの要因となる。回復の過程は指数関数的で，**T1 緩和時間**（T1

※訳注：格子（lattice）とは，固体を用いた核磁気共鳴（NMR）の初期研究において，観測対象となる原子核の外部環境が分子の結晶の格子であったためつけられた名称である。

relaxation time）と呼ばれる回復の時定数を持つ。T1 緩和時間は，組織中の縦磁化の 63% が回復するのに要する時間である（図 1.14）。

T2 減衰

　T2 減衰は，隣接する原子核同士がエネルギーを交換することで起こる。このエネルギー交換は，隣接する原子核と相互作用するそれぞれの核の磁場によって生じる。これは**スピン-スピン緩和**（spin-spin relaxation）と呼ばれ，位相のそろった横磁化（横平面の磁化）の消失ないし減衰の結果生じる。減衰の過程も指数関数的で，組織の **T2 緩和時間**（T2 relaxation time）は減衰の時定数である。T2 緩和時間は，横磁化の 63% が消失するのに要する時間である（図 1.15）。

まとめ

- T1 緩和は，周囲の格子へのエネルギー放出に起因する縦磁化の回復の結果生じる。
- T2 緩和は，隣接する原子核間の磁場の相互作用に起因し，位相のそろった横磁化の消失の結果生じる。
- 信号すなわち電圧は，位相のそろった横平面の磁化が存在するときにのみ受信コイルに生じる（図 1.16）。

1　基本原理

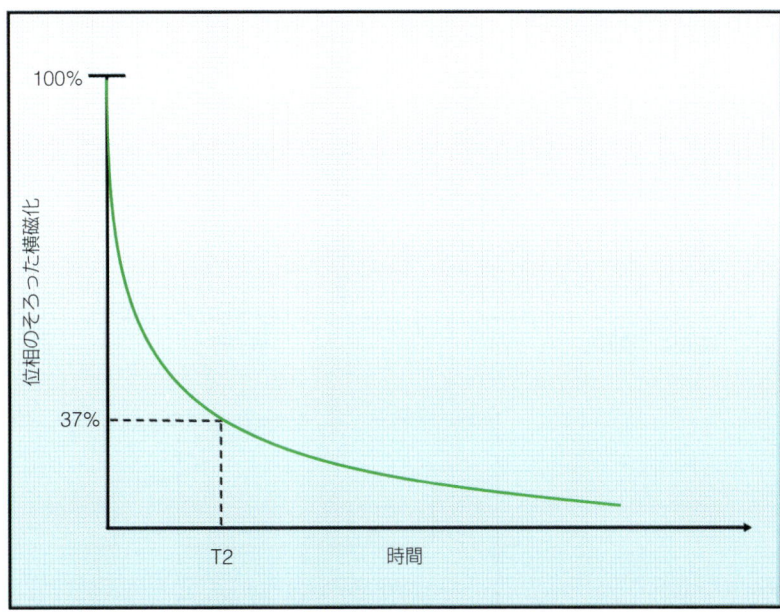

図 1.15　T2 減衰曲線

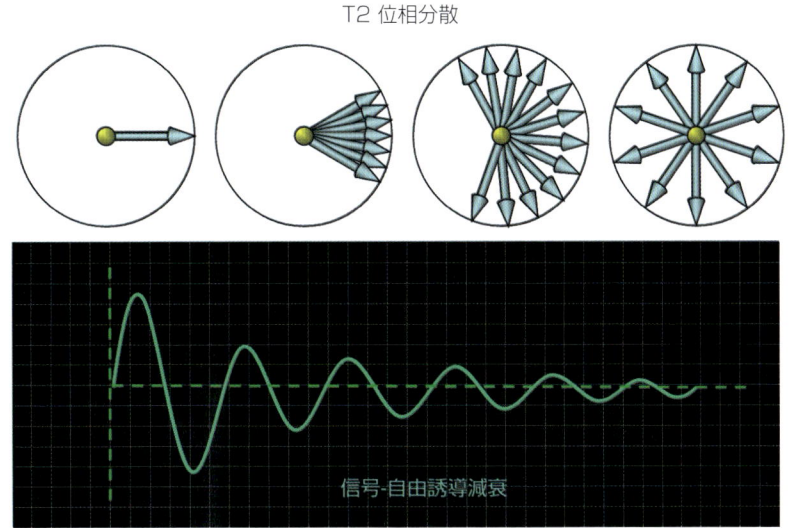

図 1.16　位相分散と自由誘導減衰（FID）

学習のポイント：ベクトル

正味の磁化ベクトル（M_0）はベクトル量である。これは互いに 90°をなす 2 つの成分からつくられる。これら 2 つの成分は，縦平面上の磁化と横平面上の磁化である（図 1.17）。共鳴が生じる前には，B_0 に平行に並ぶ完全な縦磁化が存在する。RF パルスを与えて，90°の FA を仮定すると，M_0 は完全に横平面に入れ替わる。このとき，横磁化のみが存在し，縦磁化はゼロである。

RF パルスが除去されるとすぐに，M_0 は回復を始める。この場合，磁化の縦成分が再び生じ，一方横成分が減少する（図 2.1 参照）。受信した信号の振幅は位相のそろった横軸成分の大きさと関係があるので，コイルの信号は緩和が生じるように減衰する。

RF パルスの大きさとタイミングが，MRI でのコントラスト生成の基礎である**パルスシーケンス**（pulse sequence）の一部を形成している。

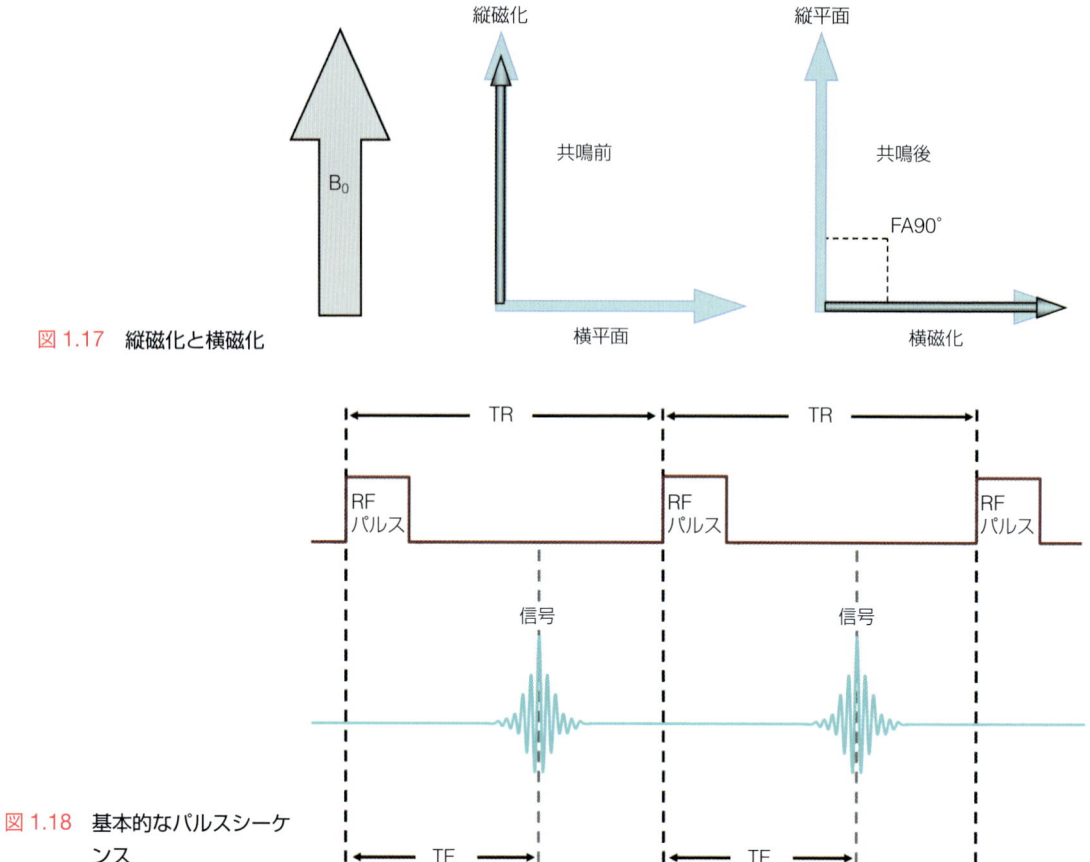

図 1.17　縦磁化と横磁化

図 1.18　基本的なパルスシーケンス

パルスタイミングパラメータ

　非常に単純化されたパルスシーケンスは，RFパルス，信号，回復に要する期間の組み合わせである（図 1.18）。図 1.18 に図式的に示されたパルスシーケンスは，より複雑なシーケンスで用いられる各々のタイミングパラメータ（TR，TE）を単純な線で示しているだけである点に注意することが重要である。

　パルスシーケンスはいくつかの要素から成り立っており，主なものを以下に概説する。

- **繰り返し時間**（repetition time：TR）は，各スライスでの1つのRFパルスを与えてから次のRFパルスを与えるまでの間の時間で，ミリ秒（ms）で測定される。TRは1つのRFパルスの最後から次のRFパルスを与えるまでの間に生じる緩和を決定する。したがって，TRは信号が読み込まれたときに生じるT1緩和の程度を決定している。

- **エコー時間**（echo time：TE）は，RFパルスをかけてからコイルに信号のピークが生じるまでの時間で，これもミリ秒（ms）で測定される。TEはどの程度横磁化の減衰を生じるかを決定する。したがって，TEは信号が読み込まれたとき生じるT2緩和を調整している。

　信号をつくる基本原理を述べてきた。一定のTRにおけるRFパルスの適応と，あらかじめ定義されたTEでの信号受信が，画像のコントラストをつくり出す。この概念については次章で述べる。

2 画像強調とコントラスト

はじめに　15
画像コントラスト　15
コントラストメカニズム　16
組織による緩和の違い　16
T1 コントラスト　18
T2 コントラスト　18
プロトン密度コントラスト　19
画像強調　20
T2*減衰　25
パルスシーケンス　27

はじめに

臨床診断におけるすべての画像は，異なる解剖学的構造，および正常構造と病変間のコントラストを明示できなくてはならない。コントラストに差がなければ，体内の異常を検出することはできない。他の画像診断法と比べた MRI の利点の 1 つは，軟部組織における優れたコントラストである。MRI のコントラスト特性は各種のパラメータに依存し，このメカニズムを理解することは重要である。

画像コントラスト

画像コントラストに影響するパラメータは一般的に下記の 2 種に分類される。

- 生体組織の特性に依存し，変更できない**内因性パラメータ**(intrinsic parameter)
- オペレータが変更できる**外因性パラメータ**(extrinsic parameter)

例えば単純 X 線写真では，X 線が通過し吸収される組織の密度が内因性パラメータとなり，技師によって設定される X 線の曝射条件が外因性パラメータとなる。これらのいずれもが単純 X 線写真のコントラストに関与する。MRI では内因性および外因性それぞれに数種のパラメータをあげることができる。

内因性パラメータとしては，以下のものがある。

- T1 回復時間
- T2 減衰時間
- プロトン密度
- フロー(流体の流れ)
- 見かけの拡散係数(ADC)

これらの内因性パラメータは生体組織の特性であり，オペレータが変更することはできない。T1 回復時間，T2 減衰時間，プロトン密度については本章で議論するが，フローは 6 章，見かけの拡散係数は 12 章で述べる。

外因性パラメータとしては，以下のものがある。

- 繰り返し時間(TR)
- エコー時間(TE)
- フリップ角(FA)
- 反転時間(TI)

- ターボファクタまたはエコートレインレングス（ETL）
- b 値

これらはすべて，オペレータがコンソール上で選択することができる。外因性パラメータの決定は使用する撮像シーケンスによって制約を受ける。TR と TE，FA についてはすでに 1 章で述べた。ターボファクタまたは ETL は 5 章，b 値は 12 章で扱う。

コントラストメカニズム

MRI の画像上で高信号域（明るく見える領域）と低信号域（暗く見える領域）が存在するとき，その画像はコントラストを持つ。中間的な信号（灰色）を示す領域も存在する。正味の磁化ベクトル（M_0）は，脂肪や脳脊髄液（CSF），筋肉などの組織別の磁化に分離できる。

TE が経過した時点で大きな横磁化を持つ組織は高信号を示す。位相のそろった大きな横磁化成分が存在する場合，受信コイルでは大きな信号が観測され，結果としてその部位は画像上，高信号域となる。一方，位相のそろった横磁化成分が小さい場合は，受信コイルでは小さな信号が観測され，結果としてその部位は画像上，低信号域となる。

主に T1 回復，T2 減衰およびプロトン※密度が，画像のコントラストを形成する。T1 回復および T2 減衰については 1 章で述べた。**プロトン密度**（proton density）は，組織の単位体積あたりの水素原子数であり，高いほど大きな信号が観測される。T1 緩和，T2 緩和は次の 3 つの因子に依存する。

- **組織に内在するエネルギー**：周囲の組織に内在するエネルギーが低いと，周囲の分子の格子はプロトン原子からエネルギーを吸収しやすくなる。すなわち，内在するエネルギーが低い組織は，緩和の間にスポンジのようにプロトンからエネルギーを容易に吸収する。この逆も真であり，組織に内在するエネルギーが高いと，周囲の分子の格子はプロトン原子からエネルギーを吸収しにくくなる。たとえていえば，このような組織はキッチンペーパーのようであり，緩和の間にプロトンから吸収するエネルギーは少ない。この現象は，特にT1 緩和の過程において重要である。
- **分子が密に詰まっているか**：分子が密に詰まっている組織では，プロトン原子間のエネルギーの交換効率が上昇する。この逆も真であり，分子が密に詰まっていない組織では，エネルギーの交換効率が低下する。この現象は，プロトン間のエネルギーの交換である T2 減衰の過程（スピン-スピンエネルギー交換，いわゆる"小包の手渡し"）で特に重要である。
- **分子の振動周波数が水素のラーモア（Larmor）周波数に一致しているか**：一致している場合，分子の格子とプロトン原子間のエネルギー交換の効率が上がる（エネルギーがプロトンのラーモア周波数と同じ周波数で与えられるとエネルギー交換が生じる共鳴現象と似ている）。周波数が異なる場合，エネルギー交換の効率は低下する。このことは T1 緩和の過程や T2 緩和の過程においても重要である。

組織による緩和の違い

すでに 1 章で述べたように，T1 回復と T2 減衰は T1 と T2 という時定数に従った指数関数的な変化である。T1 はスピン-格子間のエネルギー移動により縦磁化が 63％回復するのに必要な時間であり，T2 はスピン-スピン間のエネルギー交換により横磁化が 63％減衰するのに必要な時間である。このセクションでは生体組織間のエネルギー移動によるこれらの指数関数的曲線について説明する。

MRI において最も極端なコントラストを示すのは脂肪と水である（図 2.1）。本書では脂肪のベクトルを黄色で，水のベクトルを青色で表示する。

脂肪と水

脂肪分子は，炭素原子および酸素原子と結合した水素原子を含む。これらが互いに密に近接集合

※訳注：水素の原子核がただ 1 つの陽子（プロトン）から構成されていることから，水素原子核をプロトンと呼ぶ。

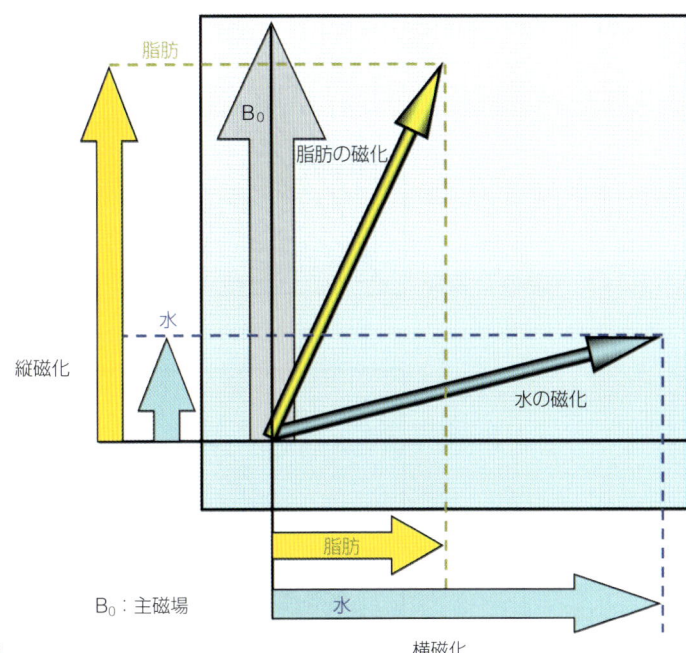

図 2.1　横磁化の強さと信号強度

して脂質と呼ばれる大分子を形成する。これらの振動する速度は遅い。水分子は，酸素原子と結合した 2 個の水素原子を含んでいる（H_2O）。これらは離れて存在し，振動する速度は速い。水分子中の酸素原子は水素原子から電子を剥ぎ取る傾向が強く，これにより水素原子に対する磁場の影響が強くなる。

　脂肪分子中では，炭素は水素原子から電子を剥ぎ取る傾向は強くない。水素原子の電子は電子雲※として存在し，磁場のプロトン（水素原子）に対する影響を弱める。水分子中のプロトンのラーモア周波数は，脂肪分子中のプロトンのラーモア周波数より高くなる。脂肪分子中のプロトンは，水分子中のプロトンと比べ，励起パルスにより倒された後の縦磁化の回復が速く，横磁化を失うのも速い。この結果，脂肪と水は画像上では違って見えることとなる。

脂肪の T1 回復

　T1 回復は原子核が周囲の環境（格子）にエネルギーを放出することによって起こる。脂肪は，組織に内在するエネルギーが低く，このため周囲の格子がプロトンのエネルギーを吸収しやすい。また，脂肪組織中では周囲の格子の分子の振動周波数が遅く，プロトンのラーモア周波数に近い。このため，エネルギー交換の効率は高く，回復過程は比較的速くなる。これは，脂肪中のプロトン原子の磁気モーメントは緩和しやすく，急速に縦磁化が回復することを意味する。脂肪の磁化は急速に主磁場（B_0）方向に再配向し，脂肪の T1 時間は短くなる（図 2.2）。

水の T1 回復

　T1 回復は，原子核が RF 励起パルスによって得たエネルギーを周囲の格子にエネルギーを放出することによって起こる。水は内在するエネルギーが高く，このため周囲の格子がプロトンのエネルギーを吸収しにくい。また，分子の移動性が高く，周囲の分子の振動周波数がプロトンのラーモア周波数から離れているため，エネルギー交換の効率は低い。ゆえに T1 回復の効率は悪く，回復過程は比較的遅くなる。水のプロトンの磁気モーメントは緩和あるいは縦磁化の回復に時間を要する。水の M_0 はゆるやかに主磁場（B_0）方向に再配向し，水の T1 時間は長くなる（図 2.3）。

※訳注：電子の存在確率を原子核を中心として立体表示すると軌道半径をピークとしてなだらかに分布する雲状に見えるため，電子雲（electron cloud）と呼ばれる。

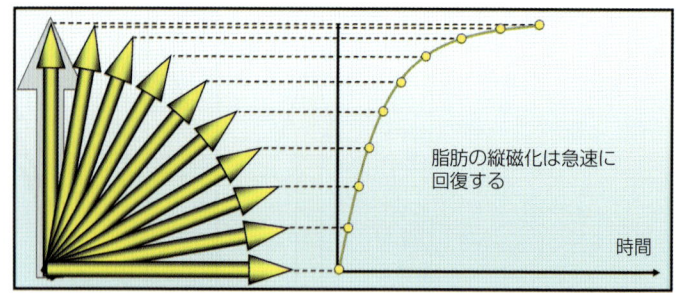

図 2.2 脂肪の T1 回復

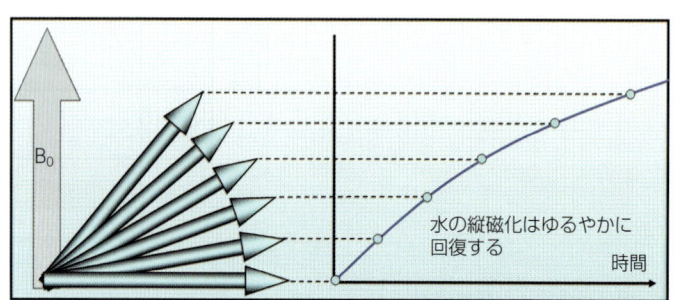

図 2.3 水の T1 回復

脂肪の T2 減衰

T2 減衰は，近傍の原子核同士の磁場が相互に影響し，エネルギーを交換することにより生じる。脂肪組織では分子が密に詰め込まれ，分子の振動周波数がラーモア周波数に近いため，エネルギー交換は効率的に起こる。その結果，スピンの分散は速く起こり，横磁化は急速に失われる。それゆえ脂肪の T2 時間は短い（図 2.4）。

水の T2 減衰

水では分子が粗に分布しており，分子の振動周波数がラーモア周波数から離れているため，脂肪と比較するとエネルギー交換の効率は悪い。その結果，スピンの分散はゆるやかに起こり，横磁化はゆるやかに減衰する。それゆえ水の T2 時間は長い（図 2.5）。

T1 コントラスト

脂肪の T1 時間は水より短いため，脂肪の磁化は水より速く主磁場（B_0）方向に再配向する。それゆえ脂肪の縦磁化は水より大きくなる。組織の緩和時間より TR が短い場合，RF 励起パルス（90°パルスとする）で脂肪および水の縦磁化はともに横平面に倒されるが（図 2.6），次の RF 励起パルスが照射される直前の縦磁化は脂肪の方が大きいため，次に生じる横磁化も脂肪の方が大きくなる。それゆえ，脂肪は T1 コントラストの画像上では高信号となり明るく見える。逆に，水では次の RF 励起パルスが照射される直前の縦磁化が小さいため，次に生じる横磁化も小さくなる。それゆえ，水は T1 コントラストの画像上では低信号となり暗く見える。このようなコントラストの画像を **T1 強調画像**（T1 weighted image）という（図 2.23，図 2.26 参照）。

T2 コントラスト

脂肪の T2 時間は水より短いため，脂肪の横磁化はより速く減衰する。横磁化は水の方が大きくなるため，水は T2 コントラストの画像上では高信号となり明るく見える。しかし，脂肪の横磁化は小さいため，T2 コントラストの画像上では低信号となり暗く見える（図 2.7）。このようなコントラストの画像を **T2 強調画像**（T2 weighted image）

2　画像強調とコントラスト　19

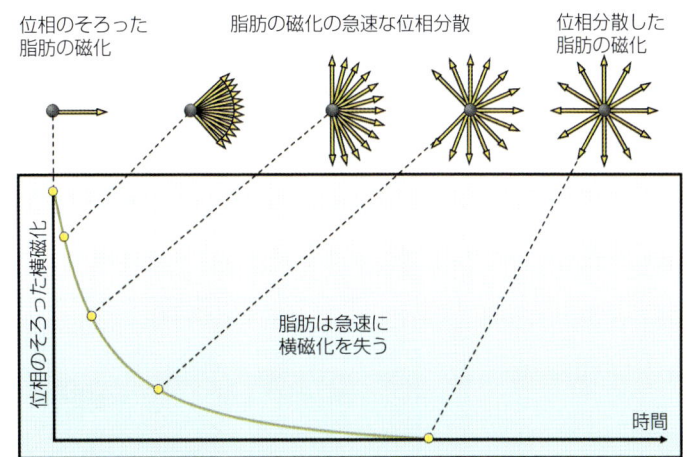

図 2.4　脂肪の T2 減衰

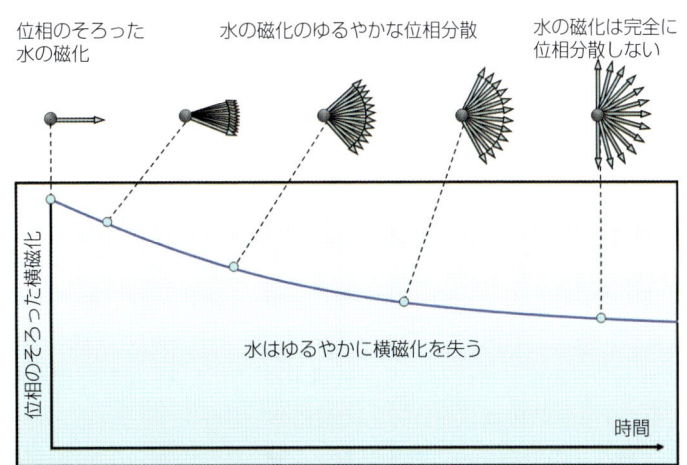

図 2.5　水の T2 減衰

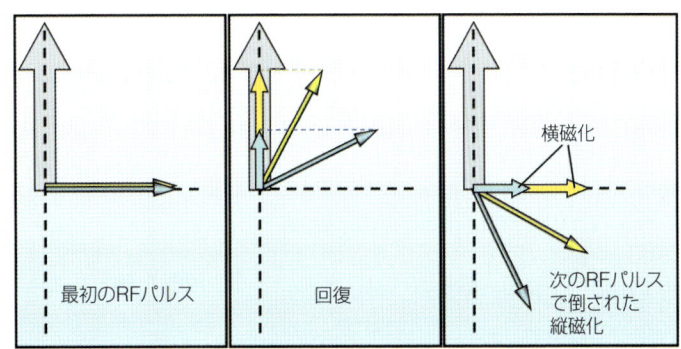

図 2.6　T1 コントラストの生成

という（図 2.25 参照）。

プロトン密度コントラスト

　プロトン密度コントラストでは，組織の体積あたりの水素原子（プロトン）数の違いが画像上の信号強度に反映される。この違いを画像コントラストに反映するには，プロトンの横磁化に反映される必要がある。脳のようにプロトン密度が高い組織では大きい横磁化が生成されて強い信号を発生し，プロトン密度コントラストの画像上では明る

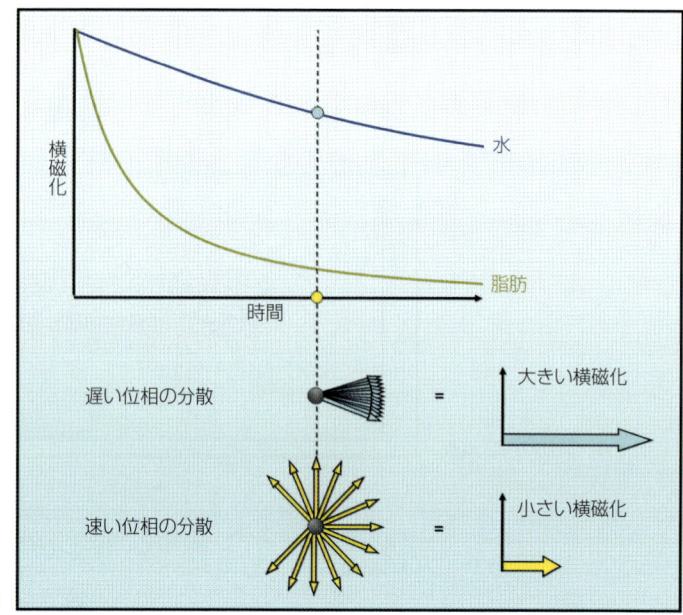

図2.7 T2 コントラストの生成

く見える。一方，骨皮質のようにプロトン密度が低い組織では小さい横磁化が生成されて弱い信号を発生し，プロトン密度コントラストの画像上では暗く見える（図2.24を参照）。プロトン密度コントラストはすべての画像で常に存在し，被検者や検査部位に依存する。このコントラストはMRIにおいて基本となるものであり，これを**プロトン密度強調**（proton density weighting）という。

> **まとめ**
> - 脂肪は短いT1時間と短いT2時間を持つ。
> - 水は長いT1時間と長いT2時間を持つ。
> - 高い信号を得るには，位相のそろった大きい横磁化が必要である。これによりコイルで大きな信号が観測される。
> - 低い信号を得るには，位相のそろった小さい横磁化が必要である。これによりコイルで小さな信号が観測される。
> - T1強調画像の特徴は，脂肪が明るく見え，水が暗く見えることである。
> - T2強調画像の特徴は，水が明るく見え，脂肪が暗く見えることである。
> - プロトン密度強調画像の特徴は，プロトン密度の高い部分が明るく，低い部分が暗く見えることである。

T1緩和時間とT2緩和時間は組織固有のものであるが，磁場強度にも依存する。磁場強度が強くなると組織の緩和にはより時間を要する。表2.1に脳の各組織の1.0 Tの磁場におけるT1緩和時間とT2緩和時間を示す。

画像強調

本章の最初にあげた内因性のパラメータはいずれも常に画像のコントラストに影響し，画像のコントラストはそれらすべての影響を受けている。読影に際して，観察されているコントラストが個々のパラメータの影響をどの程度受けているかを判断することはきわめて困難である。これが画像の理解を難しいものにしている。それゆえ，他のパラメータと切り離して，あるパラメータの影響を見きわめるために**強調画像**が必要となる。このためには，外因性パラメータがどのように内因性パラメータの画像への影響を制御しているかを理解する必要がある。フロー（血流）と見かけの拡散係数（ADC）の画像への影響は6章と12章で述べるが，これらは特別な方法で制御する必要がある。その他の強調メカニズム（T1，T2，プロトン密度）はここで説明する。

表2.1　1.0 T における脳組織の T1 緩和時間と T2 緩和時間

組織の種類	T1 時間(ms)	T2 時間(ms)
水	2500	2500
脂肪組織	200	100
脳脊髄液	2000	300
白質	500	100

　T1 コントラスト，T2 コントラストおよびプロトン密度コントラストを得るには，それぞれに合わせて TR と TE を選択する必要がある。適切な TR と TE を選択することで，1 つのコントラストが他の 2 つより優位となるように，画像を強調できる。

T1 強調

　T1 強調画像では画像コントラストは主に脂肪，水（および中程度の信号強度を示すその他の組織）の間の T1 時間の違いに依存する。TR が，次の RF パルスが照射されるまでの磁化の各組織の回復の程度を左右する。T1 強調を得るには，脂肪の磁化および水の磁化がともに主磁場方向に完全に回復できないように，TR は十分短くなければならない。TR が長いと脂肪の磁化および水の磁化がともに主磁場方向に完全に回復してしまい，両方の組織で T1 緩和が終了してしまう。それゆえ，T1 時間の違いが画像に反映されなくなる（図 2.8）。

- TR が，画像の T1 強調の程度を左右する。
- T1 強調には，TR は短くなければならない。

T2 強調

　T2 強調画像では画像コントラストは主に脂肪，水（および中程度の信号強度を示すその他の組織）の間の T2 時間の違いに依存する。TE が，信号が受信されるまでの T2 減衰の程度を左右する。T2 強調を得るには，脂肪の磁化および水の磁化がともに十分に減衰するのに必要なだけ長い TE を使用しなければならない。TE が短いと，脂肪の磁化および水の磁化がともに減衰せず，T2 時間の違いが画像に反映されなくなる（図 2.9）。

- TE が，画像の T2 強調の程度を左右する。
- T2 強調には，TE が長くなければならない。

プロトン密度強調

　プロトン密度強調画像では，生体組織の体積あたりのプロトン数の違いが画像コントラストに最も反映される。プロトン密度強調は，すべての MRI

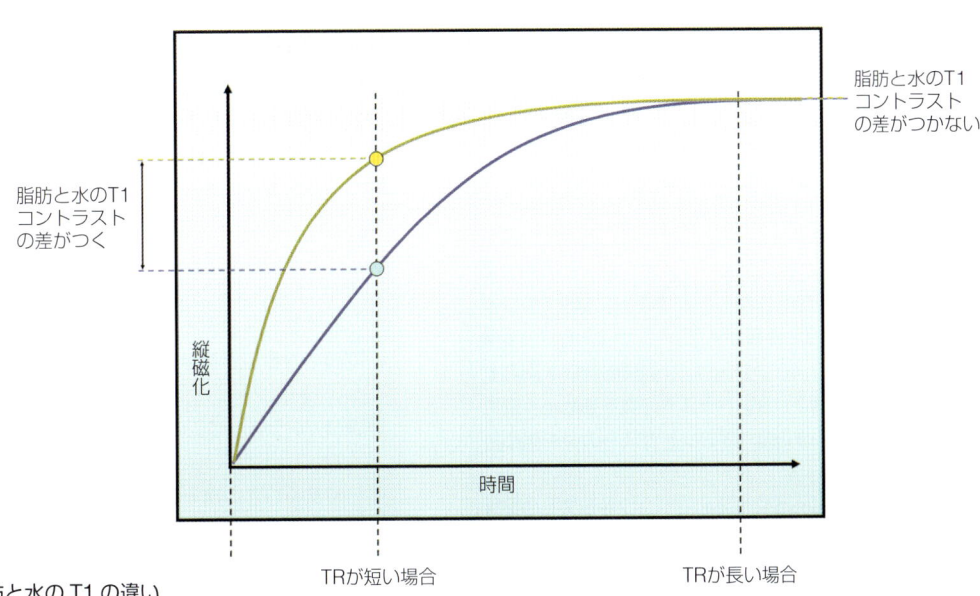

図 2.8　脂肪と水の T1 の違い

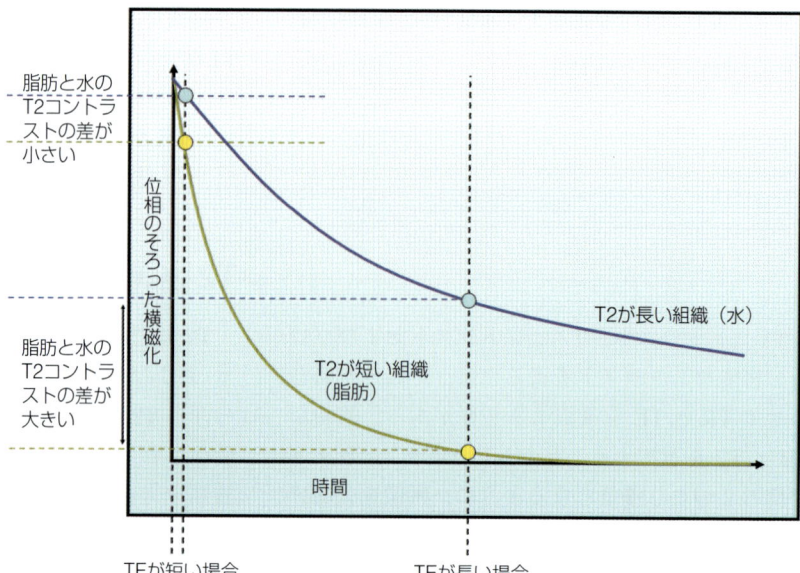

図 2.9 脂肪と水の T2 の違い

画像である程度は存在している。プロトン密度強調を得るには，T1 コントラストと T2 コントラストをともに減少させ，プロトン密度コントラストが優位になるようにする。TR を十分に長くすると，縦磁化の各成分が完全に回復する。これにより T1 強調の程度を減少させる。TE を十分に短くすると，脂肪の磁化および水の磁化がともに十分な減衰をしない。これにより T2 強調の程度を減少させる。

　すべての MRI の画像において，組織固有のプロトン密度の違いによる画像コントラストが，T1 コントラストおよび T2 コントラストと共存している。画像を強調する際には，1 つのコントラストが強調されると，他のコントラストは相対的に減弱する。

> **学習のポイント：加熱のたとえ**
>
> 　画像強調のメカニズムは，ガスオーブンと調節つまみにたとえると理解しやすい。つまみには，TR つまみと TE つまみの 2 種類がある。TR つまみは T1 強調の程度を調節し，TE つまみは T2 強調の程度を調節する。TR つまみは T1 コントラストの炎を強めたり弱めたりする。TE つまみは T2 コントラストの炎を強めたり弱めたりする。
>
> 　**TR つまみを down にすると T1 コントラストの炎は大きくなり，T1 コントラストは強くなる。TE つまみを up にすると T2 コントラストの炎は大きくなり，T2

コントラストは強くなる。ある方向に画像を強調するためには，ある内因性のコントラストパラメータの炎を大きくし，その他のパラメータの炎を小さくする必要がある。例えば，次の通り。

　T1 強調は，T1 コントラストの炎を大きくし，T2 コントラストの炎を小さくする。これで，画像コントラストは T1 強調に近づき T2 強調から遠ざかることになる（プロトン密度は組織の体積あたりのプロトン数に依存するため，オペレータが操作することはできない）。

- T1 コントラストの炎を大きくするには，TR を短くする（TR つまみを down にする）。
- T2 コントラストの炎を小さくするには，TE を短くする（TE つまみを down にする）（図 2.10）。

　T2 強調は，T2 コントラストの炎を大きくし，T1 コントラストの炎を小さくする。これで，画像コントラストは T2 強調に近づき T1 強調から遠ざかることになる（プロトン密度は組織の体積あたりのプロトン数に依存するため，オペレータが操作することはできない。)

- T2 コントラストの炎を大きくするには，TE を長くする（TE つまみを up にする）。
- T1 コントラストの炎を小さくするには，TR を長くする（TR つまみを up にする）（図 2.11）。

　プロトン密度強調は，T1 コントラストの炎を小さくし，T2 コントラストの炎も小さくする。これで，画像コントラストはプロトン密度の影響が優位となる。

- T1 コントラストの炎を小さくするには，TR を長くする（TR つまみを up にする）。
- T2 コントラストの炎を小さくするには，TE を短くする（TE つまみを down にする）（図 2.12）。

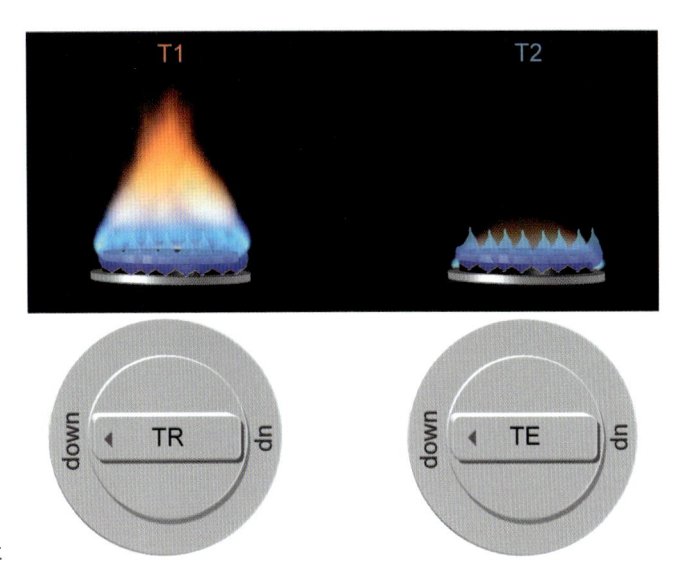

図 2.10　T1 強調を加熱にたとえると

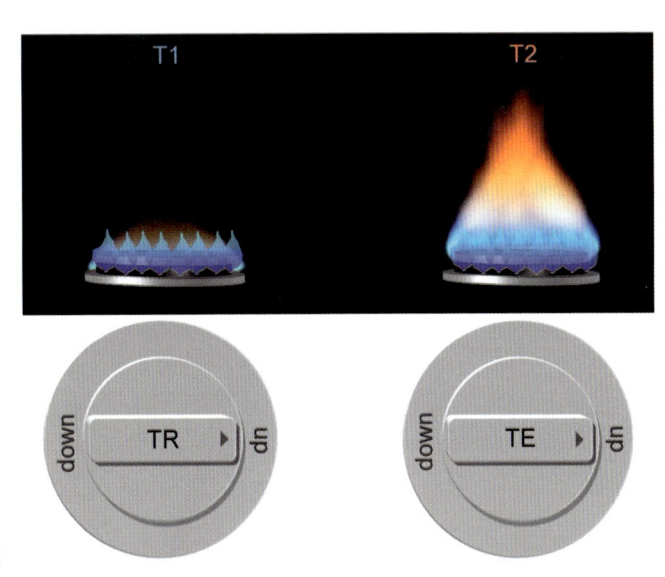

図 2.11　T2 強調を加熱にたとえると

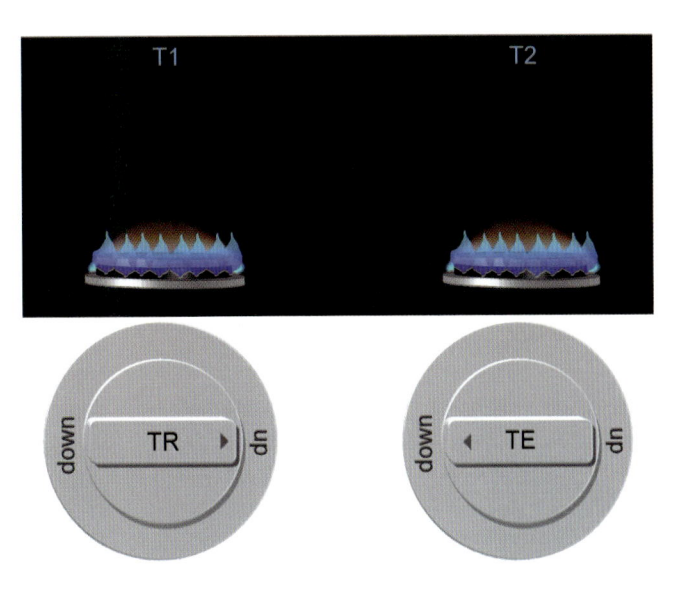

図 2.12　プロトン密度強調を加熱に
　　　　 たとえると

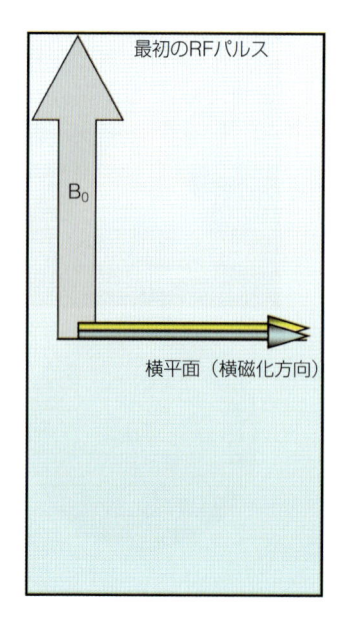

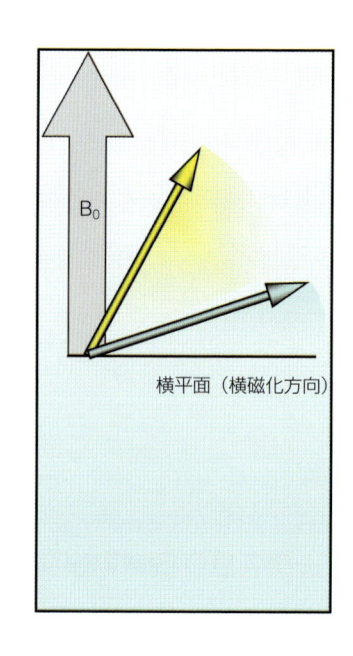

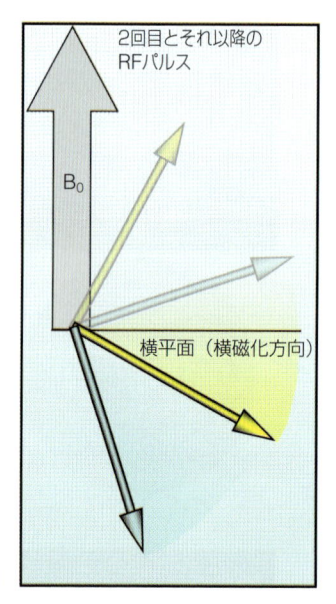

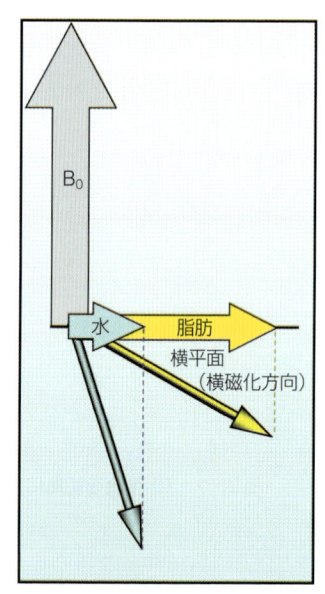

図2.13　短いTRを使用することによる飽和

学習のポイント：飽和

正味の磁化ベクトル(M_0)が90°以上に倒されたことを**部分飽和**(partially saturation)という。また，180°倒されたことを**完全飽和**(full saturation)という。脂肪の磁化および水の磁化が部分的に飽和されるとT1強調となる。しかし，脂肪の磁化および水の磁化が飽和されないとプロトン密度強調となる。このことを理解するにはT1回復の過程を再確認する必要がある。

図2.13で説明しよう。RFパルスが照射される前は，脂肪の磁化と水の磁化はともに主磁場(B_0)の方向に並んでいる。90°RFパルスが照射されると，横平面に倒される。90°RFパルスの照射が終わると，脂肪の磁化および水の磁化にはそれぞれ緩和が起こり主磁場(B_0)の方向に戻る。脂肪のT1は水より短いので，主磁場(B_0)の方向への回復は水よりも速い。TRが各組織のT1より短い場合，次（および以降すべて）のRFパルスは回復途中の磁化を90°以上に倒すことになり，部分的飽和が生じる。脂肪と水の飽和の状態は異なり，次の90°RFパルスまでの回復の程度も異なる。それゆえ横磁化はそれぞれ異なることとなる。

次のRFパルスまでの脂肪の縦磁化の回復は水より大きいため，次のRFパルスで生じる横磁化は水より脂肪が大きくなる。このため脂肪の信号が水より高くな

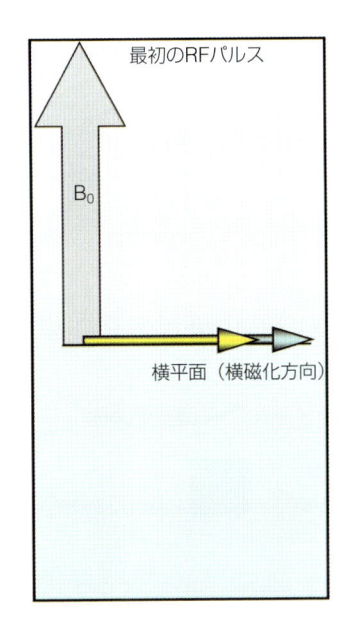

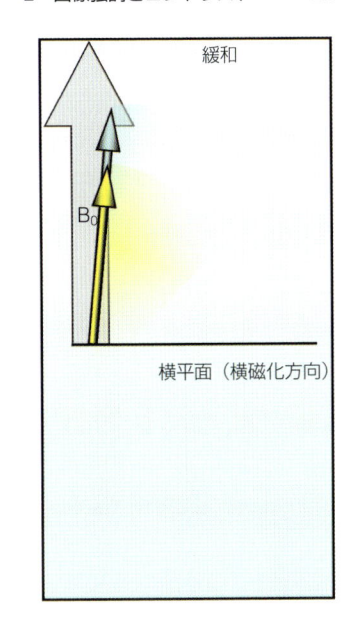

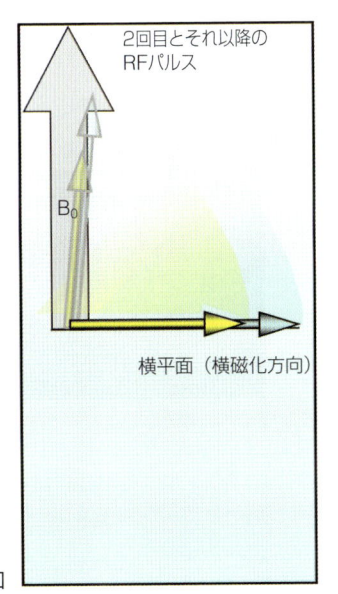

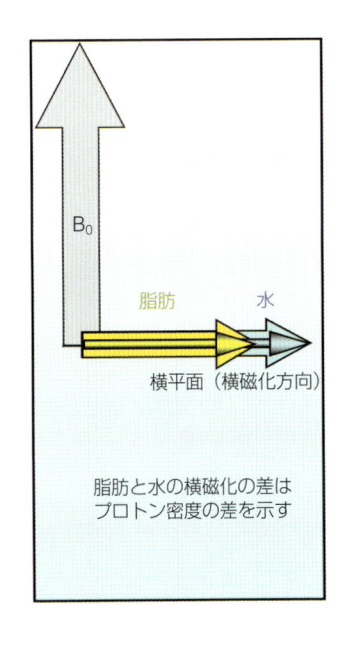

図2.14　長いTRを使用することによる不飽和

る。すなわち脂肪は明るく，水は暗く見える。結果としてT1強調画像となる。

　次に，図2.14を見てほしい。TRが各組織のT1より長い場合，2回目とそれ以降のRFパルスが照射されるまでにそれぞれの縦磁化は十分に回復する。脂肪と水の縦磁化は，それぞれ横平面に倒され，飽和は生じない。それぞれの脂肪と水の横磁化の強さは，それぞれのプロトン密度のみに依存し，縦磁化の回復速度には依存しなくなる。プロトン密度の高い組織が明るく見え，低い組織が暗く見える。結果としてプロトン密度強調画像となる。FAは，RFパルスにより共鳴現象が起こり，どの程度磁化が倒されるかを表す。TRは励起パルスの間隔を示し，磁化の回復にどの程度の時間を与えるかを表す。これら2つが飽和効果を規定する。このことは後に詳しく述べる。

T2*減衰

　RF励起パルスの照射後，回復と減衰の過程がすぐに起こる。T2*減衰とはRF励起パルスに引き続き起こる自由誘導減衰（free induction decay：FID）のことである。これは下記の2つの原因によ

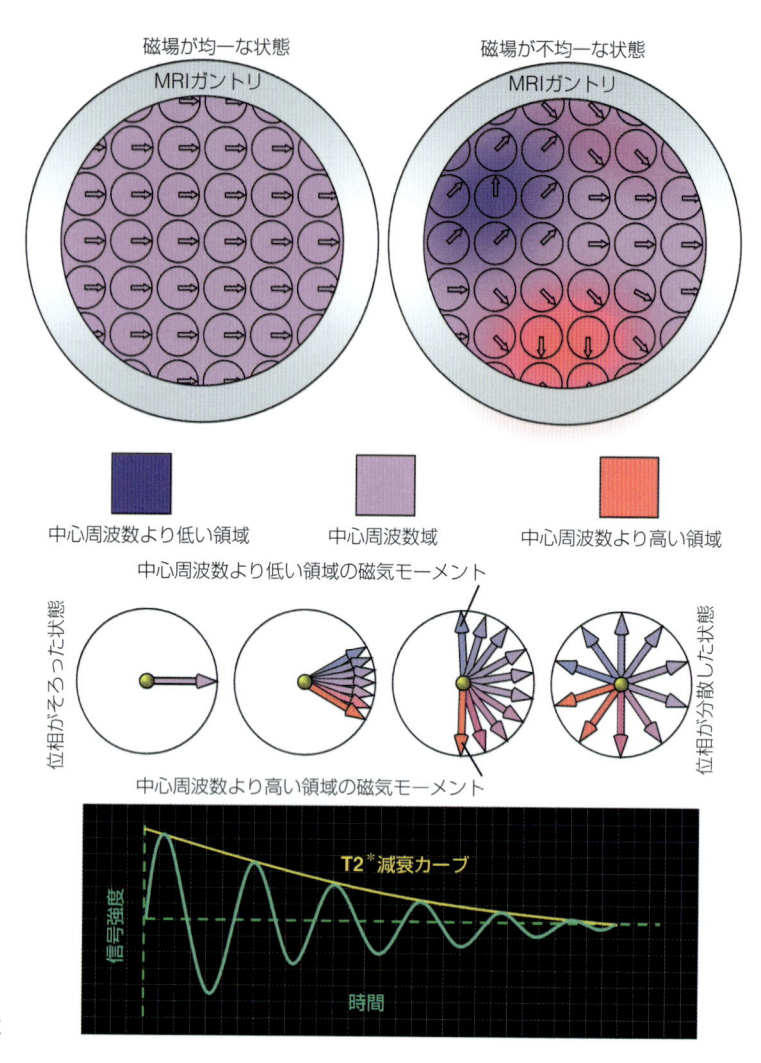

図2.15 T2*減衰と磁場の不均一性

り，T2減衰より速い。

- T2減衰そのもの
- 磁場の**不均一性**（inhomogeneity）による位相の分散

磁場内の不均一性とは，磁場内部に磁場強度が外部磁場と完全に一致しない領域が存在することである。ある領域では磁場強度が主磁場より弱く（図2.15の右図の青い領域），別の領域では磁場強度が主磁場より強い（図2.15の右図の赤い領域）。

ラーモア方程式によると，ある原子核のラーモア周波数はその原子核が経験している磁場強度に依存する。磁場の不均一性により，原子核がより強い磁場内に存在する場合は歳差運動の速度が増加し，周波数は高くなる。原子核がより弱い磁場内に存在する場合は歳差運動の速度が減少し周波数は低くなる（図2.15中段）。磁場の不均一性とそれによる歳差運動の周波数の違いにより，加速される原子核と減速される原子核が生じる。このため，静磁場により発生し，励起RFパルスにより倒された磁化は，急速に位相が分散しFIDが生じる（図2.15下段）。この位相の分散は主にT2*減衰の作用による。磁場の不均一性による位相分散の速度は指数関数的に変化する。

学習のポイント：磁場の不均一性

1章での"時計のたとえ"を覚えているだろうか。磁場の不均一性による磁気モーメントの位相の変化は，短針の進む速さの違いが原因で異なる時刻を示すようになった時計の状況と同じである。

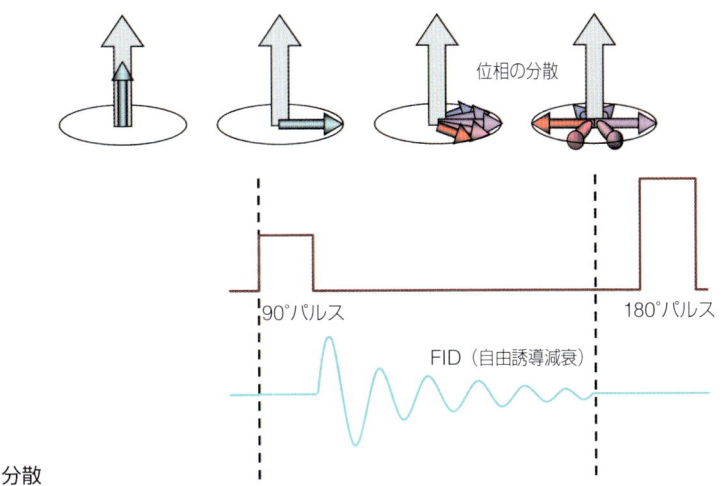

図2.16　T2*位相分散

パルスシーケンス

　磁場の不均一性により，ほとんどの組織におけるT1緩和時間とT2緩和時間よりも前に，位相のそろっていた横磁化は直ちに失われ信号は消失する。緩和時間が測定できるように，また画像のコントラストをよいものにするには，T2*による位相分散を補償する必要がある。これが補償できれば適切な信号が発生し，T1およびT2を測定できるようになる。これを行うのに，180°RFパルスを追加する方法と傾斜磁場（gradient）を用いる方法の2つが知られている。信号を再発生させるために180°パルスを用いるシーケンスはスピンエコーシーケンス（spin echo sequence）と呼ばれ，傾斜磁場を用いる方法はグラディエントエコーシーケンス（gradient echo sequence）と呼ばれている。詳細については以下に述べる。

スピンエコーパルスシーケンス

　スピンエコーパルスシーケンス（spin echo pulse sequence）は，正味の磁化ベクトル（M_0）を90°励起パルスで横平面に倒す。生じた横磁化により受信コイルに電圧が誘導される。M_0の磁気モーメントの歳差運動は横平面上に移動し，90°パルスの照射が終了すると自由誘導減衰（FID）が生じる。T2*による位相分散がすぐに起こり，信号は減衰する。位相の分散を補償するため，180°パルスが照射される（図2.16）。

　180°パルスは，静磁場により生じた磁化を180°反転させるのに必要なエネルギーを持っている。T2*位相分散により，磁気モーメントの位相は磁化が倒された横平面上で分散または扇形に散開する。磁気モーメントは互いに位相がそろっていない状態（out of phase）となる。すなわち，それぞれの磁気モーメントはある時刻において歳差運動の軌道上の異なる場所に存在する。ある磁気モーメントは減速しており，扇形に散開した最後尾に存在する（図2.17の青色部分）。また，ある磁気モーメントは増速しており，散開した先頭に存在する（図2.17の赤色部分）。180°パルスはそれぞれの磁気モーメントを180°反転させるが，依然として磁気モーメントは倒された横平面上に存在する。180°パルスにより最後尾に存在した磁気モーメントは先頭に移動し，先頭に存在した磁気モーメントは最後尾に移動する（図2.17下段）。赤色の磁気モーメントは180°パルス前には先頭であったが，180°パルス後には最後尾となり，青色の磁気モーメントは180°パルス前には最後尾であったが，180°パルス後には先頭となる。

　歳差運動の方向には変化はない。最後尾には速度の速い磁気モーメントが180°パルスの作用で移動してきているため，先頭に追いついていく。しばらくすると最後尾の磁気モーメントと先頭の磁気モーメントは重なることとなる。すなわち，磁気モーメントの位相はそろい，ある時刻に歳差運動の軌道上の同じ場所に存在するようになる。こ

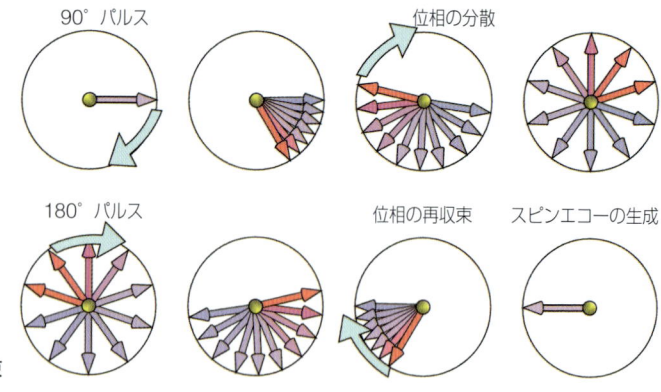

図2.17 180°パルスによる位相の再収束

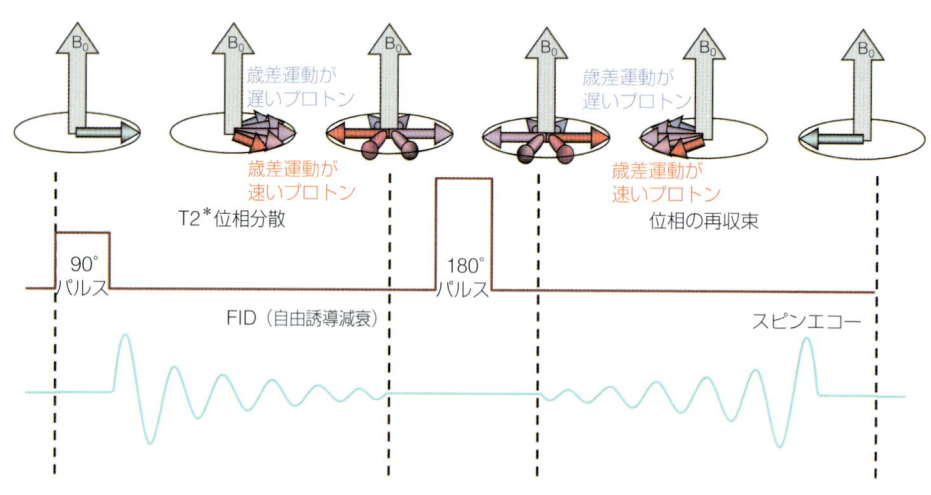

図2.18 位相を再収束させる基本的な撮像シーケンス(スピンエコー法)

の時点で横磁化も最大となり,受信コイルで観測される信号も最大となる。この信号を**スピンエコー**(spin echo)と呼ぶ。T2*位相分散の影響が補償されているため,スピンエコーは主にT1およびT2に関する情報を含んでいる。また,組織のT1緩和時間とT2緩和時間の測定に十分な時間が経過しても,スピンエコーは観測することができる(図2.18)。

学習のポイント：ラーモアのグランプリ

180°パルスによる位相の再収束を簡単に理解するには,円形のレース場での3台の車によるレースを想定するとよい。3台の車はそれぞれ磁気モーメントであり,円形のレース場は歳差運動の軌道である。3台の車はそれぞれ異なる速度で周回し,1台目はレーシングカー,2台目はファミリーカー,3台目はトラクターである(図2.19)。

開始の合図とともに3台の車は同時に周回を始める。3台の車には速度差があるため,先頭はレーシングカー,次がファミリーカー,最後尾はトラクターとなる。各車はある時刻ではレース場の別々の位置に存在し,これは磁気モーメントの位相がそろっていない状態に相当する。レースが長時間になるとその差は大きくなり,位相はより分散していく。

再び合図があり,これが180°パルスに相当する。これにより各車は一斉に逆走し始め,スタート地点をめざす。順位はそれまでスタート地点から最も進んでいたレーシングカーが今度は最後尾となる。それまでスタート地点から最も進んでいなかったトラクターが今度は先頭となる。ファミリーカーはこれらの中間に位置する。これらがスタート地点に向かって,2回目の合図(180°パルス)の前と同じ速度で進んでいく。スタート地点に各車は同時に到達し,この時点で同時刻にレース場の同じ位置に存在することになる。これは

レーシングカー
ファミリーカー
トラクター

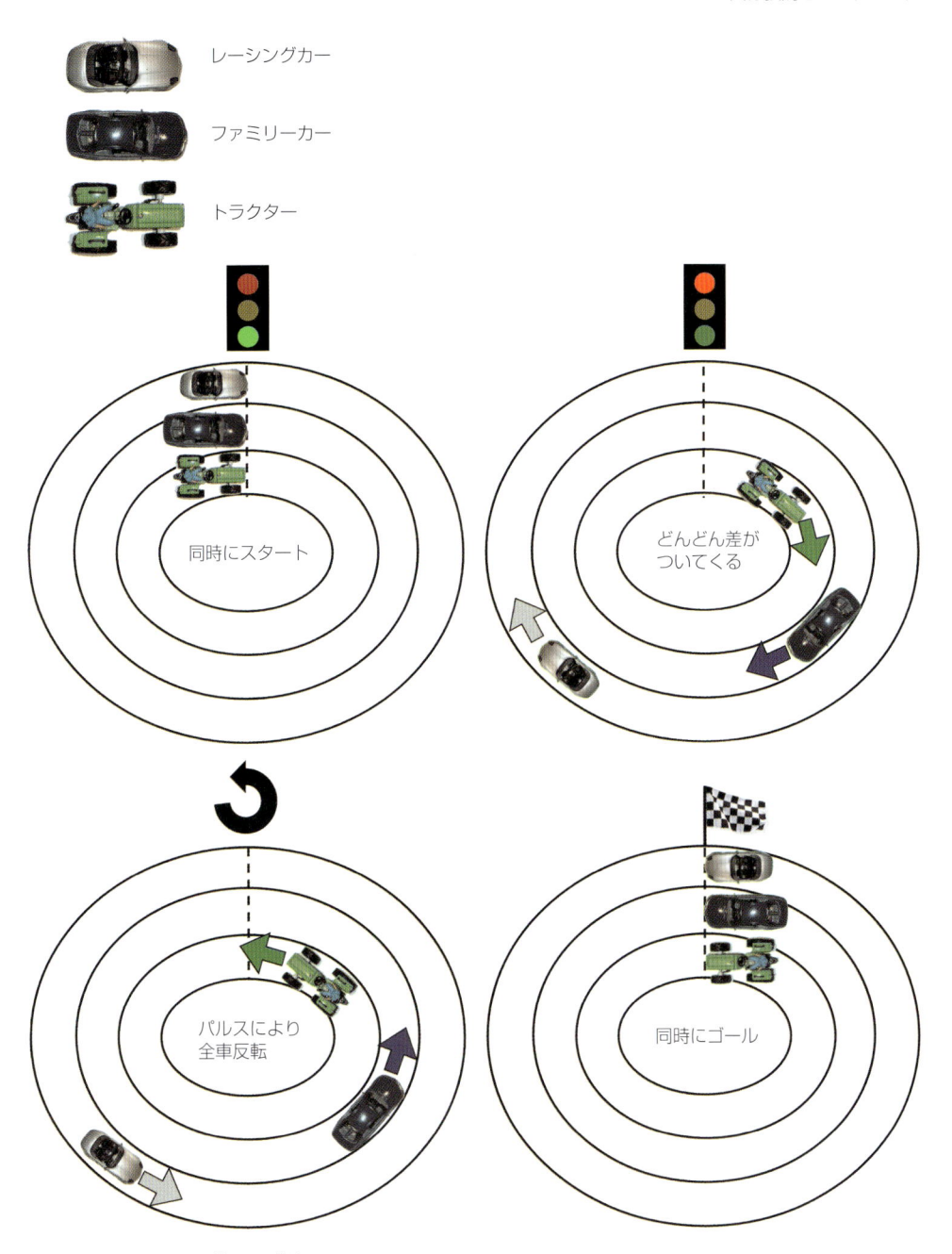

図 2.19 ラーモアのグランプリ

磁気モーメントの位相がそろっている状態に相当する。すなわち，この時点でスピンエコーが発生することになる。スタートから2回目の合図で反転しスタート地点に戻るまでの全経過時間が，スピンエコーパルスシーケンスにおけるTEに相当する。

スピンエコー法のタイミングパラメータ

TRとはある撮像スライスにおける各々の90°パルスの間隔である。TEとは90°パルスを照射してからスピンエコーが最大となる時までの時間である（図2.20）。180°パルスの照射から再収束する（スピンエコーが最大となる）までの時間は，90°パルスの照射から正味の磁化ベクトル（M_0）が分散

図 2.20 τ 時間

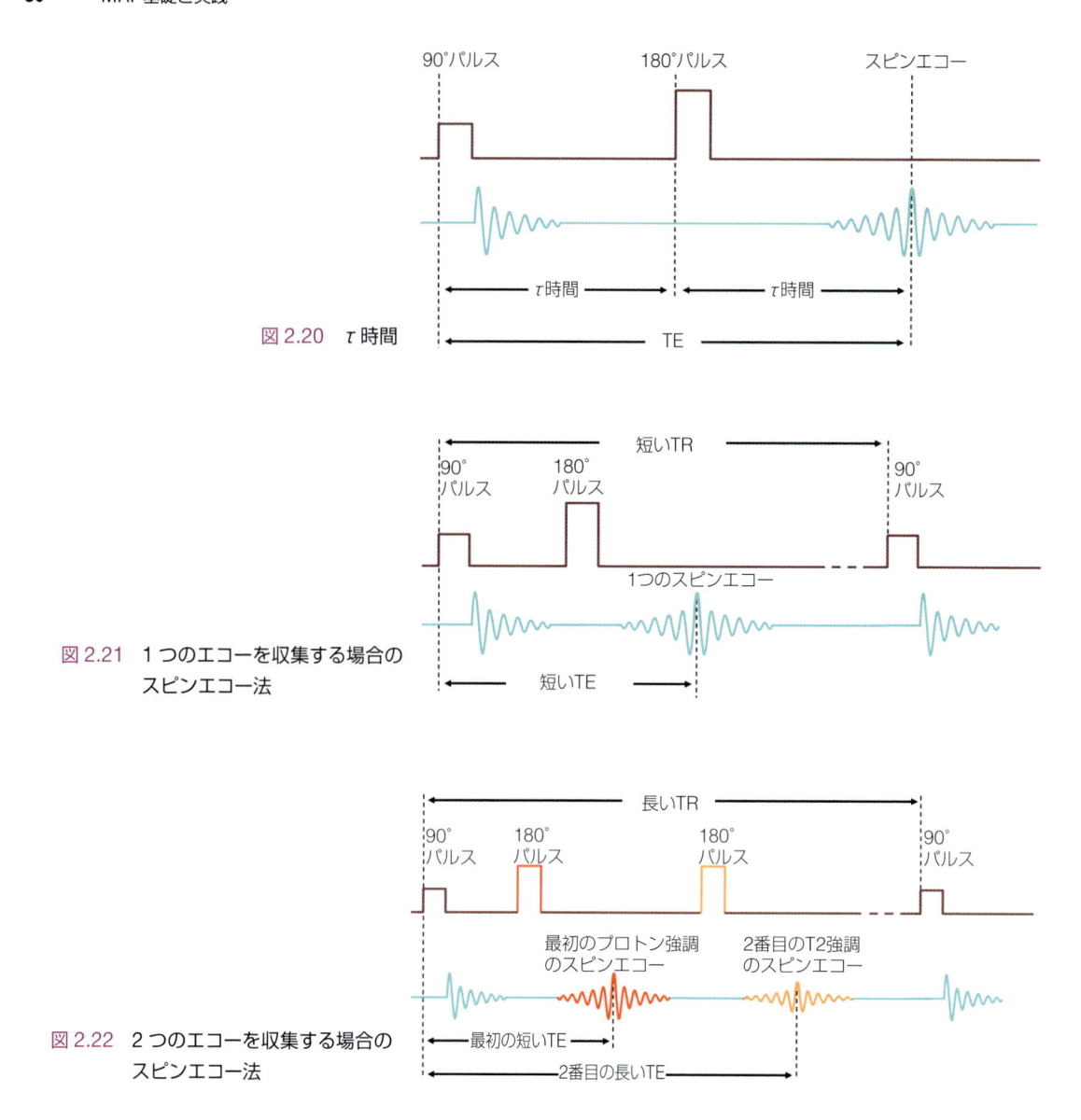

図 2.21 1つのエコーを収集する場合の
スピンエコー法

図 2.22 2つのエコーを収集する場合の
スピンエコー法

するまでの時間と等しい。これをτ（タウ）時間と呼ぶ。それゆえ TE はτ時間の2倍となる。図 2.20 でスピンエコーの対称性に注意してほしい。各スピンが徐々に収束し信号が上昇していき，TE 時間でスピンの位相がすべてそろうと信号はピークとなる。しかし，歳差運動の速度が速いスピンはそれより遅いスピンをすぐに追い越していき，再び位相が分散していく。その結果，信号は徐々に減衰していく。この信号減衰のパターンはスピンエコーが生じていく過程での信号増強のパターンと鏡面像を呈する。それゆえ，スピンエコーは時間軸上で対称的な形態となる。

スピンエコー法を用いるほとんどの撮像シーケンスでは，90°励起パルスの照射の後に2つ以上の180°パルスが照射される。それぞれの180°パルスから別個のスピンエコーが生成され受信コイルで観測される。これらはそれぞれ別個に画像再構成に使用される。いかなる個数のエコーも生成可能であるが，通常はスピンエコー法では1つか2つのエコーを生成するように用いられる。

1つのエコーを収集する場合のスピンエコー法

このパルスシーケンスでは短い TR と短い TE が使用された場合，T1 強調画像が得られる（図 2.21）。90°励起パルスの照射の後に1個の180°パルスが照射され，1個のスピンエコーが収集される。

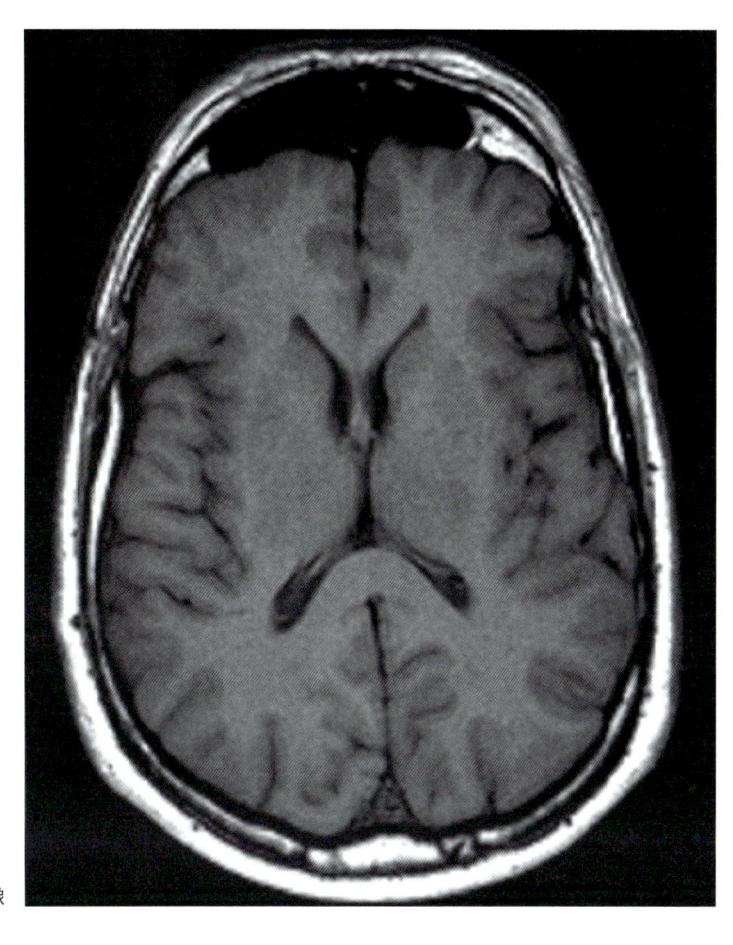

図2.23 脳のスピンエコー法 T1 強調画像

短い TE では短時間でスピンエコーが生成されるので，T2 減衰の影響は少なくなる。このため各組織の T2 値の違いは画像コントラストにはほとんど影響しなくなる。短い TR により脂肪，水の双方において縦磁化は十分に回復しない。このため各組織の T1 値の違いが画像コントラストに与える影響は優位となる（図 2.23）。

2 つのエコーを収集する場合のスピンエコー法

このパルスシーケンスでは長い TR の間にプロトン密度強調画像と T2 強調画像が得られる（図 2.22）。短い TE により最初のスピンエコーが早期に生じる。この場合，T2 減衰は少なく，各組織の T2 値の違いが画像コントラストに与える影響は少なくなる。長い TE のため，次のスピンエコーはずっと遅れて生じ，各組織の T2 値の違いが画像コントラストに与える影響が強調される。長い TR により各組織の T1 値の違いは画像コントラストにはほとんど影響しなくなる。短い TE と長い TR で得られる最初のスピンエコーはプロトン密度強調となり，長い TE と長い TR で得られた 2 番目のスピンエコーは T2 強調となる。図 2.23 に T1 強調画像，図 2.24 にプロトン密度強調画像，図 2.25 に T2 強調画像を示す。

まとめ

- スピンエコー法を用いた撮像シーケンスにより T1 強調画像，プロトン密度強調画像，T2 強調画像が得られる。
- TR は T1 強調の程度を左右する（"加熱のたとえ" を参照）。
- 短い TR は T1 強調を強める。
- 長い TR はプロトン密度強調を強める。
- TE は T2 強調の程度を左右する。
- 短い TE は T2 強調を弱める。
- 長い TE は T2 強調を強める。

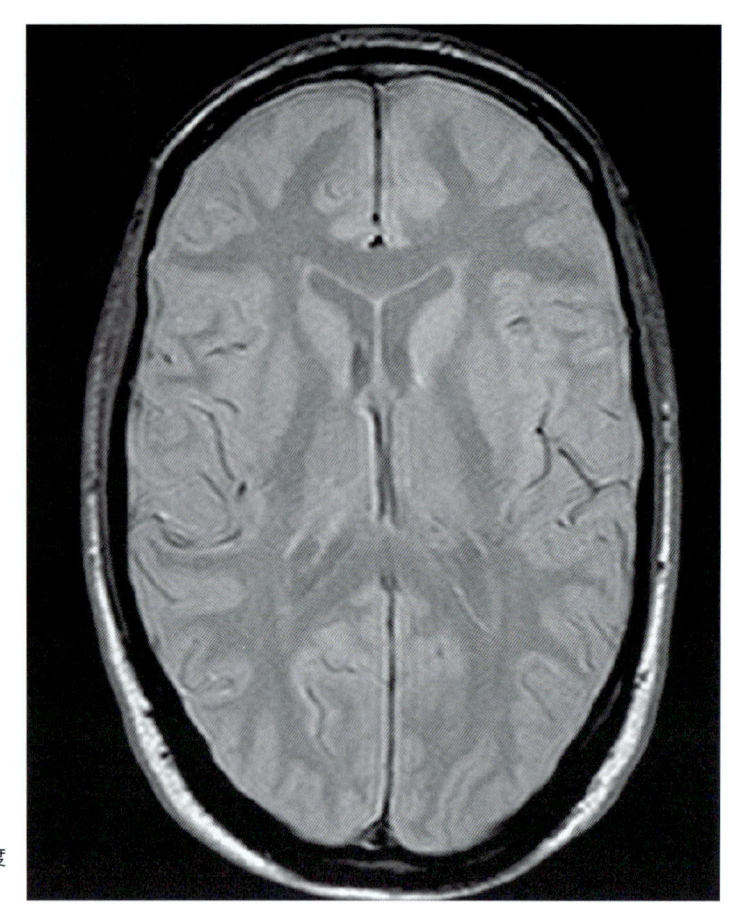

図 2.24　脳のスピンエコー法プロトン密度強調画像

典型的な TR および TE の値

長い TR　2000 ms
短い TR　300〜700 ms
長い TE　60 ms 以上
短い TE　10〜25 ms

> **学習のポイント：**
> **各強調法を理解する**
>
> 　各強調法の理解は MRI における基礎的な知識である。基本的なルールは，画像上で水を含む部分を探し，これが高信号であれば長い TE が使用されており，T2 値の違いが強調されている。また，一般的には水が低信号であれば短い TR が使用されており，T1 値の違いが強調されているが，生体内の部位によって変化する。プロトン密度強調画像では水が低信号となることがある。脂肪はさまざまな強調画像で高信号となり，信頼すべき指標となりえない。

　図 2.26 に，画像のコントラストが別の要因で変化しうることを示す。標準的なスピンエコー法で得られた T1 強調画像であり，各組織の T1 回復時間の違いが画像コントラストに優位に反映されている。この画像は短い TR と TE で得られたコントラストを持つと考えられる。例えば，頭蓋骨や斜台の骨髄が明るく見え，脳脊髄液が暗く見えるはずである。しかし，よく見ると高信号域がすべて脂肪を示しているわけではなく，低信号域がすべて水を示しているわけではない。例えば，高信号を示す領域 A は脂肪ではなく上矢状静脈洞内の流れの遅い血液であり，低信号を示す領域 B は水ではなく蝶形骨洞内の空気である。この画像のコントラストは主に T1 強調であるが，フローやプロトン密度の影響も受けている。図 2.24 と図 2.25 を見て，各強調法のコントラストを反映しない領域がないか確認してほしい。

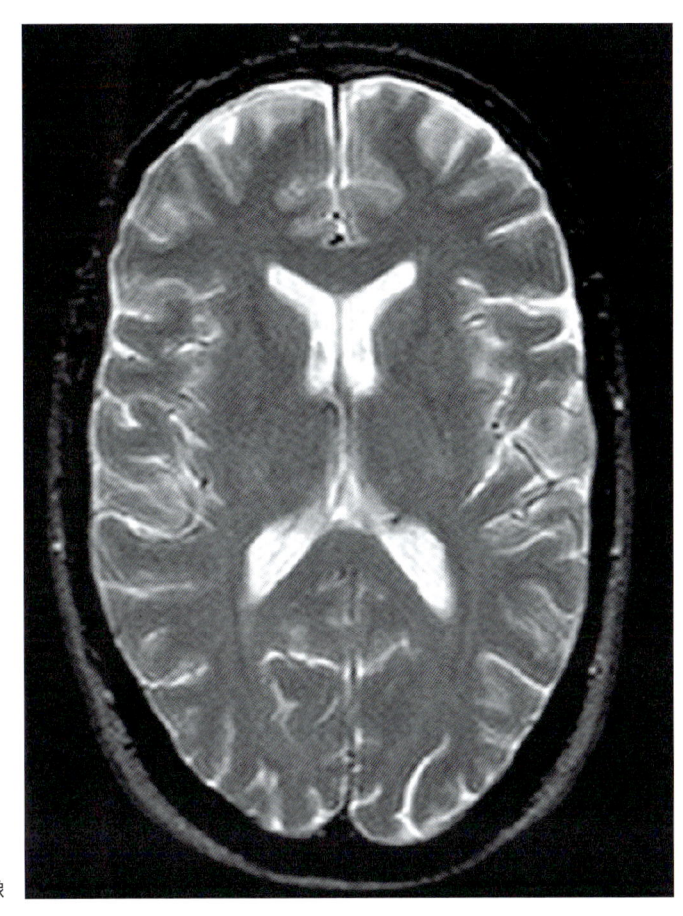

図 2.25　脳のスピンエコー法 T2 強調画像

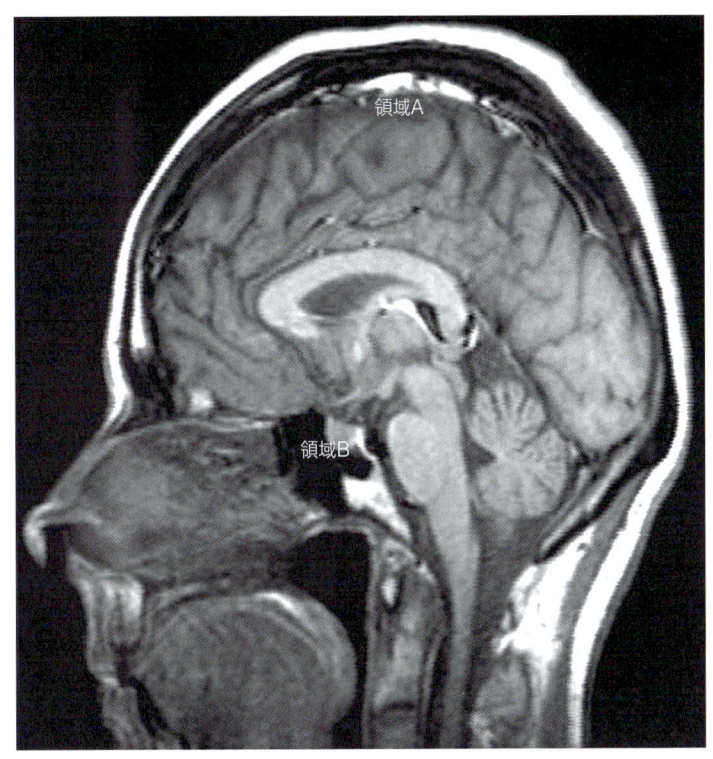

図 2.26　脳のスピンエコー法 T1 強調正中矢状断像

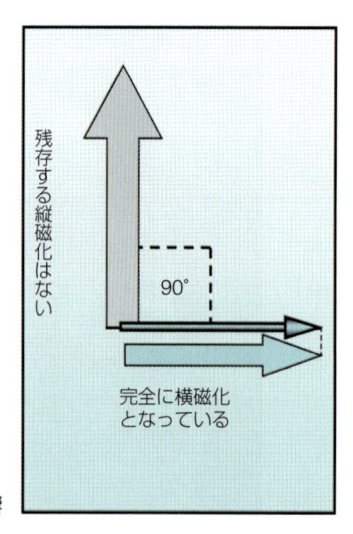

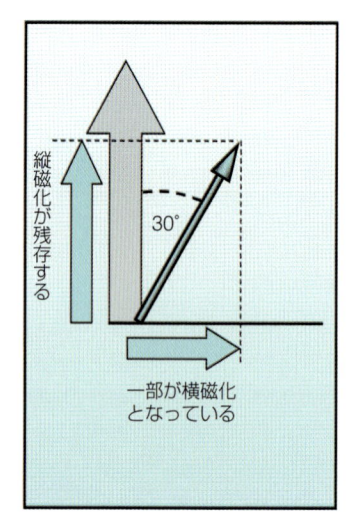

図 2.27　FA の信号強度への影響

グラディエントエコーパルスシーケンス

　グラディエントエコーシーケンスでは励起用のRFパルスとしてFAが90°だけではなく，さまざまな角度が使用される。この結果，主磁場により生じた縦磁化はさまざまな角度に倒される。このときに生成される横磁化が受信コイルで信号を生み出すが，この強度はグラディエントエコー法においては縦磁化が90°倒されるスピンエコー法の場合より小さくなる（図2.27）。

　RFパルスを照射後には，磁場の不均一性に起因するT2*位相分散が起こり，FIDが発生する。横方向に倒された磁化成分は位相が分散していくが，傾斜磁場の印加により再収束される。傾斜磁場はマグネット内の主磁場に影響を与えるが，これについては後述する。傾斜磁場の印加により位相分散した横磁化成分は再収束し，コイルで受信できるようになる。この信号は**グラディエントエコー**（gradient echo）と呼ばれ，T1およびT2に関する情報が含まれている。

傾斜磁場

　傾斜磁場はさまざまな役割を果たすが，詳細は3章で述べる。MRIのガントリ内のコイルにより**磁場勾配**（magnetic field gradient）が発生する。電磁誘導の法則によると，電荷が傾斜磁場コイル内を流れるとコイル周囲に磁場が形成される。この磁場が主磁場に影響を与え，主磁場は傾斜磁場コイルの軸に沿って直線的に変化する。その中心では主磁場に変化は起こらず，**磁場中心**（magnetic isocenter）と呼ばれる。

　磁場中心の一方の側では，磁場勾配が主磁場に加わることにより磁場強度が増大する（図2.28では赤い部分）。もう一方の側では，磁場勾配の分が主磁場から差し引かれることにより磁場強度が減弱する（図2.28では青い部分）。いずれの側の磁場強度が増強もしくは減弱するかは，傾斜磁場コイル内に流れる電流の方向による。これを傾斜磁場の**極性**（polarity）という。

　傾斜磁場が印加されると主磁場は傾斜磁場コイルの軸に沿って変化した状態となる。ラーモア方程式によると，コイルの軸に沿って変化した磁場強度の影響を受け，共鳴周波数が高くなる場所と低くなる場所が出てくる（図2.28）。

　磁場強度が強くなると共鳴周波数は増加し，磁場強度が弱くなると減少する。すなわち，磁場強度が傾斜磁場により増強すると磁気モーメントの歳差運動の速度は増加する。傾斜磁場は原子核（磁気モーメント）の歳差運動の速度を増減でき，これを用いて磁気モーメントの位相を分散させたり再収束させたりすることができる。

　傾斜磁場による位相の分散について：傾斜磁場が印加されない場合，すべてのスピン（磁気モーメ

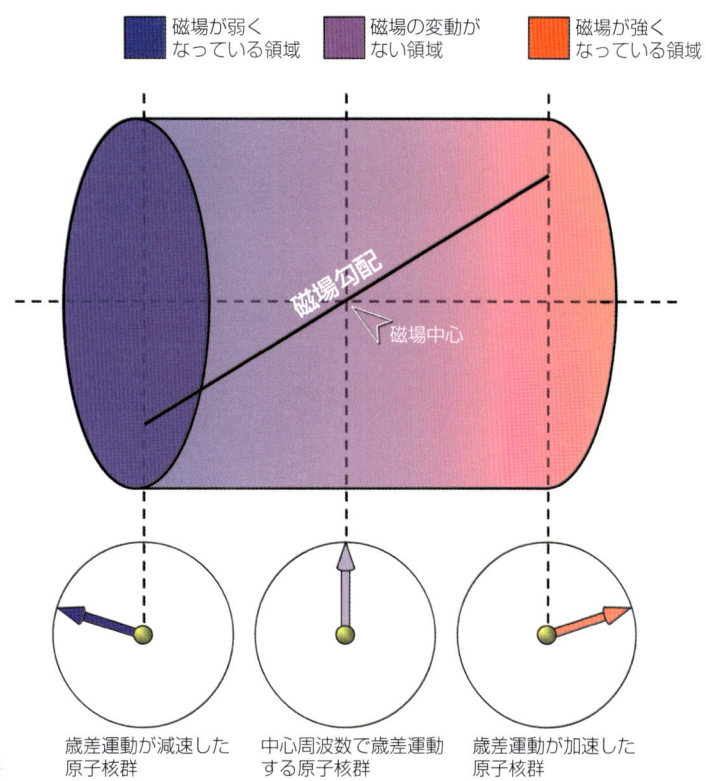

図 2.28 傾斜磁場

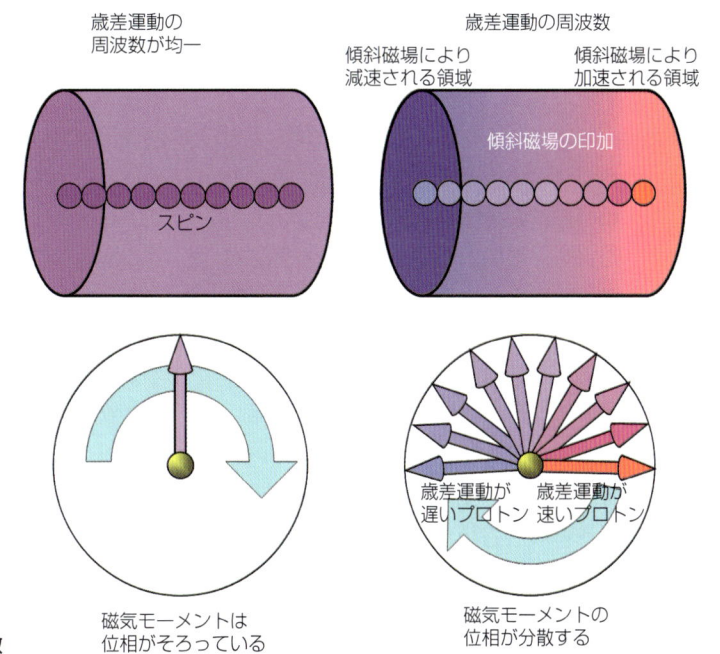

図 2.29 傾斜磁場による位相拡散

ント)は同じ磁場強度にさらされているため，同じ周波数で歳差運動する(図 2.29 左図)(実際にはもともと存在する磁場強度の不均一性により厳密には違う周波数で運動するが，傾斜磁場の影響によ る差と比較すると，この差はわずかである)。磁気モーメントの位相のそろった状態(すべての磁気モーメントがある時間に同じ場所に存在することで，これを in phase という)に傾斜磁場が印加され

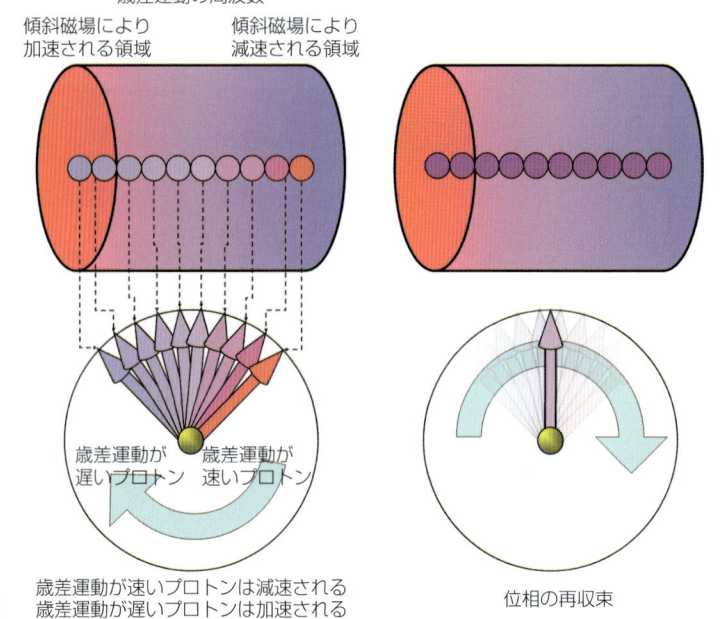

図 2.30　傾斜磁場による位相の収束

ると，それまで位相をそろえる作用をしていた磁場強度を変化させる．傾斜磁場の軸上の位置に依存して，各スピンの歳差運動の速度が増加あるいは減少する．歳差運動の周波数に差が生じるため，そろっていた各磁気モーメントは扇形に展開し，位相は分散する（1 章の"時計のたとえ"を参照）．

図 2.29 右下図の青色で示した扇形に展開した最後尾は，相対的に磁場中心より低い磁場強度のために歳差運動の速度が低下した原子核群であり，赤色で示した扇形に展開した先頭は，相対的に磁場中心より高い磁場強度のために歳差運動の速度が増した原子核群である．磁場強度の差は傾斜磁場により生み出され，傾斜磁場の軸に沿って直線的に変化している．このため，すべての磁気モーメントは同じ時間に同じ場所に存在しなくなり，横磁化は傾斜磁場によって位相分散されたことになる．このような傾斜磁場を**スポイラー**（spoiler）と呼ぶ．

傾斜磁場による位相の再収束について：T2*の位相分散作用によって各磁気モーメントが扇形に展開し，位相が分散している状態（out of phase）で，逆の極性を持つ傾斜磁場が印加されると，磁場強度は傾斜磁場の軸に沿って反転して直線的に変化する（図 2.30 右図）．図 2.30 左下図の青色で示し

た扇形に展開した最後尾は，相対的に磁場中心より低い磁場強度のために歳差運動の速度が低下した原子核（磁気モーメント）群であり，赤色で示した扇形に展開した先頭は，相対的に磁場中心より高い磁場強度のために歳差運動の速度が増した原子核（磁気モーメント）群であるが，こんどの傾斜磁場は速度が低下した原子核（磁気モーメント）群の速度を上昇させ，速度が増加していた原子核（磁気モーメント）群の速度を低下させるように，直線的に反対の磁場勾配となるように印加される．

図 2.30 左下図の青色矢印で示される速度が低下したスピン（磁気モーメント）群は，上図で示されるように歳差運動の速度を増加させるような磁場中に存在することになり，赤色矢印で示される速度が増加していたスピン（磁気モーメント）群は歳差運動の速度を減少させるような磁場中に存在することになる．しばらく経過すると，すべての磁気モーメントが同じ時間に同じ場所に存在する状態となる．すなわち再収束される．このとき受信コイルでは最大の信号が観測され，この信号を**グラディエントエコー**と呼ぶ．また，このような傾斜磁場を**リワインダー**（rewinder）と呼ぶ．

グラディエントエコーパルスシーケンスの長所

　傾斜磁場は180°パルスと比べ，速く位相を再収束させる。このためTEをスピンエコー法の場合より大幅に短縮できる。TEの短縮により，TRも短縮可能となる。また，TRは90°より小さいFAを使用することによっても短縮される。小さいFAの場合，縦磁化の完全な回復は大きいFAの場合より早くなる。このため，縦磁化の飽和が起こりにくく，TRを短くすることができる。TRは全体の撮影時間に大きく影響するため(3章を参照)，短くなると撮像時間は短縮される。一般的にグラディエントエコー法の撮像時間はスピンエコー法と比較し大幅に短くなる。

グラディエントエコーパルスシーケンスの短所

　最も重要な短所としては，磁場の不均一性に対する補償がないことである。このため，グラディエントエコー法は磁場の不均一性に敏感で磁化率*アーチファクトを含んだ画像となる(7章を参照)。また，$T2^*$の影響を排除できないため，グラディエントエコー法ではT2強調ではなく$T2^*$強調，T2減衰ではなく$T2^*$減衰と呼ばれる。

グラディエントエコー法における時間的パラメータ

　TRは，スピンエコー法と同様にRF励起パルスと次の励起パルスの間隔である。一方，TEは励起パルスからグラディエントエコーのピークまでの時間を指す。時間的パラメータではないが，グラディエントエコー法ではFAが外因性のパラメータとして画像コントラストを変化させるために操作される。TRと合わせて設定することでT1値の影響を強めたり弱めたりできる。

*訳注：磁化率(magnetic susceptibility)は，ある物質が磁化される程度を表す。磁化率の異なる組織や空気の境界で局所的に静磁場が乱れて画像にアーチファクトを生じることがある。

グラディエントエコー法における画像強調とコントラスト

　TR，TE，FAの3つが画像強調とコントラストを左右する。TRはスピンエコー法よりも大幅に短縮できる。TRが，次の励起パルスが照射される時点でのT1回復の程度に影響し，短いとT1強調となりT2強調やプロトン密度強調とはならない。グラディエントエコー法での撮像を柔軟なものにするため，FAは90°以下が用いられる。この場合，縦磁化の完全回復に長い時間を必要とせず，飽和を起こすことなくTRを短縮できる。

　グラディエントエコー法では，TRとFAが次の励起パルスが照射される時点でのT1回復の程度に影響する。TEはコイルがグラディエントエコーを受信するまでに生じる$T2^*$減衰の程度に影響する。さまざまな値に設定されうるFAの影響を除けば，画像強調のルールはスピンエコー法と同様である(1章の"加熱のたとえ"を参照)。

　グラディエントエコー法におけるT1強調：T1強調画像を得るには，各生体組織のT1時間の違いによる影響を最大に，$T2^*$時間の違いによる影響を最小にすればよい。このためには，脂肪および水の縦磁化が完全に回復する前に，次のRF励起パルスが照射されなければならない。縦磁化を完全に回復させないように，大きなFAと短いTRが用いられる。また，$T2^*$の違いによる影響を最小にするため短いTEが使用され，脂肪および水ともに信号の減衰は少なくなる(図2.31)。

　グラディエントエコー法における$T2^*$強調：$T2^*$強調画像を得るには，各生体組織の$T2^*$時間の違いによる影響を最大に，T1の違いによる影響を最小にすればよい。$T2^*$減衰を最大にするために長いTEが用いられると，脂肪および水の$T2^*$時間の違いが十分に反映される。T1回復の影響を最小化するため小さなFAと長いTRが用いられ，これにより脂肪および水ともに縦磁化は十分に回復し，T1の違いは画像には反映されなくなる。実際にはFAが小さいので比較的短いTRを使用しても十分に縦磁化は回復する(図2.32)。

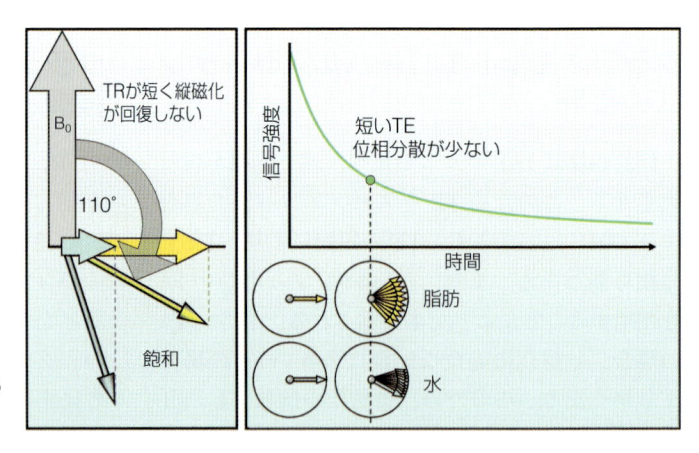

図 2.31　グラディエントエコー法による T1 強調

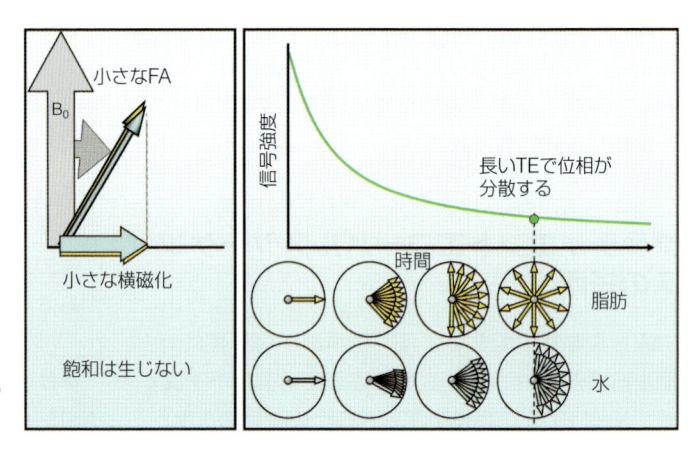

図 2.32　グラディエントエコー法による T2*強調

　グラディエントエコー法におけるプロトン密度強調：プロトン密度強調画像を得るには各生体組織の T2*時間の違いによる影響，T1 の違いによる影響をともに最小にする。これにより各生体組織のプロトン密度の違いが明瞭化する。T2*の違いによる影響を最小にするため短い TE が使用され，脂肪および水ともに信号の減衰は少なくなる。また，T1 回復の影響を最小にするため小さな FA と長い TR が用いられ，縦磁化は十分に回復する。

学習のポイント：グラディエントエコー法における画像強調法を加熱にたとえる

　T1 強調には T1 コントラストの炎を大きくし，T2*コントラストの炎を小さくする。FA と TR が T1 コントラストを左右し，TE が T2*コントラストを左右する（プロトン密度は組織の体積あたりのプロトン数に依存するため，オペレータが操作することはできない）。
- T1 コントラストの炎を大きくするには，TR を短くし（TR つまみを down にする），FA を大きくする（FA つまみを up にする）。
- T2*コントラストの炎を小さくするには，TE を短くする（TE つまみを down にする）（図 2.33）。

　T2*強調には T2*コントラストの炎を大きくし，T1 コントラストの炎を小さくする。FA と TR が T1 コントラストを左右し，TE が T2*コントラストを左右する（プロトン密度は組織の体積あたりのプロトン数に依存するため，オペレータが操作することはできない）。
- T2*コントラストの炎を大きくするには，TE を長くする（TE つまみを up にする）。
- T1 コントラストの炎を小さくするには，TR を長くし（TR つまみを up にする），FA を小さくする（FA つまみを down にする）（図 2.34）。

　プロトン密度強調には T1 コントラストの炎を小さくし，T2*コントラストの炎も小さくする。これでプロトン密度のコントラストが優位となる。
- T1 コントラストの炎を小さくするには，TR を長くし（TR つまみを up にする），FA を小さくする（FA つまみを down にする）。
- T2*コントラストの炎を小さくするには，TE を短くする（TE つまみを down にする）（図 2.35）。

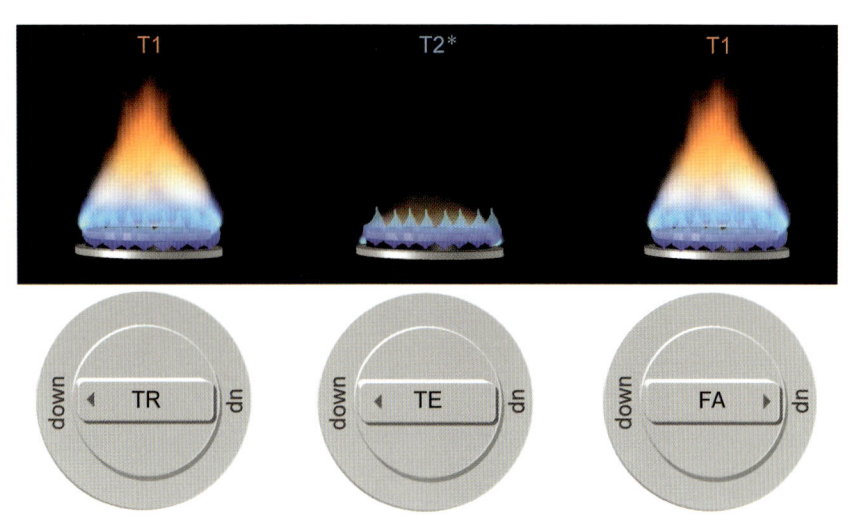

図2.33　グラディエントエコー法によるT1強調を加熱にたとえると

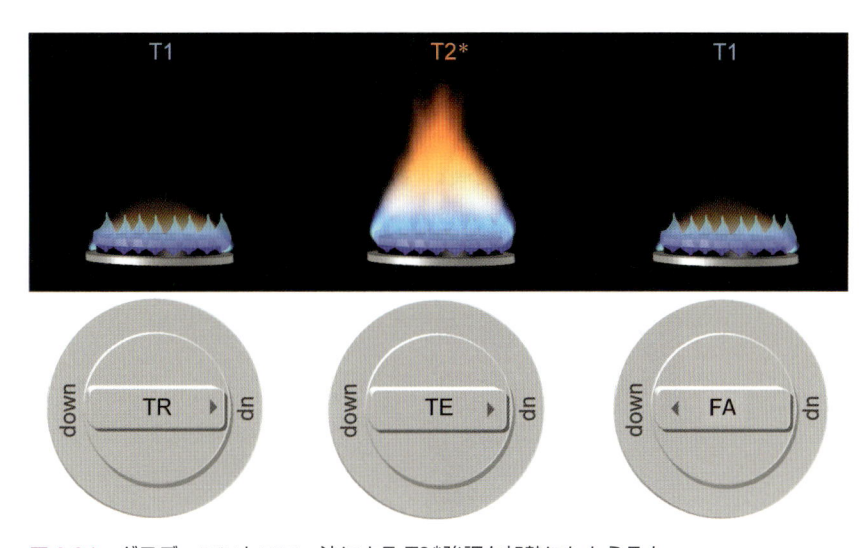

図2.34　グラディエントエコー法によるT2*強調を加熱にたとえると

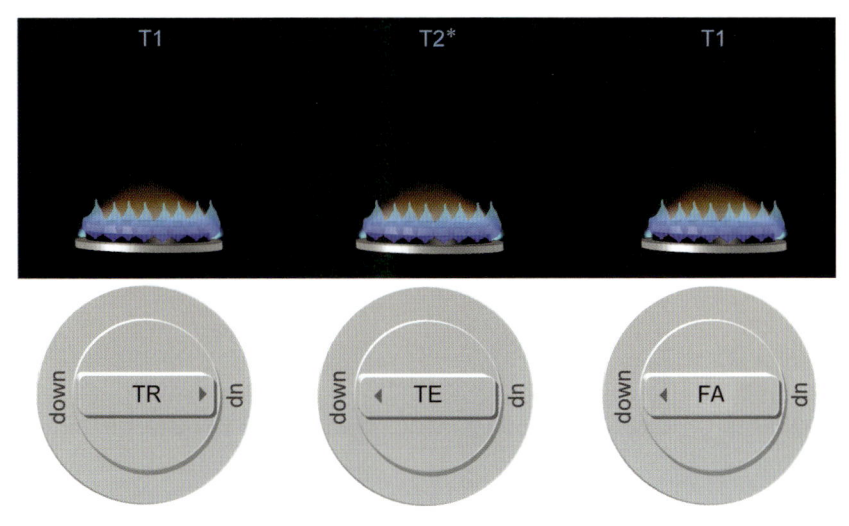

図2.35　グラディエントエコー法によるプロトン密度強調を加熱にたとえると

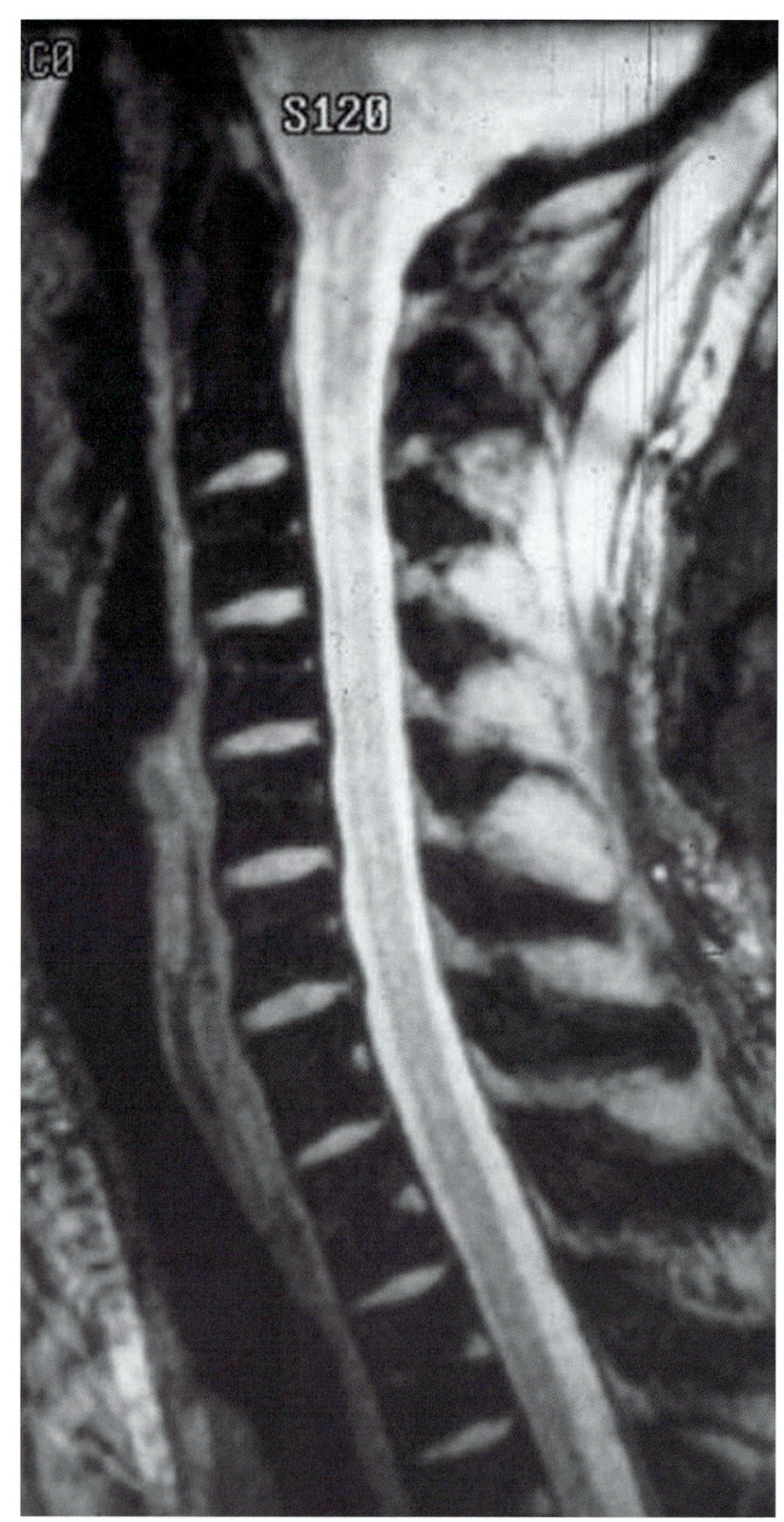

図 2.36 頸椎のグラディエント エコー法による T2*強調正中矢状断像

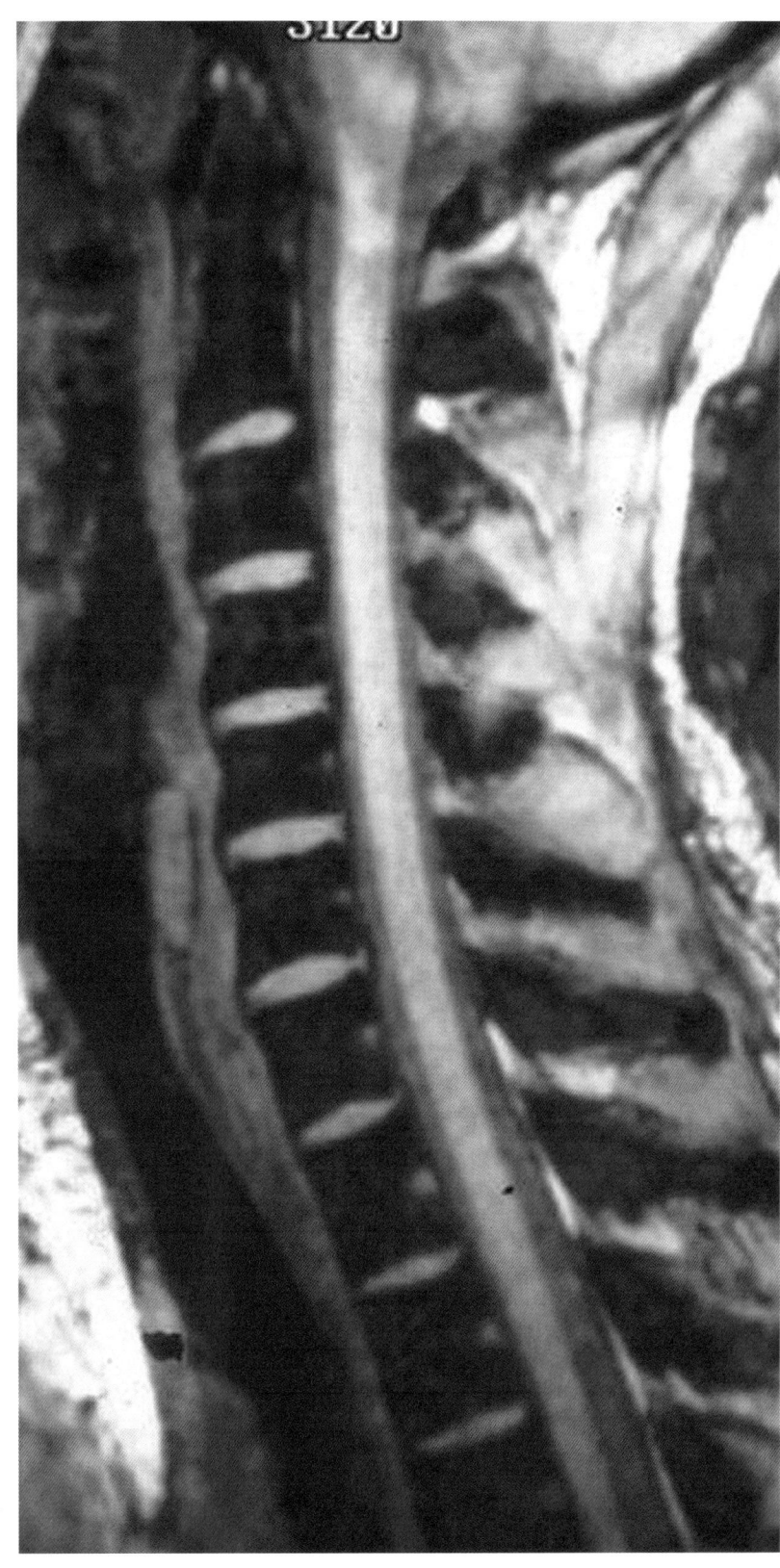

図 2.37 頸椎のグラディエントエコー法によるプロトン密度強調正中矢状断像

表 2.2　スピンエコー法とグラディエントエコー法の違い

撮像シーケンス	TR	TE	FA
スピンエコー法	長い場合：2000 ms 以上	長い場合：60 ms 以上	90°
	短い場合：250～700 ms 以上	短い場合：10～25 ms 以上	90°
グラディエントエコー法	長い場合：100 ms 以上	長い場合：15～25 ms	小さい場合：5°～20°
	短い場合：50 ms 以下	短い場合：10 ms 以下	中程度：30°～45°
			大きい場合：70°～110°

表 2.3　グラディエントエコー法で使用されるパラメータ

	TR	TE	FA
T1 強調画像	短い	短い	大きい
T2 強調画像	長い	長い	小さい
プロトン密度強調画像	長い	短い	小さい

まとめ

- グラディエントエコー法では傾斜磁場を磁気モーメントの位相の再収束に用いる。
- さまざまな角度の FA を用いる。
- TE はスピンエコー法と比べ大幅に短い。
- 傾斜磁場による磁気モーメントの位相の再収束では磁場の不均一性は補償されない。

図 2.36 と図 2.37 はグラディエントエコー法を用い，同一の TR で撮像している。画像強調を変更するため，1 つのパラメータを変えているが，それは FA であろうか，TE であろうか。

この問いに答えるためには，まずこれらの画像強調が何かを検討する。図 2.36 では，脳脊髄液が高信号を示しており，明らかに T2* 強調である。図 2.37 では解読がより困難である。脳脊髄液は図 2.36 より低信号で T1 強調とも考えられるが，水分の多い椎間板が高信号となっており，この画像を T1 強調と考えると説明がつかない。実際はプロトン密度強調である。どちらの画像も T1 強調ではなく，したがって大きい FA は使用されていない。両方ともに小さい FA で，同様に TR も同じである。したがって，TE のみの変更である。

図 2.37 では，小さい FA が飽和と T1 コントラストを最小化し，短い TE が T2* コントラストを最小化しており，結果としてプロトン密度強調となっている。図 2.36 では，やはり小さい FA が飽和と T1 コントラストを最小にしているが，長い TE が T2* コントラストを最大化しており，結果として T2* 強調となっている。結局，この 2 つの画像で変化しているのは TE となる。

グラディエントエコー法における典型的な TR および TE の値

長い TR　　100 ms 以上
短い TR　　50 ms 以下
長い TE　　15～25 ms
短い TE　　5～10 ms
小さい FA　5°～20°
大きい FA　70°～110°

表 2.2 にスピンエコー法とグラディエントエコー法の違いを要約する。表 2.3 にはグラディエントエコー法で使用されるパラメータを記載してある。本章では，信号の生成機序と画像コントラストの操作法について述べた。次章では，MR 信号を画像化する手法について述べる。

3 エンコードと画像形成

エンコード　43
　はじめに　43
　傾斜磁場　43
　スライス選択　45
　周波数エンコード　49
　位相エンコード　50
　サンプリング　53

データ収集と画像形成　57
　はじめに　57
　k空間の解説　57
　k空間の充填　58
　高速フーリエ変換（FFT）　61
　k空間に関する重要な事柄　64
　k空間の軌跡と磁場勾配　69
　k空間の充填のオプション　70
　収集の種類　72

エンコード

はじめに

1章で述べたように，共鳴が起こるためには，静磁場（B_0）に対応した水素の共鳴周波数での90°RFパルスを与えなければならない。RFパルスが水素原子核にエネルギーを与えることによって，横磁化が形成される。RFパルスはまた，各々の水素の磁気モーメントに位相を与える。その結果，コヒーレントな横磁化が水素のラーモア（Larmor）周波数で横平面を歳差運動する。そして，横平面に置かれた受信コイルに，電圧すなわち信号が誘発される。この信号は，患者のどこからの信号であっても，水素のラーモア周波数と同じ周波数を示す。

装置は三次元空間に信号の位置を決定しなければならないので，画像上の正しい位置にそれぞれの信号を対応させることができる。これを行うために，最初にスライス断面の位置を決定する。スライス断面が選択されると，画像の他の2軸に沿って**エンコード**（encode）が行われ，信号の場所が決定される。これらの働きは傾斜磁場によって行われる。

傾斜磁場

傾斜磁場のメカニズムについては2章で説明したが，9章でさらに詳説する。要約すると，傾斜磁場は磁場の変化であり，マグネット・ボア内のコイルに電流を流すことで生じる。傾斜磁場コイルに電流が流れるとその周りに磁場勾配が誘発され，それらは静磁場（B_0）との間で加算や減算が行われる。B_0の強度は傾斜磁場コイルによって線形の変化をするので，磁場強度と共鳴周波数の関係から，傾斜磁場方向での核スピンの位置が予測できる（図3.1）。これは**空間エンコード**（spatial encoding）と呼ばれる。

図3.1では，磁石の右側（図の赤色部分）に向かっ

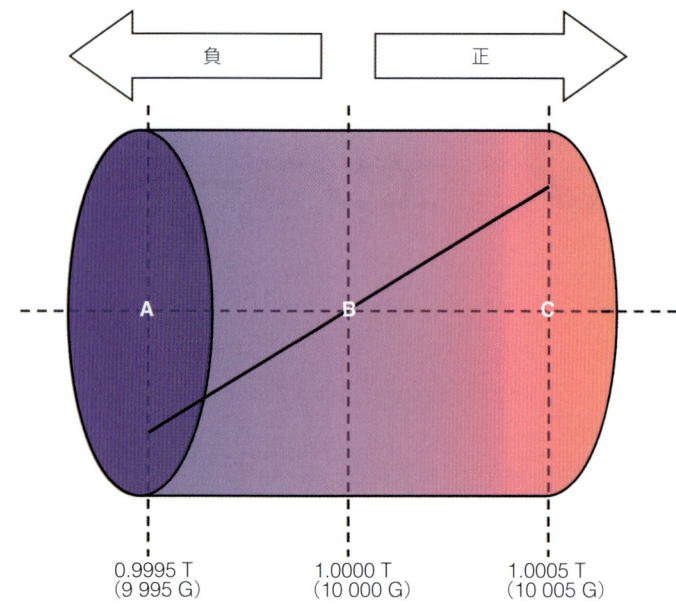

図3.1 傾斜磁場と磁場強度の変化

表3.1 傾斜磁場に沿った周波数の変化

傾斜磁場に沿った位置	磁場強度	ラーモア周波数
アイソセンター	10 000 G	42.5700 MHz
アイソセンターまで1 cm(負)	9 999 G	42.5657 MHz
アイソセンターまで2 cm(負)	9 998 G	42.5614 MHz
アイソセンターから1 cm(正)	10 001 G	42.5742 MHz
アイソセンターから2 cm(正)	10 002 G	42.5785 MHz
アイソセンターまで10 cm(負)	9 990 G	42.5274 MHz

て磁場強度は増し，左側（図の青部分）に向かって減少するような傾斜磁場が使用されている。磁場強度の変化は線形で，A点の核種は0.9995 Tの磁場を，B点（アイソセンターで）の核種は正確に1.0000 Tを，C点の核種は1.0005 Tの磁場を経験する。本書の傾斜磁場の説明ではアイソセンターよりも高い磁場を赤またはピンクで，低い場合は青または紫で示す。

傾斜磁場によって増加した磁場強度を経験した核スピンの速度は速くなり，すなわち歳差運動の周波数は増加する。一方，傾斜磁場により低い磁場強度を経験した核スピンの速度は遅くなり，すなわち歳差運動の周波数は低下する。このため，傾斜磁場の軸に沿った核スピンの位置はその歳差運動の周波数にしたがって見分けることができる。

表3.1に傾斜磁場の勾配が1 G/cmで直線的に変化する場合の周波数の変化を示す。

マグネット・ボアの中に3つの傾斜磁場コイルが設置されて，スイッチを入れたときに作用する軸に従って名前がついている。図3.2に超伝導磁場内での軸方向を示す。

- Z傾斜磁場は磁石のZ（長さ）軸に沿って磁場強度を変える。
- Y傾斜磁場は磁石のY（垂直）軸に沿って磁場強度を変える。
- X傾斜磁場は磁石のX（水平）軸に沿って磁場強度を変える。
- 磁場中心（アイソセンター）は3つの傾斜磁場の軸の，そしてマグネット・ボアの中心点である。この位置では，傾斜磁場が印加された場合でさえも，磁場強度と歳差運動の周波数（共鳴周波数）は変わらない。

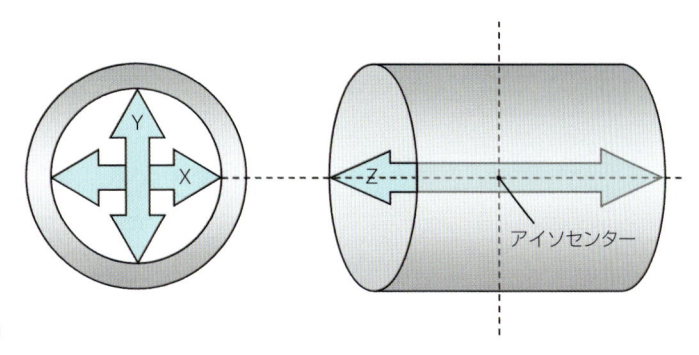

図3.2 グラディエント(傾斜磁場)の軸

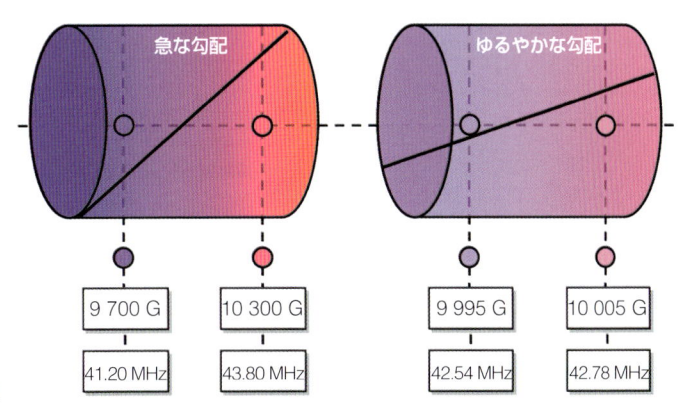

図3.3 勾配の緩急

永久磁石(9章参照)ではこれらの軸は異なる。Z軸は，図3.2に示すような水平ではなく，垂直である。

アイソセンターの磁場強度は，傾斜磁場コイルのスイッチが入れられても，常にB_0(例えば，1.5T，1.0T，0.5T)と同じである。傾斜磁場コイルのスイッチが入れられると，アイソセンターに比べて磁場強度はB_0に加算あるいは減算される。その結果生じる傾斜磁場は勾配の大きさであり，傾斜方向の磁場強度の変化率を決定する。急な磁場勾配は，ゆるやかな磁場勾配に比べて，2点間の磁場強度の差を大きくする。そのため，急な磁場勾配の方が2点間の核種の共鳴周波数の差は大きくなる(図3.3)。

磁場強度の記述にガウス(G)を用いる方が，テスラ(T，1.0 T＝10,000 G)を用いるよりも，ここでは(計算を容易にするには)便利である。図3.3に示すように，2点間の場の強さの相対的変化を表すのにガウスを用いる。

2章で述べたように，傾斜磁場はパルスシーケンスの間に多くの重要な役割を果たしている。傾斜磁場は原子核の磁気モーメントの位相の分散や再収束に利用することができる。また，傾斜磁場はエンコードの中で次の3つの大きな役割がある。

- **スライス選択**(slice selection)：選択された撮像面内の断面の位置を決定する。
- 人体の長軸に沿った信号の位置を空間的に決定する：これは**周波数エンコード**(frequency encoding)と呼ばれる。
- 人体の短軸に沿った信号の位置を空間的に決定する：これは**位相エンコード**(phase encoding)と呼ばれる。

スライス選択

傾斜磁場コイルのスイッチが入ると，傾斜磁場の軸に沿って磁場強度とともに核スピンの共鳴周波数は線形に変化する。そのため，傾斜磁場の軸に沿った特定の点の共鳴周波数は特定の値となる(図3.3参照)。したがって，スライス内に位置す

スライスAのスピンは41.20 MHzのRFで共鳴する

スライスBのスピンは43.80 MHzのRFで共鳴する

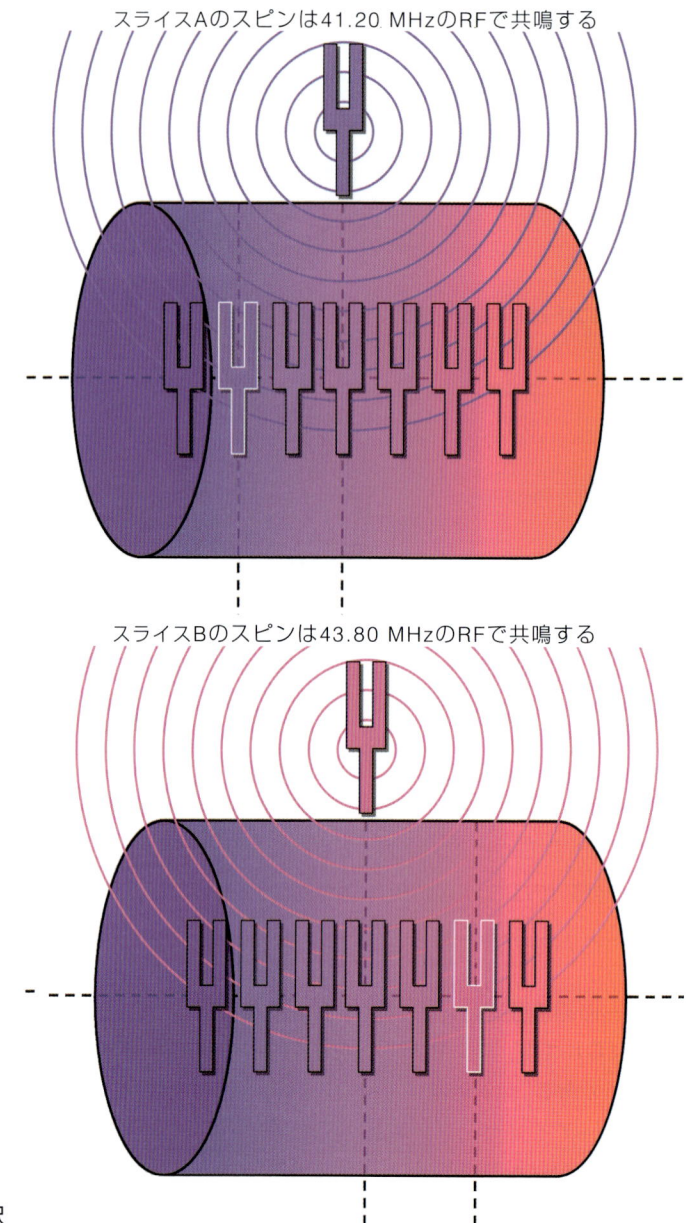

図3.4　スライス選択

る核スピンは特定の共鳴周波数を持つようになる。スライス選択の傾斜磁場で定義されるような特定のスライスにおける核スピンの共鳴周波数と一致する周波数帯域を持つ送信RF波によって，スライスは選択的に励起される。位置に対応した適切なRF波が送信されることで，スライス内の核スピンの共鳴が起こる。しかし，傾斜磁場があることで共鳴周波数が異なるため，傾斜磁場の軸に沿った他のスライスに位置する原子核は共鳴しない（図3.4）。

学習のポイント：
スライス選択と音叉のたとえ

図3.4は，どのようにスライス選択が行われるかを音叉を使って説明している。上の図では，傾斜磁場が与えられ，磁場強度が低（青）から高（赤）に変わっている。スライスAを選ぶとしよう。傾斜磁場を特定の強さでスイッチを入れると，このスライスのスピンの共鳴周波数は41.20 MHzとなる。このスライスの両隣のスピンは，マグネット・ボア全体にわたって磁場強度が変化しているために，異なった周波数となる。傾

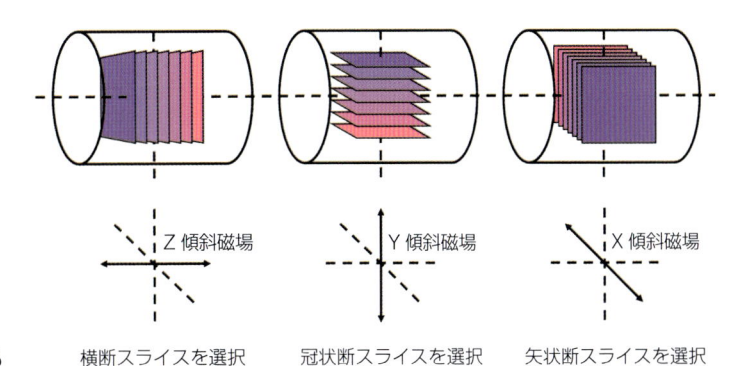

図 3.5　X, Y, Z はスライス選択に用いる

横断スライスを選択　　冠状断スライスを選択　　矢状断スライスを選択

斜磁場なしではすべてのスピンは同じ周波数で歳差運動をし，それらを区別することはできない。しかしながら，傾斜磁場が与えられると，スピンの共鳴周波数はボア全体にわたって変化するため，Z 軸の各スライスのスピンは，異なった周波数で歳差運動をする。

これは，磁石の Z 軸上に置かれた異なる周波数の音叉の音を合わせるのと似ている。共鳴を起こしてスライス A のスピンを励起させるためには（図 3.4 上図），スライス A のスピンの共鳴周波数，すなわち 41.20 MHz に一致した RF 励起パルスを照射しなければならない。このようにすると，スライス A のスピンの共鳴を引き起こし，他のスライスのスピンは歳差運動の周波数が異なるため共鳴は起こさない。スライス B で同じ現象を起こすためには（図 3.4 下図），スライス B のスピンの共鳴を引き起こす 43.80 MHz の周波数の RF 励起パルスを照射しなければならない。この例では，励起パルスが照射されている間にスライス選択グラディエントが用いられることによって，（ベッドに寝ていると想定して）横断面のスライスが励起される。

撮像断面の選択は，その 3 つの傾斜磁場のうちどれが励起パルスの間にスライス選択を行うかで決定する（図 3.5）。

- **Z 傾斜磁場**は磁石の Z 軸に沿った磁場強度と共鳴周波数を変化させ，**横断スライスを選択**する。
- **X 傾斜磁場**は磁石の X 軸に沿った磁場強度と共鳴周波数を変化させ，**矢状断スライスを選択**する。
- **Y 傾斜磁場**は磁石の Y 軸に沿った磁場強度と共鳴周波数を変化させ，**冠状断スライスを選択**する。

- オブリークスライスは 2 つのグラディエントを組み合わせて用いることで選択される。

スライス厚

それぞれのスライスに厚さを与えるために，励起パルスは原子核の"バンド（帯域）"を励起しなければならない。スライス選択傾斜磁場の勾配は，傾斜磁場の中の 2 点間の共鳴周波数の差を決定する。急な傾斜磁場の勾配は 2 点間で共鳴周波数の大きな差をもたらす。一方，ゆるやかな傾斜磁場の勾配では小さな差しか生じない。ある傾斜磁場の勾配が与えられたとき，スライス内を励起するために送信される RF パルスは，2 点間の共鳴周波数の差に一致した帯域の周波数を含んでいなければならない。この周波数帯域は**バンド幅**（bandwidth）と呼ばれ，RF が送信されている場合には，特に**送信バンド幅**（transmit bandwidth）と呼ばれる（図 3.6）。

- 薄いスライスを得るために，**急なスライス選択傾斜磁場**と**狭い送信バンド幅**が用いられる。
- 厚いスライスを得るために，**ゆるやかなスライス選択傾斜磁場**と**広い送信バンド幅**が用いられる。

実際には，必要とされるスライス厚によって，システムは自動的に適切な傾斜磁場と送信バンド幅を使用する。スライスの中央の原子核の共鳴周波数に対応した中心周波数の送信 RF によってスライスは励起され，バンド幅と傾斜磁場の勾配が，中心の両側で共鳴する原子核の範囲を決定する。

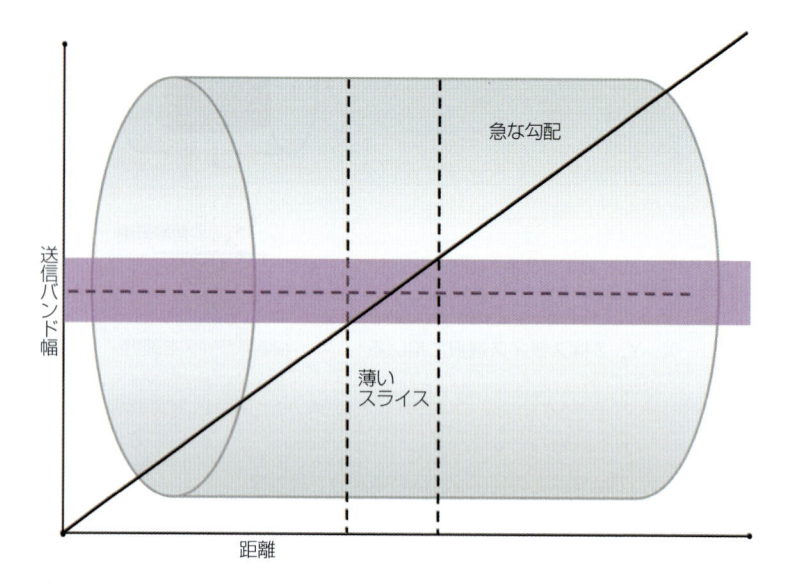

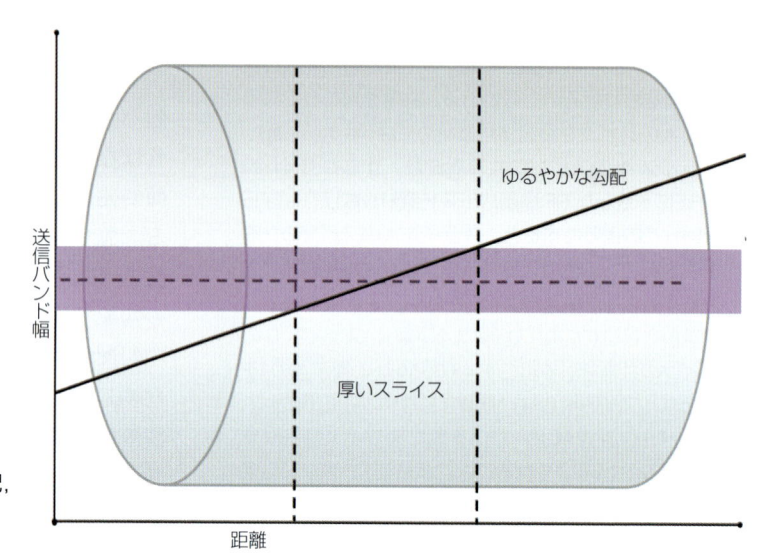

図 3.6　送信バンド幅と傾斜磁場の勾配，スライス厚

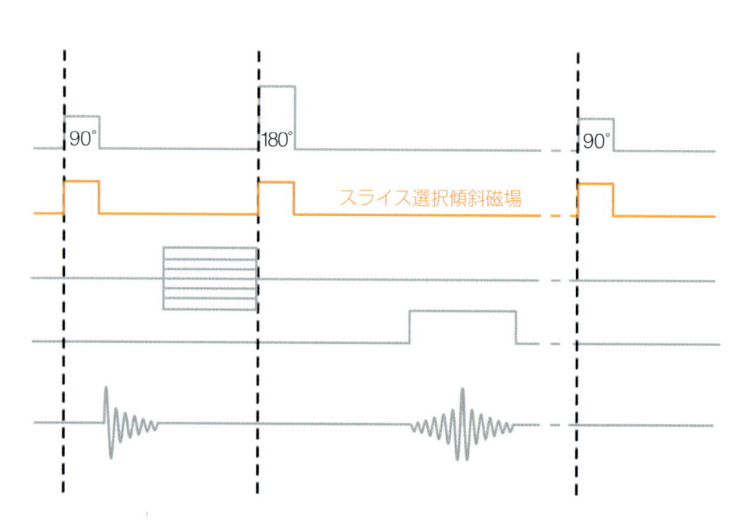

図 3.7　パルスシーケンス中のスライス選択のタイミング

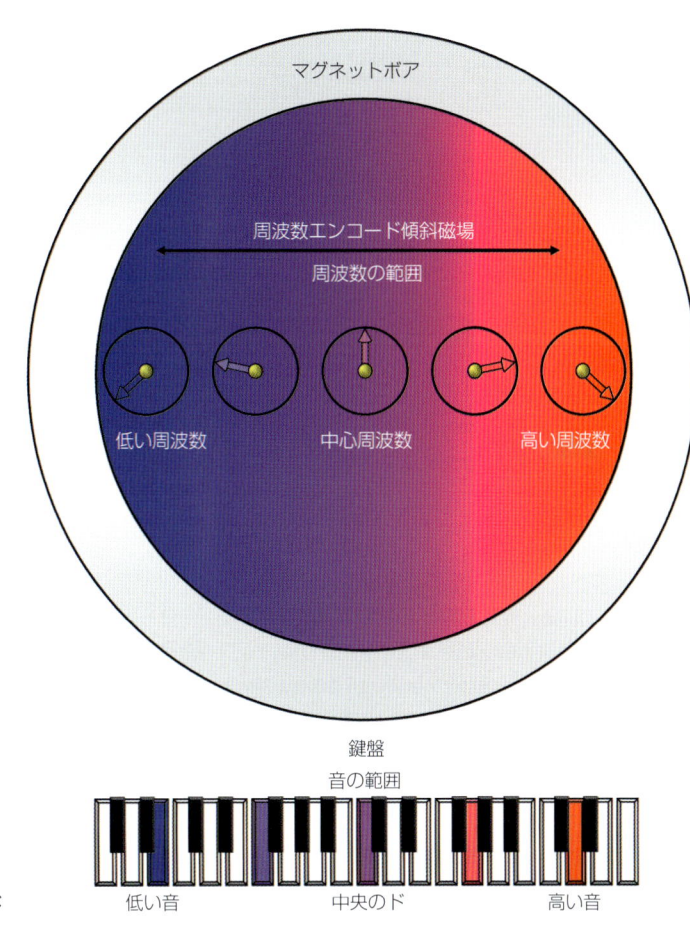

図3.8 周波数エンコード

スライスの間隔は磁場勾配とスライス厚によって決定される。スライス・ギャップの大きさは，画像アーチファクトを減少する観点から重要である(7章参照)。スピンエコー法では，選択的に励起や再収束を行うため，90°励起パルスと180°収束パルスを照射している間，スライス選択傾斜磁場が用いられる(図3.7)。グラディエントエコー法では，励起パルスの間だけスイッチが入れられる。この重要性は6章で詳しく述べる。

周波数エンコード

スライスが選択されると，そこから生じる信号は画像の2軸(X，Y)の位置の情報を含んでいる。この信号は通常，周波数エンコードとして知られている方法により，体の長軸方向の位置が決められる。周波数エンコード傾斜磁場のスイッチが入れられると，磁場強度によって信号の共鳴周波数は傾斜磁場の軸に沿って線形に変化する。したがって，傾斜磁場はその軸に沿って信号の周波数の差やシフトを生成する。このとき信号はその周波数によって，傾斜磁場の軸方向の位置を決めることができる(図3.8)。

学習のポイント：鍵盤のたとえ

エコーの中にはたくさんの異なった周波数が存在する。これは最初にそれぞれのスライスの中で，ある周波数範囲のスピンが励起され再収束されることに起因している。これはスライスにその厚さをもたらす。加えて，位相エンコード傾斜磁場は，傾斜磁場が切れた後でも残留するスライスと直交する位相の変化を生み出す。最後に，周波数エンコード傾斜磁場はスライスに直交する残りの軸に周波数の変化を生み出す。この周波数変化は周波数エンコード傾斜磁場に沿った周波数の空間的位置に依存する。

ある意味，この結果はピアノの鍵盤に類似している。

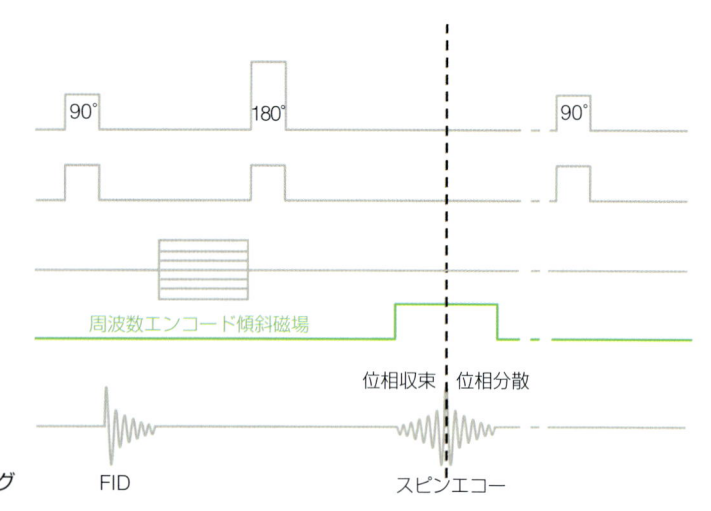

図3.9 パルスシーケンス中の周波数エンコードのタイミング

それぞれの鍵は押されたとき一定の音が出るようにチューニングされている。異なる音は，例えば音Aと音Bの周波数が異なるように，ピアノワイヤを違う周波数で共鳴させるということで区別することができる。それぞれの音は鍵盤上で異なる位置すなわち空間的場所を持っている。経験豊なピアニストは特定の音を聞いて，どこの鍵が押されたか，そしてそれが鍵盤のどこに位置しているかがわかる。言い換えると，彼らは周波数（音程）によって鍵盤の空間的位置を特定することができる。これが周波数エンコードの基礎である。

オペレータは，人体の長軸方向に信号をエンコードするように，周波数エンコードの方向を選択する。これは，2章に戻ってそのイメージを調べて，どの傾斜磁場が空間的エンコード機能のために使用されたか考えるのに役に立つかもしれない。（超伝導のシステムでは）患者は，常にZ軸の方向に仰向けに横になっていることを覚えておくとよい。この基準を用いると，簡単に人体の長軸と短軸の関連を考えることができる。

- **冠状断面**と**矢状断面**の画像では，人体の長軸は磁石のZ軸方向で，そのためZ傾斜磁場が周波数エンコードを行う。
- **横断**画像では，普通は磁石の水平方向が人体の長軸となり，そのためX傾斜磁場が周波数エンコードを行う。しかし，頭部のイメージングでは，長軸は通常磁石の前後方向になるため，この場合にはY傾斜磁場が周波数エンコードを行う。

周波数エンコード傾斜磁場は，信号を受信しているときにスイッチが入れられるため，しばしば**読み取り傾斜磁場**（readout gradient）と呼ばれる。エコーは通常，周波数エンコード傾斜磁場の中央に位置し，エコーの位相の再収束と分散あるいはピークの間に傾斜磁場のスイッチが入れられる（図3.9）。一般に，周波数エンコード傾斜磁場が8 ms印加されると，4 ms 間はエコーの位相再収束と4 msの位相分散となる。周波数エンコード傾斜磁場の勾配の強さは，スキャン中の周波数エンコード方向の人体をカバーするサイズを決定する。これは**撮像野**（field of view：FOV）と呼ばれる。

位相エンコード

次に，信号は画像の残った短軸に沿って位置が決定され，この信号の位置決めは位相エンコードと呼ばれる。位相エンコード傾斜磁場のスイッチが入ると，磁場強度によって磁場勾配に沿った方向の原子核の共鳴周波数は変化する。核スピンの歳差運動のスピードが変化するにつれて，その過程で磁気モーメントの位相は蓄積される。傾斜磁場が与えられてスピードが速くなった核スピンは，傾斜磁場がなかった場合よりも歳差運動の過程はさらに進む。また，傾斜磁場が与えられてスピードが遅くなった原子核は，傾斜磁場がなかった場合よりも歳差運動の過程は後退する。

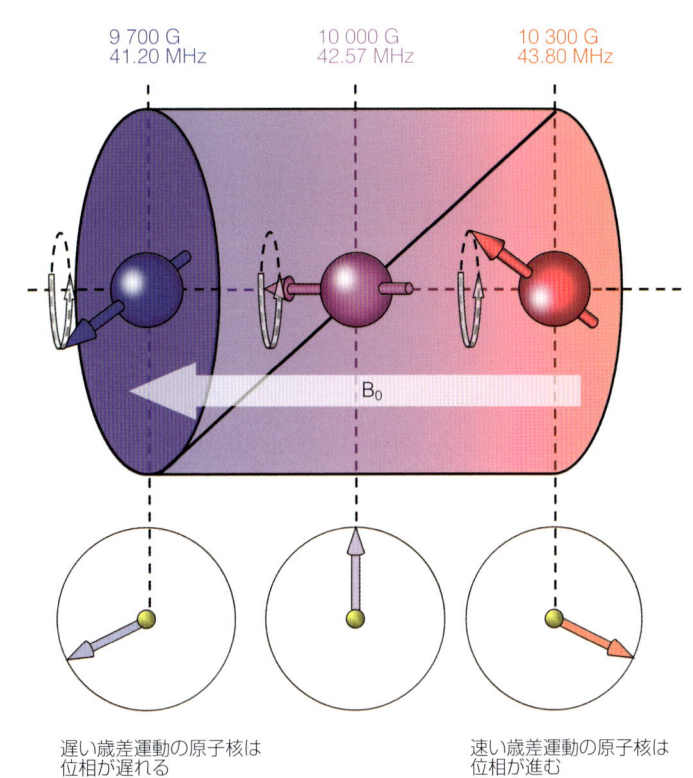

9 700 G 41.20 MHz　10 000 G 42.57 MHz　10 300 G 43.80 MHz

図 3.10　位相エンコード

遅い歳差運動の原子核は位相が遅れる

速い歳差運動の原子核は位相が進む

学習のポイント：
位相エンコードと時計のたとえ

　1章で示した"時計のたとえ"は，どのように位相エンコードが作用しているかを理解するのに非常にわかりやすい方法である。時計が12時を告げているのを想像してみよう。これは，B_0を経験している核スピンの磁気モーメントの位相と等しくなる。位相エンコード傾斜磁場のスイッチが入れられると，磁場強度や歳差運動の周波数によって，核スピンの磁気モーメントの位相は磁場勾配に沿ったそれらの位置に従って変化する。より高い磁場強度を経験している核スピンの磁気モーメントの位相は進む。すなわち，より速く回り時計は4時を告げるが，それは傾斜磁場のスイッチが入っている間は速く移動するためである。より低い磁場強度を経験している核スピンの磁気モーメントの位相は遅れる。すなわち，戻って時計は8時を告げるが，それは傾斜磁場のスイッチが入っている間は遅く移動するためである。アイソセンターの核スピンは磁場強度の変化を経験しないため，それらの位相は変化しないまま，すなわち12時のままである（図3.10）。

　磁場勾配の軸に沿って位置する核スピンの磁気モーメントの間には，いま位相差あるいはシフトがある。位相エンコード傾斜磁場のスイッチが切られると，核スピンが経験している磁場強度は静磁場強度 B_0 に戻る

ため，すべての核種の歳差運動の周波数はもとのラーモア周波数に戻る。しかし，核スピン間の位相差は残ったままである。核スピンの歳差運動の回転の速度は同じであるが，傾斜磁場のスイッチが以前に入れられていたため，位相すなわち時計の針の位置は異なる。核スピン間のこの位相の差は，位相エンコード傾斜磁場に沿ったそれらの位置を決定するために利用される。

　この位相エンコード傾斜磁場は通常，180°収束パルスの適用の直前に入れられる（図3.11）。位相エンコード傾斜磁場の強さは，磁場勾配に沿った2点間の位相シフトの量を決定する（図3.12）。

　強い位相エンコード傾斜磁場は，例えば8時と4時のように，磁場勾配に沿った2点間に大きな位相シフトを起こす。一方，弱い位相エンコード傾斜磁場は，例えば10時と2時のように，磁場勾配に沿った同じ2点間に小さな位相シフトを起こす（図3.12）。

　図3.13と表3.2，および以下に空間エンコードの重要な概念を要約する。

● 位相エンコード傾斜磁場は画像の一方の軸に

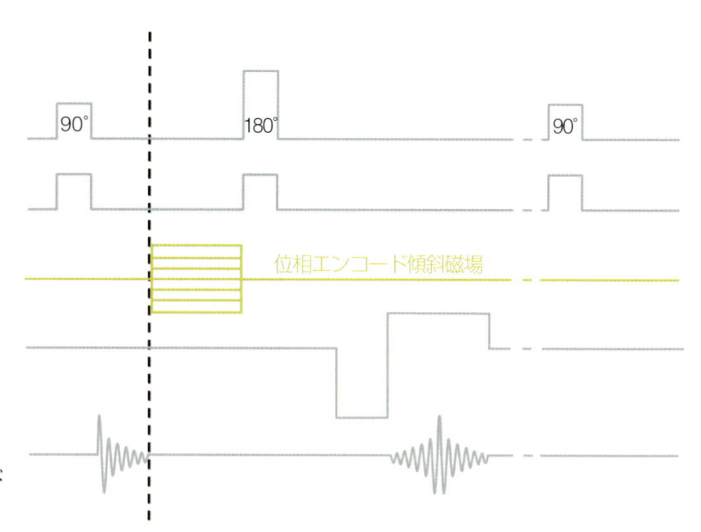

図3.11 パルスシーケンス中の位相エンコードのタイミング

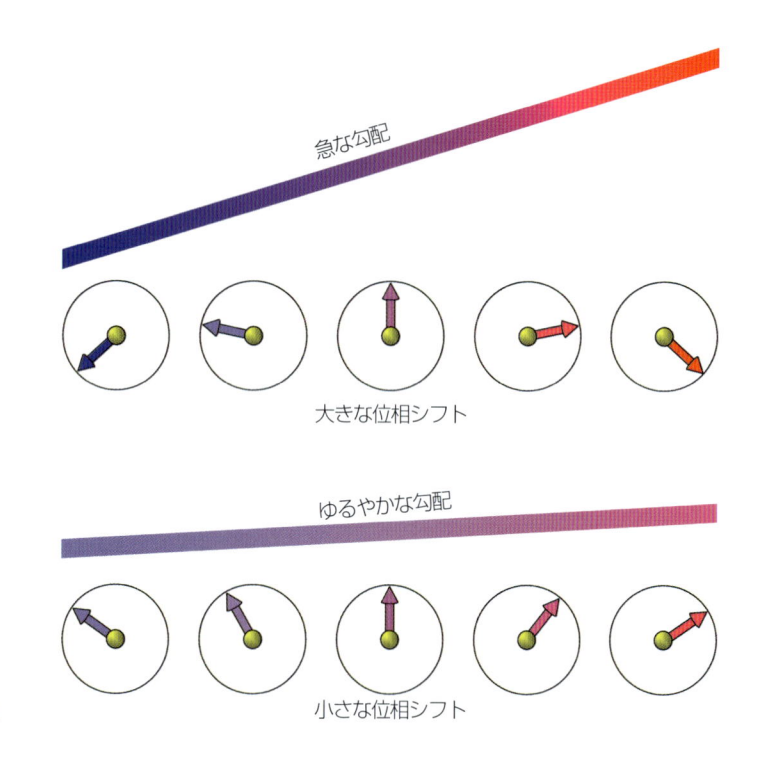

図3.12 位相エンコード傾斜磁場の緩急

沿って位相を変え，それは通常は人体の短軸方向である。
- **冠状断面像**では，人体の短軸は通常は磁石の水平軸に対応しているため，**X 傾斜磁場**が位相エンコードを行う。
- **矢状断面像**では，人体の短軸は通常は磁石の垂直軸に対応しているため，**Y 傾斜磁場**が位相エンコードを行う。
- **横断面像**では，人体の短軸は通常は磁石の垂直軸に対応しているため，**Y 傾斜磁場**が位相

エンコードを行う。しかし，頭部撮像時には，短軸は水平軸に沿っているため X 傾斜磁場が位相エンコードを行う。

まとめ

- スライス選択傾斜磁場は，スピンエコーパルスシーケンスでは 90°，180°パルスが照射されている間にスイッチが入れられるが，グラディエントエコーパルスシーケンスでは，励起パルスの間にだけ照射される。

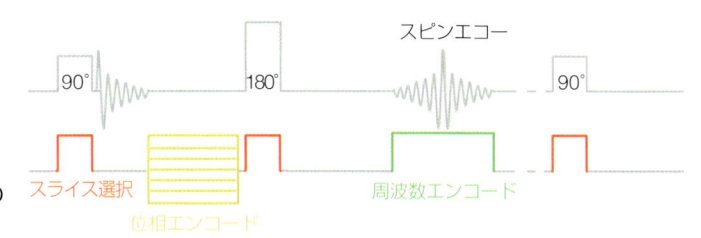

図 3.13　スピンエコーパルスシーケンス中の傾斜磁場のタイミング

表 3.2　傾斜磁場軸と直交イメージング

断面	スライス選択	位相エンコード	周波数エンコード
矢状断面	X	Y	Z
横断面(体部)	Z	Y	X
横断面(頭部)	Z	X	Y
冠状断面	Y	X	Z

- スライス選択傾斜磁場の勾配は(送信バンド幅と一緒に)スライス厚とギャップを決定する。
- 位相エンコード傾斜磁場は，スピンエコー法では180°パルスの直前にスイッチが入れられ，グラディエントエコー法では励起と信号収集の間に入れられる。
- 位相エンコード傾斜磁場の勾配は，位相エンコード方向の位相シフトの程度を決定する。これは，位相方向のマトリックス(後述)を決定する。
- 周波数エンコード傾斜磁場は，信号を収集している間にスイッチが入れられる。
- 周波数エンコード傾斜磁場の強さは，FOV の大きさを決定する。
- スピンエコーパルスシーケンス中での，これらのすべての傾斜磁場動作のタイミングを図 3.13 に示す。

磁場による影響を受けないので，単に時計を見ることによって第三者はどちらがスキャナのより近くに立っていたか，また，どちらが遠くにいたかを言い当てることができる。これは，スキャナの近くにいた人の時計の方が遠くにいた人の時計に比べ時間を合わせた時刻から位相が大きく外れているからである。言い換えると，部屋の中の各人の相対的な位置関係を空間エンコード(暗号化)するために，その第三者は，磁場が時計に与えた結果として生じた周波数と位相シフトを利用したことになる。

学習のポイント：
空間エンコードを理解するための"時計のたとえ"

"時計のたとえ"は，すべての傾斜磁場がどうエンコードしているかを説明するのに最適な方法である。時間を合わせて正しい時刻を告げる時計を身につけた 2 人の人がいるとしよう。彼らは 15 分の間，MR のスキャンルームの中に入る。スキャナの磁場は時計の針を磁化するので，時計の精度に影響を与える。スキャナの最も近くに立つ人は，そこの磁場が一番強いため，最大の影響を受ける。スキャナから最も遠くに立つ人は，そこの磁場がそれほどでもないため，受ける影響は小さい。

もし彼らが部屋の外に出ると，彼らの時計はもはや

サンプリング

周波数エンコード傾斜磁場は，システムが信号に存在している周波数を読み込んでいる間，あるいはそれらをサンプリングやデジタル化している間にスイッチが入る。このために，周波数エンコード傾斜磁場はときに読み取り傾斜磁場と呼ばれる。読み取り傾斜磁場の持続時間は**サンプリング時間**(sampling time)あるいは**収集ウインドウ**(acquisition window)と呼ばれる。サンプリング時間の間に，システムは(現在の技術で)1024 回の異なった時間で周波数をサンプリングあるいはデジタル化する。**サンプリングレート**(sampling rate)または**サンプリング周波数**(sampling frequency)は，読み取りの間のサンプリングまたはデジタル化の回数である。それは，読み取りの間にどのくらいのサンプルが

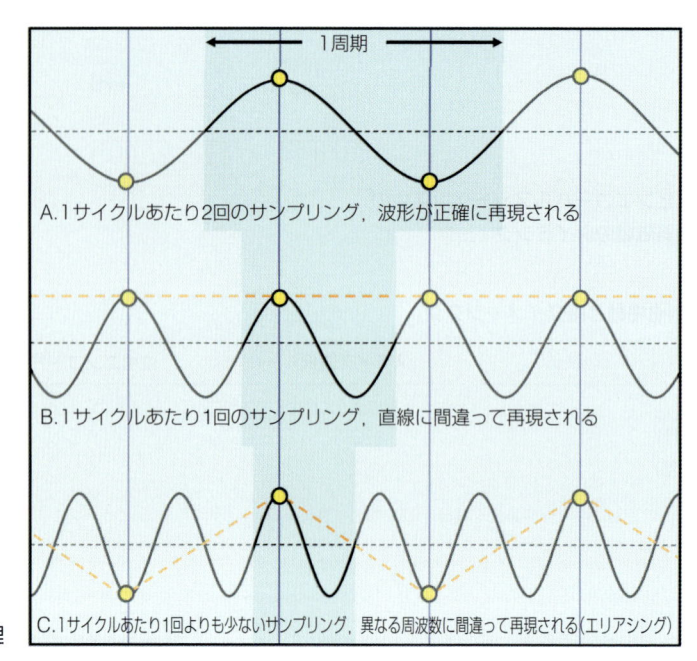

図3.14 ナイキスト定理

A. 1サイクルあたり2回のサンプリング，波形が正確に再現される
B. 1サイクルあたり1回のサンプリング，直線に間違って再現される
C. 1サイクルあたり1回よりも少ないサンプリング，異なる周波数に間違って再現される（エリアシング）

得られるかを決定する。

それぞれのサンプルは**データポイント**（data point）に収納される。それぞれのデータポイントは，読み取りの間の特定の時点での信号の位相と周波数についての情報を含んでいる。MRIでは，いくつかのデータポイントが読み取りの過程で収集される。これらのデータポイント数は周波数方向のマトリックスに対応する。すなわち，256周波数マトリックスが必要とされるなら，それぞれのスライスごとにすべてのTRの読み取りの間に256データポイントを収集しなければならない。サンプリング時間を8 msとし，256データポイントがこの間に収集されるとすると，それぞれの信号は0.00003125秒ごとに収集され，サンプリング周波数は32000 Hzとなる。

学習のポイント： サンプリングを理解するための写真のたとえ

この難しい概念は，写真撮影を考えると，比較的簡単に理解できる。100 mの短距離競走をするランナーの数枚の写真を撮るように頼まれたとしよう。各写真は，レースの特定の時点におけるランナーの腕と脚の位置を示しているデータポイントである。写真を撮るために利用できる時間はレースの長さ，例えば10秒程度である。これは10秒間のサンプリング時間と同等である。レースの間に撮られる写真の枚数はデータポイント数と同等である。どれくらい速く写真を撮るかが，サンプリングレートと同様であり，レースの間に何枚の写真が撮れるかを決定する。例えば，レースの間に10枚の写真を撮る必要があるなら，レース全体の10秒間，1秒あたり1枚の写真を撮らなければならない。

サンプリングレートについては**ナイキスト定理**（Nyquist theorem）に述べられている。それは，ある周波数のデータをデジタル化するときにどのくらい速くサンプリングすべきかを規定している。MRIでは，エコー信号は多くの異なった周波数を含んでおり，それらは信号の周波数や雑音を表しているため，無視することはできない（4章参照）。ナイキスト定理によると，広範囲の周波数やバンド幅のアナログ信号をデジタル化する場合，正確にそれを表すためには，最も高い周波数の1サイクルあたり，2回のサンプリングを行わなければならない。言い換えれば，サンプリング周波数は，信号に含まれる最も高い周波数の2倍以上である必要がある。

図3.14を見てほしい。1サイクルあたり1回すなわち同じ周波数でのサンプリングは，直線や元

データよりも低い周波数で表現した結果をデジタル化することになる(図中央)。1サイクルごとに1回以下のサンプリングは，**エリアシング**(aliasing)と呼ばれるアーチファクトを導く不正確な周波数を表す(7章を参照)。1サイクルごとに2回すなわち2倍の周波数でサンプリングすると，データの周波数を正しく表現した結果をデジタル化することになる(図上)。バンド幅の中で最も高い周波数が2回サンプリングされていれば，データに正しく反映されるはずである。周波数の低いデータでは，同じサンプリング周波数においてさらに多くのポイントが収集され，データはさらに正確に表される。

さらに，多くのデータポイントを達成するためには，読み取りの間に十分な周波数でサンプリングがなされなければならない。これは**受信バンド幅**(receive bandwidth)によって決定される。受信バンド幅は読み取りの間にサンプリングまたはデジタル化したい周波数の範囲を表す。バンド幅は，周波数エンコード傾斜磁場にフィルタを適用することで決定される。これは，中心周波数を選択し，エコーの中心周波数の両側でデジタル化されるように，上限と下限の周波数を定めることにより行われる。したがって，受信バンド幅は読み取りの間にデジタル化できる回数を決定し，それはサンプリングレートや周波数に比例する。

受信バンド幅が増加することにより，サンプリングできる周波数の上限と下限の差は大きくなる。正確にサンプリングするためには，サンプリング周波数も増加する必要がある。もしこれが行われなければ，低すぎたり高すぎたりする周波数は画像に反映されず，エリアシングと呼ばれるアーチファクトが現れる(7章を参照)。さらに，サンプリング時間はサンプリング周波数や受信バンド幅に反比例する。したがって，受信バンド幅が減少するとサンプリング時間は増加してしまう。この概念は以下の学習のポイントで詳しく述べる。

**学習のポイント：
サンプリングと受信バンド幅**

シーケンスの中で選択できる受信バンド幅や周波数マトリックス，最小TEは互いに関連しており，デー

タ収集に大きな影響を与える。これを理解するためにより詳細な説明を加える。

- 受信バンド幅は，読み取りの間にデジタル化しようとする範囲か周波数を決定する。
- 周波数マトリックスは読み取りの間に集めなければならないデータポイントの数を決定する。
- 通常，エコーは読み取り時間窓の中央に設定され，エコーのピークは周波数エンコード傾斜磁場の中央に対応しているので，最小TEはサンプリング時間によって影響される。周波数エンコード傾斜磁場が8 msの間印加されたとすると(すなわちサンプリング時間が8 ms)，エコーのピークは4 ms後となる。もしサンプリング時間を増加すると，周波数エンコード傾斜磁場の時間はさらに延長する。これにより，エコーのピークの発生は遅延し，エコーを生成する励起RFパルスとピークまでの時間が増加する(すなわち，TEは増加する)。サンプリング時間が減少するのであれば，まったく逆になる。

100 mのレースでランナーの写真を10枚撮るときに，1秒ごとではなく2秒ごとでしか撮影できないカメラを使用すると考えよう。彼がレース中にどのように走っていたか正確に把握するためには10枚の写真を必要とする。1つの方法は1秒あたりより多くの写真を撮ることであるが，MRIに関してこれを行うことは，より多くの雑音を収集することになり，望ましくない。これを達成する唯一の方法は，20秒を必要とする200 mのレースにするか，あるいはゆっくりと走ってもらうようランナーに頼むか，いずれにしても2倍ほど長い時間のレースにすることである。前者はサンプリング時間を倍にすることと，後者は受信バンド幅を減少することと同等である。私たちが，10枚ではなく20枚の写真を必要とするのであれば同じことがいえる。1秒あたり1枚の写真しか撮影できないのであれば，これを達成するためには，レースの長さを倍にするか，または前に述べたのと同じように，よりゆっくりと走るようにランナーに頼まなければならない。

前の例で取り上げたサンプリング時間＝8 msと周波数マトリックス＝256を使用すると，サンプリング時間内に256データポイントを取得するのに32000 Hzの周波数(0.00003125秒ごと)でサンプリングする必要がある。ナイキスト定理によると，これは受信バンド幅の中での最も高い周波数の2倍であり，16000 Hzのバンド幅に対応している。もし受信バンド幅が8000 Hzに半減されると，サンプリング周波数も同様に16000 Hzに半減される。これは，8 msでは，必要な256ではなく128データポイントしかサンプリングできないことを意味している。このバンド幅で必要なデータポイントを集めるためには，サンプリング時間

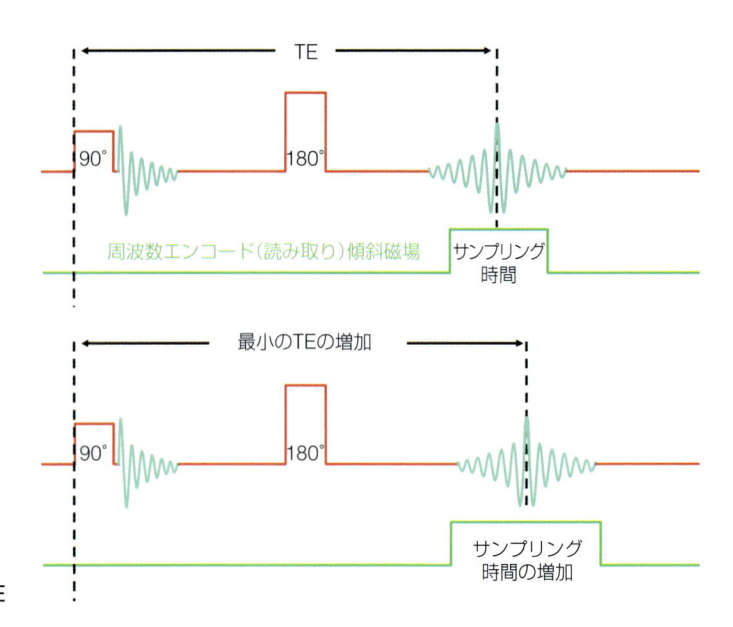

図 3.15 サンプリング時間と TE

表 3.3 周波数バンド幅，サンプリング時間，周波数マトリックス

周波数マトリックス	受信バンド幅	サンプリング時間
256	32 kHz	8 ms
128	16 kHz	8 ms
256	16 kHz	16 ms
512	32 kHz	16 ms

を倍の 16 ms にする必要があり，許される最小 TE は 8 ms 増加する。例えば，バンド幅 16000 Hz を使用し，最小の TE が 10 ms，周波数マトリックスが 256 のときに，受信バンド幅が 8000 Hz に半減すると最小 TE は 18 ms に増加する（図 3.15）。受信バンド幅が変化し，TE が変わることは重要である。これらについては後述する。

さらに，周波数マトリックスを増加すると同じ影響がある。上記の例で，周波数マトリックスを 512 まで増加するなら 512 データポイントが必要となり，読み取りの間に 512 回のサンプリングをしなければならない。受信バンド幅が 16000 Hz のままであるならば，サンプリング時間や最小 TE は，データポイントが必要な数になるように増加する必要がある。表 3.3 ではこれらのことがより明確になる。サンプリング時間が 8 ms，32kHz のバンド幅で周波数マトリックスを 256 の収集を行う最上列を基準とする。バンド幅が半分にされるなら，十分なデータポイントを収集できない（256 必要であるが 128 となる）。これを解決するためには，サンプリング時間を 2 倍の 16 ms とし，これで 8 ms ほど TE は（エコーのピークが図 3.15 に示さ

れるように収集時間窓の中央に位置しているときは）増加する。周波数マトリックスに 512 を必要するのであれば同じことが考えられる。512 データポイントを収集するためにはサンプリング時間を倍にしなければならない。また，これは TE を増加させることにもなる。

まとめ

- サンプリング周波数は受信バンド幅に比例する。
- サンプリング時間はサンプリング周波数や受信バンド幅に反比例する。

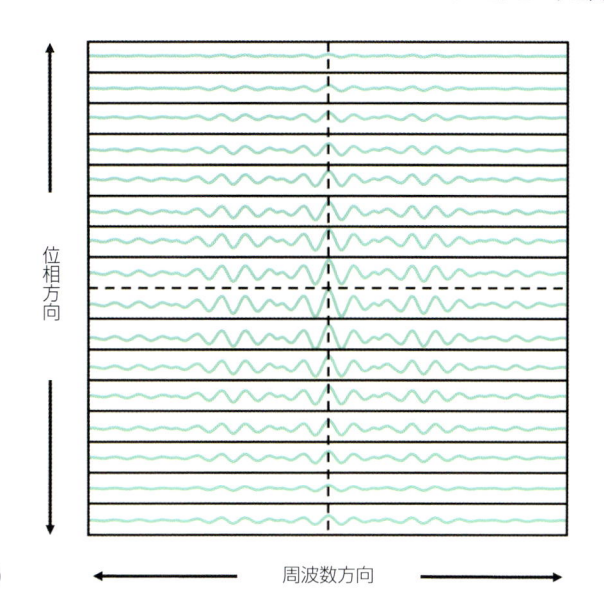

図3.16 k空間(軸)

位相方向

周波数方向

データ収集と画像形成

はじめに

　どの傾斜磁場を使用しても，特定のスライスを選択し，スライスに沿った1軸で周波数シフトを生じ，またもう一方の軸に沿って位相シフトを発生したりできる。システムは，磁気モーメントが受信コイルを横切る回数(周波数)や歳差運動の軌道上の位置(位相)を測定することで，それぞれの信号の画像上の位置を特定する。これらの情報は，画像に対応するように解析されなければならない。それぞれの信号の位置に関するデータが収集されると，これらの情報はシステムコンピュータのアレイプロセッサのデータポイントとして蓄えられる。これらのデータポイントは **k 空間**(k space)に格納される。

k 空間の解説

　図3.16は，1スライス分のk空間を示す。k空間の形状は長方形で，2軸が互いに直角をなしている。k空間の周波数軸は水平で，何本かの水平な線の中央である。k空間の位相軸は垂直で，k空間の中央に位置し，周波数軸に対して直角をなしている。k空間は空間周波数の領域である。すなわち，信号が患者のどこで発生したかが，信号の周波数の情報として格納される。言い換えれば，k空間は，間隔や距離が周波数の情報として記憶されるところである。周波数は，距離に対する位相変化として定義され(別の環境では時間に対して)，またそれはラジアン(弧度法での角度の単位)で測定される。したがって，k空間の基本単位はラジアン/cmである。

学習のポイント： 整理だんすのたとえ

　k空間は引き出しのある収納スペース(整理だんす)にたとえられる。図3.17に，k空間の位相軸に垂直なラインとしてそれらを示す。それらのラインは，整理だんすの引き出しに似ており，またk空間では記憶媒体である。引き出しの数は，スキャンを終了するためにデータポイントで充填されなければならないk空間のラインの数に対応している。充填されるラインや引き出しの数は，選択された位相マトリックスと等しく，すなわち，もし位相マトリックスに256が選択されたなら，スキャンが完了するには，256のラインや引き出しがデータポイントで充填されなければならない。各ラインや引き出しのデータポイントの数は選択された周波数マトリックスに対応している。整理だんすのたとえは，本書の中で何度も出てくるだろう。

略図　　　　　　　　　データ　　　　　　　整理だんす

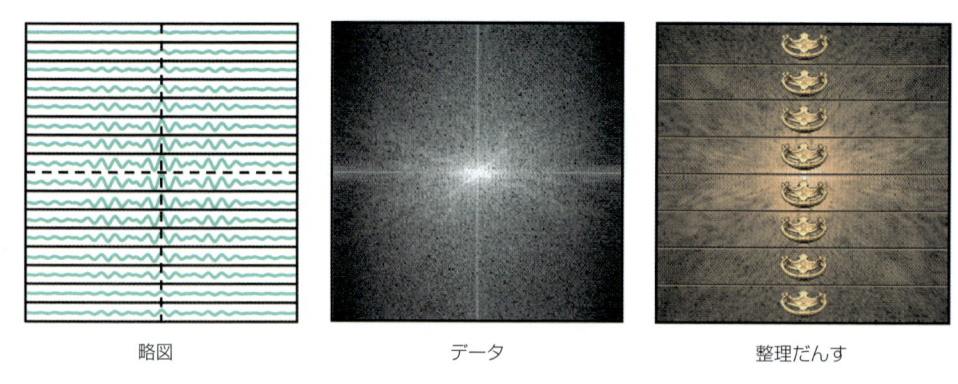

図3.17　k空間と整理だんす
注：1つのスライスのk空間である。10スライスを選択すると，10個のk空間領域または10個の整理だんすが存在する。

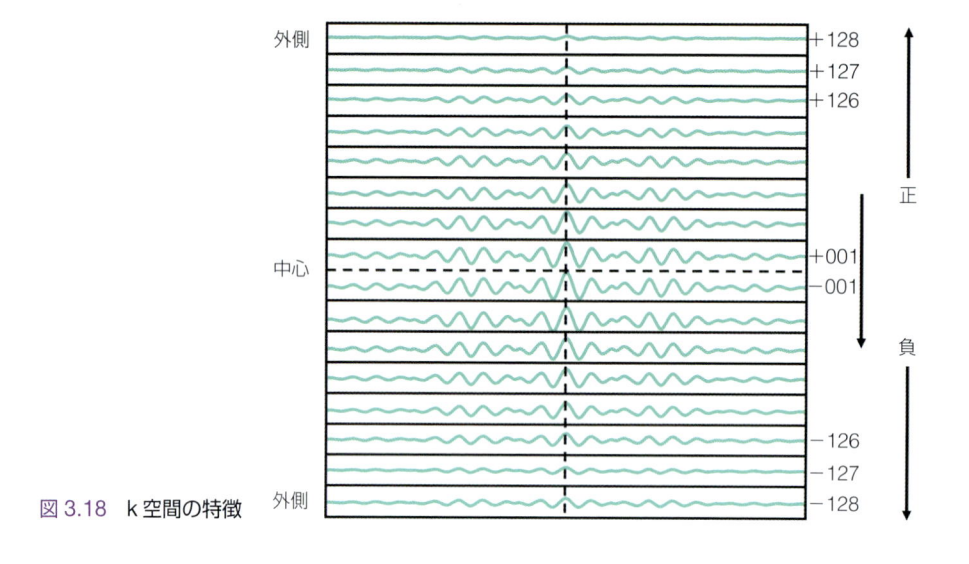

外側 +128
+127
+126
正
中心 +001
−001
負
−126
−127
外側 −128

図3.18　k空間の特徴

k空間の充填

　k空間のラインは，通常，中心の軸に近い最も低い値（例えば，ライン±1，2，3）から外側に向かって最も高い値（例えば，±128，127，126）に付番される（図3.18）。k空間の上半分のラインは正のラインと呼ばれ，下半分のラインは負のラインと呼ばれる。これは，所定のTR間にデータで充填されるラインが，位相エンコード傾斜磁場の極性と勾配で決まるからである。前述したように，位相エンコード傾斜磁場はTRごとに変更される。これは，k空間の異なったラインをデータで充填するのに必要である。もし位相エンコード傾斜磁場を変更しないと，すべてのTRでまったく同じラインを充填することになる。充填されたライン

の数が位相マトリックスを決めるので，位相エンコード傾斜磁場を変更しないと，画像の上で位相方向にただ1画素だけの画像がもたらされる。したがって，位相方向の分解能を得るためには，TRごとに位相エンコード傾斜磁場の極性と勾配の両者を変更する必要がある。

　したがって，位相エンコード傾斜磁場は，特定のTR間のデータで充填されるk空間のラインや引き出しを選定する。正の極性の位相エンコード傾斜磁場はk空間の上半分のラインを，負の極性の傾斜磁場は下半分のラインを選定する。さらに，位相エンコード傾斜磁場の勾配は，どのラインが選択されるかを決定する。大きな勾配の傾斜磁場は，正負のどちらの極性であっても，最も外側のライン（outer line）を選択し，一方，ゆるやかな傾斜磁場は中央のライン（central line）を選択する。

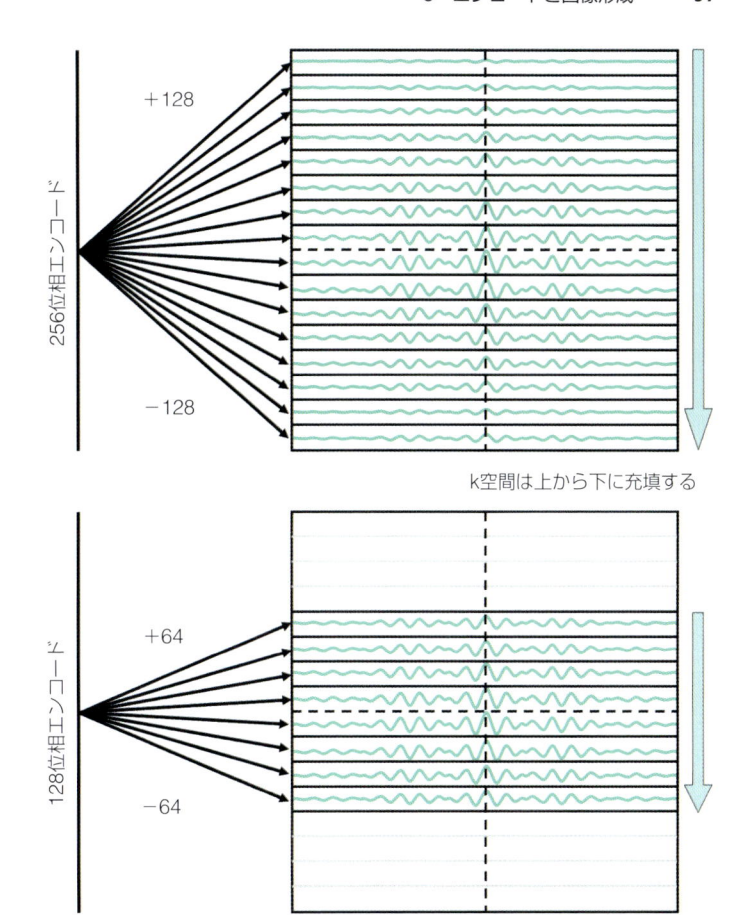

図3.19 k空間の位相マトリックスと引き出しの数

位相エンコード傾斜磁場の勾配が最も急な振幅から減少していくと，最も外側のラインからより中央のラインまで，ラインはk空間を横切っていく（図3.19）。k空間は通常は，上から下にあるいは下から上に向かって直線的に充填されるが，後で述べるように異なる順列も多くある。直線的な充填モデルと整理だんすのたとえを用いると，パルスシーケンスの間に起こることがいっそうよくわかるようになる。

図3.20は典型的なスピンエコーシーケンスを示している。図の上半分は，パルスシーケンスの間のどこで個々のスライスに対して傾斜磁場が印加されるかを示している。図の下半分は，k空間の同等な領域を整理だんすとして表す。

選択的なスライスの励起と再収束のために，スライス選択傾斜磁場は，励起パルスや再収束パルスの適応中に印加される。スライス選択傾斜磁場の勾配は，どのスライスが励起されるか（すなわちどの整理だんすが選ばれるか）を決定する。各々の

スライスはそれ自身のk空間の領域（すなわち整理だんす）を指している。図3.20には3個の整理だんすを表してあるが，3個の異なるスライスのk空間は図には表示していない。図3.20で，それぞれの整理だんすは，それぞれの3つの傾斜磁場のスイッチが入れられたとき，シーケンスの中の3つの異なる時間における同じスライスを表している。

位相エンコード傾斜磁場を印加したとき，データを充填するためのライン（すなわち引き出し）が決定される。通常，k空間は，ライン+128が最初（位相マトリックスに256を選択したと想定すると）に充填され，+127が後に続き，順次直線的に充填される。図3.20では，ライン+128と+127はすでに充填されていて，次に充填されるべきはライン+126である。この引き出しを開けるために，ライン+126に対応している勾配の正の位相エンコード傾斜磁場を印加しなければならない。この傾斜磁場の適応はk空間のライン+126を選択する

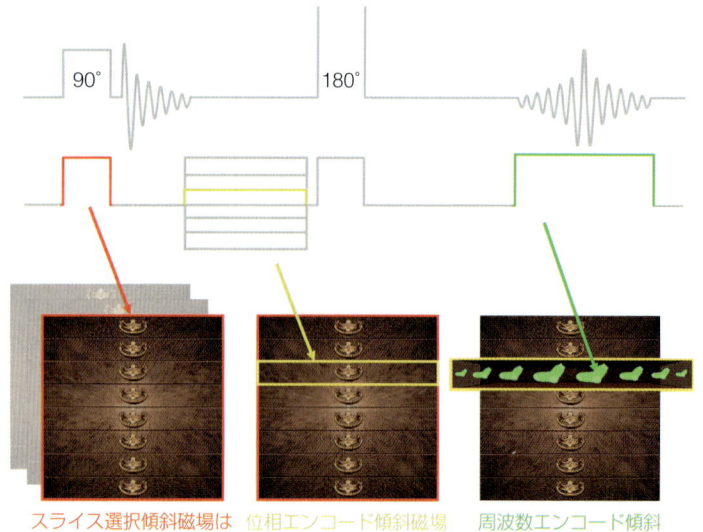

図 3.20 スピンエコーシーケンスでの k 空間の充填

ことになる。

　ここで，周波数エンコード傾斜磁場のスイッチが入れられる。この大きさが FOV を決定する。周波数エンコード傾斜磁場が印加されている間，位相エンコード傾斜磁場で選択されたラインを充填するデータポイントを獲得するために，エコー信号はデジタル化される。これらのデータポイントはサンプリング時間の間で，k 空間のライン（すなわち整理だんすの引き出し）に，通常は左から右に並べられる。図 3.20 では，データポイントは各引き出しの中に片づけられる"ソックス"として表されている。収集したデータポイントの数は画像の周波数マトリックス（例えば 256）を決定する。サンプリングが完了すると周波数エンコード傾斜磁場は切られ，次のスライスが励起，再収束する前に，異なる大きさのスライス選択傾斜磁場が再び適応される。このことは，別の整理だんす（図 3.20 では示されないが）まで歩いていくのと同等である。

　スライス 1 と同じ極性，大きさの位相エンコード傾斜磁場が再び印加され，スライス 2（すなわち整理だんす 2）のライン＋126 を充填する。これらの過程は，k 空間の各々の領域（すなわち各々の整理だんす）のライン＋126 が充填されるまで繰り返される。このすべてが TR の期間中に起こる。これは，TR が可能なスライス数を決定する理由である。長い TR は，スライスを個々に励起，再収束，位相や周波数エンコードするための多くの時間をもたらす。TR が短い場合には，時間が少なくなり可能となるスライスは減少する。

　すべてのスライスのライン＋126 が充填されると，TR は繰り返される。スライス選択傾斜磁場は再び整理だんす 1 を選択するが，今度は，前の TR の間に充填されたものとは異なる k 空間のライン（すなわち引き出し）が充填される。直線的に k 空間を充填するモデルが利用されているなら，ライン＋125（すなわち，引き出し＋126 の次の引き出し）が充填される。この充填を行うために，位相エンコード傾斜磁場はもう一度正の極性でスイッチが入るが，前の TR の間よりも小さな勾配である。この位相グラディエントは引き出し＋125 を開け，そして読み取りが始まると，周波数エンコード傾斜磁場の適用の間，データポイントは引き出しの中に並べられる。これが完了すると，スライス 2 を選択するためにスライス選択傾斜磁場が印加される。スライス 2（すなわち整理だんす 2）のライン＋125 を開けるために，同じ大きさや極性の位相エンコード傾斜磁場が適用される。この過程はすべてのスライスに対して繰り返される。

　パルスシーケンスが続くとき，すべての TR で位相エンコードの大きさは次第に減少し，k 空間のラインを下げるようになる。k 空間の下のラインを充填するために，位相エンコード傾斜磁場は

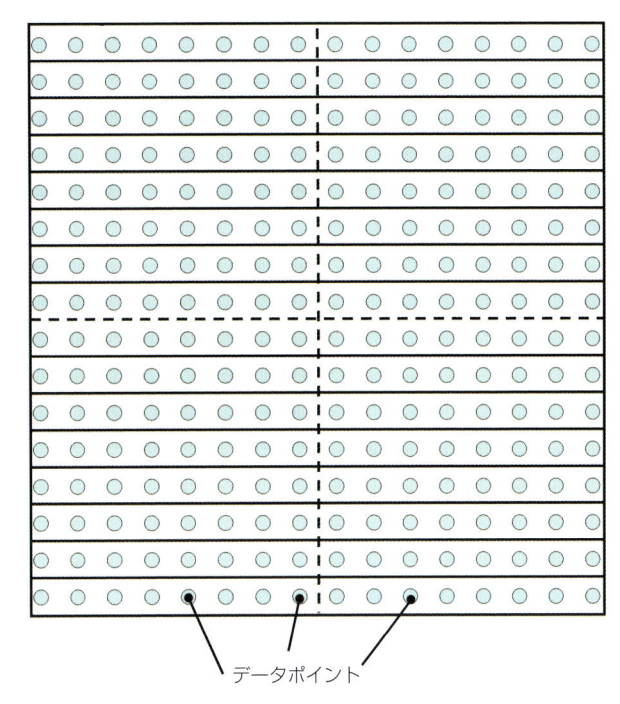

図 3.21　データポイント

負の極性で，順に外側のラインが充填されるように，TRごとに次第に増加する。もし256の位相マトリックスが選択されていたなら，ライン+128から-128が充填されるとスキャンは終了する。後で述べるように多くの方法が存在するが，これが最も一般的なk空間の充填の方法である。データ収集の過程は格子上のデータポイントをもたらす。水平方向の各々のラインのデータポイントの数は，512または256で，周波数マトリックスと等しく，垂直方向のデータポイントの数は，例えば64, 128, 256, 384または512と，選択された位相マトリックスに対応する(図3.21)。

学習のポイント：
k空間に関する重要な事実

k空間が画像ではないことを理解するのは非常に重要である。すなわち，上部のラインに格納されたデータは画像の上部になるわけではない。周波数はエコー**全体**からの情報を表し，エコーはスライス全体から発生するために，各データポイントはスライス**全体**の情報を含んでいる。

得られたデータポイントから画像をつくり出すために，**高速フーリエ変換**(fast Fourier transform：FFT)と呼ばれる数学的方法を行う必要がある。

高速フーリエ変換(FFT)

数学としてのFFTは本書の範囲をかなり越えているが，ここでは基本的な背景についてのみ説明する。MRIは画素(ピクセル)のマトリックスから構成され，それらの大きさは，k空間の充填されたラインの数(位相マトリックス)や各々のラインのデータポイントの数(周波数マトリックス)に依存する。FFTの結果，その画素によって表されるのと同じ空間的な位置からきた，特定の周波数の振幅に対応するグレースケールに各ピクセルの色を割り当てる。各データポイントは，読み取りの間の特定の瞬間の，スライス全体からの位相と周波数の情報を含んでいる。言い換えれば，周波数の強度は時間領域で表されている。FFTの過程はこれを周波数領域での周波数強度分布に数学的に変換する。傾斜磁場は時間ではなく，周波数に従って信号を空間的に見出すので，FFTが必要となる。

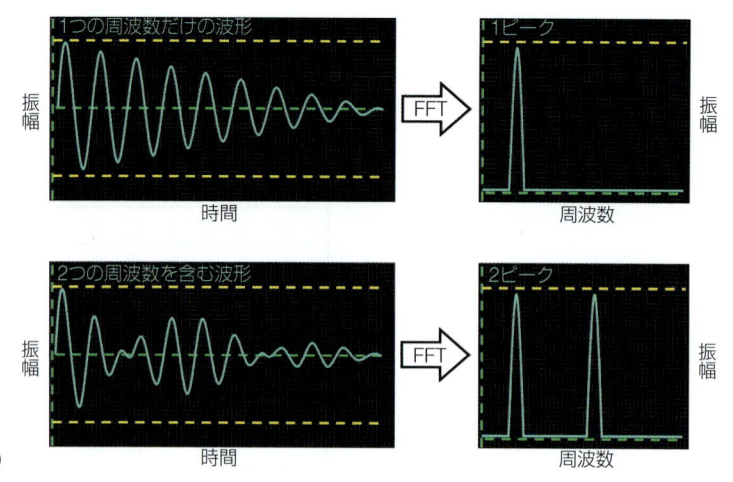

図3.22 高速フーリエ変換（FFT）

学習のポイント：
FFTと"鍵盤のたとえ"

　図3.22の上図には，**時間**とともに減衰する単一周波数の信号を示す。FFTの手法は，この単一の周波数をそれらの**振幅**を表すように変換する。下図に2つの周波数で構成される信号が示されているが，FFTはそれらを分離した振幅に変換する。MR信号は多くの異なった周波数を含んでいる。これに加えて，各々の周波数は，その信号を発生する組織が返す信号の強弱によって異なった振幅が決定される。前述した"鍵盤のたとえ"を用いると，MR信号はいくつかの周波数または音を一度に演奏する和音である。さらに，各鍵は異なる強さで押される――ある鍵は弱く押され，またある鍵は強く押される。弱く押された鍵は低信号を返す組織の周波数に，強く押された鍵は高信号を返す組織の周波数に類似している。MR信号の周波数をサンプリングし，FFTを実行することにより，MRIシステムは，どの鍵が押されているか，また，どれくらい強くそれらが押されているかを正確に言い当てることができる。言い換えると，MRIシステムは，時間とともに減衰するエコーの周波数を，異なった多くの周波数とそれらの相対的な振幅に変換する。

　FFTの過程が周波数を扱うので，システムは位相エンコード傾斜磁場の適用の結果として生成される位相シフトの情報を，周波数に変換できなければならない。これはそれほど難しくはない。時計のたとえは，周波数が時間や距離に対するどのような位相の変化であるかを説明できる。マグネットボアを横切って距離とともに変化する位相エンコード傾斜磁場によって，距離に従った位相の変化が発生する。ある位相シフトに関連した位相値のすべてを接続して形成される正弦波を誘導することで，周波数を推定できる（図3.23）。この正弦波には，傾斜磁場によって起こされた位相シフトの度合いに依存する（間接的に得られた）周波数，すなわち**擬似周波数**（pseudo-frequency）が存在する。勾配の大きな位相エンコード傾斜磁場は，患者の中の所定の距離に大きな位相シフトを生成し，結果として高い擬似周波数を生じる。一方，低い振幅の位相エンコード傾斜磁場は同じ距離でも小さな位相シフトを生成し，同様に低い擬似周波数を生じる（図3.24）。これらは画質の最適化において，いくつかの重要なことを示唆する。詳しくは後述する。

学習のポイント：
位相エンコード傾斜磁場はなぜ変化しなければならないか？

　k空間の異なったラインを充填し，画像に分解能を与えるために，位相エンコード傾斜磁場の強度を変える必要があることは前述した。これを知るもう1つの方法は，位相エンコード傾斜磁場の変化とそれによる擬似周波数によって，データが前のTR間のものとは"異なっているように見える"ということである。システムはこれらのデータポイントをk空間の新たなラインにどのように当てるかを知っている。もし，すべてのTRでデータが同じに見えたら，システムはデータをまったく同じラインに当て，その結果，画像の位相方向の分解能は1ピクセルだけとなる。

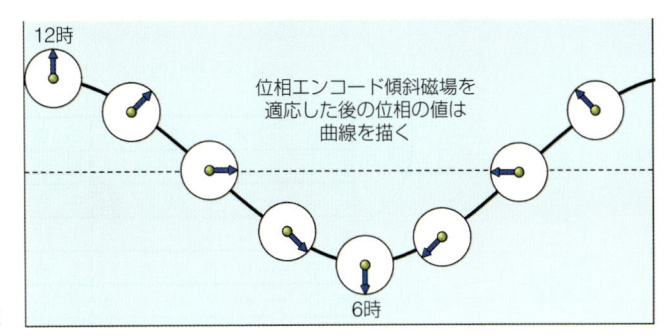

図 3.23 位相曲線

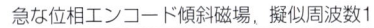

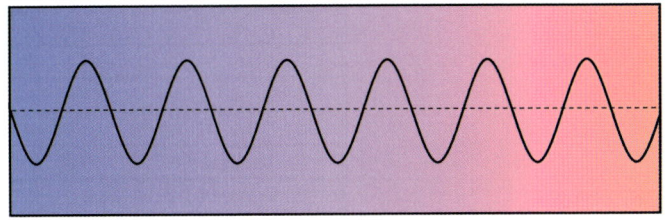

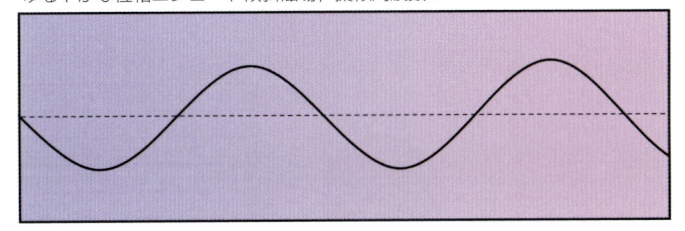

図 3.24 擬似周波数

したがって，FFT の前には，各データポイントは周波数エンコードからの周波数情報と位相エンコードからの疑似周波数情報を有している。

- k 空間の各々のライン（横の列）で，位相エンコード傾斜磁場は一定であるため，各々のデータポイントの擬似周波数データは変わらない。しかし，周波数エンコード傾斜磁場が入れられているときに読み取りの間の異なる時間で各々のデータポイントが収集されるので，各々のデータポイントでの周波数データは異なる。
- k 空間の各々の縦の列で，列の各々のデータポイントは読み取りの間の同じ時間で収集されたため，周波数データは変わらない。しかし，異なる勾配の位相エンコード傾斜磁場で各々のデータポイントが収集されたので，擬似周波数データは異なる（図 3.25）。

二次元 FFT は，これらの異なったタイプのデータを分けて処理する（すなわち，各々の行は水平に，列は垂直に）。この処理は，データを周波数に対する信号強度に変換する。それにより，画像の二次元マトリックスのあらゆる画素に関連しているグレースケールを計算することが可能となる。すなわち，周波数と擬似周波数の離散的な値で示される空間的な位置の信号が大きな振幅を有していると，明るい画素がそれに割り当てられる。また，周波数と擬似周波数の離散的な値で示されるある空間的な位置の信号が小さな振幅を有していると，暗い画素がそれに割り当てられる。この過程がスライスの k 空間（整理だんす）のすべての領域で完了すると，オペレータのモニタ上に画像が表示される（図 3.25）。

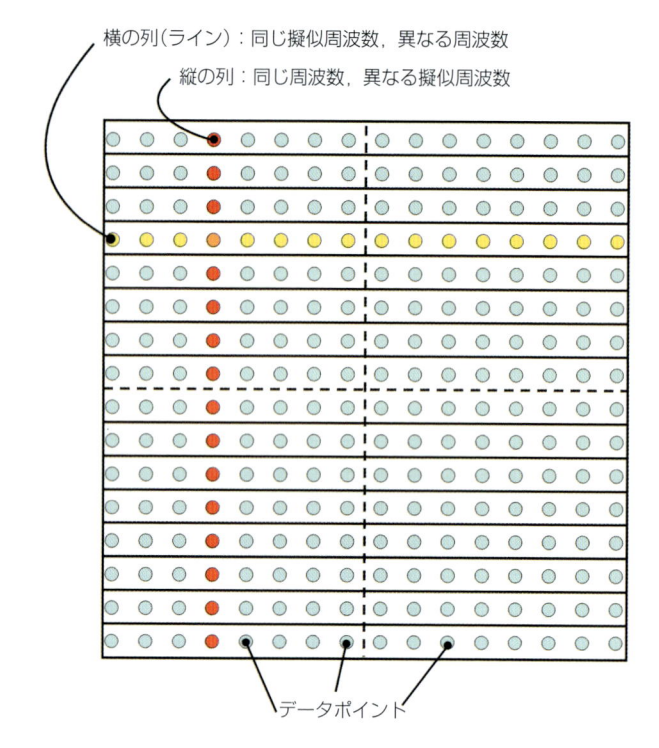

図 3.25　k 空間の行と列

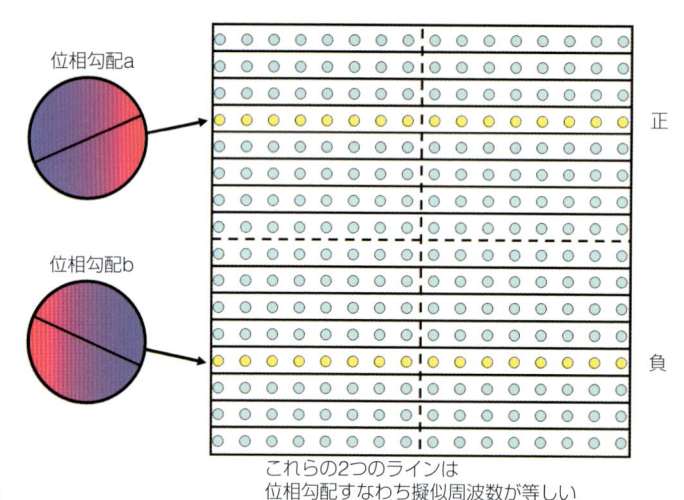

図 3.26　k 空間：位相の対称

k 空間に関する重要な事柄

（1）k 空間は画像ではない。言い換えれば，k 空間の最も上のラインのデータポイントが画像の頂上になるわけではない。実際，あらゆるデータポイントはスライス全体からの情報を含んでいる。

（2）データは k 空間の中で対称である。これは，k 空間の上半分のデータが下半分と同じであること

を意味する。これは k 空間の半分の特定のラインを選択するのに必要である位相エンコード傾斜磁場の勾配が，k 空間の反対側の同じラインを選択するのに必要な磁場勾配と同じだからである。勾配の極性は異なっているにもかかわらず，勾配が同じであるので，各々のラインにおける擬似周波数も同じである（図 3.26）。さらに，k 空間の左側のデータは右側のそれらとまったく同じである。これはデータポイントが読み取りの間にライン上

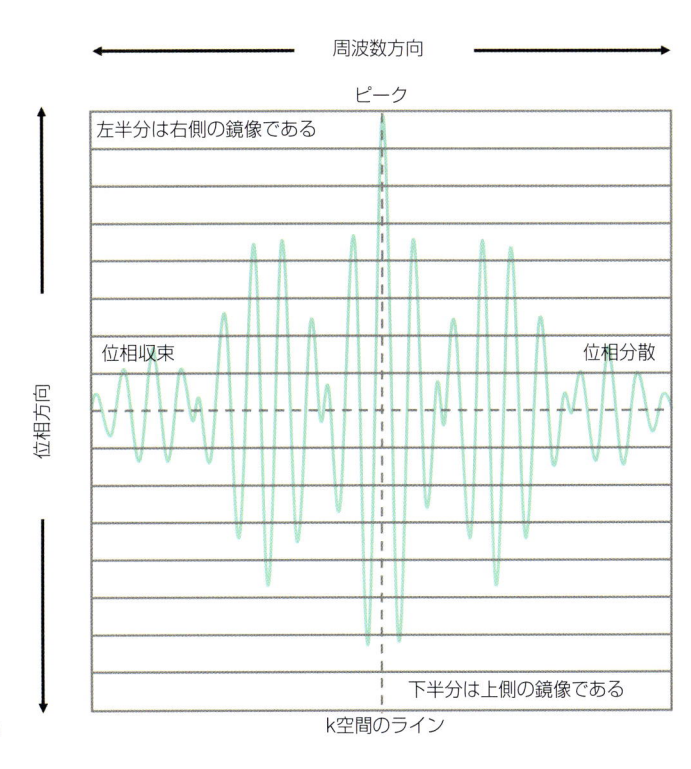

図3.27　k空間：周波数の対称

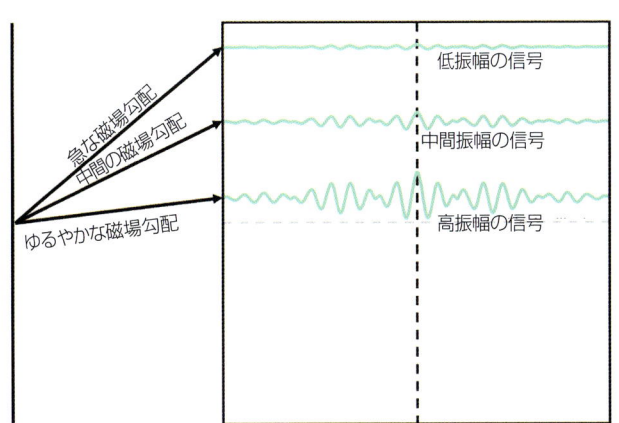

図3.28　位相エンコード傾斜磁場と信号の振幅

に並べ広げられ，それらは左から右に連続的に，エコーの収束，頂点，分散する過程で当てられるからであり，エコーの頂点はk空間の中央の縦軸に対応する。エコーは対称の特徴を持つので，エコーからデジタル化された周波数データは，一方にあるものと他方にあるものとは同じである（図3.27）。このような結果として生じる対称は**共役対称**（conjugate symmetry）と呼ばれ，多くのイメージオプションにおいてスキャン時間を減少させるのに利用される（後述）。

（3）中心のラインで取得されたデータは信号強度とコントラストに貢献し，一方，外側のラインで取得されたデータは分解能に寄与する。前述したように，k空間の中心部のラインはゆるやかな位相エンコード傾斜磁場を用いて充填され，また，外側のラインは急な位相エンコード傾斜磁場を用いて充填される。ゆるやかな勾配は，小さな位相シフトのため，低い擬似周波数をもたらす。信号を生成するためには，核スピンの磁気モーメントはコヒーレント（またはin phase）であることが不可欠である。位相シフトを最小にすることによって，合成される信号の振幅は高くなり，画像の輝

■ 空間分解能データ

□ 信号データ

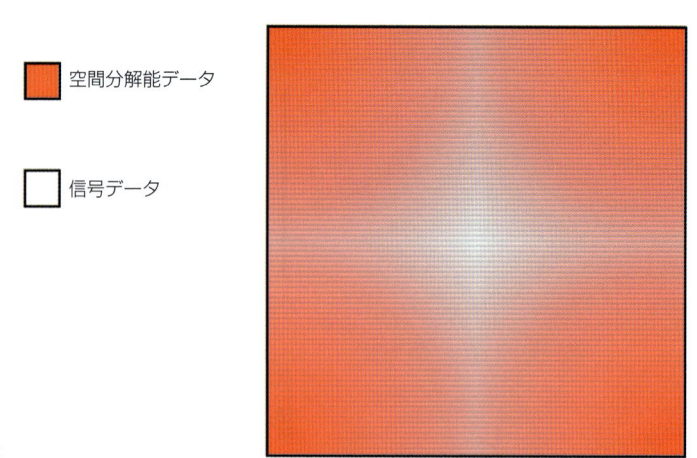

図3.29 k空間：信号と分解能

度やコントラストに大きく貢献する。急な勾配は，大きい位相シフトを生み，高い擬似周波数となる。このため，信号の振幅は比較的低くなり，画像の輝度やコントラストに貢献しない（図3.28）。しかし，大きな位相シフトは，被写体の中の近接した2点での位相差を生ずる可能性があり，これは両者を区別できるであろうことを意味する。したがって，k空間の外側のラインは輝度には寄与しないが，分解能を提供する。逆に，小さい位相シフトにより充填される中心付近のラインは，被写体の中の近接した2点では位相値の差がほとんどないので，分解能を提供せず，したがって，両者を区別することはできない。

要約すると以下のようになる。

- k空間の**中央**の部分は，**高い**信号振幅と**低い**分解能を持ったデータを含んでいる。
- k空間の**外側**の部分は，**低い**信号振幅と**高い**分解能を持ったデータを含んでいる。

信号と分解能は画像の重要な因子であり，4章で議論する。データ収集の間にk空間がすべて充填されると，信号強度と分解能の両者が得られ，画像上に表示される。しかしながら，後述するように，k空間の充填の順序は多く存在し，それらにより充填される中央部と外側部のラインの相対的な割合は変化する。このような状況は，画質にかなりの影響を与える。また，位相マトリックスを減少させると，外側のラインは削除されるが，k空間の中心部のラインはまだデータで充填されていることも注目に値する。例えば，位相マトリックスが128まで減少するなら，+64から−64までのライン（k空間信号生成ライン）は信号で充填されるが，それよりも外のラインは128までゼロが代入される（図3.29）。これは概して信号強度が画像の分解能より重要だからである。また，解像力も必要であるときには，分解能のデータを含む外側のラインの割合を増加させることによって達成される。

> **学習のポイント：**
> **k空間，分解能および信号強度**
>
> 図3.30は，k空間のすべてを使用して得られた画像を示す。分解能と信号の両者が良好であることが画像からわかる。図3.31は，画像がk空間の外側の縁のデータから作成されると何が起こるかを示す。この画像では，髪の毛や眼などの詳細がよくわかり，良好な分解能を有しているが，非常に少ない信号しかない。図3.32は，画像がk空間の中心部だけのデータから作成されると何が起こるかを示す。得られた画像は，良好な信号にもかかわらず，分解能は十分ではない。また，これらの例は，k空間が画像でないことも示す。もしそうであるなら，図3.31の画像では鼻を失い，図3.32は鼻だけを表示するだろうからである。しかし，両方の図は，k空間のデータポイントの総数のわずかな割合だけがそれらの生成に利用されてはいるが，すべての画像を表示している。

（4）スキャン時間は k 空間を充填する時間である。典型的なデータ収集でスキャン時間に影響するパラメータは以下のとおりである。

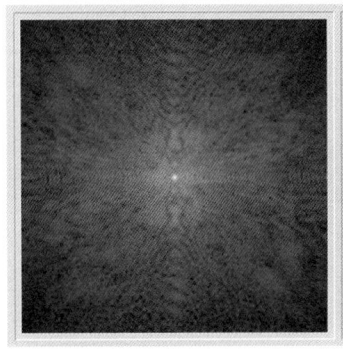

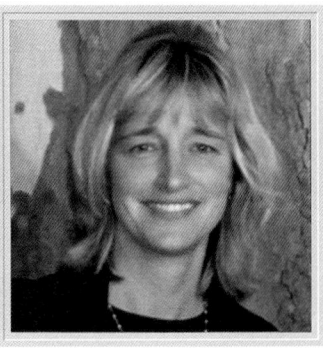

図 3.30 k 空間のすべてのデータを利用

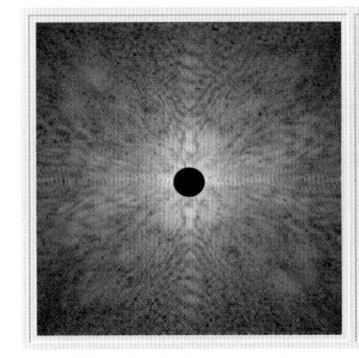

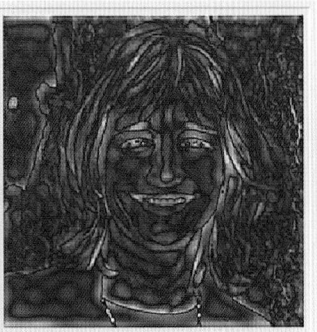

図 3.31 k 空間の分解能データだけを利用

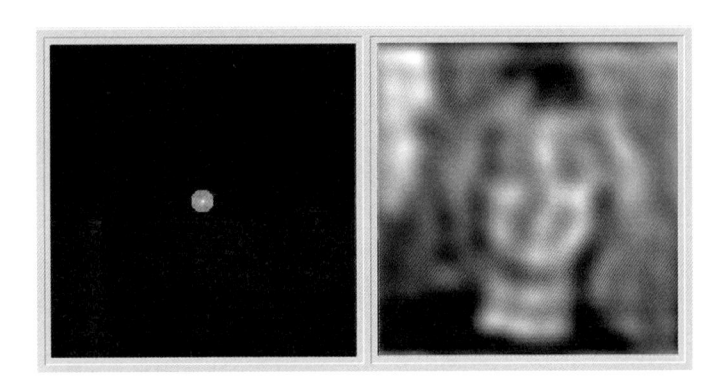

図 3.32 k 空間の信号データだけを利用

- 繰り返し時間(TR)
- 位相マトリックス
- 加算回数(NEX)

TR：すべての TR で各々のスライスは選択され，位相エンコードや周波数エンコードが行われる。スライスは一緒に 2 つ以上は選択されず，連続的に行われる。すなわち，スライス 1 が選択，エンコードされ，エコーからの信号がデジタル化される。さらに，次のスライスが選択，エンコードされ，デジタル化されて次に続く。これが，利用できるスライスの最大数が TR に依存している理由である。長い TR では短い TR と比べると，多くのスライスが選択，エンコードされてデジタル化することができる。例えば，500 ms の TR では 15 スライスが許容されるなら，2000 ms の TR では 40 スライスができるようになる。

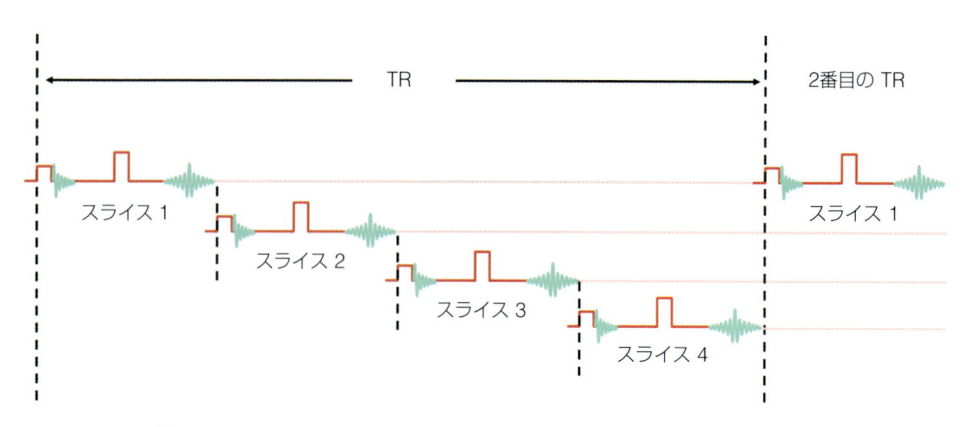

図 3.33　TR とスライス数

学習のポイント：TR とは？

　TR が励振パルスの間の時間と定義されるとはいえ，それぞれの励振パルスの間の時間ではないこと，すなわち，スライス 1 とスライス 2 の励起の間の時間ではないことを理解するのは重要である。特定のスライスを励起し，k 空間のもう 1 つのラインを充填するために，再びそれを励起させる間の時間である。言い換えれば，特定のスライスの k 空間の 1 つのラインを充填し，k 空間の同じ領域の次のラインを充填する間の時間である（図 3.33）。これが TR がスキャン時間を決定するパラメータの 1 つである理由である。

　位相マトリックスは，スキャンを完了するために充填しなければならないラインの数を決定する。TR ごとに 1 つのラインが充填される（典型的なパルス系列で）ので，

- 128 の位相マトリックスが選択されると，128 のラインが充填され，そして，スキャンを終えるために 128 の TR を完了しなければならない。
- 256 の位相マトリックスが選択されると，256 のラインが充填され，そして，スキャンを終えるために 256 の TR を完了しなければならない。

　励起回数（number of excitation），すなわち NEX（または，メーカーによって信号平均〔number of signal average〕，収集の数として知られている）は，各ラインがデータで充填される回数である。位相エンコード傾斜磁場を TR ごとに変更する代わりに，いくつかの TR で同じ勾配に設定することで，信号を 1 回以上収集することができる。このように，k 空間の同じラインは何度か充填され，それにより k 空間の各ラインはより多くのデータを含む。各ラインにより多くのデータがあるため，より高い信号雑音比（SNR；4 章参照）の画像となるが，スキャン時間は比例して延長する。

　例えば，
　TR 1000 ms，位相マトリックス 256，1 NEX スキャン時間は＝256 秒
　TR 1000 ms，位相マトリックス 256，2 NEX スキャン時間は＝512 秒

　一般に各々のラインを 1 回以上充填するためには，＋128 から−128 のすべてのラインを充填し，その過程を繰り返すよりも，むしろ同じ勾配の位相エンコード傾斜磁場を 2 回以上連続した TR で使用する。

学習のポイント：k 空間とスキャン時間

"整理だんすのたとえ"を利用すると，
- TR は整理だんす 1 の 1 番目の引き出しを充填してから，整理だんす 1 の 2 番目の引き出しを充填するまでの時間である。その間に整理だんす 2，3，4，……の 1 番目の引き出しが連続し充填される。
- 位相マトリックスは各整理だんすの引き出しの数である。

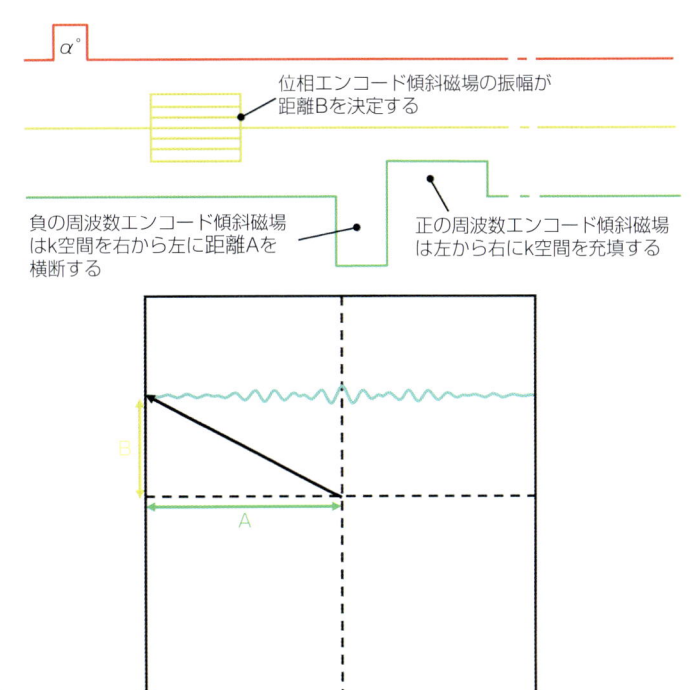

図 3.34　グラディエントによる k 空間の通過

(図中ラベル)
- 位相エンコード傾斜磁場の振幅が距離Bを決定する
- 負の周波数エンコード傾斜磁場はk空間を右から左に距離Aを横断する
- 正の周波数エンコード傾斜磁場は左から右にk空間を充填する

- NEX はそれぞれの引き出しが充填される回数で，例えば，1回，2回，3回などである。
- すべての整理だんすのすべての引き出しが，必要な量のデータで完全に充填されたときにスキャンは終わる。

k 空間の軌跡と磁場勾配

　k 空間が横断され充填される方法は，周波数や位相エンコード傾斜磁場の両者の極性や振幅の組み合わせに依存する。

- 周波数エンコード傾斜磁場の振幅は，k 空間を左と右にどれくらい横切るか（すなわち，整理だんすがどれくらい広いか）を決定し，次に，これは画像の周波数方向の FOV のサイズを決定する。
- 位相エンコード傾斜磁場の振幅は，k 空間のラインを上と下にどれくらい充填するか（すなわち，整理だんすがどれくらい高いか）を決定し，次に，画像の位相方向の FOV のサイズ（または，FOV が正方形であるときは空間分解能）を決定する。

　それぞれの傾斜磁場の極性は，k 空間の軌跡を次のように規定する。

- 周波数エンコード傾斜磁場が**正**のとき，k 空間を左から右に横断する。
- 周波数エンコード傾斜磁場が**負**のとき，k 空間を右から左に横断する。
- 位相エンコード傾斜磁場が**正**のとき，k 空間の**上**半分を充填する。
- 位相エンコード傾斜磁場が**負**のとき，k 空間の**下**半分を充填する。

　さらに，パルスシーケンスの RF パルス部分は k 空間を通過する動きを規定する。例えば，励起パルスはつねに k 空間の中心を導く。

　k 空間の充填と傾斜磁場は，典型的なグラディエントエコーシーケンスの図（図 3.34）を利用すると最も理解しやすい。グラディエントエコーシーケンスでは，FID を強制的に位相分散させるために，周波数エンコード傾斜磁場は負の極性に入れ

表 3.4　k 空間の充填オプション

オプション	分解能	SNR	スキャン時間	意図
パーシャルアベレージング	同	低	短	SNR がよく時間短縮
パーシャルエコー	同	同	同	TE の短縮のために自動
長方形 FOV	同	低	短	長方形の組織では時間短縮
アンチエリアシング	同	同	同	エリアシングの除去のために
高速スピンエコー	同	同	短	スキャン時間の短縮
キーホールイメージング	同	同	短	時間分解能と SNR のために
呼吸補正	同	同	わずかに長	呼吸アーチファクトの減少
パラレルイメージング	同	低	短	スキャン時間の短縮
	高	低	同	分解能が増加

られ，次に，位相を収束させてグラディエントエコーを生成するために極性を正にする(図 5.22 参照)。周波数エンコード傾斜磁場が負であるときは，k 空間は右から左へ横断する。パルスシーケンスが励起パルスで始まるため，k 空間の軌跡の出発点は中心である。

　k 空間は中心から左まで，周波数エンコード傾斜磁場の負部分の振幅に依存する距離(A)だけ横断する。この例の位相エンコード傾斜磁場の極性は正であるため，k 空間の上半分のラインに移動する。この傾斜磁場の振幅は，移動距離(B)を決定する。位相エンコード傾斜磁場の振幅が大きければ大きいほど，エコーからのデータで充填されるラインは，k 空間のより高い位置に上昇する。したがって，位相エンコード傾斜磁場と周波数エンコード傾斜磁場の負部分との組み合わせは，データの蓄積が k 空間のどのポイントで始まるかを決定する。

　次に，周波数エンコード傾斜磁場は正の極性に切り替えられ，それが適用されている間にデータはエコーから収集される。周波数エンコード傾斜磁場が正の極性であるとき，データは k 空間のラインに左から右に移動する。移動する距離は，磁場勾配の正部分の振幅に依存し，FOV のサイズを決定する。これは k 空間がどのように充填されるかの 1 つの例にすぎない。位相エンコード傾斜磁場が負の極性であるならば，上とまったく同じように k 空間の下半分のラインが充填される。180° RF パルスが k 空間の両方向に対して反対側に移動させるため，スピンエコーシーケンスの k 空間の軌跡はさらに複雑である。

k 空間の充填のオプション

　k 空間が充填される方法は，データがどのように獲得されたかに依存し，そしてスキャンの状況に適するように操作することができる。これは，スキャン時間を短縮するときには特に利用される。k 空間の充填には次のような方法がある。

- 長方形 FOV(4 章)
- アンチエリアシング(7 章)
- 高速スピンエコーシーケンス(FSE，5 章)
- キーホールイメージング(5 章)
- 呼吸補正(7 章)
- パラレルイメージング(5 章)
- シングルショット，エコープラナーイメージング(EPI，5 章)。

これらを表 3.4 にまとめた。上記のオプションに関連する k 空間の充填の詳細はそれぞれ関連する章で述べる。しかし，k 空間の充填を変更するために使われる 2 つの異なる方法については本章で説明するのが適切である。以下の方法である。

- パーシャルエコーイメージング
- パーシャルあるいはフラクショナルアベレージングまたはハーフフーリエ

パーシャルエコーイメージング

　信号またはエコーの一部だけが周波数エンコー

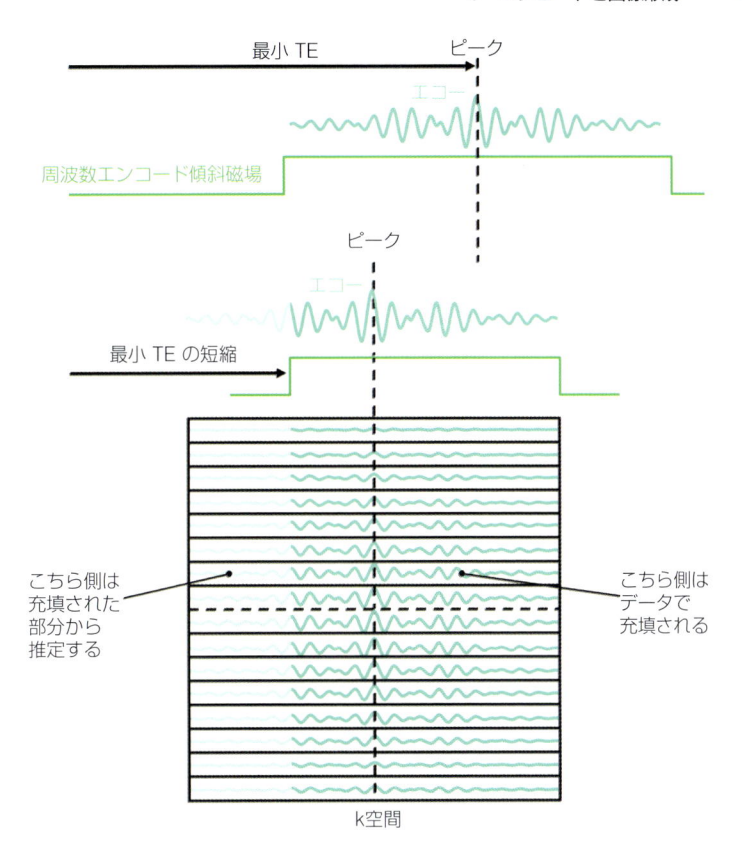

図 3.35 パーシャルエコー

ド傾斜磁場の適用の間に読み取られるとき，**パーシャルエコーイメージング**（partial echo imaging）が実行される．前述したように，エコーか信号のピークは通常，読み取り傾斜磁場の中心に置かれる．例えば，周波数エンコード傾斜磁場が 8 ms の間入れられるならば，周波数は位相収束の 4 ms と位相分散の 4 ms の間デジタル化される．この信号は k 空間の周波数軸に沿って充填され，そして，k 空間の周波数領域の左の半分は右の半分の鏡像である．したがって，k 空間の周波数領域の左の半分に置かれたデータは右の半分のそれによく似ている．システムがエコーの半分を収集するだけであるなら，k 空間の周波数領域の半分を充填する．しかしながら，残りが鏡像であるので，システムはそれに従って，その振幅を計算することができる．周波数軸に沿った k 空間の領域の半分だけの充填であるので，**パーシャルエコー**（partial echo）あるいは**フラクショナルエコー**（fractional echo）と呼ばれる．

現在，エコーは周波数エンコード傾斜磁場の適用の最初でも発生させることができるので，もはや周波数エンコード傾斜磁場の中央に置かれる必要はない．パーシャルエコーイメージングでは，収集ウインドウが読み取りの間で変更できるので，ピークだけやエコーの位相分散の部分だけが収集できる．励起 RF パルスに接近してエコーのピークが発生すると，パーシャルエコーイメージングが実行され，TE を短縮することができる．多くの装置では，20 ms よりも短い TE を選択した場合には，パーシャルエコーイメージングが日常的に使用される．非常に短い TE の使用は，与えられた TR で，最大の T1 とプロトン強調やスライス数を可能にする（図 3.35）．

パーシャルアベレージング

位相方向の両側の k 空間の負または正の半分は，対称的で互いに鏡像である．選択された k 空間の少なくとも半分のラインが収集の間に充填されているかぎり，システムは画像を再構成するのに十分なデータを有している．例えば，k 空間の 75% だけが充填されたとすると，位相エンコード傾斜

図3.36 パーシャルアベレージング

これらのラインはデータで充填される

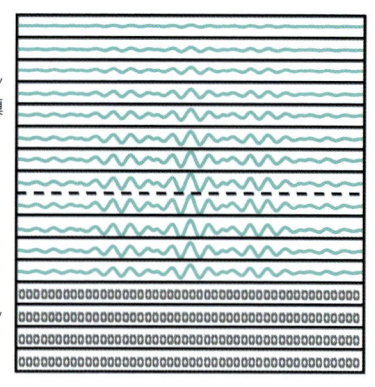

k空間の75%を充填する

これらのラインは"ゼロ"で充填される

磁場が選択した75%だけがスキャンを終了するために実行される必要があり，残りのラインはゼロで充填される（図3.36）。したがって，スキャン時間は短縮される。

256回の位相エンコード，1 NEX，およびTRに1sを選択すると，

　　スキャン時間＝256×1×1＝256 s

256回の位相エンコード，0.75 NEX，およびTRに1sを選択すると，k空間の75%だけがスキャンの間にデータで充填され，残りはゼロで充填される。

　　スキャン時間＝256×0.75×1＝192 s

スキャン時間は短縮されるが，より少ないデータが収集されるので，画像の信号は低下する。スキャン時間の減少が必要であり，結果として起こる信号の低下が重要ではない場合には**パーシャルアベレージング**（partial averaging）を利用することができる。

収集の種類

データの収集には，基本的に3つの方法がある。

- シーケンシャル
- 二次元ボリューム
- 三次元ボリューム

シーケンシャル収集（sequential acquisition）は，スライス1からのデータをすべて収集し，次に，スライス2からすべてのデータを収集し続ける（スライス1のk空間のすべてのラインが充填され，次にスライス2のk空間のすべてのラインが充填され，……）。そのため，それらが収集されるとスライスが表示される（CTスキャンと似てなくもない）。

二次元ボリューム収集（two-dimensional volumetric acquisition）は，スライス1のk空間の1つのラインを充填し，次に，スライス2のk空間の同じラインを充填することを続けていく。このラインがすべてのスライスで充填されたとき，k空間の次のラインがスライス1，2，3のように充填されていく。これは最も一般的なデータ収集の方法である。

学習のポイント：
収集の種類と整理だんす

異なるタイプの収集方法について説明するために整理だんすのたとえに戻ろう。3個の整理だんすが収集する3スライスを表しているとする。

- シーケンシャル収集では，整理だんす2に進む前に，整理だんす1のすべての引き出しを満杯にする。これは，息止めのテクニックに使用されている収集方法である。
- 二次元ボリューム収集では，TRの間に3つのそれぞれの整理だんすの一番上の引き出しを満杯にし，次のTRでは，3つのそれぞれの整理だんすの次の引き出しを満杯にする。これは，本章の説明でも用いているが，最も典型的な収集方法である（図3.37）。

シーケンシャル収集

整理だんす1　　整理だんす2　　整理だんす3

二次元ボリューム収集

整理だんす1　　整理だんす2　　整理だんす3

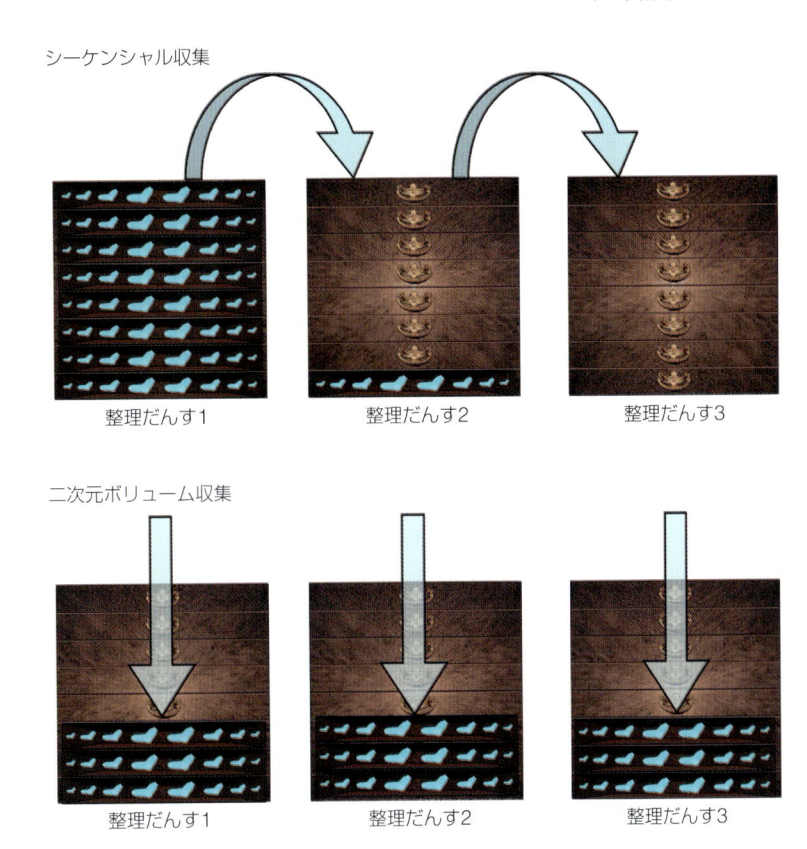

図 3.37　データ収集の方法

　三次元ボリューム収集(three-dimensional volumetric acquisition)(ボリュームイメージング)は，別々のスライスでというよりむしろ組織のボリューム全体からデータを収集する。励振パルスはスライス選択をしないで，設定されたイメージボリュームの全体を励起する。収集が終わると，磁場勾配に沿った位相の値に従ってスライスを分離するスライス選択傾斜磁場によって，ボリュームまたはスラブは別々の位置または区画に分割される。この過程は現在，**スライスエンコード**(slice encoding)と呼ばれている。多くのスライスがギャップなしで得ることができる(通常 28, 64, 128)。言い換えると，スライスは隙間なく連続している。ボリュームイメージングの利点については 4 章でさらに詳細に議論する。

　本章では傾斜磁場の基本的なメカニズムを紹介した。高速傾斜磁場システムとそれらのアプリケーションを含むより詳細な議論は 9 章で述べる。

　データ収集と画像形成について詳細に調べたので，オペレータが利用できるパラメータと，それらがどのように関連するかについて次章で述べる。

4 パラメータとトレードオフ

はじめに　74
信号雑音比（SNR）　74
コントラスト雑音比（CNR）　90
空間分解能　90

スキャン時間　95
トレードオフ　96
パルスシーケンスの設定　96
ボリュームイメージング　98

はじめに

シーケンスを設定するときに，オペレータは多くのパラメータを利用できる。パルスシーケンスの選択は，画像強調度と画質，そして病変への感度を決定する。特に時間パラメータは，前述したように，画像強調度を決定する。

- TR は T1 とプロトン密度の強調度を決定する。
- FA は T1 とプロトン密度の強調度をコントロールする。
- TE は T2 の強調度をコントロールする。

画質は多くのファクタによってコントロールされている。常に最適な画質が得られるように，これらのファクタを知り，それらがどのような相互関係を持っているのかを理解することが非常に重要である。画質を決定する主な4つの検討事項は以下のとおりである。

- 信号雑音比（SNR）
- コントラスト雑音比（CNR）
- 空間分解能
- スキャン時間

信号雑音比（SNR）

信号雑音比（signal to noise ratio：SNR）は，ノイズの平均強度に対する受信信号の強度の比率である。

- 信号（signal）は，横断面において正味の磁化ベクトル（M_0）過程により受信コイルに誘発される電圧である。
- ノイズ（noise）は，空間的時間的にランダムに存在する。これはラジオ局が適切に選局されていないときに生じるヒスノイズに相当する。MRI におけるノイズは，マグネット内の患者および MRI システムの電気的ノイズから発生する。ノイズはすべての患者で常に存在し，患者の体型や検査部位，およびシステム固有のノイズに左右される。

ノイズはあらゆる周波数で生じ，そしてまた空間的，時間的にランダムに存在する。しかし信号は累積的で，TE 時間に生じ，多くのファクタに依存し，そして変化しうるものである。したがって，信号はノイズと関連して増加または減少する。信号が増加すると SNR は大きくなり，信号が減少すると SNR は小さくなる。したがって，信号の強度に影響を及ぼすどのファクタも SNR に影響を与

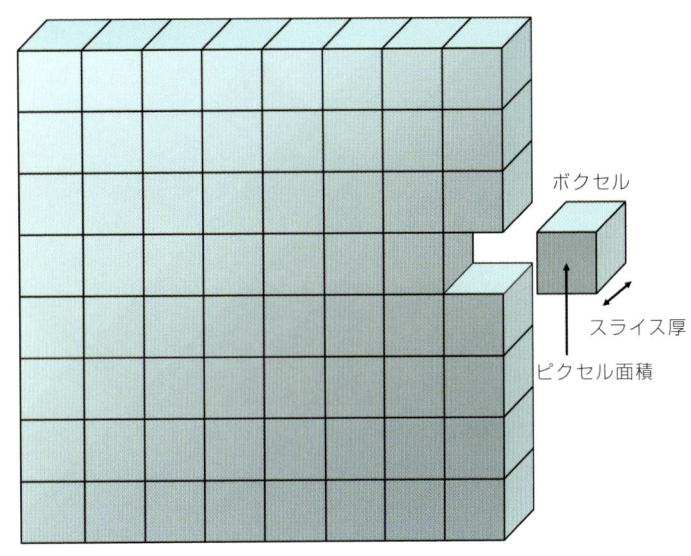

図 4.1　ボクセル
注釈：大きな正方形が FOV である。
画像マトリックス
ボクセル
スライス厚
ピクセル面積

える。SNR に影響を与えるファクタには以下がある。

- システムの磁場強度
- 検査領域のプロトン密度
- ボクセル容積
- TR，TE，FA
- 加算回数（NEX）
- 受信バンド幅
- コイル型

磁場強度

　磁場強度（magnetic field strength）は SNR を左右する重要な役割を果たす。1 章で述べたように，磁場強度が増加するほど，高エネルギーと低エネルギーの原子核の間のエネルギー差が増加する。エネルギー差が増加すると，静磁場（B_0）の反対方向に磁気モーメントを配向しようとする原子核は少なくなる。それゆえ磁気モーメントが上向き（B_0方向）の原子核は，下向き（B_0の反対方向）の原子核より増加する。したがって高磁場において正味の磁化ベクトル（M_0）はその大きさを増加させ，結果として患者を画像として描出するためにより多くの磁化を利用できることになる。したがって SNR は大きくなる。磁場強度は変えられないものなので，高磁場システムでは必要とされないが，低磁場システムの場合は SNR を妥協することになったり，SNR を高めるための方法が必要とされたりする。通常，これはスキャン時間の延長として現れてくる。

プロトン密度

　検査領域中のプロトン数は受信信号の強度を左右する。プロトン密度（proton density）の低い領域（例えば肺）からの信号は低く，したがって SNR は低い。またプロトン密度の高い領域（例えば骨盤）からの信号は高く，したがって SNR は高くなる。組織のプロトン密度は，その組織に特有であり変えられないものである（2 章で述べたように，プロトン密度は組織固有のコントラストパラメータなのである）。高プロトン密度領域の撮像では必要とされないが，プロトン密度の低い領域を画像化する場合は SNR を妥協したり SNR を高めたりする方法が必要とされたりする。

ボクセル容積

　デジタル画像の構成単位はピクセルである。ピクセルの輝度は，単位容積あたりの組織（**ボクセル**〔voxel〕）から生じる MR 信号の強さを表す。ボクセルは組織容積単位を表し，ピクセル面積とスライス厚によって決められる（**図 4.1**）。ピクセル面積は FOV の大きさと，FOV 内のピクセル数また

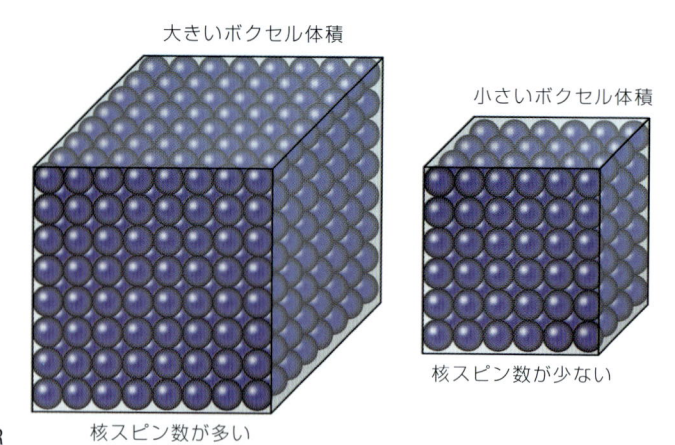

図 4.2　ボクセル体積と SNR

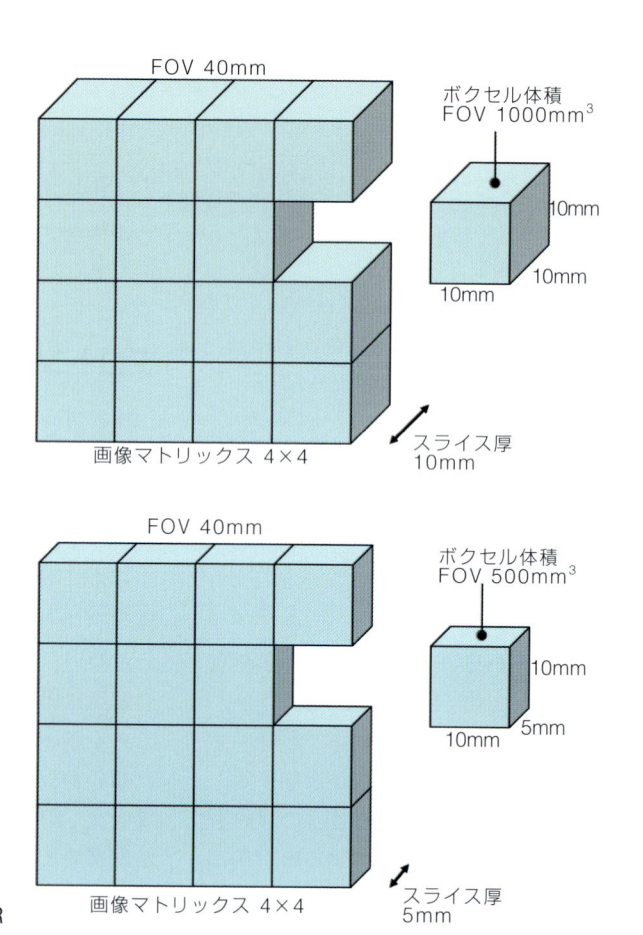

図 4.3　スライス厚 vs SNR

はマトリックスサイズによって決められる。

$$\text{ピクセル面積} = \frac{\text{FOV 面積}}{\text{マトリックスサイズ}}$$

粗いマトリックス（coarse matrix）では，周波数エンコード数や位相エンコード数は少なく，FOV 中のピクセル数が少なくなる。そのため粗いマトリックスではピクセルとボクセルは大きくなる（正方形 FOV と仮定して）。**細かいマトリックス**（fine matrix）では，周波数エンコード数や位相エンコード数は多く，FOV 中のピクセル数が多くなる。そのため細かいマトリックスではピクセルとボクセルは小さくなる。

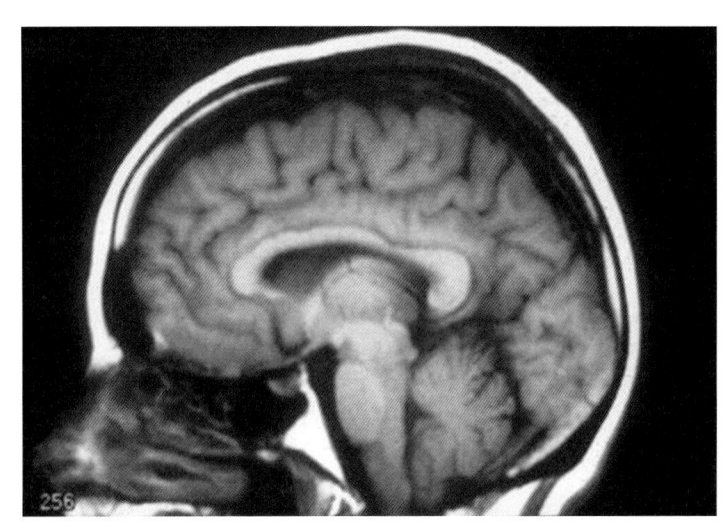

図 4.4　スライス厚 10 mm の
　　　　脳 T1 強調矢状断像

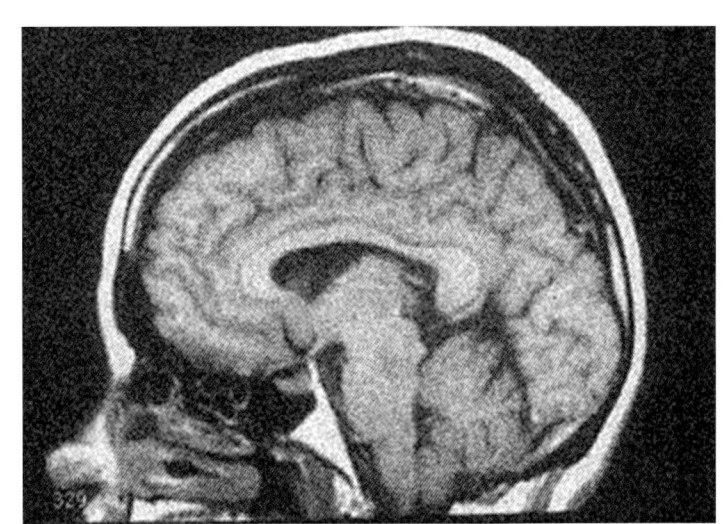

図 4.5　スライス厚 5 mm の
　　　　脳 T1 強調矢状断像

　大きなボクセルは，小さなボクセルよりも多くのスピンまたは原子核を含んでおり，信号に寄与するより多くの原子核を含んでいることになる。そのため大きなボクセルでは小さなボクセルよりも SNR は高くなる（図 4.2）。

　したがって SNR はボクセル容積に比例し，ボクセルサイズに変化を与えるどのパラメータも SNR を変化させる。ボクセルサイズを小さくさせる選択はどれも SNR を低下させ，逆もまた同様である。これには次にあげる 3 つの方法がある。

スライス厚を変化させる：図 4.3～図 4.5 を見てみると，この例ではスライス厚を 10 mm から 5 mm へと半分にしている。こうするとボクセル容積は 1000 mm^3 から 500 mm^3 へと半分になり，したがって SNR も半分となる。図 4.4 と図 4.5 を比べてみると，厚いスライスの方が薄いスライスよりも SNR が明らかに良好である。

画像マトリックスを変化させる：マトリックスサイズは画像中のピクセルの数である。それは 2 つの数によって規定される。1 つは周波数方向（通常は画像の長軸）のピクセル数を示し，もう 1 つは位相方向（通常は画像の短軸）のピクセル数を表す（図 4.6）。図 4.7 と図 4.8 を見てみると，ここでは位相方向のマトリックスが 128（図 4.7）から 256（図 4.8）に増えている。FOV は変化していないので，図 4.8 のピクセルおよびボクセルは図 4.7 よりも小さくなる。したがってこの例では，ボクセル容積は半分になっているので SNR も半減する。さらに，位相方向のマトリックスはスキャン時間

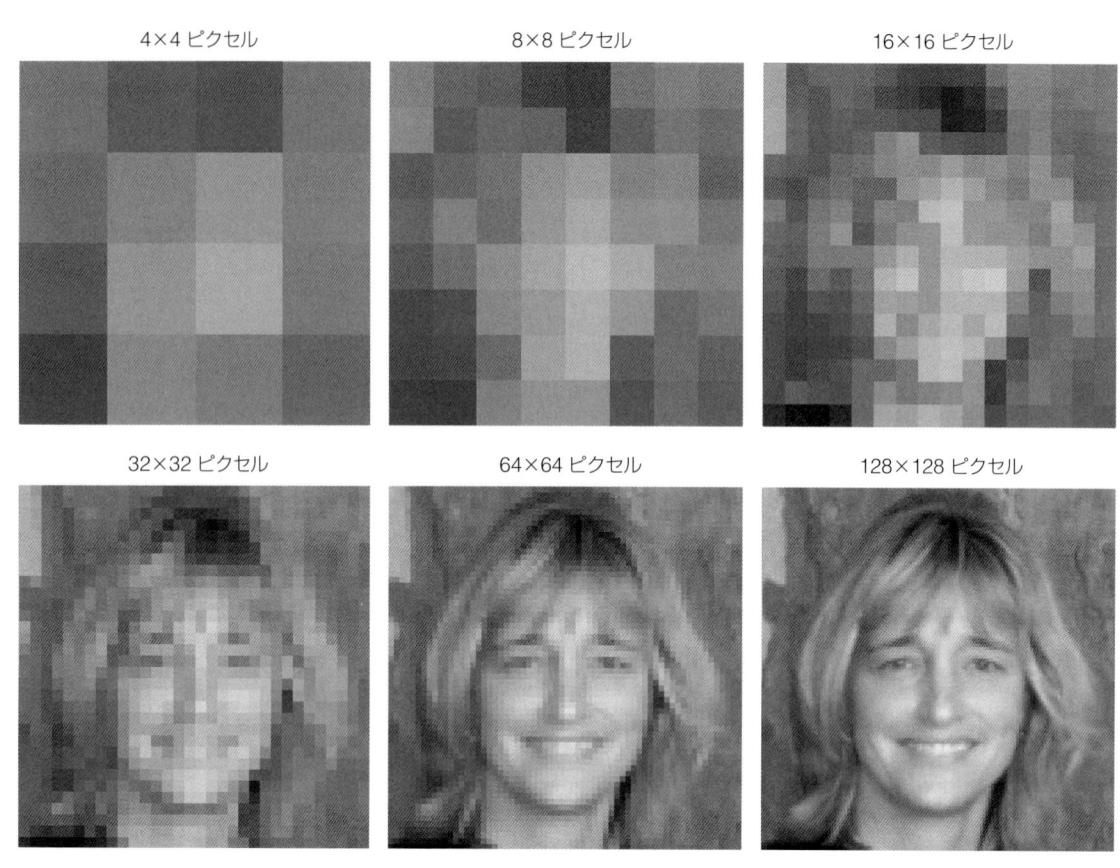

図 4.6　画像マトリックスの変化：どのように画像分解能が変化するかに注目

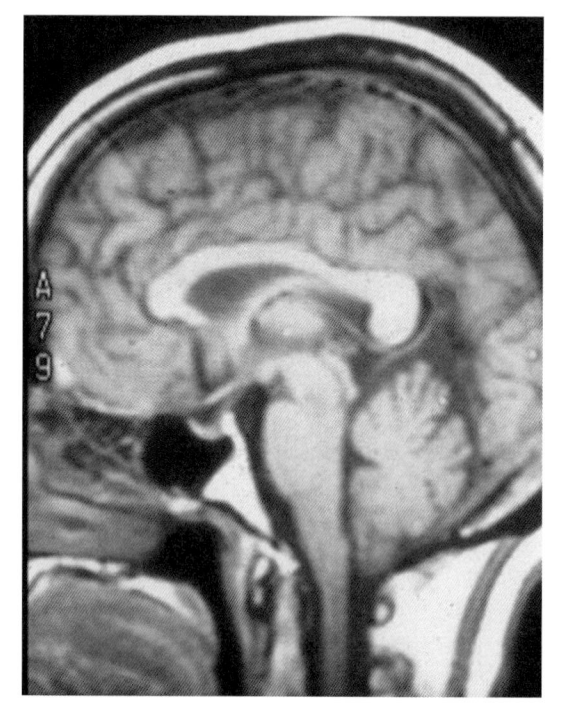

図 4.7　位相マトリックス 128 の脳 T1 強調矢状断像

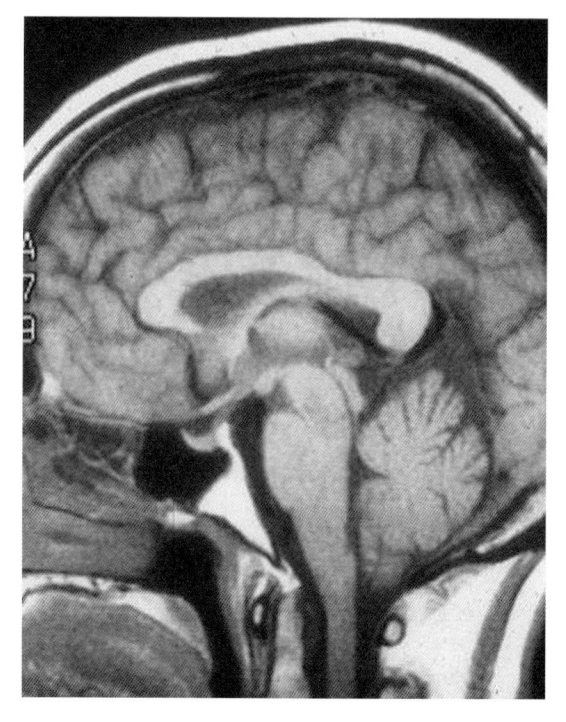

図 4.8　位相マトリックス 256 の脳 T1 強調矢状断像

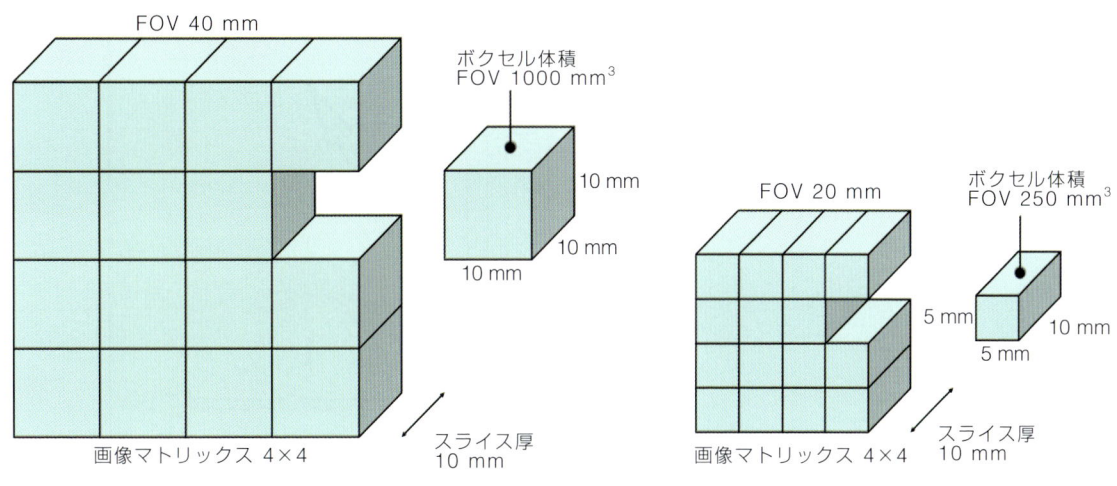

図 4.9　FOV vs SNR

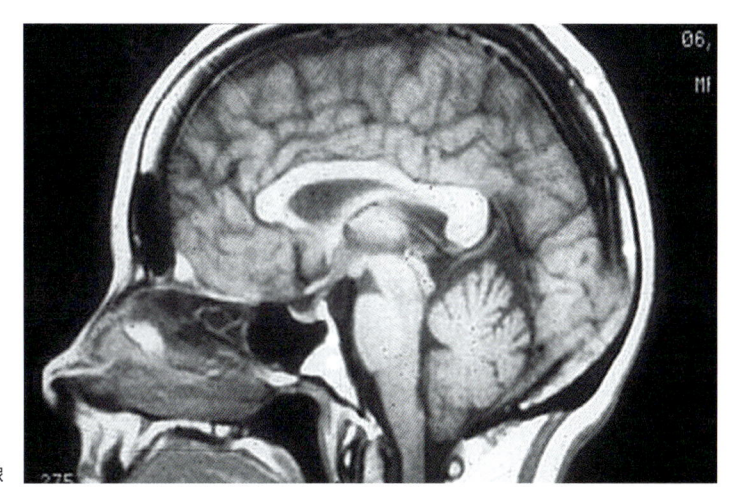

図 4.10　FOV 24 cm の脳 T1 強調矢状断像

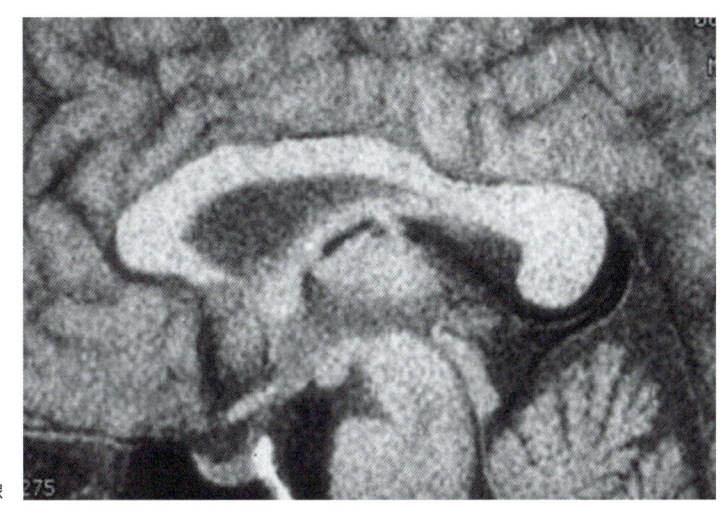

図 4.11　FOV 12 cm の脳 T1 強調矢状断像

に影響するので，位相方向マトリックスを 128 から 256 に増やすとスキャン時間は倍増する。
FOV を変化させる：図 4.9〜図 4.11 を見てみると，FOV が半分になっており，これは両軸に沿ってピクセル寸法を半分にしている。したがってボクセル容積および SNR は，元の 4 分の 1 に減少し

FA 30°

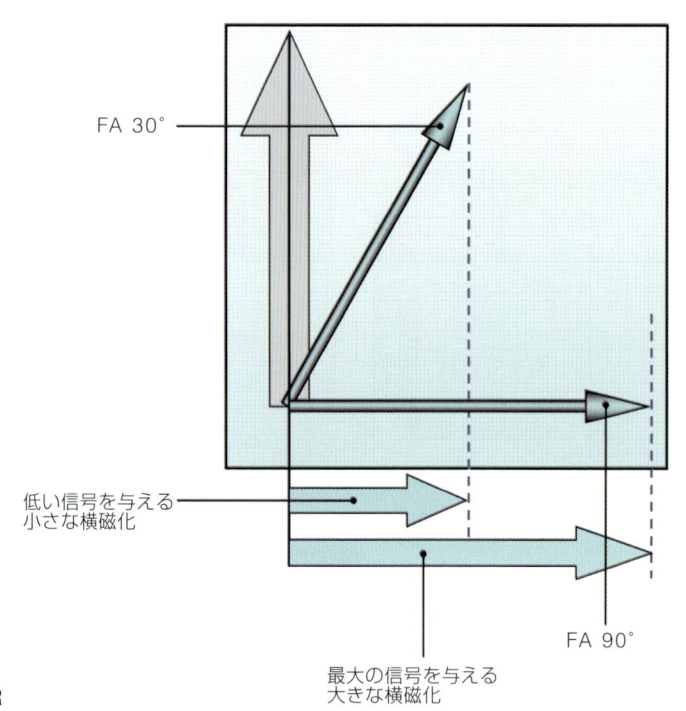

低い信号を与える
小さな横磁化

FA 90°

最大の信号を与える
大きな横磁化

図 4.12　FA vs SNR

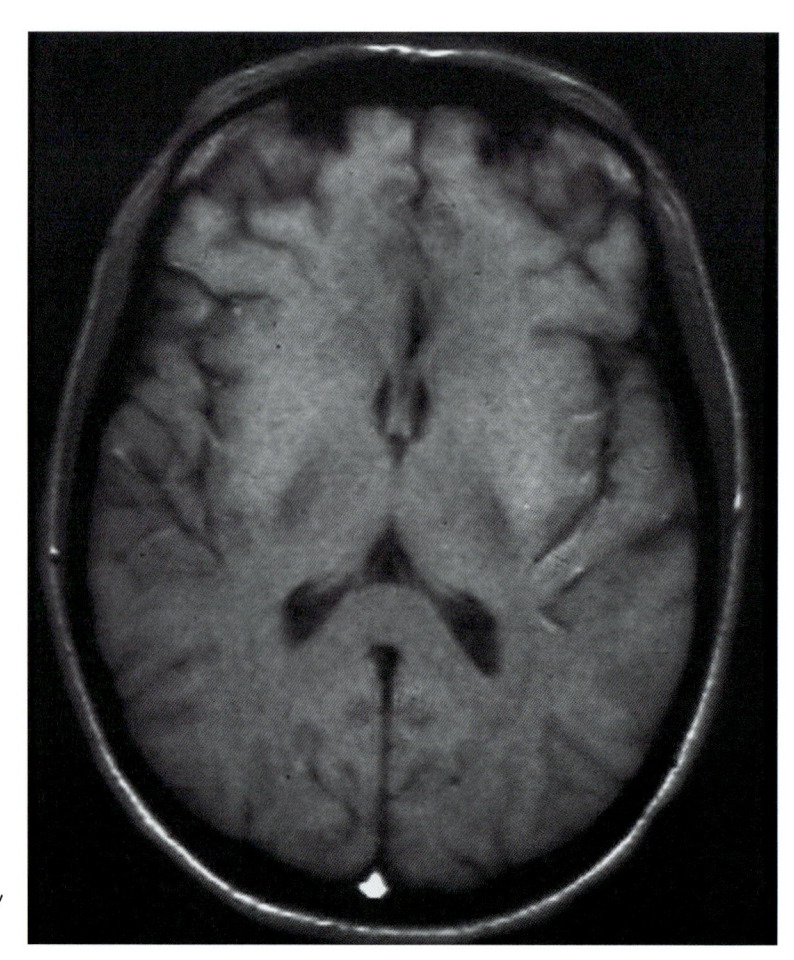

図 4.13　FA 90°の脳グラディエン
　　　　トエコー横断像

ている(ボクセル容積は 1000 mm³から 250 mm³ へ)。図 4.10 と図 4.11 を比べてみると，図 4.11 において SNR は減少しているが，解像度は明らかに向上している。画像化する領域や使用する受信コイルにもよるが，小さな FOV を使うときには SNR を増加させるための手段を講じることが必要となる。

TR，TE，FA

TR，TE，FA は，画像コントラストに影響を与えるパラメータとして通常認識されているが，それらは SNR にも影響を与えるため，画質全般に影響を与える。スピンエコー法は，90°の FA によってすべての縦磁化が横磁化に変換されるので，一般にグラディエントエコー法よりも信号が高い。グラディエントエコー法は 90°以外の FA を使うので，縦磁化の一部を横磁化に変換するだけである。

さらにスピンエコー法における 180°収束パルス (rephasing pulse) は，グラディエントエコー法で使われる収束傾斜磁場 (rephasing gradient) に比べ，より効率的に位相の再収束を行う。よって結果として現れるエコーは，より大きな信号強度を持つ。

- FA は，コイルに信号を誘発する横磁化の量をコントロールする(図 4.12～図 4.14)。信号の最大強度は FA＝90°によって得られる。図 4.13 と図 4.14 を見てみると，ここでは FA が 90°から 10°に減少させられている。結果として得られる画像の SNR は明らかに低下しており，画質を改善するために SNR を向上させる他の方法が必要となる。
- TR は，次の励起パルスが加えられる前に回復できる縦磁化の大きさをコントロールする。長い TR は縦磁化の完全な回復を可能にし，次の励起パルスではより多くの縦磁化が倒さ

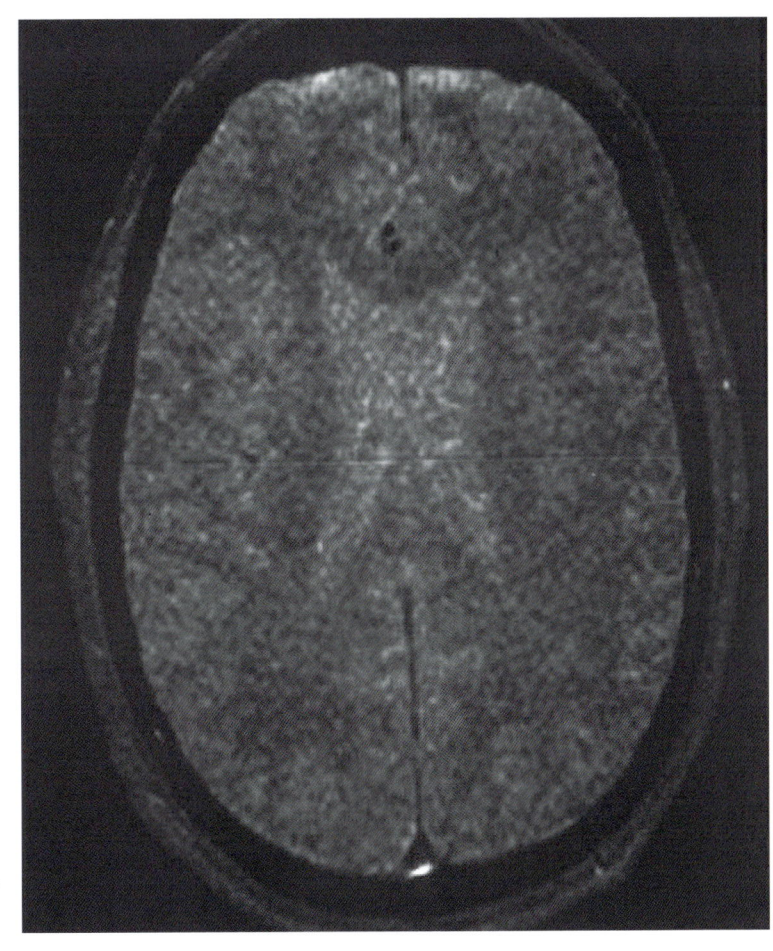

図 4.14 FA 10°の脳グラディエントエコー横断像

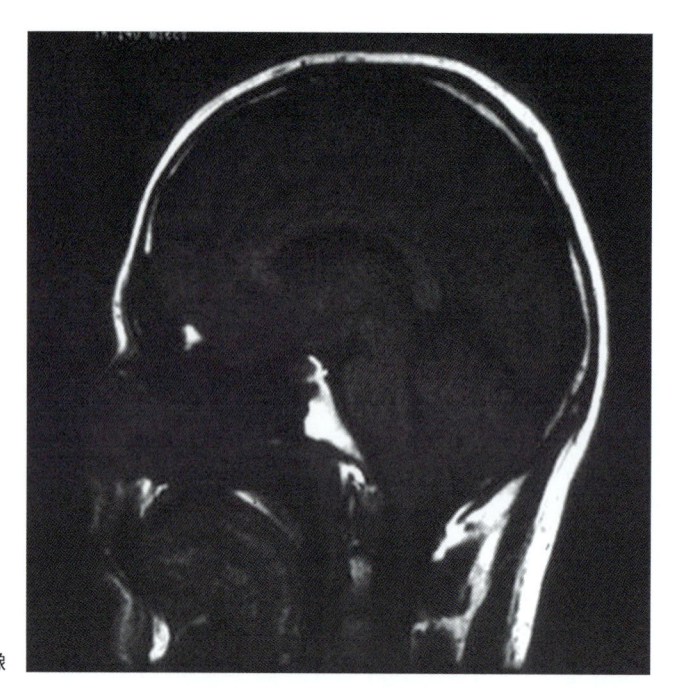

図 4.15　TR 140 ms の脳 T1 強調矢状断像

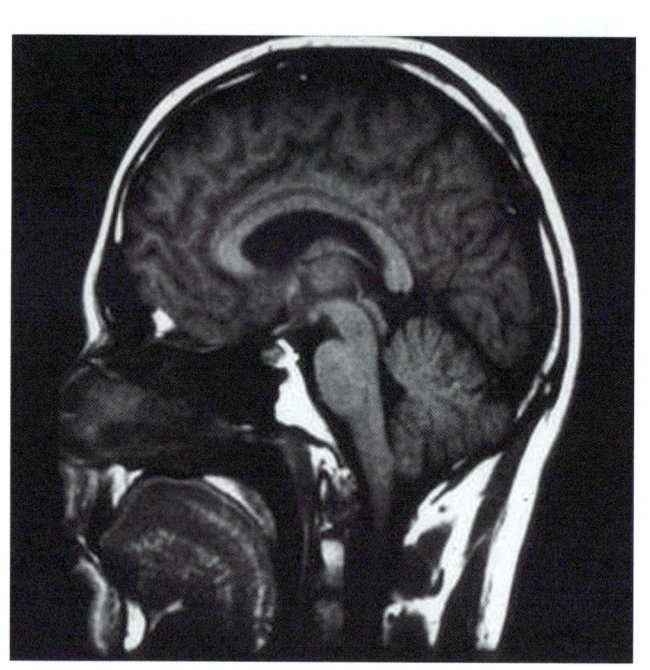

図 4.16　TR 300 ms の脳 T1 強調矢状断像

れることになる。短い TR では縦磁化の回復が完全ではないので，より少ない縦磁化が倒されることになる（図 2.8 参照）。図 4.15〜図 4.18 を見てみると，ここでは TR が 140 ms から 700 ms に増加している。SNR が TR の増加とともに改善していくのがよくわかる。これは TR が増加すると，より多くの縦磁化が励起されて横磁化を生成するからである。しかし，TR はスキャン時間に影響を与えるファクタの 1 つなので（3 章参照），TR を増加させることはスキャン時間および患者の体動が増すことにもなる。

- TE は，エコーが収集される前に減衰する横磁化の大きさをコントロールする。長い TE ではエコーが収集される前に横磁化の大きな減衰が生じるが，短い TE では減衰は少ない

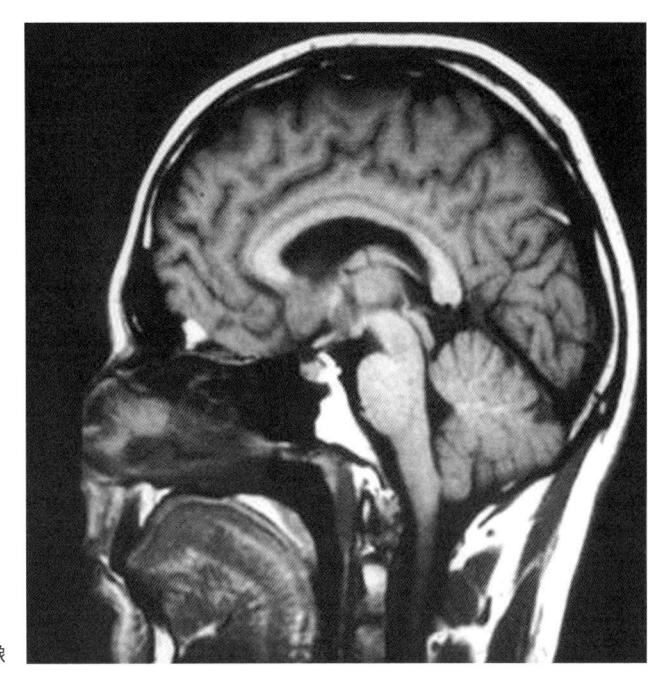

図 4.17　TR 500 ms の脳 T1 強調矢状断像

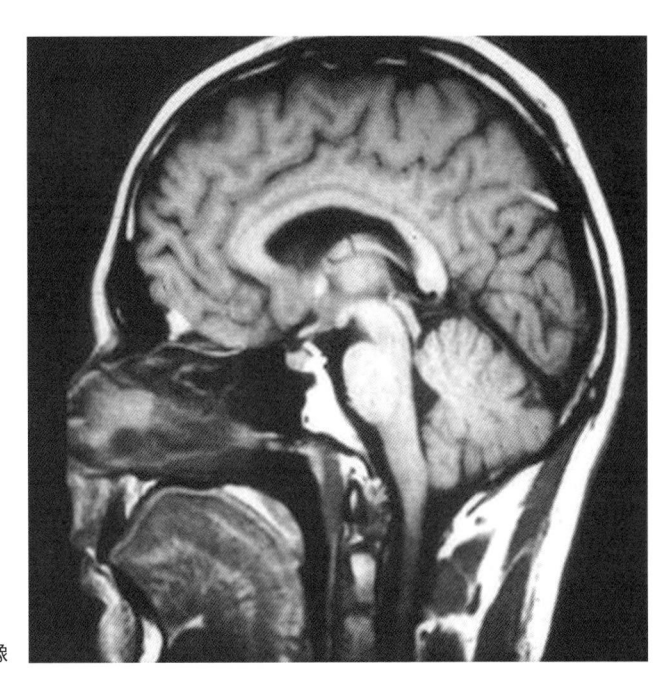

図 4.18　TR 700 ms の脳 T1 強調矢状断像

（図 4.23）。図 4.19〜図 4.22 を見てみると，ここでは TE が 11 ms から 80 ms に増加している。SNR は TE の増加とともに劇的に低下している。これは位相を再収束してエコーを生み出すことができる横磁化が少なくなっているからである。これが長い TE を用いる T2 強調シーケンスが，短い TE を用いる T1 またはプロトン密度強調シーケンスよりも SNR が低くなる理由である。

まとめ

- 長い TR は SNR を増加させ，短い TR は SNR を減少させる。

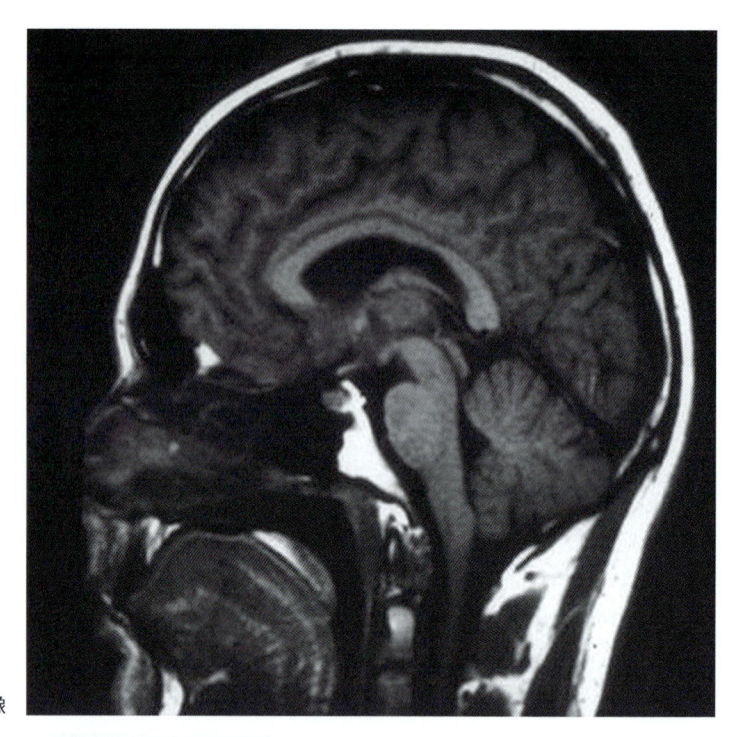

図 4.19　TE 11 ms の脳 T1 強調矢状断像

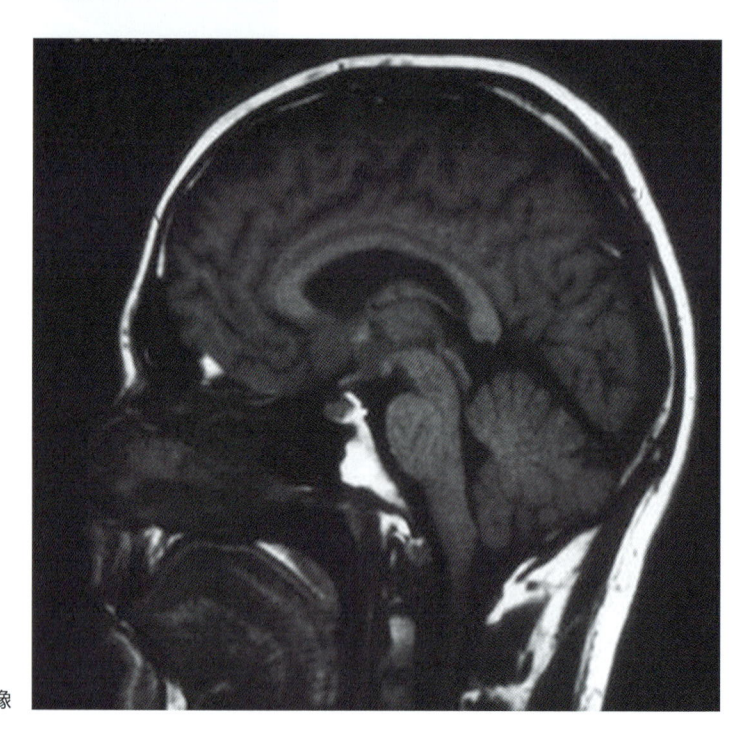

図 4.20　TE 20 ms の脳 T1 強調矢状断像

- 長い TE は SNR を減少させ，短い TE は SNR を増加させる。
- FA が小さくなると，SNR も低くなる。

加算回数（NEX，NSA）

　これは同じ位相エンコードで収集されるデータの積算回数である。加算回数（NEX〔number of excitations〕，NSA〔number of signal averages〕）は k

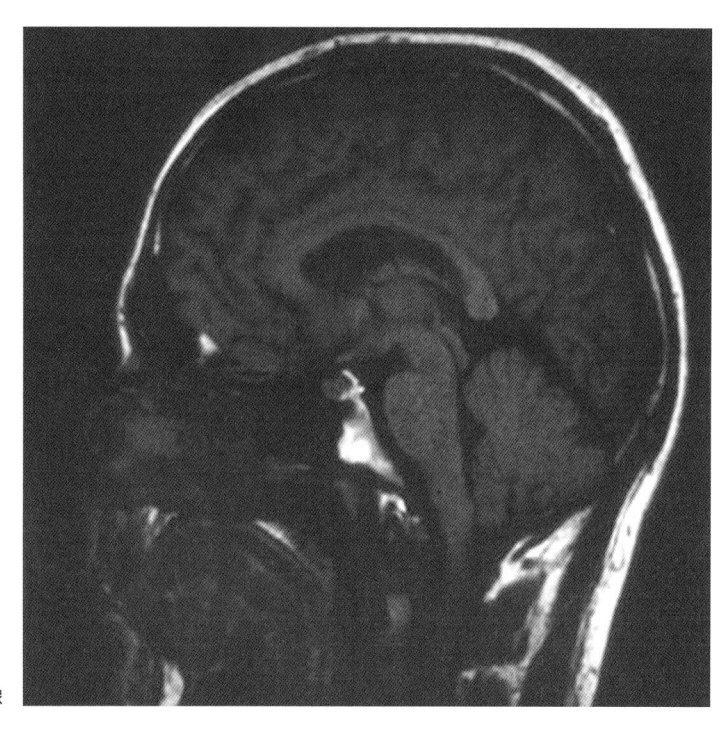

図 4.21　TE 40 ms の脳 T1 強調矢状断像

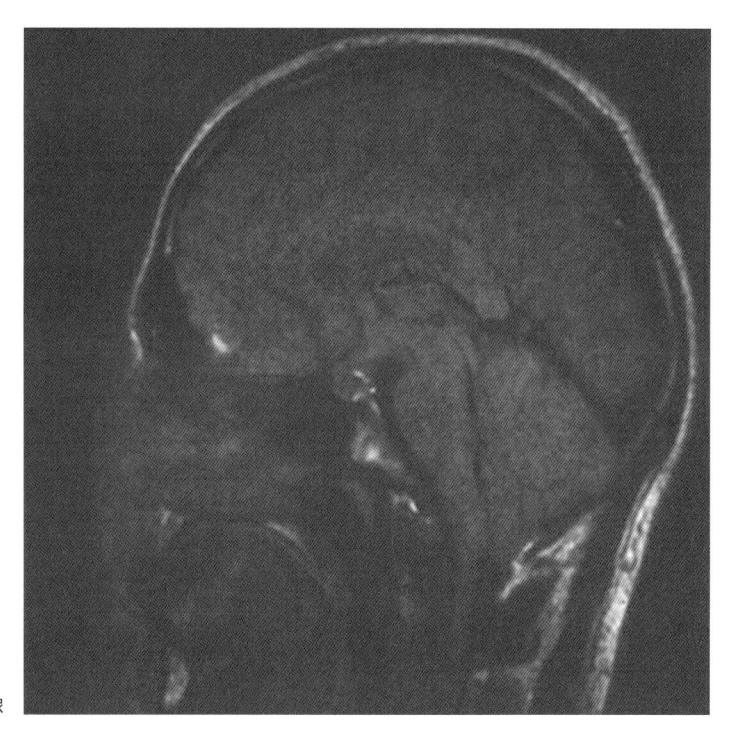

図 4.22　TE 80 ms の脳 T1 強調矢状断像

空間の各ラインに蓄積されるデータ量をコントロールする(3章参照)。"整理だんすのたとえ"を引用すると，NEX はそれぞれの引き出しがデータで充填される回数である。したがって NEX を2倍にすると，k 空間の各ラインに蓄積されるデータ量が2倍となるが，NEX を半分にすると，蓄積されるデータ量は半分となる。

データは信号と雑音の両方を含んでいる。ノイズはランダムであり，データが蓄積されるたびに異なる位置に存在する。しかし信号はランダムで

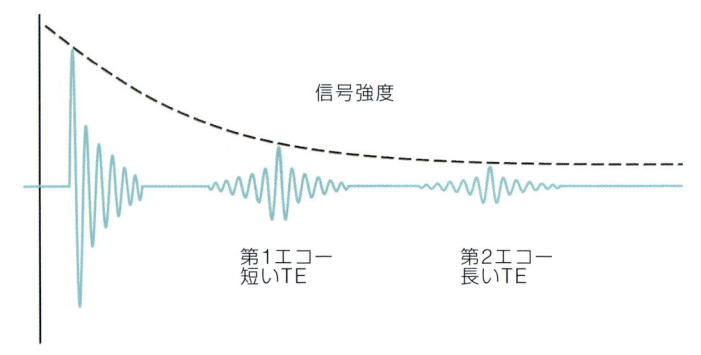

図4.23　TE vs SNR

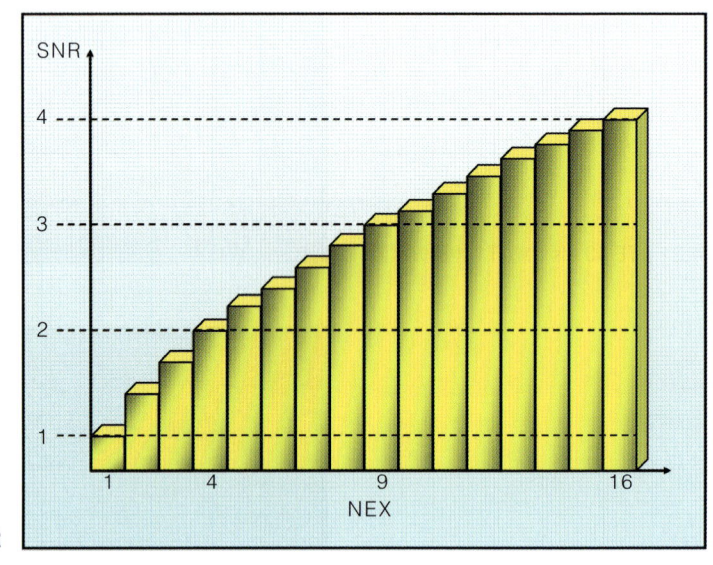

図4.24　加算回数(NEX) vs SNR

はなく，収集されるときには同じ場所で生じる。ランダムノイズの存在は，NEXを2倍にしてもSNRは$\sqrt{2}$倍($\fallingdotseq$1.4)にしかならないことを意味する。したがってNEXを増やすことは必ずしもSNRを向上させる最良の方法とはならない。このことは図4.24に示されている。

　SNRを2倍にするためには，NEXおよびスキャン時間を4倍にする必要がある。SNRを3倍にするには，NEXおよびスキャン時間を9倍にする必要がある。スキャン時間が増えれば，患者の動きが増えてしまう。図4.25と図4.26を見てみると，ここではNEXが1から4に増加している。SNRは図4.26において向上しているのが明らかであるが，図4.25よりも4倍の時間がかかっている。NEXを増加することは，時に体動によるアーチファクト(モーションアーチファクト)を減らせる場合があるが，これについては後の7章で議論されている。

受信バンド幅

　これは読み取り傾斜磁場がかけられている間にサンプルされる周波数の範囲である。バンド幅を減らすと，信号に比べてサンプルされるノイズが減ることになる。なぜならノイズはすべての周波数に生じ，時間的にランダムであるからである。周波数エンコード傾斜磁場にフィルタを利用すると，信号の周波数よりも高いノイズ周波数や低いノイズ周波数が除去される。

　信号に比べてサンプルされるノイズの割合が少ない場合には，SNRはバンド幅を減らすことで増加する(図4.27)。バンド幅を半分にするとSNRは約40％増加するが，サンプリング時間も増加する。結果として，バンド幅を減らすと実行できる

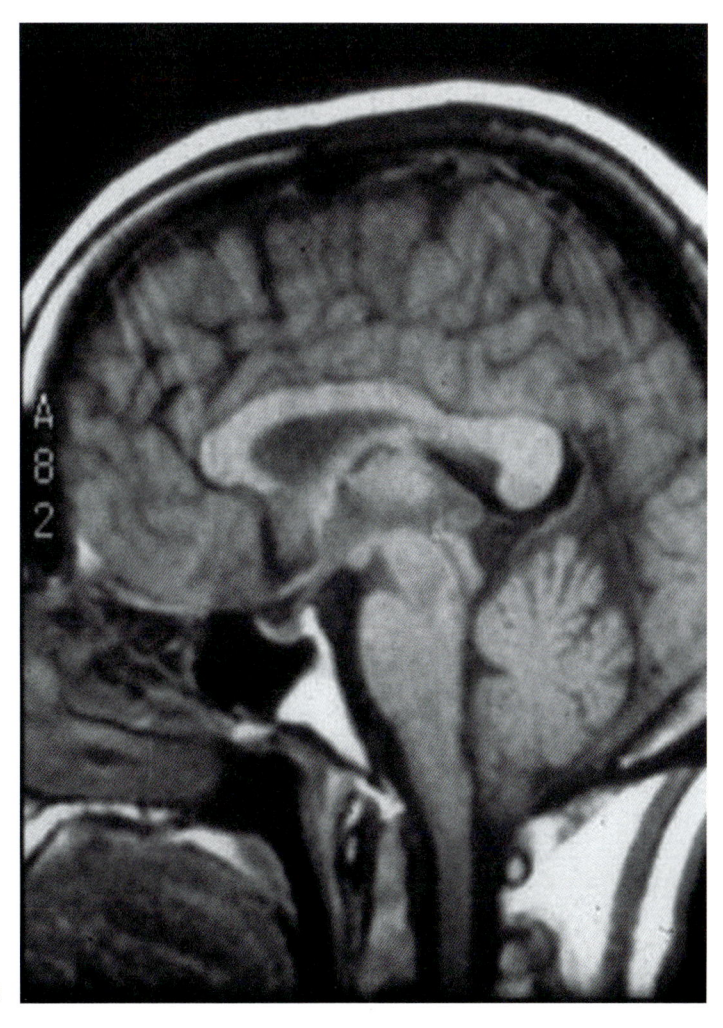

図 4.25 NEX 1 の脳 T1 強調矢状断像

最小 TE が延長する（3 章参照）。バンド幅を減らすことはまた，化学シフトアーチファクトを増加させることにもなる（7 章参照）。

学習のポイント： 狭い受信バンド幅を使うとき

これらの制限事項はあるが，いくつかの臨床状況ではバンド幅を減らすことが有効である。T2 強調で長い TE が必要とされるときに，TE が延長することは重要ではない。さらに化学シフトアーチファクトは，同じボクセル内に水と脂肪が共存するときにのみ生じる。したがって，脂肪または水のいずれかからの信号を除去したり，化学シフトアーチファクトを排除したりするような化学的飽和（chemical saturation）（6 章参照）と併せて T2 強調像を行うときには，バンド幅を減らすことは SNR をかなり改善させる有用な方法の 1 つと

なる。別の状況として，非常に短い TE が要求されるときに，しばしばバンド幅を広げることが必要となる。このとき，より多くのノイズがサンプルされるのでSNR は低下するが，非常に短い TE を実現するためにはサンプリング時間はかなり短くしなければならない。これは特に高速グラディエントエコー法と関連する（5章参照）。

コイルタイプ

使用するコイルは，信号の強度（したがってSNR）に影響を与える。コイルについては 9 章で議論されている。クアドラチャーコイルは，信号を受信するために 2 つのコイルが使われているのでSNR が高くなる。フェイズドアレイコイルでは，数個のコイルからのデータが同時に加えられるの

88　MRI 基礎と実践

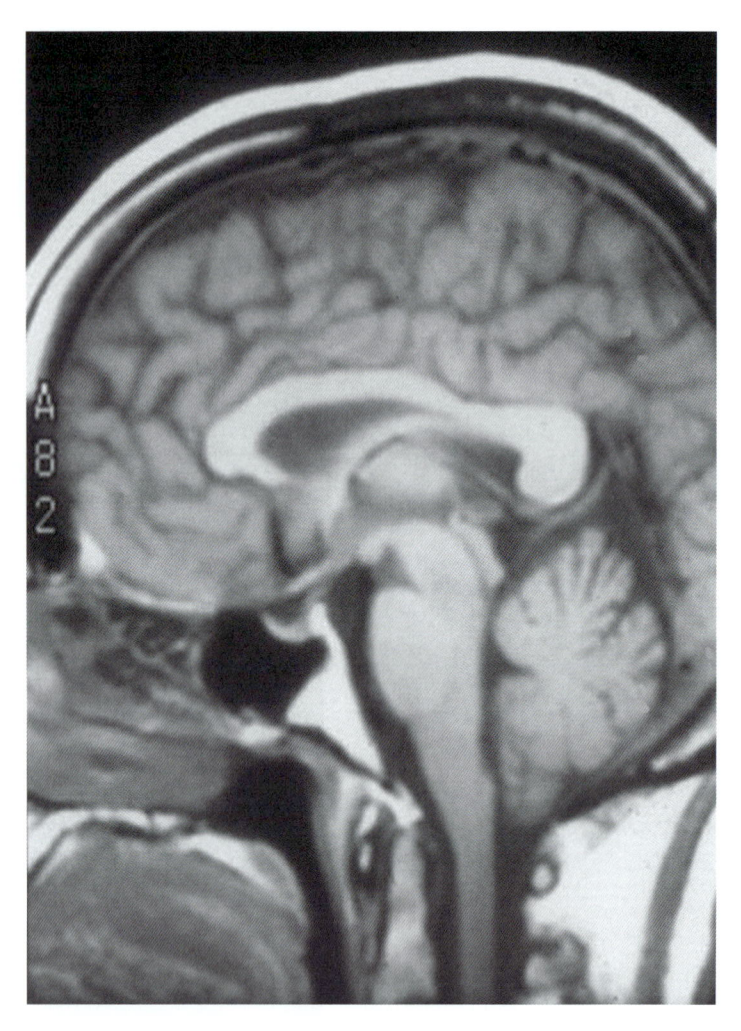

図 4.26　NEX 4 の脳 T1 強調矢状断像

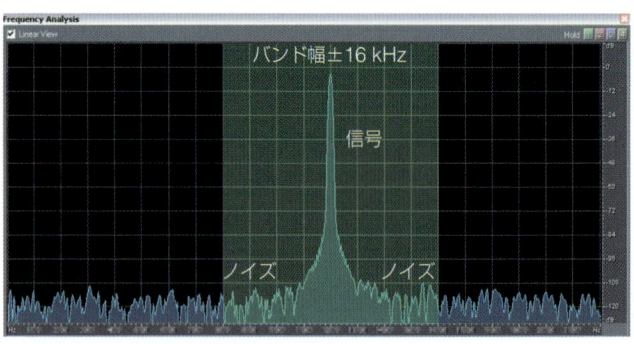

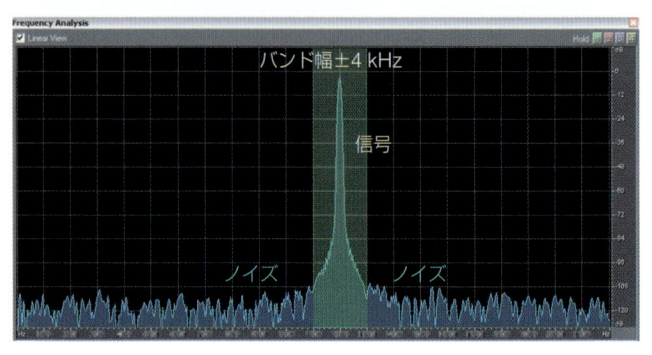

図 4.27　バンド幅 vs SNR

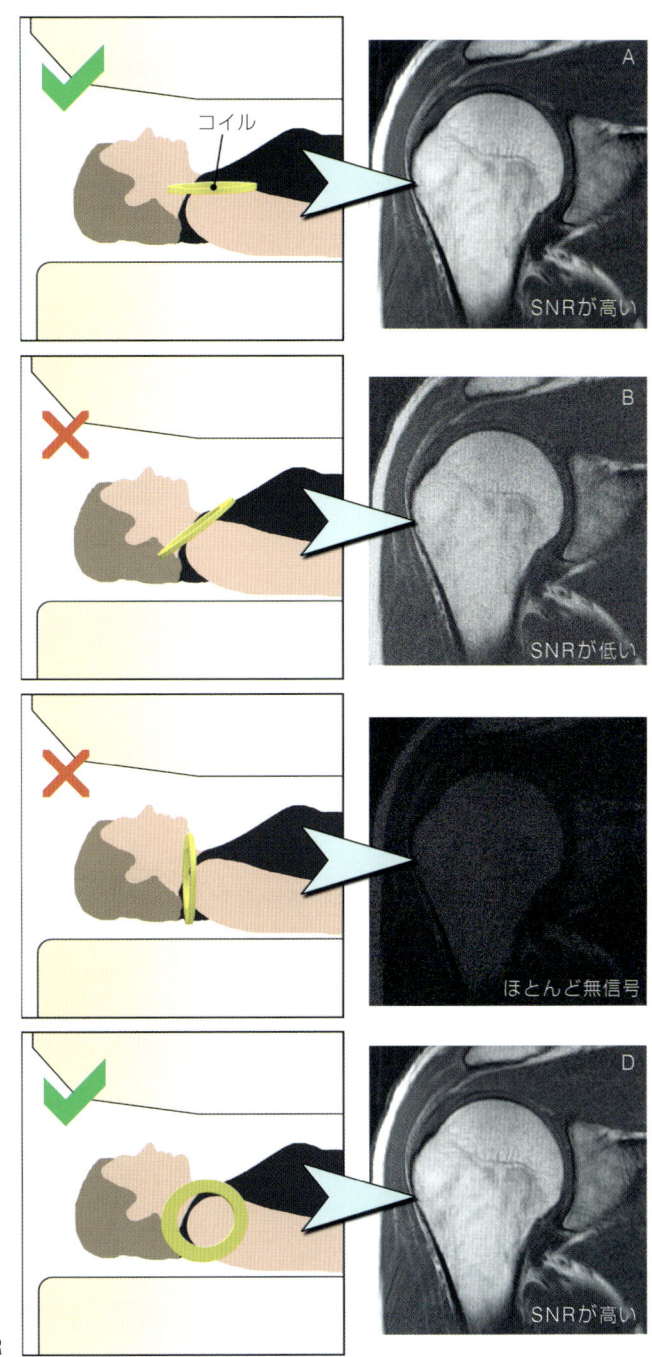

図 4.28 コイル位置 vs SNR

でさらに SNR が向上する。サーフェイスコイルも，検査領域に近接して置かれるので SNR は高まる。適切な受信コイルの使用は，SNR の最適化にきわめて重要な役割を果たす。一般的に受信コイルの大きさは，コイルの感度容積が画像化する組織容積を満たすよう選ばれなければならない。しかし，大きなコイルでは FOV 外の組織が信号を生じうるので，エリアシングを生じる可能性が高まる。コイルの位置も SNR の最適化に非常に重要である。最大の信号を得るためには，B_0 に対して平行な面でコイルを位置づけなければならない。サーフェイスコイルを使う場合に，コイルが傾いていると SNR の低下を生じることがある（図 4.28）。

> **まとめ**
>
> 画質を最適化するためには，SNR をできるだけ高めなければならない。これを達成するために以下の事項を必要とする。
>
> - スピンエコーパルスシーケンスを使用する（大きな FA を使っている）。
> - 非常に短い TR や非常に長い TE を使わない。
> - 適切なコイルを使用し，それが良好に調整され正しく位置づけられ固定されている。
> - 粗いマトリックスを使用する。
> - 大きな FOV を使用する。
> - 厚いスライスを選択する。
> - できるだけ多くの NEX を使う。

コントラスト雑音比（CNR）

コントラスト雑音比（contrast to noise ratio：CNR）は，隣接する領域間での SNR の相違として定義される。それは SNR に影響を及ぼすのと同じファクタによってコントロールされる。CNR は低信号から高信号の領域を区別するための識別能を直接左右するので，画質に影響を及ぼす最も重要なファクタと考えられる。画像コントラストは，2 章で議論したように内因性，外因性パラメータの両方に依存しており，これらのファクタもまた CNR に影響を及ぼす。実際には，CNR は次の方法によって向上する。

T2 強調画像を用いる：T2 強調画像は T1 強調画像よりも SNR は相当低いが（長い TE のため），腫瘍を正常組織から識別する力はかなり大きい。それは腫瘍の信号が周囲よりも高い（すなわち CNR が高い）からである。このことは図 4.29 に示されている。ここでは全体的な画質は不良だが，肝病変の信号強度が正常肝とは非常に異なっているので病変が良好に識別できる。

造影剤を用いる：造影剤を投与する目的は，病変（強調される）と正常組織（強調されない）との間の CNR を向上させることにある（11 章参照）。

化学的前飽和法を用いる：正常組織からの信号を飽和させて抑制することによって，病変がより明瞭になることが多い（6 章，図 6.19 参照）。

磁化移動コントラスト（MTC）を用いる：MRI では，十分長い T2 値を持ったプロトンを画像化できる。T2 時間の短いそのほかのプロトンは，信号が収集される前に横磁化が減衰してしまうのでほとんど描出されない。これらのプロトンは主にタンパク質や細胞膜などの巨大分子に結合した，結合プロトン（bound protons）と呼ばれる。T2 値の長いプロトンは視覚化でき，自由プロトン（free protons）と呼ばれる。結合プロトンと自由プロトンとの間の磁化移動は常に存在し，自由プロトンの T1 値に変化をもたらす。このことは結合プロトンを選択的に飽和させ，**磁化移動コントラスト**（magnetization transfer contrast：MTC）により自由プロトンからの信号が低下することで実現できる。MTC 飽和パルスは，結合プロトンの横磁化を選択的に消失させるバンド幅で，励起パルスの前に加えられる。MTC の利用は，病変と正常組織との間の CNR を向上させ，アンギオグラフィや関節画像を含む多くの領域で有用である。

空間分解能

空間分解能（spatial resolution）とは，2 点を分離して識別できる能力のことで，ボクセルサイズによってコントロールされる。ボクセルサイズは以下の事項の影響を受ける。

- スライス厚
- FOV
- ピクセル数またはマトリックス数
  （図 4.1 参照）

小さなボクセルでは，小構造が容易に区別できるので空間分解能がよい（図 4.30）。一方，大きなボクセルでは，小構造をあまりよく分離できないので，空間分解能は低くなる。大きなボクセルでは，ボクセル内の個々の信号は平均化され，それぞれを識別できなくなる。これは**部分容積**（partial voluming）をもたらす。

- スライスを薄くするほど，選択したスライス

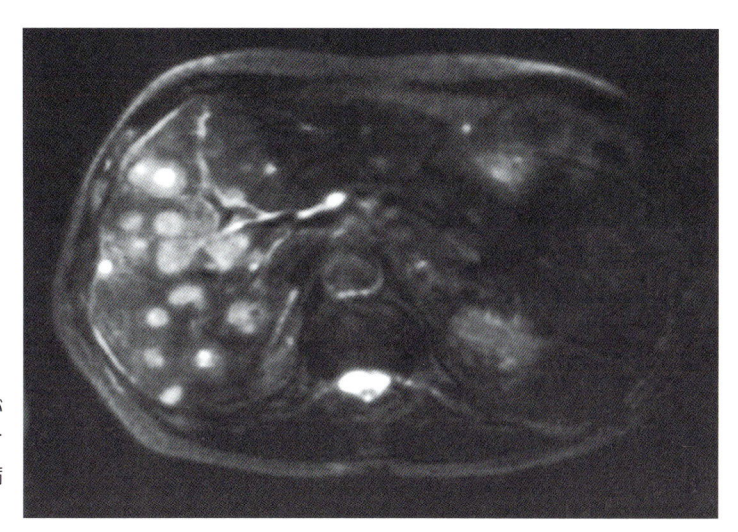

図 4.29　肝 T2 強調横断像。肝内の病変が正常肝実質より強い信号を呈している。そのため CNR が高く，病変がよく見える

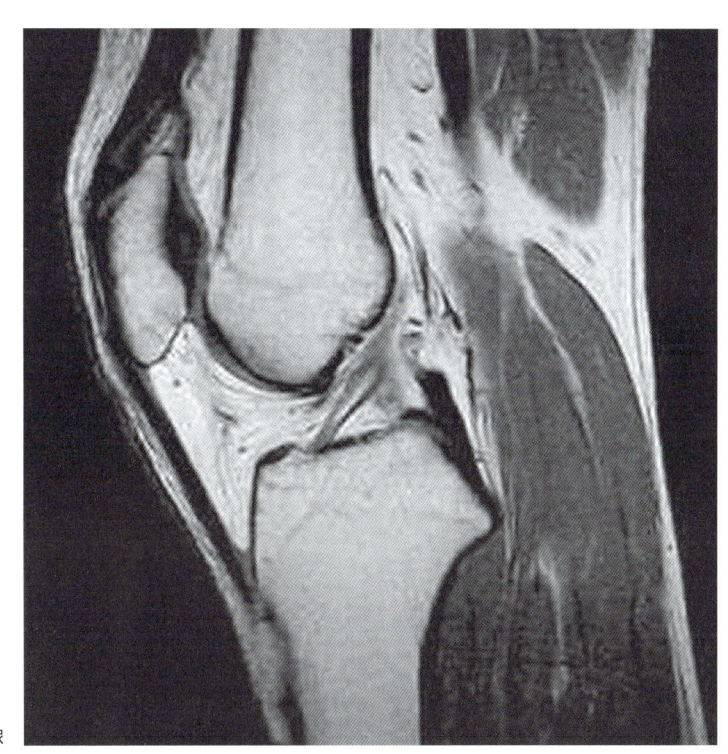

図 4.30　膝の高分解能矢状断像

面における小構造を分離する能力が高まる。したがって，スライスを薄くすると空間分解能は向上し，厚くすると空間分解能は低下し部分容積が増加する。しかし，スライスを薄くするとボクセルは小さくなり，SNR は低下する(図 4.4 と図 4.5 参照)。

- マトリックスは FOV におけるピクセル数を決定する。小さなピクセルほど隣接する 2 つの構造を区別することができるので，空間分解能が向上する。したがって，マトリックスを増加させると空間分解能は向上する。しかし，細かいマトリックスではボクセルは小さくなり，SNR は低下し(図 4.7 と図 4.8 参照)，さらに位相マトリックスが増えるので，スキャン時間は増加する。
- FOV の大きさもまたピクセルサイズを決定する。大きな FOV では大きなピクセルとなり，小さな FOV では小さなピクセルとなる。した

均等マトリックス正方形 FOV　　　不均等マトリックス正方形 FOV

周波数軸　　正方形ピクセル　　位相軸　　周波数軸　　長方形ピクセル　　位相軸

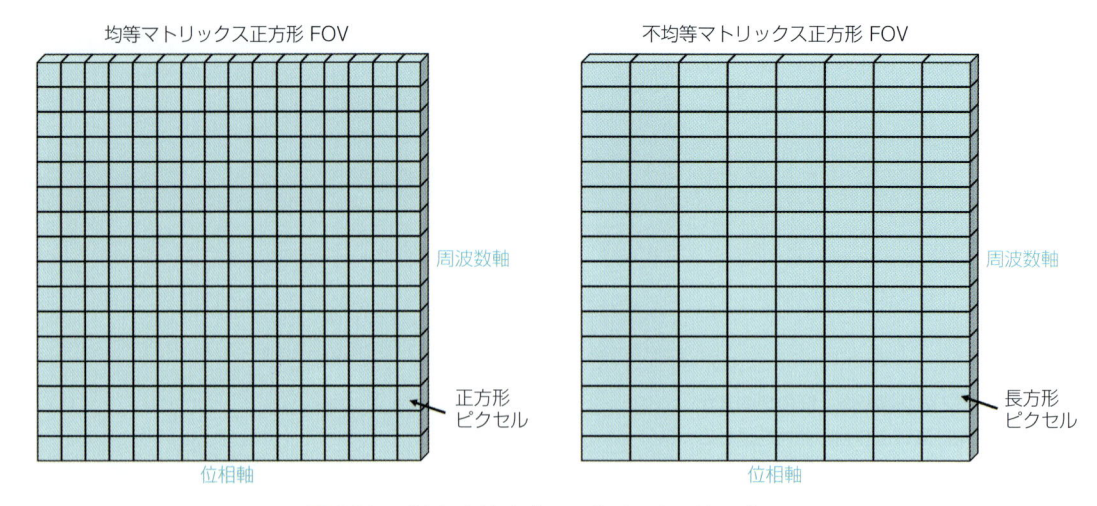

図 4.31　ピクセルサイズ vs マトリックスサイズ

均等マトリックス正方形 FOV　　　不均等マトリックス長方形 FOV

周波数軸　　正方形ピクセル　　位相軸　　周波数軸　　正方形ピクセル（不変）　　位相軸

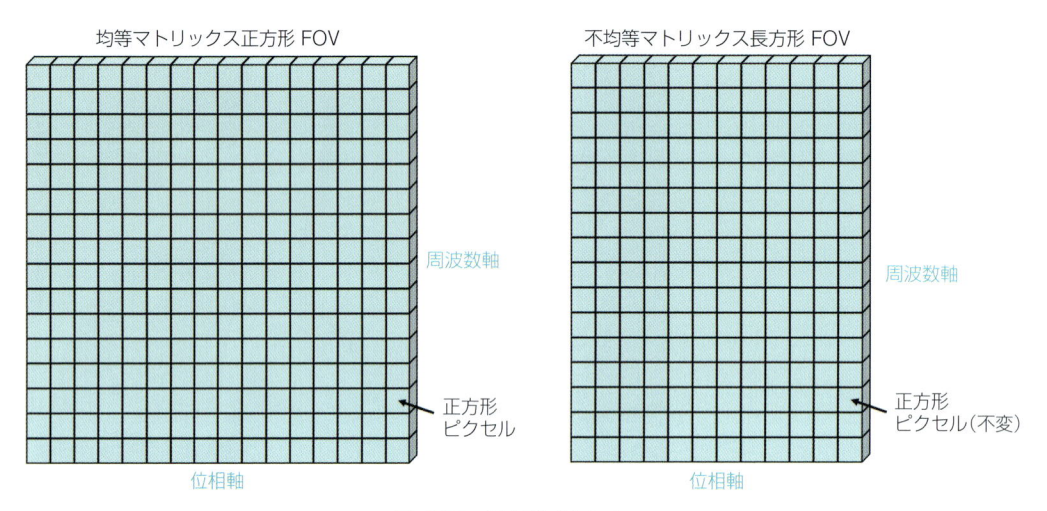

図 4.32　正方形ピクセル

がって，FOV を大きくすると空間分解能は低下する。しかし，小さな FOV ではボクセルは小さくなり，SNR を低下させる（図 4.10 と 図 4.11 参照）。

空間分解能とピクセル外形

　正方形ピクセルでは，画像の分解能は周波数方向，位相方向の両方向で等しいので，長方形ピクセルよりも常に良好な空間分解能を生じる。FOV が正方形で，256×256 といった均等なマトリックスであれば，ピクセルもまた正方形となる。FOV が正方形で，256×128 といった不均等なマトリックスであれば，ピクセルは長方形となる（図 4.31）。

　通常，周波数マトリックス数は大きい方のマトリックス数となり，位相マトリックス数はスキャン時間や分解能を変化させるように変更される。もし位相マトリックス数が周波数マトリックス数より小さいとすると，ピクセル形は位相方向で長くなる。そのため空間分解能は位相方向で低下する。しかしいくつかのシステムでは，マトリックスにかかわらずピクセルを自動的に正方形に保つことが行われる。つまり，もし位相エンコード数が周波数エンコード数の半分の時に，位相方向の FOV を周波数方向の FOV の半分とすると，ピクセルは正方形のままとなる。この方法ではマトリックスにかかわらず空間分解能を維持している（図 4.32）。

しかしFOVは常に，要求される解剖構造を位相方向でカバーしていなければならない。位相方向のFOVを増加させるためには，位相エンコード数を増やさなければならず，これはスキャン時間を増加させることになる。さらに，小さな正方形ピクセルのSNRは，長方形ピクセルより低くなる。FOVを正方形に保つ方法を採用しているシステムでは，長方形ピクセルを選択するオプションが通常利用できる。このオプションでは，位相方向の解剖構造をカバーしSNRを高めるために，自動的にFOVを正方形に保つことが行われる。これは，ピクセルが位相方向に自動的に長方形化されるので，位相エンコード数を増やすことなく（したがってスキャン時間を増やすことなく）実行できる。空間分解能は低下しているが，各ピクセルは大きくなっているのでSNRは向上している。多くのシステムは常に，このFOVを正方形に保つ後者の方法を使用している。このシステムでは，マトリックスの大きさが空間分解能，SNRおよびスキャン時間を左右する。このシステムには，不均等マトリックスで空間分解能を維持する**長方形FOV**（rectangular FOV）と呼ばれるオプションがある。

長方形FOV

いくつかのケースでは，システム上は長方形ピクセルを使うことはできるが，解剖構造が正方形FOVほど大きくないことがあり，このときに長方形FOVが求められる。正方形FOVを得るために，高分解能撮像をすることは時間的な犠牲が大きい。この目的のために多くのシステムは，長方形FOVとして知られるオプションを提供している。長方形FOVでは，通常必要とされる位相エンコード総数の一部だけが実行されるので，空間分解能は維持されスキャン時間は短くなる。

位相方向のFOVの大きさは周波数方向に比べ小さくなるので，画像化する解剖構造が長方形FOVに適合するとき（例えば腰椎矢状断像）に用いることができる。例えば，256×256マトリックスで，周波数軸FOVが24cmで位相軸FOVをその半分にするとして長方形FOVが選択されたならば，256×256の分解能は維持され，スキャンは128の位相エンコードのみを行って完了となる。周波数方向のFOVは24cmで位相方向FOVは12cmとなり，スキャン時間は半分となる（図4.33と図4.34）。

学習のポイント：
長方形FOVとk空間充填（"整理だんすのたとえ"を用いて）

長方形FOVでは，位相方向のFOVは周波数方向のFOVより小さくなり，スキャン時間は短くなるが分解能は変化しない。3章で述べられているk空間についての"整理だんすのたとえ"を用いると，整理だんすの高さは最上部と底部の引き出しを決定する（ほとんどの引き出しはデータで満たされている）。言い換えると，これが画像分解能を決定する。例えば，256×256マトリックスが選ばれたなら，要求される分解能を得るために±128ラインをデータで満たさなければならない（図4.35）。

スキャン時間を短くするためには，位相エンコード数（すなわち引き出しの数）を減らさなければならない。これを達成するために，各位相エンコードのステップ間隔を増加させる。この増加分は一連の位相エンコード傾斜磁場の勾配の差異であり，"整理だんすのたとえ"では各引き出しの深さに対応する。ステップ間隔の増加分（すなわち引き出しの高さ）は，位相方向のFOVの大きさに反比例する。したがって，引き出しが深くなると位相方向のFOVは小さくなり，浅くなると大きくなる。例えば，ステップ間隔が半分であれば位相方向のFOVは2倍となり，逆もまた同様である。長方形FOVではステップ間隔が増加され，±128ラインの間でより少ない位相エンコードが実行される。これによりスキャン時間は短くなり，同時に位相方向FOVを小さくし長方形FOVとなる。このたとえを用いると，必要とされているデータが少ないので，いくらかの信号が失われていることが容易にわかる。

まとめ

画質を改善するためには空間分解能を最適化しなければならない。空間分解能は以下によって維持することができる。

- できるだけ薄いスライス厚を選ぶ。
- 細かいマトリックスを選ぶ。
- 小さなFOVを選ぶ。
- できれば長方形FOVを選ぶ。

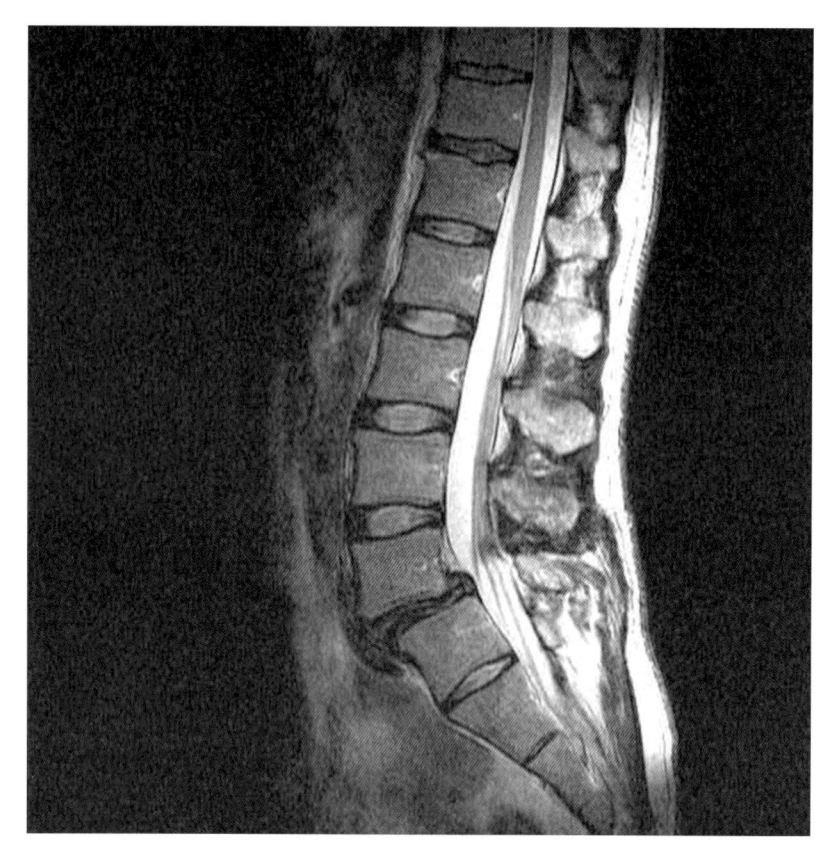

図 4.33 腰椎 T2 強調矢状断像（24 cm 正方形 FOV，256×256 マトリックス）

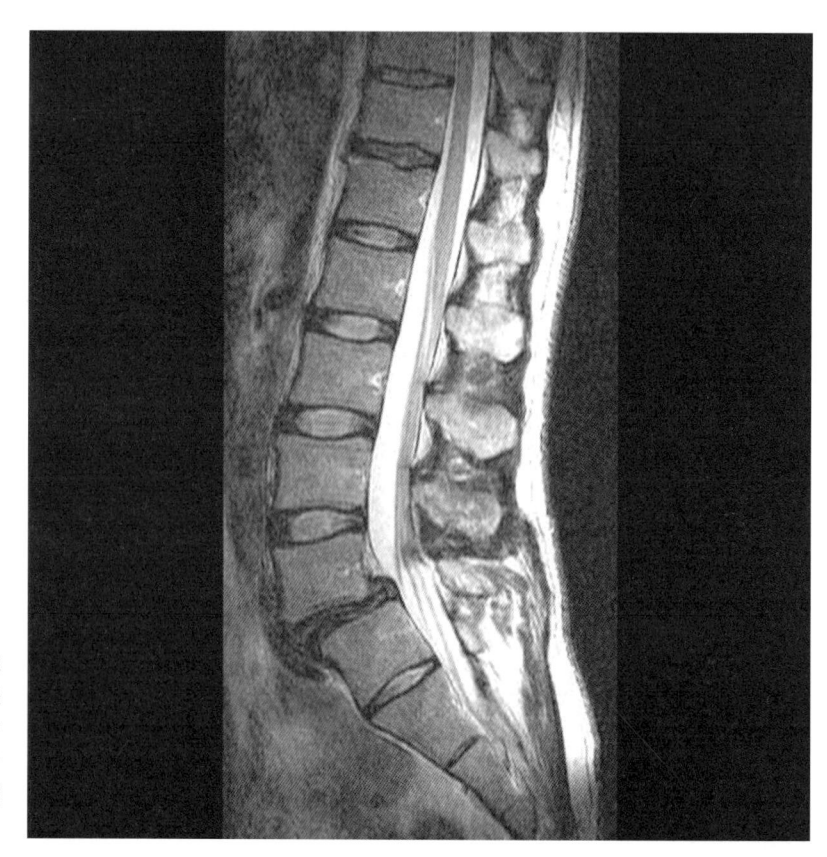

図 4.34 腰椎 T2 強調矢状断像（位相方向 12 cm の長方形 FOV）。スキャン時間は図 4.33 の半分だが，画像分解能は変化していない

(+128)

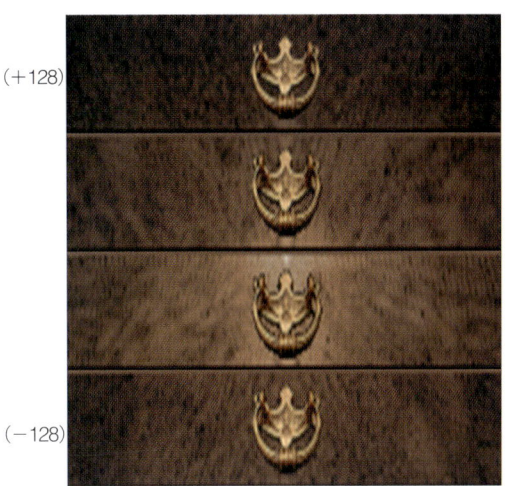

(−128)

各引き出しの
高さは通常の2倍

図4.35　長方形FOVと整理だんす

学習のポイント：
分解能は最小TEにどのように影響するのか

　分解能はボクセルの大きさによって調節される。小さなボクセルつまり良好な分解能を得るためには，薄いスライス厚，小さなFOVおよび細かいマトリックスを用いる必要がある。

- スライス厚は，スライス選択傾斜磁場の傾きによって決定される。したがって**薄いスライス**を得るために，スライス選択傾斜磁場の勾配は**急**になる。
- FOVの大きさは，周波数エンコード傾斜磁場の傾きによって決定される。**小さなFOV**を得るために，周波数エンコード傾斜磁場の勾配は**急**になる。
- 位相方向のマトリックスサイズは，実行される位相エンコード数によって決定される。**細かいマトリックス**を得るためには，位相エンコード傾斜磁場の数（割合）を**増やす**ことになる。

　薄いスライスや細かいマトリックスまたは小さなFOVが選択され，パルスシーケンス中の傾斜磁場の傾きを急にしなければならないとすると，傾斜磁場の立ち上がり時間（rise time）が大きくなる。傾斜磁場の**立ち上がり時間**は，正確な傾きを得るために必要とされる時間である（9章参照）。傾斜磁場の傾きが急であると，傾斜磁場の立ち上がり時間は相対的に大きくなる。したがって急な傾斜磁場は，傾斜磁場コイルに大きな負荷を与える。そのため，システムはすべての傾斜磁場が完成するまでは信号を収集することができないので，傾斜磁場の傾きが急であると最小TEが増加することになる。小さなFOV，薄いスライス，細かいマトリックスでは最小TEを増加させ，その結果得られる

スライス数が減少することも考えられる。つまりTEが増加すると，各スライスの選択やエンコーディングに多くの時間がかかり，TR内で励起されるスライスが少なくなる。いくつかのシステムでは選択されたすべてのスライスを得るために，TRを増加させることでこれを補完している。また，TRは同じに保ち，2回の信号収集あるいはパッケージでスライスを得ているシステムもある。

スキャン時間

　スキャン時間は，データ収集が完了する時間またはk空間が充填される時間である（3章参照）。スキャン時間が長いと信号収集中に患者が動くことが多くなるので，スキャン時間は画質を維持するうえで重要である。患者のいかなる動きも画質を低下させることになる。2Dや3Dのボリューム収集で多数のスライスが選択されているときは，信号収集中の動きはすべてのスライスに影響を与えることになる。1スライスごとの信号収集（sequential acquisition）では，患者が動いていた間に収集されたスライスのみに影響が生じる。3章で述べたように，スキャン時間に影響を与えるファクタは以下のとおりである。

- TR：繰り返し時間，すなわち"整理だんすのたとえ"では，連続した引き出しと引き出しの間の時間。TRを2倍にするとスキャン時間は

2倍となる。
- 位相マトリックス：位相エンコード数はk空間のライン数（すなわち引き出しの数）を決定する。位相エンコード数が2倍となれば，スキャン時間もまた2倍となる。
- NEX：位相エンコード傾斜磁場の同じ傾きでデータが収集される回数（すなわち各引き出しがデータで満たされる回数）。NEXを2倍にするとスキャン時間も2倍となる。

まとめ

患者の動きのおそれを減らすために，スキャン時間はできるだけ短くしなければならない。スキャン時間を短縮するために，以下の事項が求められる。

- できるだけ最小のTRを用いる。
- できるだけ粗いマトリックスを選ぶ。
- NEXを最小にする。

まとめ

SNRは以下に比例する。
- ピクセル面積/FOV^2
- スライス厚
- プロトン密度
- $\sqrt{NEX}$
- $1/\sqrt{位相エンコード数}$
- $1/\sqrt{周波数エンコード数}$
- $1/\sqrt{受信バンド幅}$
- TR，反比例 TE，FA

空間分解能は以下に依存する。
- FOV
- マトリックスサイズ
- スライス厚

スキャン時間は以下に比例する。
- TR
- 位相エンコード数
- NEX

トレードオフ

パルスシーケンスの中でパラメータを選択するときに多くのトレードオフがあることは，今や明らかである。画像はSNRが高く，空間分解能がよく，そして非常に短いスキャン時間で得られるのが理想的であるが，1つのファクタを向上させると他の2ファクタの1つまたは両方が必然的に低下するので，これが達成されることはほとんどない。画質に影響を与えるすべてのパラメータとそのトレードオフについて，使用者が十分な理解を持っていることはきわめて重要である。表4.1は画質を最適化したときの結果を示している。表4.2はパラメータとそれらに関連するトレードオフを示している。

パルスシーケンスの設定

パルスシーケンスの設定は，検査領域，患者の状態および協力，そして臨床的に必要とされる処理速度により決まる。実際には，MRIにおいて定まった基準は存在しない。このことは学習の障害になるものの，興味や意欲を引き起こすことにもなるだろう。すべての施設には，製造メーカーと放射線科医との協力によって設定されたプロトコルがある。画質を最適化するためのいくつかのヒントを以下にあげる。

- 常に正しいコイルを選択し，それを正しく位置づけること。これはしばしば質の良い検査と悪い検査との違いを生じさせる。
- 患者が落ち着いていることを確かめること。患者が落ち着いていないと動きやすいので，このことはとても重要である。動かないようにするために，できるだけ患者を固定する。
- スキャン前にどんなシーケンスが求められているのか，放射線科医に確かめてみること。これは放射線科医が読影に要する時間を節約する。
- スキャン面，パルスシーケンスタイプ，必要とされる強調度は，通常（常にではない）放射線科医によって決定される。我々の考えでは，SNRが最も重要な画質ファクタである。空間分解能が高い画像でもSNRが低ければ意味がない。しかしときには空間分解能がきわめて

表 4.1 画質最適化の結果

画像最適化の目的	調整されるパラメータ	結果
SNR を最大にする	↑NEX	↑スキャン時間
	↓マトリックス	↓スキャン時間
	〃	↓分解能
	↑スライス厚	↓分解能
	↓受信バンド幅	↑最小 TE
	〃	↑化学シフト
	↑FOV	↓分解能
	↑TR	↓T1 強調度
	〃	↑スライス数
	↓TE	↓T2 強調度
画像分解能を最大にする	↓スライス厚	↓SNR
（正方形 FOV として）	↑マトリックス	↓SNR
	〃	↑スキャン時間
	↓FOV	↓SNR
スキャン時間を最小にする	↓TR	↑T1 強調度
	〃	↓SNR
	〃	↓スライス数
	↓位相マトリックス	↓分解能
	〃	↑SNR
	↓NEX	↓SNR
	〃	↑体動によるアーチファクト
	↓ボリュームイメージングにおけるスライス数	↓SNR

重要なこともあるが，SNR が低ければ画質は悪くなり，良好な空間分解能の利点も失われることになる。

スキャン時間をできるだけ短くすることは非常に重要である。この場合もやはり，高い SNR と空間分解能を持った画像でも，スキャン中に患者が動くほど長い時間がかかれば意味がない。どのような患者も動きうることを覚えておく。患者が寝台に横たわっている時間が長いほど，動きやすくなる。

システムごとに異なっているので，以下に述べるのは単にガイドラインである。与えられたパラメータは不動のものではなく指標にすぎず，最も一般的な静磁場強度すなわち 0.5~1.5 T で適切に調節することが必要である。以下にあげる項目を選択することは勧められない。

- 非常に短い TR は選択しない（200 ms ではなく 400 ms を選択せよ）
- 非常に長い TE は選択しない（200 ms ではなく 100 ms を選択せよ）
- 非常に小さな FA は選択しない（5°ではなく 20°を選択せよ）
- 非常に薄いスライス は選択しない（3 mm ではなく 4 mm を選択せよ）
- 非常に小さい FOV は選択しない（8 cm ではなく 12 cm を選択せよ）：良好な局所コイルを使用していない場合

ほとんどの施設ではプロトコルが良好に機能し，放射線科医や技師らはパラメータセットに満足している。しかし，覚えておいてほしいことがある。例えばスライス厚の 1 mm の違いは，空間分解能をほとんど低下させることなく SNR を向上させる。また FOV の大きさを小さくすると，ピクセルの寸法も両軸に沿って小さくなる（正方形 FOV と仮定して）。これらの状況下では，FOV は SNR の最も効果的な調節ファクタである。8 cm FOV の代わりに 16 cm FOV を用いることは，SNR を保つた

表 4.2 パラメータと関連するトレードオフ

パラメータ	利点	制限
TR↑	↑SNR ↑スライス数	↑スキャン時間 ↓T1 強調度
TR↓	↓スキャン時間 ↑T1 強調度	↓SNR ↓スライス数
TE↑	↑T2 強調度	↓SNR
TE↓	↑SNR	↓T2 強調度
NEX↑	↑SNR ↑信号加算平均	↑スキャン時間
NEX↓	↓スキャン時間	↓SNR ↓信号加算平均
スライス厚↑	↑SNR ↑撮像範囲	↓分解能 ↑部分容積効果
スライス厚↓	↑分解能 ↓部分容積効果	↓SNR ↓撮像範囲
FOV↑	↑SNR ↑撮像範囲	↓分解能 ↓エリアシング
FOV↓	↑分解能 ↑エリアシング	↓SNR ↓撮像範囲
マトリックス↑	↑分解能	↑スキャン時間 ↓SNR（ピクセルが小さくなるなら）
マトリックス↓	↓スキャン時間 ↑SNR（ピクセルが大きくなるなら）	↑分解能
受信バンド幅↑	↓化学シフト ↓最小 TE	↓SNR
受信バンド幅↓	↑SNR	↑化学シフト ↑最小 TE
大きいコイル	↑信号受信範囲	↓SNR アーチファクトを生じやすい 小さい FOV でエリアシングが生じやすい
小さいコイル	↑SNR アーチファクトを生じにくい 小さい FOV でエリアシングが生じにくい	↓信号受信範囲

めに重要である。

　検査領域が本質的に十分な信号を持ち（例えば脳のように），正しくコイルが選択されたならば，SNR や空間分解能に関して良好な画質を得るために，細かいマトリックスや小さい NEX を用いることは可能である。しかし，本質的に信号が低い領域（例えば肺のように）では，NEX を大きくしたりマトリックスを粗くしたりする必要がある。これらをすべて試み，スキャン時間をできるだけ短くすること。30 分続くようなシーケンスは通常，実用的ではない。

ボリュームイメージング

　ボリュームイメージングは通常のイメージングに比べスライス厚を非常に薄くすることができ，スライスギャップがないので，非常に小さな病変を明らかにするときに有利である。通常のイメージングでは，スライス厚は SNR に影響を与える。ボリュームイメージングでは，ボリューム全体が励起されてギャップを含まず，SNR は非常に良いため，NEX は小さくてすむ。ボリュームイメージングの他の大きな利点は，データがスラブから収集されるので，ボリューム内の解剖構造をいろいろ

データが得られるボリューム

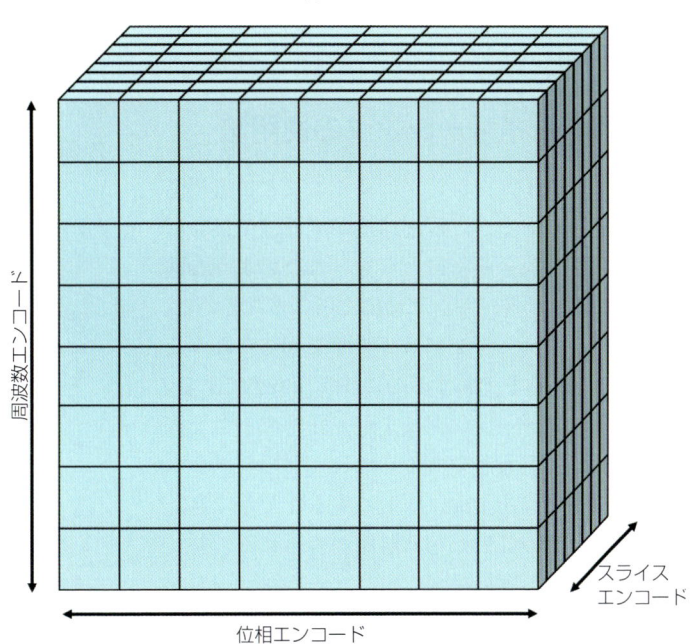

図4.36 ボリューム収集におけるエンコード

（周波数エンコード／位相エンコード／スライスエンコード）

ボリュームイメージングと分解能

あらゆる面や角度で等しい分解能を得るためには，各ボクセルは対称性でなければならない〔**等方性**（isotropic）〕。つまりボクセルは立方体でなければならない。これが正しくなければ，得られた面以外での分解能は低下してしまう。例えば，24 cm FOVで256×256マトリックスとすると，各ピクセルの寸法は0.9 mm（FOV/マトリックス）となる。このときスライス厚が3 mmとすると，側面から見たときの分解能は不良となる。このような状況において，ボクセルは**非等方性**（anisotropic）である。

ボリュームイメージングは，別の断面から見るという目的ではなく，単にスライスが連続的であるという理由により行われる場合がある。例えば，脳の冠状断ボリュームイメージングでは，小さな側頭葉病変を見つけるのに非常に有用である。しかし一般的には，脳を横断や冠状断面で見る目的では用いられない。この場合には，3 mm厚の64スライスで頭部は十分にカバーされるであろう。それに対して関節のボリュームイメージングでは，他の断面での画像再構成が必要とされる。このような状況では，**等方性**ボクセルを得ることが重要である。そのため解剖構造をカバーするためにス

な面や角度で見るためにスライスを操作することができることである。

ボリュームイメージングの不利な点は，一般的にスキャン時間が比較的長いことである。そのために通常は，高速パルスシーケンスと併せて用いられている。ボリュームイメージングでは，スライスはスライスエンコードとして知られる方法で分けられる（図4.36）。これは，スライス選択軸に沿ったもう1つの位相エンコードである。したがって，通常のシーケンスにおいて位相エンコード数がスキャン時間を増加させるのと同様に，ボリュームイメージングではスライス数もまたスキャン時間に影響を与える。

$$\text{スキャン時間} = TR \times NEX \times \text{位相エンコード数} \times \text{スライスエンコード数}$$

定められたスライス数が多くなるほど，スキャン時間は長くなってしまう。しかしこれは，スライス数が多くなるほどSNRが高くなり，そのためNEXを小さくすることができる，ということにより，いくらかは埋め合わせできる。

ライス数が増加してしまうが，薄いスライス厚（1 mm 以下）が要求される。

ボリュームイメージングの使用法

ボリュームイメージングは多くのことに応用される可能性があるが，解剖構造が平面像ではしばしば混乱をまねき厳密にとらえられないような関節，特に膝のイメージングに広く用いられている。ボリュームイメージングは，断面を横切るような靱帯などの構造を追跡するのに非常に有用である。ボリュームイメージングはまた，非常に小さな病変を探すのにも有用である。ほとんどのシステムではスライス厚を 1 mm 以下にすることができ，そのためきわめて良好な分解能が得られる。特に側頭葉や後頭蓋窩の病変はボリュームイメージングの適応である。

SNR，画像コントラスト，空間分解能およびスキャン時間を操作することは実際的な技術であり，いくらかの時間や経験を要する。何年たってもときにうまくいかないことがあるかもしれないが，粘り強く取り組むことが重要であり，結局は画質を向上させることにつながる。画質にかかわるファクタとトレードオフについて検討したが，今やパルスシーケンスとその使用法について理解することが重要である。これらは 5 章で議論する。

まとめ

- ボリュームイメージングでは，あらゆる面で画像再構成ができる。
- 等方性ボクセルでは，すべての面で分解能は等しくなる。
- スキャン時間は，スライス数，TR，位相エンコード数，NEX に左右される。
- スライス数を増やすと SNR は向上するが，スキャン時間も増加する。
- ボリュームイメージングでは，ボリューム全体が励起されるので SNR が向上する。

5 パルスシーケンス

はじめに 101
スピンエコーパルスシーケンス 102
従来型のスピンエコー法(CSE) 102
高速スピンエコー法(FSE) 103
反転回復(IR)法 110
高速 IR 法 114
STIR 114
FLAIR 116
グラディエントエコーパルスシーケンス 118
従来型グラディエントエコー法 118
定常状態とエコー生成 120
コヒーレント型グラディエントエコー 122
非コヒーレント型グラディエントエコー（スポイル） 123
定常状態自由歳差運動(SSFP) 126
バランスドグラディエントエコー 131
高速グラディエントエコー 131
エコープラナーイメージング(EPI) 135
パラレルイメージング技術 140

はじめに

　パルスシーケンスを理解することは MRI を学ぶうえで必要不可欠である。MRI 装置は，パルスシーケンスにより RF パルスや磁場勾配の発生方法をコントロールすることができ，画像コントラストや画質が決定される。現在では多くのシーケンスが利用可能で，それぞれ特有の目的に適応するようにつくられている。本章では，一般的なシーケンスのメカニズムや使用法，パラメータについて論じ，その利点と欠点について述べる。それぞれのメーカーが個々のシーケンスを区別するうえで異なった略語を用いているので，使用する側としては混乱のもととなっている。

　章末に主要なメーカーの主な略語の対比表を掲載している。これはあくまでも理解の助けのためであり，それぞれの装置の性能やスペックを比較するためのものではないことを留意願いたい。表中で空欄の部分は相当する項目に関する情報がないことを意味しており，必ずしもその項目が選択不能なわけではない。各パラメータは磁場強度に依存するので一般的なものを掲載しているが，現在臨床的に使用されている多くの磁場強度に適したものとしている。

> **学習のポイント：
> パルスシーケンスとは？**
>
> 　パルスシーケンスとは，一連の RF パルスおよび傾斜磁場と，それらを介在する時間要素で構成されるものと定義される。RF パルスは励起のために用いられるが，スピンエコー法では再収束のためにも用いられる。傾斜磁場は信号の位相エンコード(3 章参照)のために付加され，パルスシーケンスの種類や画像再構成法によって位相の収束や分散の役割を担う。それらを介在する時間とはこれらさまざまな働きを持つパルスの時間間隔のことで，コンソール上で外部のコントラストパラメータとして設定されるものもある(2 章参照)。

> すなわち，パルスシーケンスとは，ある特有の画像コントラストをつくり出すために綿密に配置および調整された一連の事象のことを指す。これらは"ダンス"にたとえることができる。すべてのダンスが足の動きを一連のステップとしてとらえているように，すべてのシーケンスは RF パルスと傾斜磁場を含んでいる。しかしながら，ステップのタイミングや配置がダンスの種類（タンゴやフォックストロットなど）を決めるように，パルスシーケンス中における各要素の時間間隔や配置の仕方によって得られる画像コントラストが決定されるのである。

パルスシーケンスは概して以下のように分類される。

スピンエコーパルスシーケンス（spin echo pulse sequence；180°パルスによりエコーは再収束される）
- 従来型のスピンエコー
- 高速スピンエコー法（fast spin echo：FSE または turbo spin echo：TSE）
- 反転回復（inversion recovery：IR）法

グラディエントエコーパルスシーケンス（gradient echo pulse sequence；傾斜磁場によりエコーは再収束される）
- コヒーレント型グラディエントエコー
- 非コヒーレント型グラディエントエコー
- 定常状態自由歳差運動（steady state free precession：SSFP）
- バランスド・グラディエントエコー
- 高速グラディエントエコー
- エコープラナーイメージング（echo planar imaging：EPI）

スピンエコーパルスシーケンス

従来型のスピンエコー法（CSE）

機序

　このパルスシーケンスに関しては 2 章ですでに述べている。復習すると，スピンエコー法は 90°励起パルスに引き続き 1 つまたはそれ以上の 180°収束パルスを使用することでスピンエコーをつくり出す。ここで仮に 1 つのエコーがつくられたとすると，T1 強調画像は短いエコー時間（TE）と短い繰り返し時間（TR）を用いることで得られる。プロトン密度強調画像および T2 強調画像を同時に得るためには，再収束のための 2 つの RF パルスから生じる 2 つのスピンエコーが用いられる。最初のエコーは短い TE と長い TR を有するのでプロトン密度強調画像を，次のエコーは長い TE と長い TR を有するので T2 強調画像を生み出す（図 2.23～図 2.26 参照）。

使用法

　スピンエコー法は多くのイメージングにおいて標準となるシーケンスであり，ほとんどすべての検査において使用される。T1 強調画像は高い SNR（signal to noise ratio）を有するので，解剖学的構造を表現するのに有用である。一方で，造影剤を使用することによって病理学的な側面も表すことができる。病的な組織は一般的に，より浮腫状もしくは富血管性であることが多いため，多くの水成分を有する。したがって，T2 強調画像では高信号として見られ，容易に認識可能となる（図 2.23～図 2.26 参照）。

パラメータ

T1 強調
　短い TE　10～20 ms
　短い TR　300～700 ms
　標準的撮像時間　4～6 分

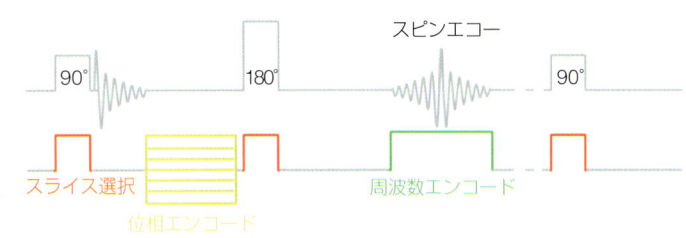

図 5.1　従来型スピンエコー法における空間エンコード

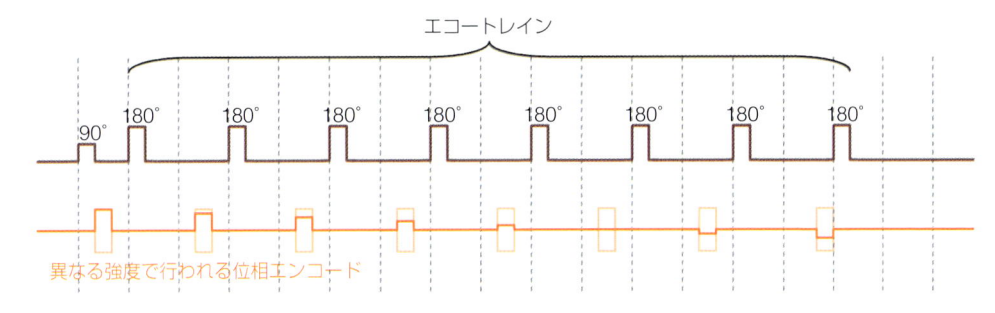

図 5.2　エコートレイン

プロトン密度強調/T2 強調
　短い TE　20 ms/長い TE 80 ms 以上
　長い TR　2000 ms 以上
　標準的撮像時間　7〜15 分

利点

- 画質が良好
- 汎用性が高い
- 病理をよく反映した真の T2 強調

欠点

- 撮像時間が比較的長い

高速スピンエコー法（FSE）

機序

　その名称が示すように，高速スピンエコー法（fast spin echo〔FSE〕または turbo spin echo〔TSE〕）は従来型のスピンエコー法の撮像時間を短縮したスピンエコーパルスシーケンスである．高速スピンエコー法の機序を理解するためには従来型のスピンエコー法のデータ収集に関して復習することが重要となる（3 章参照）．まず 90°励起パルスに引き続いて 180°収束パルスを照射することにより，1 回の TR の間にそれぞれのスライスにおいて 1 つの位相エンコードが行われる．したがって，TR 間隔あたり 1 つの k 空間上のラインが満たされる（図 5.1）．

　撮像時間は TR，加算回数（NEX），位相エンコードの数に依存するので，撮像時間を短縮するためにはこれらの要素を減少させる必要がある．TR や NEX を減少させると画像コントラストや SNR を悪化させるので望ましくない．位相エンコード数を減少すると空間分解能も減少するので，やはり不利な面がある（4 章参照）．高速スピンエコー法では TR あたり 2 つ以上の位相エンコードを行い，2 つ以上の k 空間上のラインを満たすことにより撮像時間を短縮している．これは 180°収束パルスを複数回使用するエコートレイン（echo train）を使用することで可能となる（図 5.2）．1 つ 1 つの再収束（180°パルス）によってそれぞれ 1 つ 1 つのエコーが生まれ，それぞれに異なった位相エンコードが行われる．

　従来型のスピンエコー法では，それぞれのエコーから生じたデータは異なる k 空間に保存され，TR 間に生じたエコーの数に対応した 180°収束パルスが付加される．それぞれのエコーは別々の画像を作成するために使われる（通常はプロトン強調また

はT2強調である）。高速スピンエコーでは，それぞれのエコーから生じるデータは1つのk空間上に配置される。TR間に付加された180°収束パルスの数は，生じたエコーの数とk空間上に埋められるラインの数に等しい。この数を**ターボファクタ**（turbo factor）または**エコートレインレングス**（echo train length：ETL）と呼ぶ。ターボファクタが高ければ高いほど撮像時間は短くなり，TR間に行われる位相エンコード数は増加する。例えば以下の通り。

- 従来型のスピンエコーでは位相方向に256列を選択した場合，256回の位相エンコードを行う必要がある。NEXを1回に設定したと仮定すると，撮像を終了するのに256×TRの時間を要することになる。
- 高速スピンエコーでは同じパラメータでターボファクタを16回とすると，それぞれのTR間に16回の位相エンコードが行われることになり，撮像終了には256÷16(16)×TRを要すればよいことになる。したがって，撮像時間は従来法と比して1/16に減少する。

それぞれの180°パルスと位相エンコードの組み合わせによって，k空間上の異なったラインを埋めるために，位相エンコード傾斜磁場の強度を変え，異なった磁場勾配の位相エンコードを行う。従来型のスピンエコーではTRで1つのラインしか埋めることができないが，高速スピンエコー法ではターボファクタに依存して複数のラインを埋めることができる（図5.2）。したがって，k空間はより速く埋まることとなり，撮像時間が短縮される。

学習のポイント：整理だんすと高速スピンエコー

3章の"整理だんすのたとえ"を使うと，従来型のスピンエコーではTRに1つの引き出しが開かれ，k空間上の1つのライン情報が埋められる。高速スピンエコー法においても，撮像時間を短縮しつつも空間分解能を保つために，すべての引き出しを満たさなければならない。より速くk空間を埋めて撮像時間を短縮するためには，TR間に2つ以上の引き出しが開かれる必要がある。これらを実現するためには，TR間に異なった引き出しを開けるための2つ以上の異なる位相エンコードを行うことが必要となる。

例えば，TR間に10個の引き出しを開ける必要があるとすると，TR間に10個の異なった強度の位相エンコード傾斜磁場を別々に10回与えなければならない。一度引き出しが開けられると，それらに入れるべきデータが存在するはずである。データを入れるためにはそれぞれ10個のエコーを生ずる必要がある。このためには10個の180°パルスが付加される必要がある。RFパルスの数はTR間のエコーの数と開けるべき引き出しの数に一致する。これをエコートレインレングスまたはターボファクタと呼び，従来型のスピンエコーと比してどのくらい速く撮像できるかを示している。すなわち，ターボファクタ16とはTR間に16個の引き出しが開けられることを意味し，従来型のスピンエコーと比して16倍撮像が速いことを示す。

高速スピンエコー法における画像強調

エコーは異なったTEごとに生成されるので，それらから得られるデータはさまざまなコントラストを有する。このすべてのデータは1つの画像の中に集約される。では，どうやって高速スピンエコーは正しく画像強調を得るのだろうか？ 設定されたTEはあくまでも**実効TE**（effective TE）と呼ばれるものである。すなわち，撮像する者が最終的な画像に望む画像強調を得るためのTEである。この画像強調を得るために，得られたそれぞれのエコーに対し，勾配に緩急をつけた位相エンコードが行われる。3章で述べたように，それぞれの位相エンコードにおいては，さまざまな位相シフトを得るために異なった傾斜磁場が印加される。例えば256の位相エンコードが行われた場合，位相エンコード用の傾斜磁場は位相シフトが＋128から－128までの異なった位相になるように設定される（図5.3）。

強い傾斜磁場をかけた位相エンコードを行うと，最終的なエコー強度は低下する。一方，弱い傾斜磁場をかけた位相エンコードではエコーは最大信号強度を呈する（図5.4）（3章参照）。設定された実効TEが最大信号強度を生じる弱い傾斜磁場でk空間の中心にくるように，ゆるやかな磁場勾配の位相エンコードが行われる。また，より小さな信

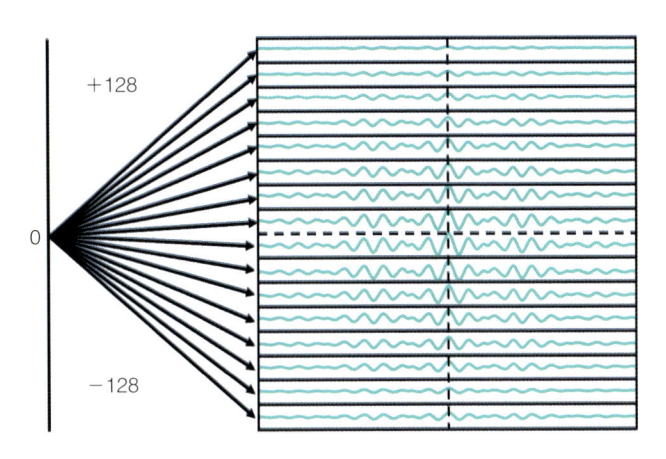

図 5.3　位相エンコード傾斜磁場

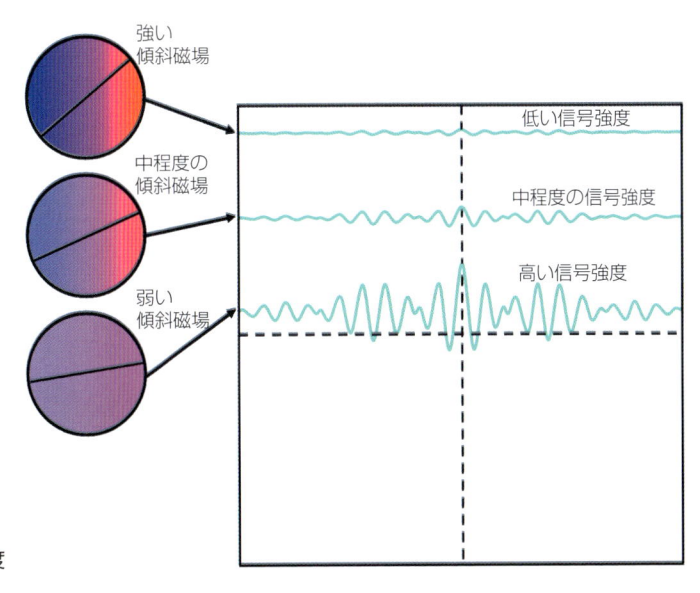

図 5.4　位相エンコードと信号強度

号強度を生じる強い傾斜磁場は，実効 TE の辺縁に位置するように設定される．最終的には，画像はエコートレインの中のすべてのエコーのデータを含むが，実効 TE に近いエコーから得られたデータは，最大の信号強度を生じる k 空間の中心部分のラインを満たすようにすることで，画像コントラストに寄与する．異なった強調を受けて収集されたエコーデータはコントラストへの寄与はないものの，k 空間の辺縁部のラインを満たすことにより，信号強度は低いが，より高い空間分解能の画像を得ることを可能にしている（図 5.5）．

もし TE 100 ms，TR 3000 ms，ターボファクタ 16 に設定したとすると，T2 強調が必要となる．最も傾斜磁場の弱い位相エンコードは 100 ms 前後のエコーに対して行われる．これらの位相エンコードで得られたデータは 100 ms もしくはその前後の TE を有する．エコートレインの中で非常に早期もしくは後期のエコーに対する位相エンコード傾斜磁場は強く，信号強度も小さい．これらはプロトン密度強調もしくは非常に強い T2 強調のデータを有して画像を構成しているものの，その影響は優位ではない．

使用法

高速スピンエコーにおける画像コントラストは概して通常のスピンエコーのものに似通っているので，臨床応用するうえで有用である．中枢神経領域，骨盤部，骨軟部領域では，今やほとんどの撮像で高速スピンエコーが使用されている．しか

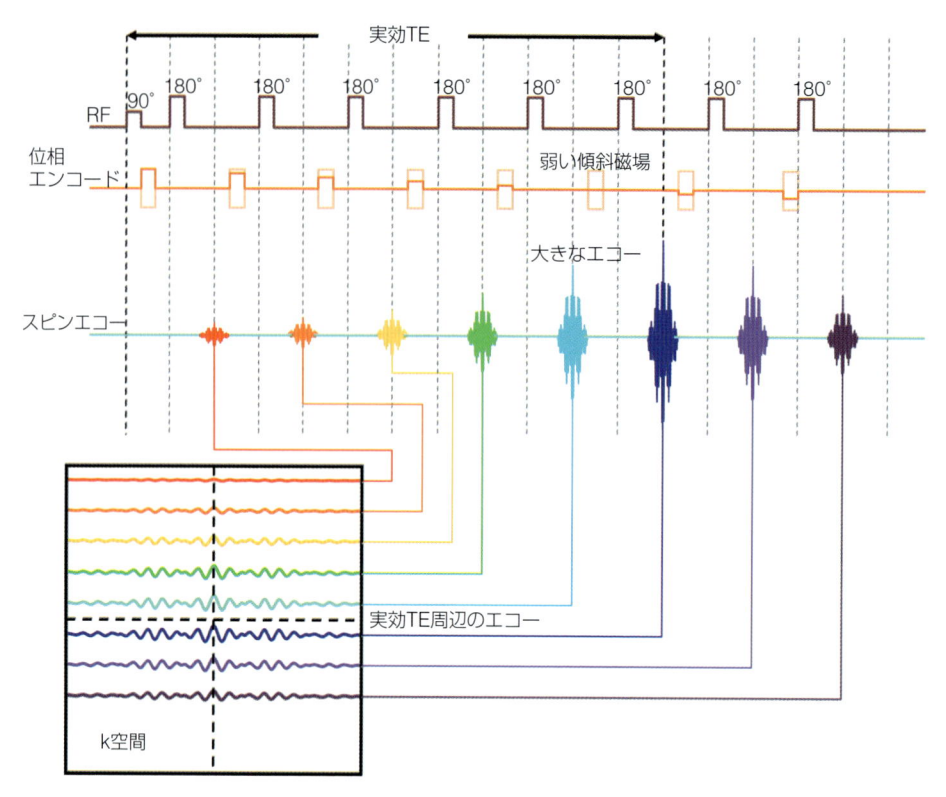

図5.5 k空間充填と位相再構成

しながら，胸部や腹部領域においては，高速スピンエコーが呼吸によるアーチファクト補正に対応していないソフトウェアを使用している場合は，これらのアーチファクトがしばしば問題となる。とはいえ，高速スピンエコーによる撮像時間短縮により，呼吸停止下での撮像が可能となるので，この影響はある程度相殺される。

しかしながら，エコートレインの中で180°パルスが繰り返し近接して付加されるために，従来のスピンエコーと高速スピンエコーのコントラストには異なる点がある。第1に，多数のRFパルスを付加すると，脂肪におけるスピン-スピン相互作用（**J結合**〔J coupling〕）の影響を減少させるので，T2強調画像において脂肪が高信号のままとなる（図5.6）。ただし，脂肪抑制法によりこの影響は補正可能である（6章参照）。第2に，180°パルスを繰り返すことによりMT（magnetization transfer）効果が増強するので，従来のスピンエコー法と比して高速スピンエコー法では筋肉がより暗く見える。さらに，多数の180°パルスを付加することに

より磁化率（susceptibility）効果が減少するので，小さな出血を探すうえでは不利となる。

高速スピンエコー法ではT2緩和時間の異なる組織の境界では画像のボケ（blurring）が起こる。これは，エコートレインの間にk空間を埋めるそれぞれのラインが，異なるTEで収集した別々のエコーによるデータを含むためである。長いエコートレインを使用した場合，信号強度の低い後方のエコーはk空間の解像度に寄与する。これらのエコーが極端に弱い場合，画像の空間分解能は失われ，画像のボケを生じる。しかしながら利点として，繰り返し付加される180°RFパルスにより磁場の不均一性を補正することができるので，金属挿入物によるアーチファクトをかなり減少させることができる（7章参照）。

パラメータ

パラメータは従来のスピンエコー法と類似している。しかしながら，高速スピンエコー法ではターボファク

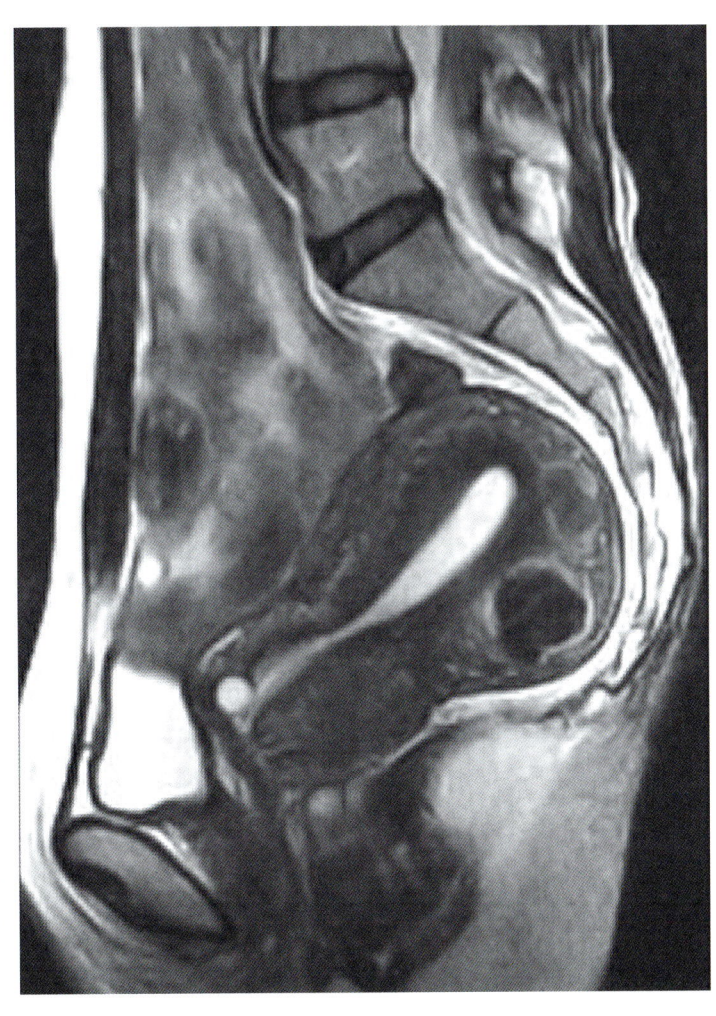

図 5.6 骨盤部の高速スピンエコー法による T2 強調矢状断像。脂肪および水がともに高信号を呈している点に注目

タが画像を得るために重要な役割を担っている。ターボファクタが高ければ高いほど撮像時間は短くなるが，それに応じて異なる TE から収集されたデータをより多く含むので，最終的に得られる画像の信号はより混在したもので構成されることになる。このことは T2 強調画像ではあまり重要ではない。なぜなら強い T2 強調画像を用いることにより結局プロトン密度データは相殺されるからである。一方，T1 強調やプロトン密度強調では，高いターボファクタを用いると T2 強調の要素が強くなりすぎるので，低いターボファクタを使う必要がある。したがって，T1 強調画像での撮像時間の短縮は T2 強調画像で得られるほどではない。

T1 強調（図 5.7）
 TR　300〜700 ms
 実効 TE　最小値
 ターボファクタ　2〜8

プロトン密度強調（図 5.8）
 TR　3000〜10000 ms（撮像スライス数に依存する）
 実効 TE　最小値
 ターボファクタ　2〜8

T2 強調（図 5.9）
 TR　3000〜10000 ms（撮像スライス数に依存する）
 実効 TE　80〜140 ms
 ターボファクタ　12〜30

　高速スピンエコー法で用いられる TR は，従来のスピンエコー法と比して長いことが多い。180°パルスを付加するには時間がかかるので，定められた TR の中での撮像可能なスライス数は限られている。ターボファクタが増大すればするほど TR 間で撮像可能なスライス数は減少するので，必要なスライス数を撮像するためにしばしば TR をかなり延長しなければならない。T1 強調画像においては TR の延長は T1 コントラスト

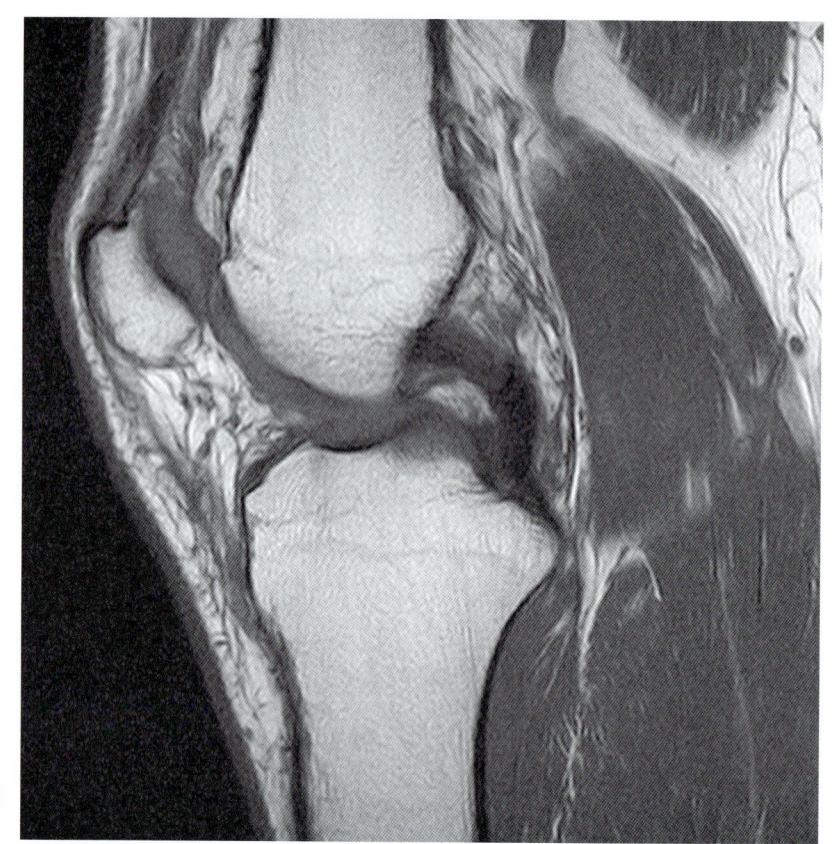

図 5.7 膝関節における高速スピンエコー法T1強調矢状断像

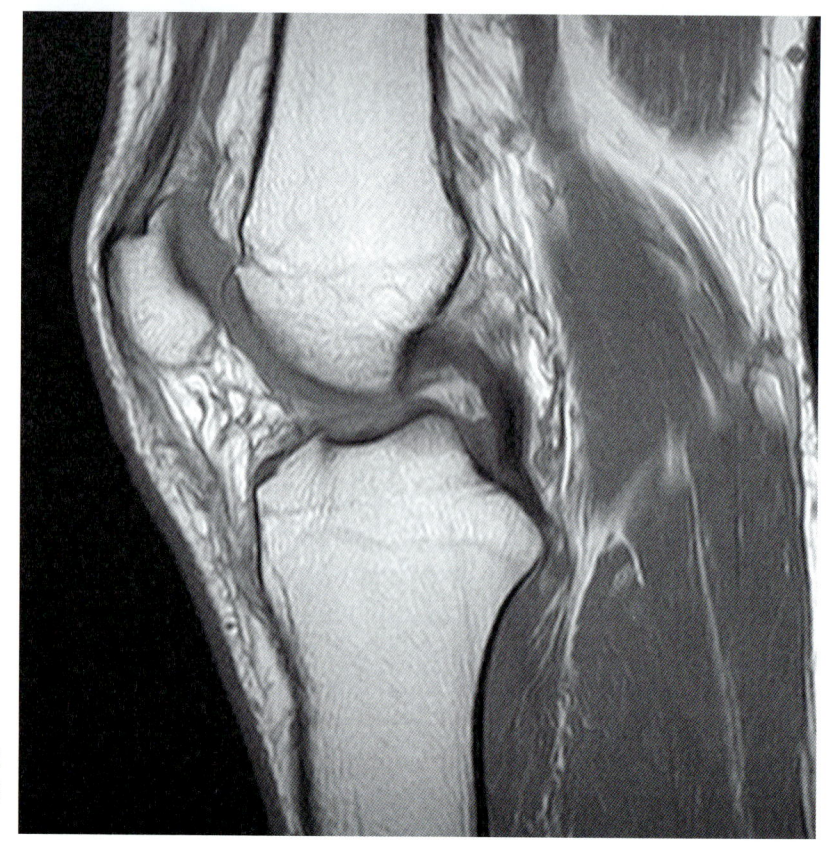

図 5.8 膝関節における高速スピンエコー法プロトン密度強調矢状断像

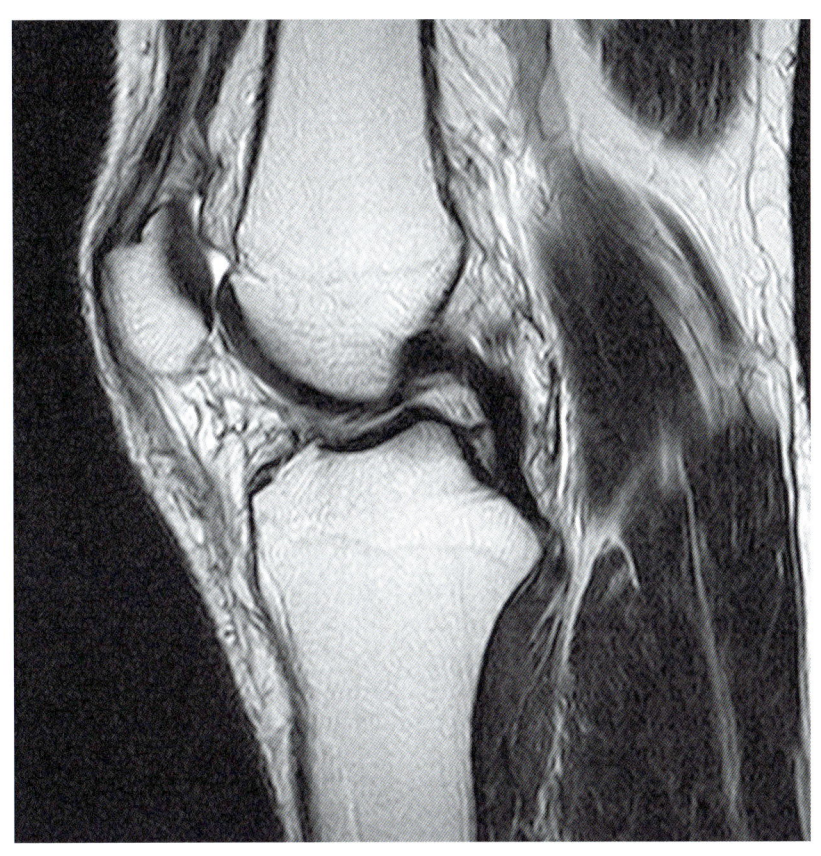

図 5.9 膝関節における
　　　高速スピンエコー法
　　　T2 強調矢状断像

を減少させるので，撮像対象をカバーするには TR を短く保ったままで複数回の撮像を行う必要がある。高速スピンエコーにおける長い TR は，撮像時間の短縮効果と相反するが，長いエコートレインによる撮像時間の短縮の方がより顕著である。

まとめ

低いターボファクタ
- 実効 TE を短縮
- T1 コントラストを増強
- 撮像時間が長い
- TR 間での撮像可能スライス数を増加
- 画像のボケ（blurring）を抑制

高いターボファクタ
- 実効 TE の延長
- T2 コントラストを増強
- 撮像時間が短縮
- TR 間での撮像可能スライス数の減少
- 画像のボケ（blurring）を増大

利点
- 撮像時間の大幅な短縮
- 分解能の向上と NEX の増加が可能
- 画質の向上
- T2 コントラストの増強

欠点
- 血流や動きによる影響の増大
- 対応していない画像パラメータが存在
- T2 強調画像での脂肪信号の増強
- 画像のボケ（blurring）

シングルショット高速スピンエコー法（SS-FSE）

シングルショット高速スピンエコー法（single shot fast spin echo：SS-FSE）と呼ばれる手法を使うことにより，さらに短い撮像時間で高速スピンエコー法を用いた画像を得ることができる。この

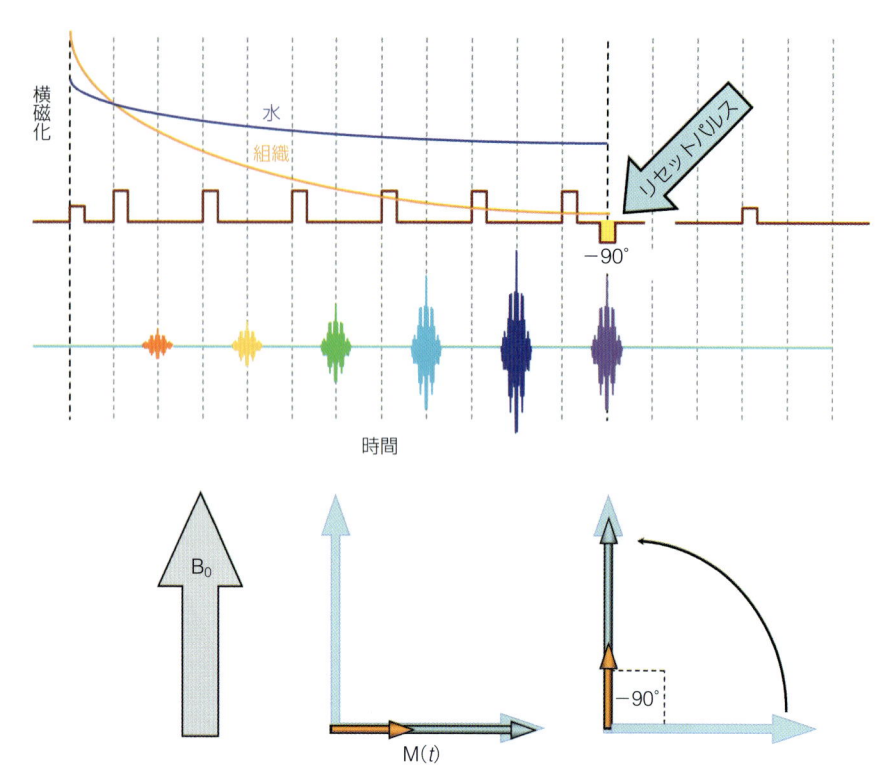

図 5.10 DRIVE パルスシーケンス

手法を用いることで，k 空間上のすべてのラインを 1 つの TR 間隔で埋めることができる（後述）。SS-FSE はパーシャルフーリエ（Fourier）法と高速スピンエコー法の組み合わせである。k 空間上の半分のラインを 1 回の TR 間で充填することができ，残りの半分はそれらから推定される。この手法を使うことにより，1 回の TR 間ですべての画像データが埋められ，撮像時間を短縮することができる。しかしながら，SNR の減少をともなう。

DRIVE

その他の高速スピンエコーシーケンスの変法として，エコートレインの最後に逆向きの FA を持つ励起パルスを追加するものがある（一部のメーカーでは DRIVE と呼ぶ）。これによりあらゆる横磁化を長軸方向に付加することができるので，次の TR 間隔の最初の励起として使用することができる。水は最も長い T1 と T2 時間を有するので，多くの磁化は水成分で構成され，したがって最終的に得られる画像は高信号を呈する。このシーケンスは，通常の高速スピンエコーよりも短い TR を用いるときに，脳脊髄液などの液体成分の信号を上昇させる働きを有する（図 5.10 と図 5.11）。

反転回復（IR）法

機序

反転回復（inversion recovery：IR）法は，低磁場システムにおいてよい T1 コントラストを得るために，MRI の黎明期に開発された手法である。しかし，撮像時間が長いうえに，高磁場超伝導システムが広く普及し始めたころには，このシーケンスは利用されなくなった。しかしながら，高速スピンエコー法と組み合わせることで数分以内に画像を得ることが可能となり，再評価されるようになってきた。IR 法は現在，長い TE を用いて T2 強調を行う際に，ある組織の信号を抑制するために使用されているが，低磁場においては依然として T1 コントラストに使用されている。以下にその多様な使用法を述べる。

IR 法は 180° 反転パルスから始まるパルスシーケ

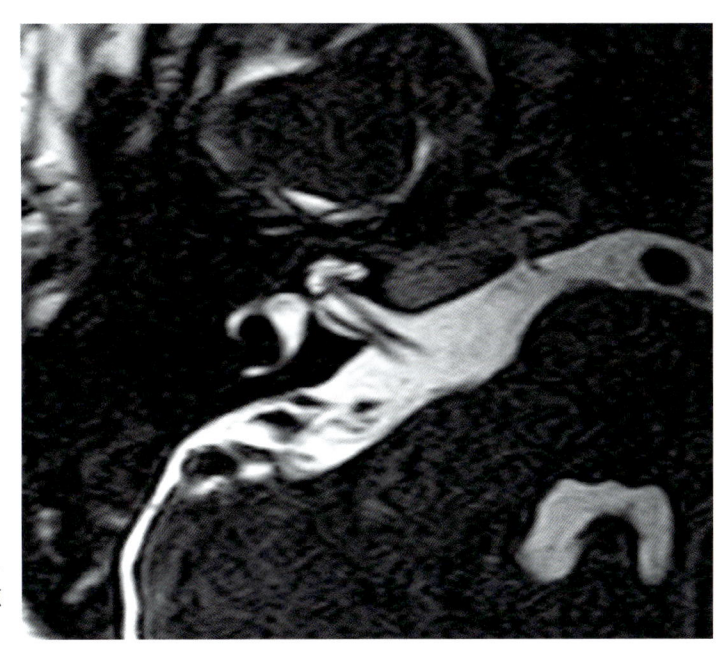

図 5.11　右内耳道における DRIVE 横断像。脳脊髄液が高信号を呈している点に注目

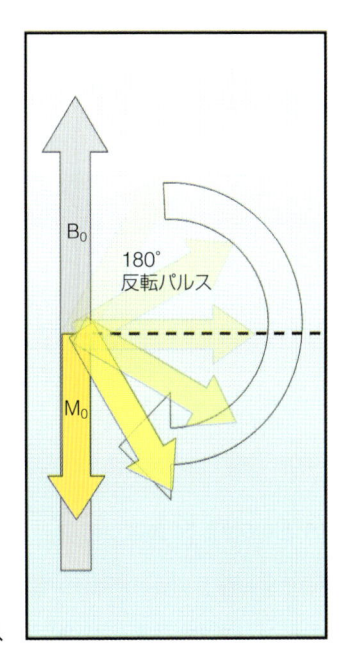

図 5.12　IR 法シーケンスにおける 180°反転パルス

ンスである。これにより，正味の磁化ベクトル(M_0)を 180°方向に完全に反転させる。反転パルスが解除されると，M_0 は B_0 方向への緩和を始める。そして，180°反転パルスから TI(time from inversion)と呼ばれる間隔の後に 90°励起パルスが付加される(図 5.12)。FID(free induction decay，自由誘導減衰)は 180°パルスによって再収束され，結果としてTE 時間後にスピンエコーが生成される(図 5.13)。

最終的な画像コントラストは主として TI 時間に依存する。反転した M_0 が回復しつつある時期に 90°励起パルスを付加すると，スピンエコーで見られるように，画像コントラストはそれぞれのベクトルの縦磁化方向への回復に依存する。180°反転パルスにより信号は完全に反転され，脂肪と水の強いコントラストが確実に得られることにより，最終的に得られる画像は強い T1 強調となる

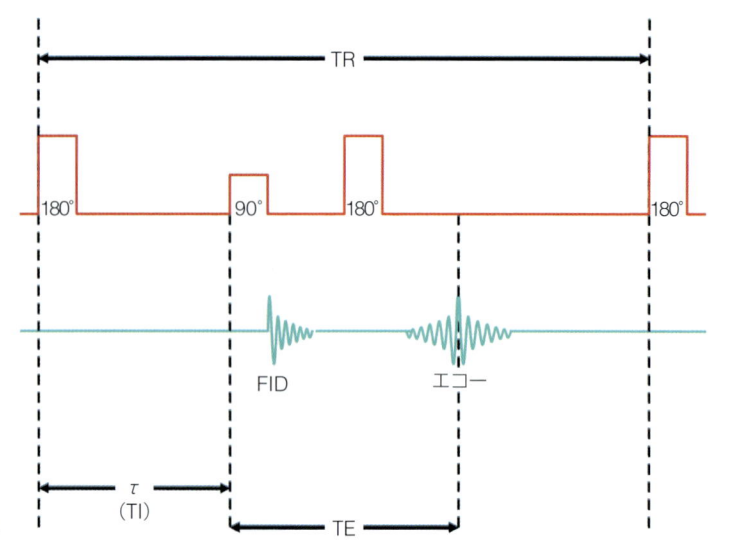

図 5.13　IR シーケンス

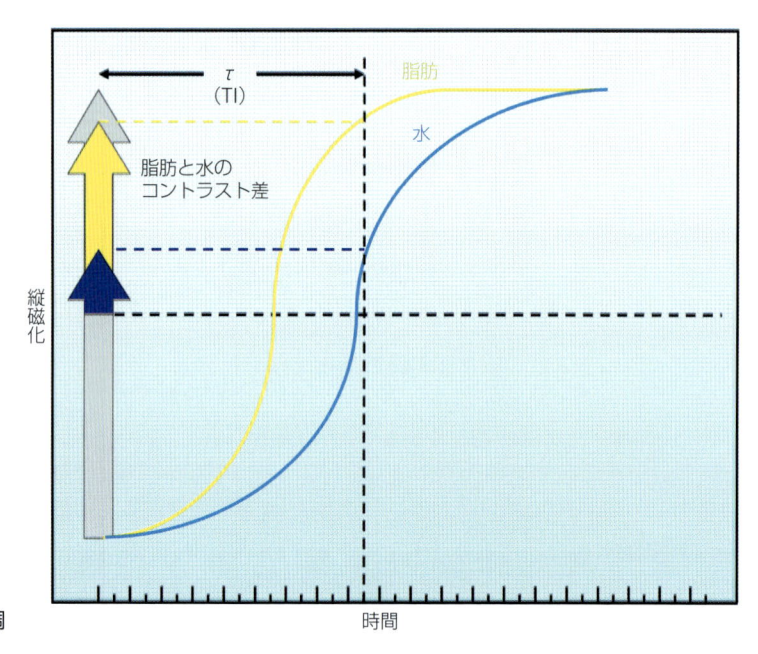

図 5.14　IR 法における T1 強調

（図 5.14）。M_0 が完全に回復するまでに 90°励起パルスが付加されなければ，脂肪および水の信号は完全に回復するので，プロトン密度強調画像が得られる（図 5.15）。

使用法

　IR シーケンスは従来，解剖学的構造を表示するための強い T1 強調画像を得るために使用されていた（図 5.16）。それぞれの TR の最初に脂肪および水のベクトルが完全に飽和されるので，180°パルスは脂肪と水との間に強いコントラストを生じる。組織の完全に飽和した信号からの回復は，従来のスピンエコーにおける横平面とは反対方向から始まる。これにより，対象となる組織間の T1 回復のための時間差をより多く稼ぐことができるので，IR パルスシーケンスは従来のスピンエコー法と比してより強い T1 強調を得ることができる。ガドリニウム造影剤を使うことで，主として特定の組織の T1 時間を短縮することができるので，IR パルスシーケンスは造影剤投与により造影された構造をより高信号に描出することができる。

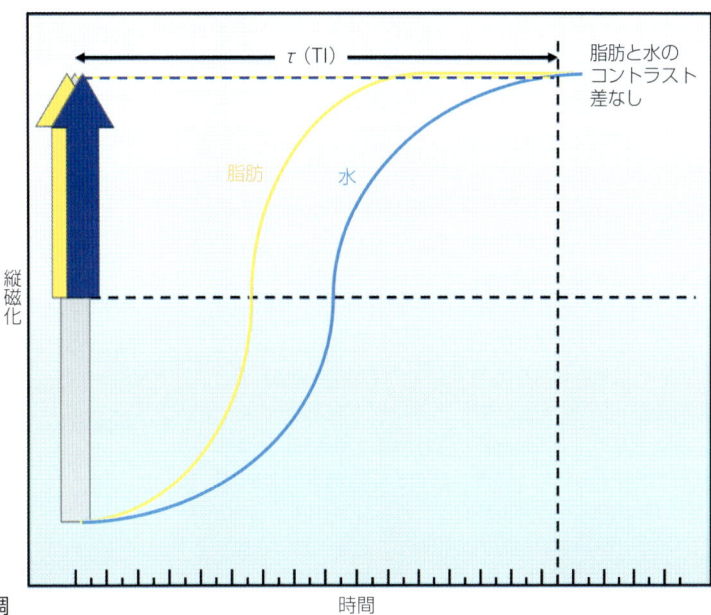

図 5.15 IR 法におけるプロトン密度強調

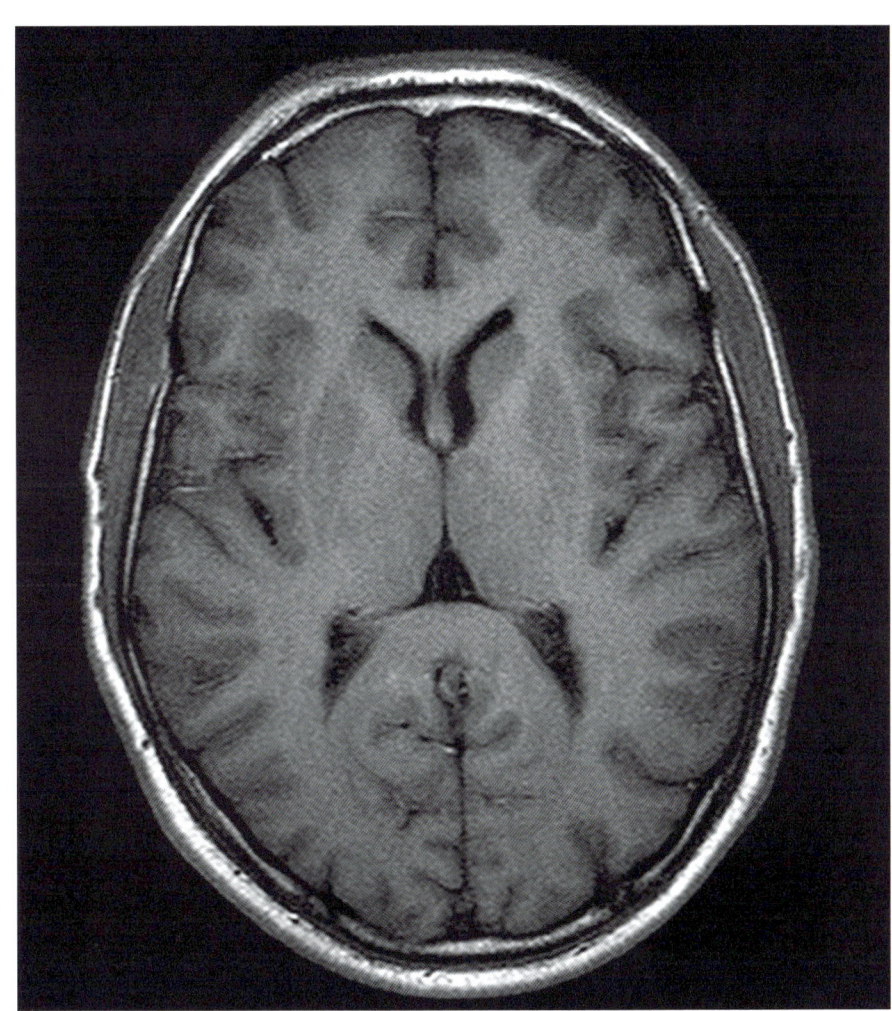

図 5.16 脳における T1 強調 IR シーケンス。TI 700 ms 使用

パラメータ

低磁場装置にて主として強いT1強調画像を得るためにIR法が使用された場合，TE時間はT2減衰量を決定することから，T2の影響を最小にするためにTEは通常最小値に設定される。一方，長いT2を持つ組織を高信号にするためにTEをあえて延長することがある。これを**病変強調**(pathology weighting)と呼び，主にT1強調であるが，病変は高信号化する。TI時間はIRシーケンスにおいてコントラストを制御する最大の要因となる。中等度のTI値によりT1強調画像が得られるが，TI値が延長されるとプロトン強調画像に近い画像となる。次の反転パルスが付加される前に正味の磁化ベクトル(M_0)が完全に回復するためには十分に長いTRを設定する必要がある。さもなければ，個々のベクトルは異なった方向に回復し，画像強調に影響する。例えば，1.0Tの装置でM_0の完全な回復を待つためには，TRは2000 ms以上に設定する必要がある。多くの装置では現在，IR高速スピンエコー法(inversion recovery fast spin echo)を使用している(以下参照)。

T1強調
 中等度のTI　400〜800 ms（磁場強度により異なる）
 短いTE　10〜20 ms
 長いTR　2000 ms以上
 平均撮像時間　5〜15分

プロトン強調
 長いTI　1800 ms
 短いTE　10〜20 ms
 長いTR　2000 ms以上
 平均撮像時間　5〜15分

病変強調（pathology weighting）
 中等度TI　400〜800 ms
 長いTE　70 ms以上
 長いTR　2000 ms以上
 平均撮像時間　5〜15分

利点

- TRが長いため，非常に高いSNR
- 優れたT1コントラスト

欠点

- 高速スピンエコーを併用しない場合の長い撮像時間

高速IR法

本シーケンスにおける相違点は，180°反転パルスのTI時間後に90°励起パルスが付加された後，高速スピンエコーのような複数の一連の180°パルスが付加されることでk空間上の複数のラインを埋める点である。これにより大幅な撮像時間の短縮が得られるため，臨床応用可能なシーケンスとして再評価に値する。一方，高速IR法は，T1強調画像のみならずT2強調画像と組み合わせることで，特定の組織の信号を抑制し，水や病変を相対的に高信号化するためにも使用される。これらのカテゴリーに入るのがSTIRとFLAIRである。

STIR

機序

STIR（short tau inversion recovery）とは，脂肪組織信号が完全に反転した状態から横平面まで反復し，脂肪組織に相当する縦磁化成分がない状態になるまでのTI（しばしばτ〔タウ〕と呼ばれる）を利用するIRシーケンスである（図5.17）。この状態を**null point**と呼ぶ。null pointで90°励起パルスが付加されると，脂肪に関する縦磁化成分のない状態になるので励起後も横磁化成分は生じず，脂肪信号は無効化される。100〜175 msのTIによって脂肪抑制が可能であるが，この値は磁場強度によって若干異なる。組織の信号を無効化するためのTIはその組織のT1緩和時間の0.69倍である。ここで重要なのは，STIRは組織のT1時間を短縮する，すなわち組織を高信号化する造影剤と併用すべきではないということである。造影された対象のT1時間は短縮するので，脂肪のT1時間に近づく。したがって，STIRシーケンスでは造影された組織も無信号化される場合がある。

使用法

STIRは骨軟部の撮像に非常に重要なシーケンスである。なぜなら脂肪髄を含む正常な骨の信号は

5 パルスシーケンス

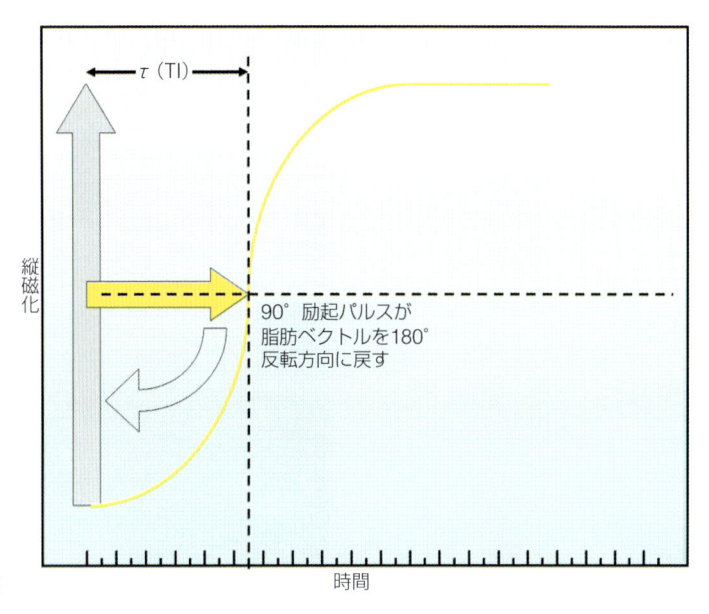

図 5.17 STIR

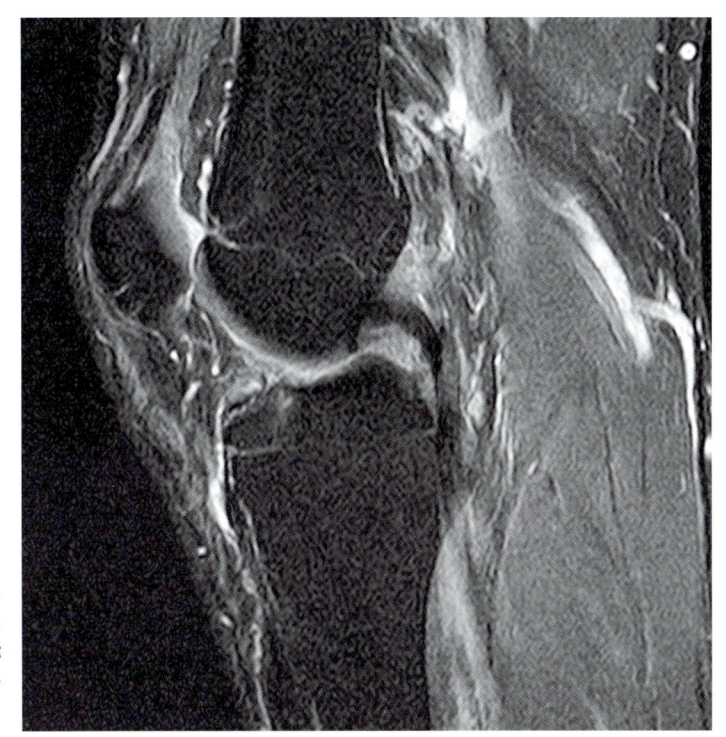

図 5.18 膝関節における STIR シーケンス矢状断像。正常骨髄が無信号化している。TE が長いため滑膜液が高信号を呈しており，画像としては T2 強調となっている

抑制され，骨打撲傷や腫瘍などの骨内病変がより明瞭化するからである（図 5.18 と図 5.19）。その他一般的な MR 撮像法においても脂肪抑制法としてこのシーケンスは非常に有用である（6 章参照）。

パラメータ

短い TI(τ)　150〜175 ms（磁場強度に依存する脂肪抑制のための TI）

長い TE　50 ms 以上（病変の信号を強調するため）

長い TR　4000 ms 以上（180°反転状態から信号が完全に回復するため）

高いターボファクタ　16〜20（病変の信号を強調するため）

平均撮像時間　5〜15 分

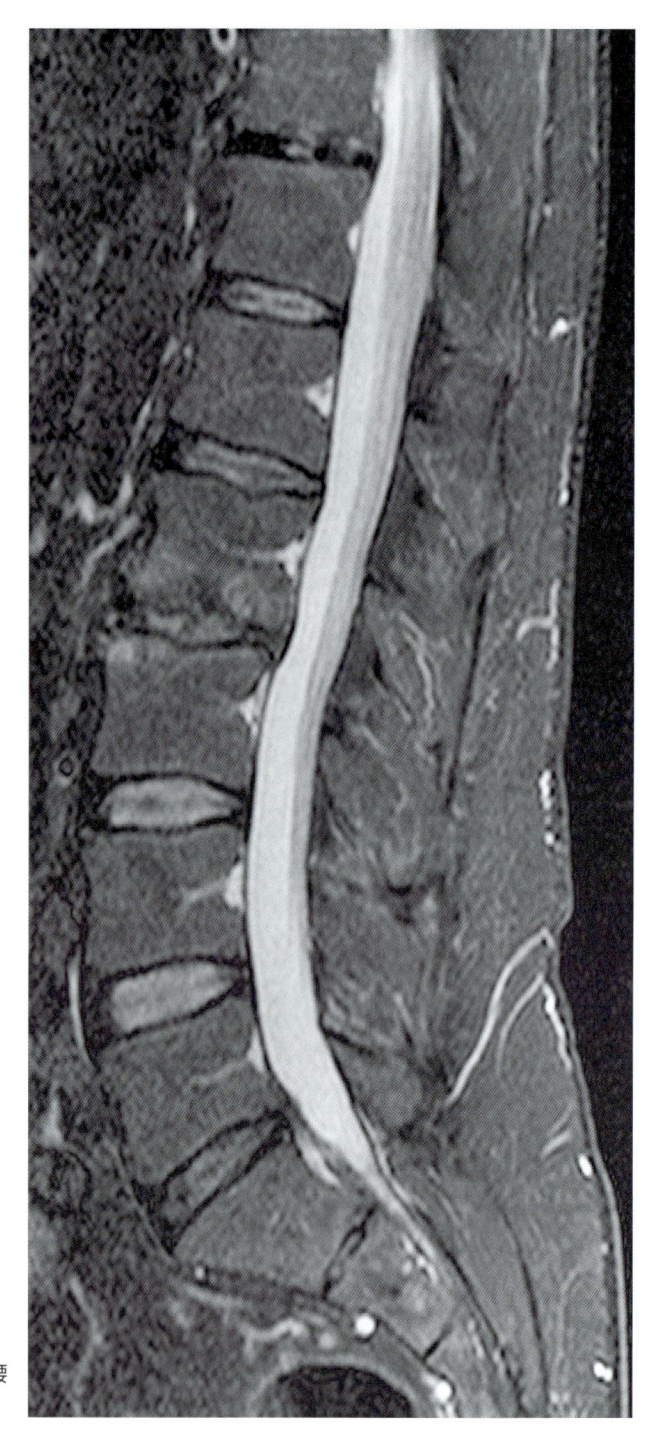

図 5.19　図 5.18 と同様のパラメータを使用した腰椎 STIR シーケンス矢状断像

FLAIR

機序

FLAIR（fluid attenuated inversion recovery）は IR シーケンスの変法である。FLAIR では脳脊髄液が 180°反転状態から横平面に回復する TI を選択し，脳脊髄液の信号を無効化する。その時点で脳脊髄液は，縦磁化方向の成分を含まない。この脳脊髄液の縦磁化成分のない状態で 90°励起パルスが付加されても横磁化成分は生じないので，脳脊髄

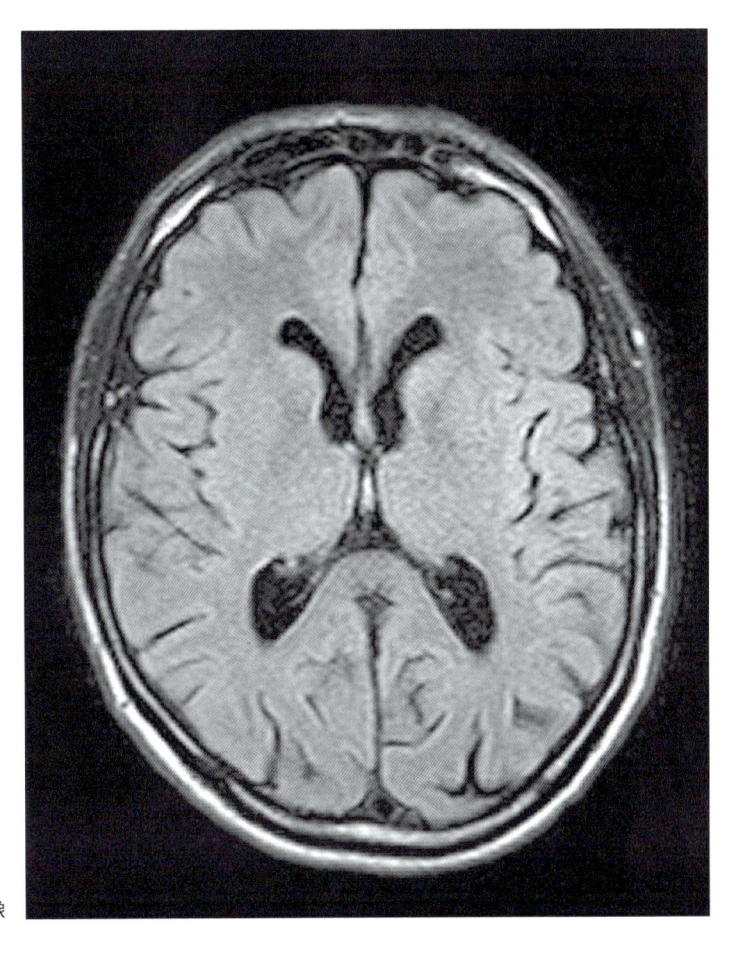

図5.20 脳におけるFLAIR横断像

液からの信号はなくなる。FLAIRはT2強調画像における脳脊髄液の高信号を抑制するために使用され，脳脊髄液に接する病変をより明瞭に描出する。TI 1700〜2200 msにより脳脊髄液信号を抑制することができる（ただし，この値は磁場強度により若干異なっており，脳脊髄液のT1緩和時間に0.69を乗ずることで計算される）。

使用法

FLAIRは脳脊髄液の高信号を抑制するので，脳や脊椎の撮像において，その近傍に存在する脳室周囲の病変や脊髄の病変をより明瞭に描出するために使用される。特に複数の多発性硬化症プラークやクモ膜下出血，髄膜炎を描出するのに有用である（図5.20）。しかしながら，そのコントラストはT1短縮ではなくT2延長に依存する。このシーケンスのもう1つの変法は，脳の撮像において白質のnull pointに対応するTIを選択する方法である。これにより正常の白質信号は無効化され，内部の病変はより高信号に描出される。このシーケンス（TI約300 msを要する）は，脳室周囲白質軟化症や先天性灰白質/白質異常のような白質病変の評価に有用である（図5.21）。

パラメータ

長いTI　1700〜2200 ms（磁場強度に応じた脳脊髄液を抑制する値）
長いTE　70 ms以上（病変の信号を強調するため）
長いTR　6000 ms以上（180°反転状態から信号が完全に回復するため）
高いターボファクタ　16〜20（病変からの信号を強調するため）
平均撮像時間　13〜20分

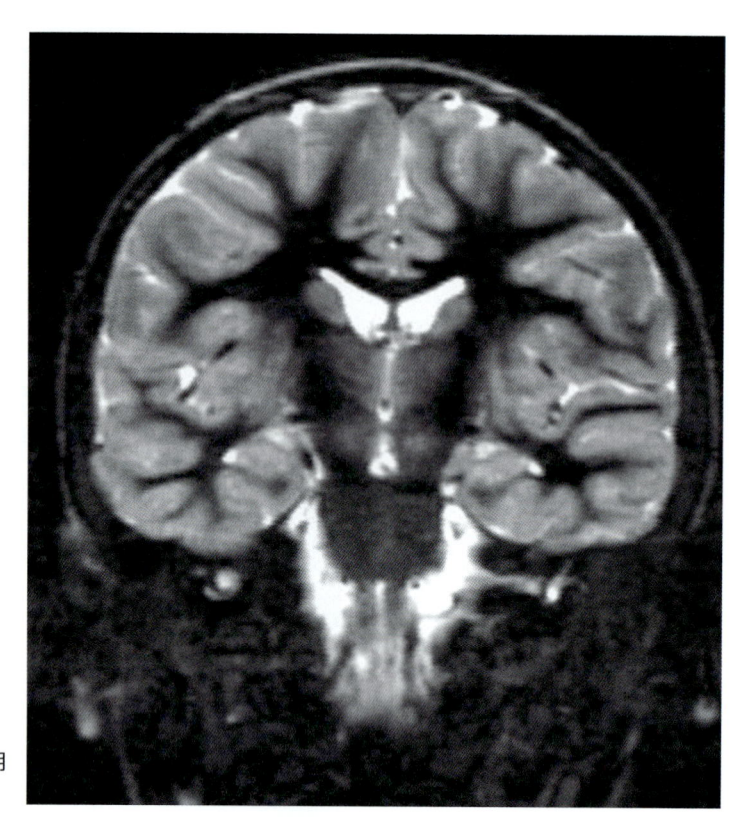

図 5.21　白質信号を無効化する TI を使用した IR シーケンス横断像

IR prep シーケンス

特に心臓の撮像において血流信号を無効化するために開発された，さらに 2 種類の高速 IR 変法が存在する（8 章参照）。double IR prep 法は 2 つの 180°パルスから始まる。最初は非スライス選択（non slice selective）で撮像範囲のすべてのスピンを反転するのに対し，次はスライス選択（slice selective）でスライス内のスピンを反転する。血流の null point（約 800 ms）に対応した TI によりスライス内の血流信号を完全に無信号化し，いわゆるブラックブラッド画像が得られる。このシーケンスは，特に心臓や大血管の解剖学的構造を見るのに有用である。もう 1 つの方法である triple IR prep 法は，さらに脂肪の TI（約 150 ms）時間に反転パルスを付加し脂肪および血流をともに無効化する手法である。このシーケンスは，心筋壁への脂肪浸潤を見るのに有用である（図 8.3 参照）。

グラディエントエコーパルスシーケンス

従来型グラディエントエコー法

機序

グラディエントエコーパルスシーケンスに関してはすでに 2 章で述べた。復習すると，グラディエントエコー法は，可変フリップ角（FA）を用いることで信号を飽和させることなく TR および撮像時間を短縮させることを可能とする。180°収束 RF パルスの代わりに傾斜磁場が FID を再収束させるのに使われる。この再収束のためには周波数エンコード傾斜磁場が使用される。なぜなら 180°パルスを付加するよりも速く，また最小 TE を得ることができるからである。周波数エンコード傾斜磁場をまず反対方向に印加して，FID の位相分散を促進した後に，極性を反転させることで，位相は

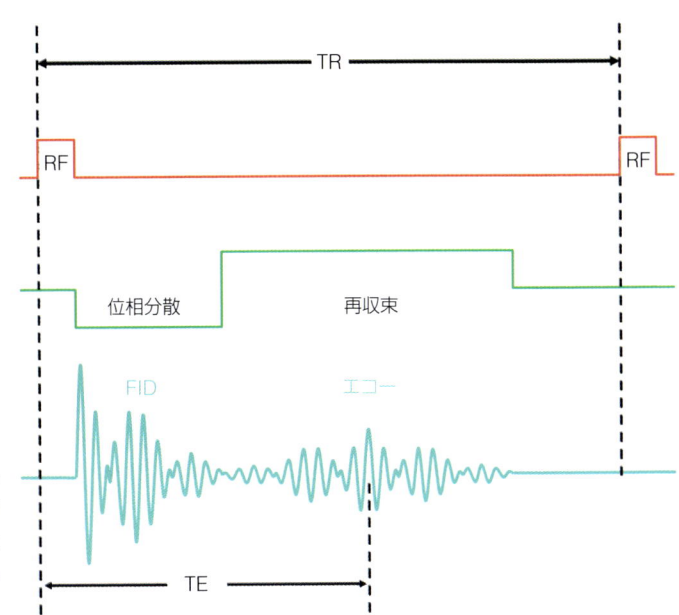

図 5.22 基本的なグラディエントエコーパルスシーケンス。双極性の周波数エンコーディング傾斜磁場がどのようにグラディエントエコーを生成するかを示している

再収束してグラディエントエコーが生成される。しかしながら，この傾斜磁場は磁場の不均一性を補完しないので，得られるエコーは T2* の要素を多分に含むものとなる (図 5.22)。

使用法

グラディエントエコーパルスシーケンスは T2*，T1 およびプロトン密度強調画像を得るために用いられる。しかしながら，180°収束パルスの付加がないので，あらゆる画像には常に T2* 強調の要素を含むものとなる。TR が大幅に短縮するのでグラディエントエコー法は撮像時間の短縮が可能となる。これにより腹部のシングルスライスの息止め撮像やダイナミック造影撮像が可能となる。傾斜磁場での再収束はスライス選択ではないため血流に非常に特異的で，流れを持つ核スピンでもあらかじめ励起された時間だけ常に信号を発生し続ける (6 章参照)。このため，グラディエントエコー法は血管描出での撮像法としても応用可能である。

パラメータ

FA およびそれにともなう TR が縦磁化の飽和の程度を左右するため，それらは T1 強調を決定する。飽和を防ぐためには FA を小さく，TR を長くして，完全な回復を得る必要がある。飽和状態が必要な場合は FA を大きく，TR を短くし，完全な回復をきたさないようにする必要がある。TE が T2* の位相分散の程度を規定する。T2* を最小にするには TE を短くする必要がある。T2* を最大にするには TE を長くする必要がある (2 章の "加熱のたとえ" と図 2.36 と図 2.37 参照)。

T1 強調
 大きい FA 70°〜110°（最大の飽和状態とするため）
 短い TR 50 ms 未満（最大の飽和状態とするため）
 短い TE 5〜10 ms（最小の T2* とするため）
 平均撮像時間 数秒〜分

T2* 強調
 小さい FA 5°〜20°（最小の飽和状態とするため）
 長い TR （最小飽和状態とするため）
 長い TE 15〜25 ms（最大の T2* とするため）
 平均撮像時間 数秒〜分

プロトン密度強調画像
 小さい FA 5°〜20°（最小の飽和状態とするため）
 長い TR （最小飽和状態とするため）
 短い TE 5〜10 ms（最小の T2* とするため）
 平均撮像時間 数秒〜数分

従来型のグラディエントエコー法では TR は常に画像コントラストに影響するわけではない。ある TR を超えてしまうと FA の選択によらず正味の磁化ベクトル (M_0) は完全に回復してしまう。このような状況では，FA

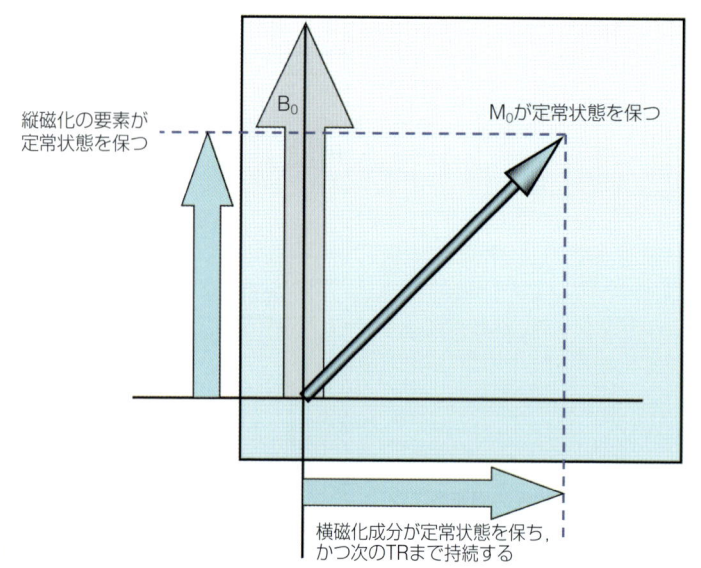

図 5.23　定常状態

およびTEはそれぞれ飽和の程度と位相分散を決定する。多くの装置において従来型のグラディエントエコー法は，2Dのマルチスライス撮像における各断面を得るために使用される（3章参照）。TRは純粋に，撮像時間内に励起されるスライス数を決定する。

表 5.1　1.0 T における定常状態の組織の減衰時間および信号強度

組織	T1 時間 (ms)	T2 時間 (ms)	T1/T2	信号強度
水	2500	2500	1	↑
脂肪	200	100	0.5	↑
脳脊髄液	2000	300	0.15	↓
白質	500	100	0.2	↓

定常状態とエコー生成

定常状態（steady state）は，TRが組織のT1およびT2緩和時間よりも短い状態で生じる。これは，パルスシーケンスが繰り返される間に横磁化が減衰されるための時間がない状態である。定常状態においては，縦磁化および横磁化の両者が併存している。この状態を得るためには，励起パルスを介して水分子に与えられるエネルギー（FAによって決定される）がTR間に失うエネルギーと同等である必要がある。したがって，データ収集時間内に横磁化および縦磁化要素が一定となるように定常状態を維持するための厳密なFAとTRが存在する（図5.23）。一般に，FA 30°〜45°，TR 20〜50 msを用いることで定常状態が得られる。

定常状態が維持されると，パルスシーケンスの間，横磁化平面の成分は減衰に要する時間が得られず，受信コイルに電圧を生じ，画像コントラストに影響を与える。事前に励起されたことによって得られるこの横磁化は**残存横磁化**（residual transverse magnetization）と呼ばれる。水のような長いT2時間を有する組織が高信号化するなど，画像コントラストへ影響を及ぼす。一般に，TRが非常に短いため，組織は次の励起パルスが照射される前にT1またはT2緩和時間に達することはない。したがって，定常状態の画像コントラストは組織のT1やT2緩和時間の違いには依存せず，むしろT1時間とT2時間の比に依存する。すなわち，T1およびT2値の近似した組織においては信号の上昇が見られる。

このため，人体においては脂肪および水（脂肪：短いT1およびT2時間，水：長いT1およびT2時間）は，結果として定常状態のシーケンスにおいては高信号を呈する（表5.1）。多くのグラディエントエコー法では最短のTRを使用した定常状態のシーケンスにより，最短の撮像時間が得られている。グラディエントエコー法は残存横磁化成分がin phase（コヒーレント）かout of phase（非コヒーレント）かによって分類される。

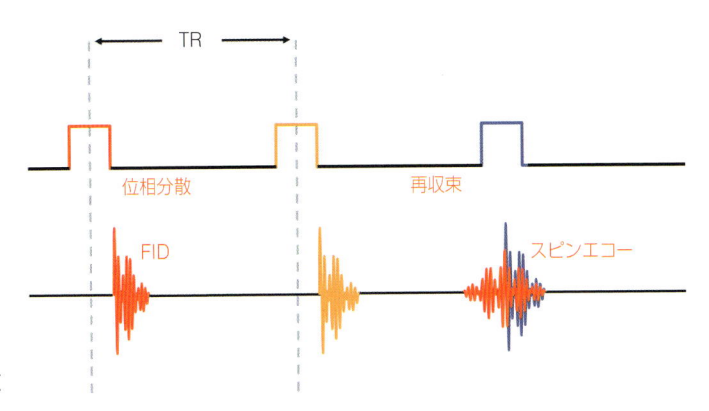

図 5.24　定常状態におけるエコー形成Ⅰ

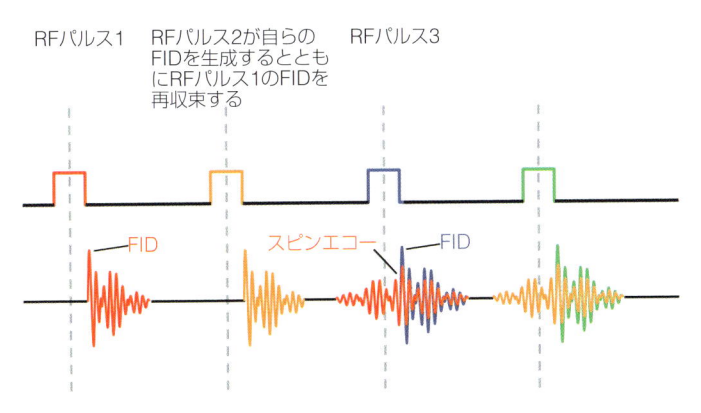

図 5.25　定常状態におけるエコー形成Ⅱ

学習のポイント：エコー生成

　定常状態は，すべての組織の T2 および T1 時間よりも短い時間間隔において繰り返し付加された RF パルスをともなう。この一連の RF パルスは 2 つの信号を生成する。

- RF パルスを照射しないことによる **FID 信号**。一度再収束されると TE によって T2*もしくは T1 の情報を含む
- 次の RF パルスと同じタイミングで最大値を有し，T2* および T2 の情報を含む**スピンエコー**

　この現象は，それぞれの RF パルスが（総和の強度に依存せず）横磁化を再収束するために十分なエネルギーを含んでいるために見られる。このエネルギーは事前に照射された RF 励起パルスによる残存横磁化成分を再収束してスピンエコーを生成する。この現象は次の RF パルスとまったく同じタイミングで起こる。なぜなら，残存横磁化成分は最初の位相分散にかかった時間と同じ時間だけ再収束に要するからである。したがって，定常状態を使用する場合は，TR はスピンエコーの τ（TE/2）と一致する必要がある。

　図 5.24 と図 5.25 を見ると，最初の RF パルス（赤で示した RF パルス 1）が FID 信号を生成している（こちらも赤で示す）。次の RF パルス（オレンジで示した RF パルス 2）も FID を生成する（こちらもまたオレンジで示す）。しかしながら，RF パルス 1 と 2 の間の TR は組織の緩和時間よりも短いため，RF パルス 2 が付加された段階では横磁化成分は依然として残存している。RF パルス 2 は FID を生成するが，最初の RF パルスから依然として存在する残存横磁化成分も再収束させる。これにより，スピンエコーが生成される。このことは 3 つ目の RF パルス（青で示す RF パルス 3）と同時に起こる。なぜならこの横磁化が再収束するのにかかる時間は位相分散にかかる時間に等しいからである。したがって，RF パルス 3 の段階では 2 つの信号が生じている。RF パルス 3 の励起から生じた FID（青で示す），RF パルス 1 で生じ，RF パルス 2 で再収束されてつくり出されたスピンエコー（赤で示す）である。

　ある 2 つの RF パルスは 1 つのスピンエコーをつくり出す。最初の RF パルスはその総和の強度に関係なく原子核を励起する。2 番目の RF パルスは FID と存在する残存磁化を再収束し，1 つのスピンエコーを生成する（図 5.24 と図 5.25）。これらのエコーは関与する RF パルスの強度によって**ハーンエコー**（Hahn echo）または**スティミュレイトエコー**（stimulated echo）と呼ばれる。ある 2 つの 90°RF パルスはハーンエコーを生じる（これらを発見した Edwin Hahn から名づけられた）。2 つの異なる強度を有する RF パルス，すなわち

90°以外のFAを有するRFパルスではスティミュレイトエコーと呼ばれる。この形式のエコーが定常状態のグラディエントエコーシーケンスで用いられる。多くのグラディエントエコーシーケンスはFIDおよびスティミュレイトエコーからのデータを含む。これらのコントラストは前述した理由(T1/T2)で決定され，デジタル化されて画像として利用される。実際には，エコー生成は非常に速いため，FIDの尾側のシグナルはスティミュレイトエコーと融合しており，異なる強度を有する連続した信号となる。ただし，単純化するために本章の図ではそれぞれを分離して表示している。

まとめ
- 定常状態は，TRが組織の緩和時間より短い場合に生成される。
- したがって，残存磁化成分が横磁化方向に生じる。
- この残存横磁化成分は引き続いて付加されるRFパルスによって再収束され，スティミュレイトエコーを生成する。
- 最終的に得られる画像のコントラストは特定の組織のT1とT2時間比により，収集されるFIDやスティミュレイトエコーに依存する。

コヒーレント型グラディエントエコー

機序

コヒーレント型グラディエントエコーパルスシーケンスではグラディエントエコーを生成するために，可変FAを持った励起パルスの後に再収束傾斜磁場を印加する。この時に定常状態は組織のT1およびT2緩和時間よりも短いTRを選択することで維持される。したがって，次の励起パルスを照射したときには残存横磁化成分が残っている。このシーケンスではリワインディング（rewinding）と呼ばれる手法を使って残存磁化をコヒーレント状態に維持している（2章参照）。リワインディングは読み取り（readout）の後に位相エンコード傾斜磁場を反転させることでなされる（図5.26）。これにより残存磁化が再収束され，次の繰り返し時間が始まるタイミングではin phaseとなっている。

このリワインダー（rewinder）傾斜磁場は，生成された時期によらずあらゆる横磁化を再収束させる。したがって，得られるエコーはFIDとスティミュレイトエコーの両方の情報を含む。よってこれらのシーケンスはT1またはT2*強調画像を得るために使われるが，従来から長いTEを用いてT2*強調を得るために使われることが多い。

使用法

コヒーレント型グラディエントエコー法はT2*強調を有する画像を高速に得ることができる（図5.27と図5.28）。水成分が高信号になるので，これらは血管や脊髄，関節を描出するのに有用とされている。これらのシーケンスは血管内腔が保たれているか，ある領域が液体成分を含んでいるかなどを見るために使われる。これらの画像はスライスごとに得ることもできるし，3Dのボリュームデータとして得ることもできる。TRが短いので，1回の息止めで複数のスライスを得ることができる。

パラメータ

定常状態を維持するために
  FA　35°〜45°
  TR　20〜50 ms

T2*効果を最大とするために
  長いTE　15〜25 ms
　　　　（短いTEはT1効果を最大化する）

T2*を強調し，流れのアーチファクトを抑制するためにgradient moment rephrasingが用いられる（6章参照）

平均撮像時間：1スライス数秒，ボリュームデータを得るために4〜15分

利点
- 非常に速い撮像時間，息止め撮像が可能
- 流れに非常に特異的なため，血管描出に適している
- ボリュームデータとして得ることができる

欠点
- 2D収集ではSNRが悪い
- 磁化率効果が上昇する（7章参照）
- 傾斜磁場を生成するための騒音が大きい

5 パルスシーケンス 123

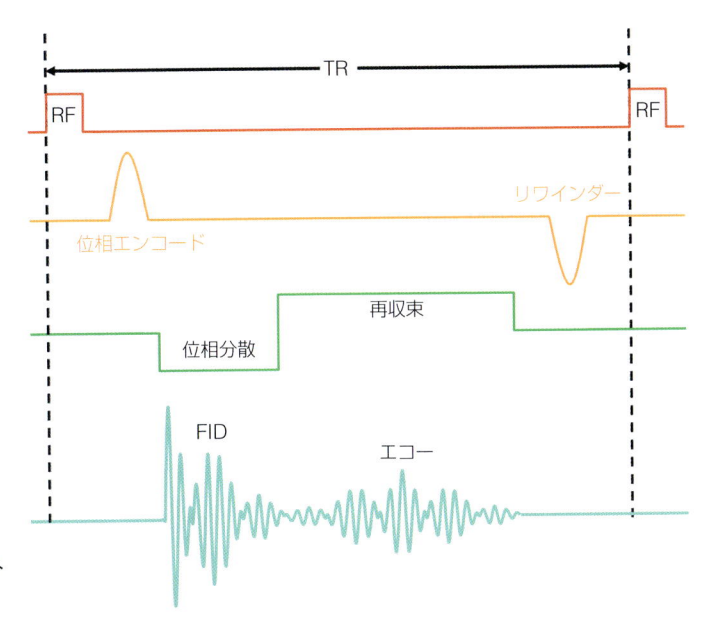

図 5.26 コヒーレント型グラディエント
エコーシーケンス

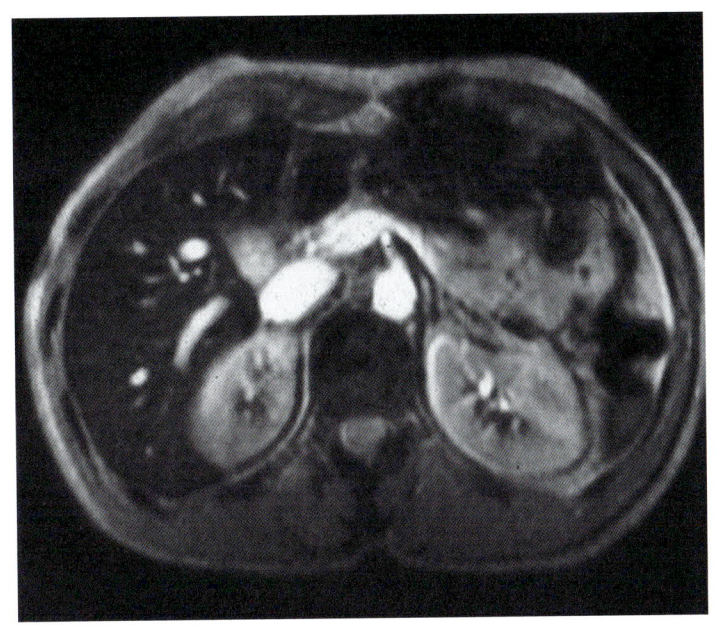

図 5.27 腹部における息止めコヒーレント
型グラディエントエコーシーケン
ス横断像。腹部大動脈および下大
静脈内腔が保たれている

非コヒーレント型グラディエントエコー（スポイル）

機序

非コヒーレント型グラディエントエコーパルスシーケンスは可変 FA を有する励起パルスから開始され，グラディエントエコーを得るために傾斜磁場による再収束が用いられる。定常状態は維持されているので，残存横磁化はその前の TR から引き続き残されている。本シーケンスはこの磁化を位相分散あるいはスポイルすることにより，画像コントラストへの影響を最小限としている。直前の励起による横磁化のみが使用されるので，T1 コントラストを優位とすることが可能となる。スポイリングを可能とするには，以下に示す2つの方法がある。

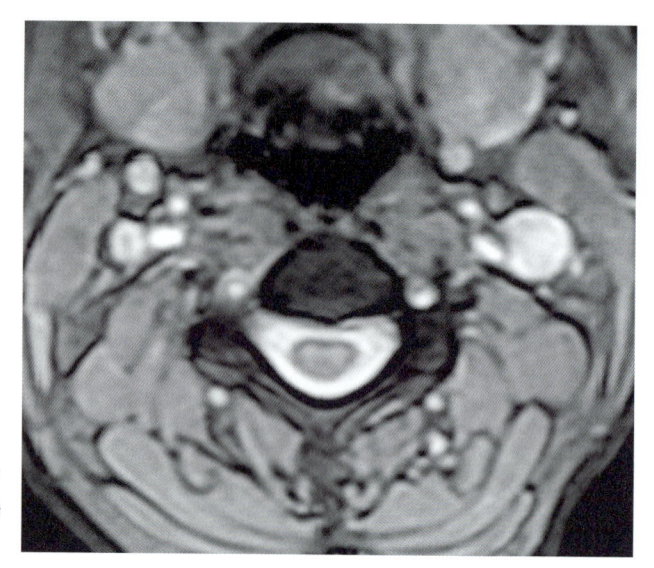

図 5.28 頸椎におけるコヒーレント型グラディエントエコーシーケンス横断像。頸動脈や頸静脈が高信号を呈している点に注目

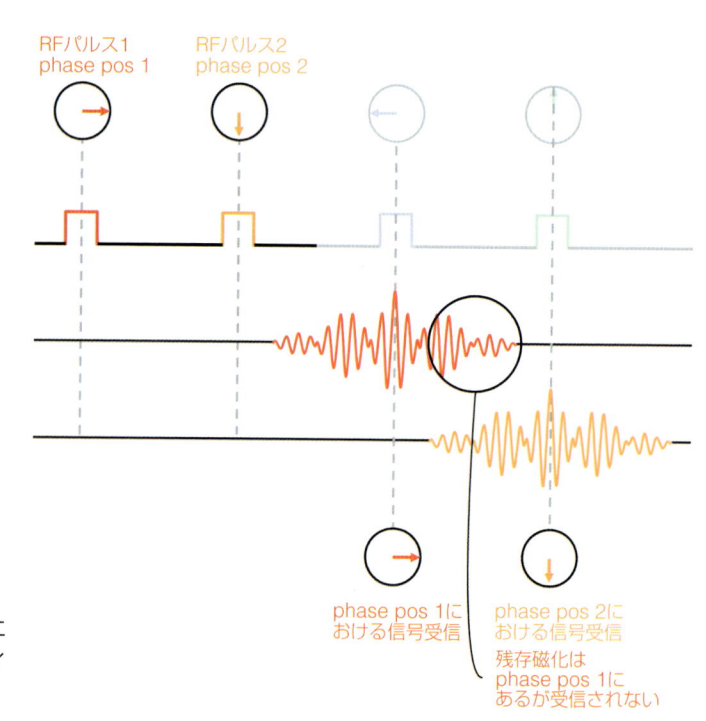

図 5.29 非コヒーレント型グラディエントエコーシーケンスにおける RF スポイリング

RF スポイリング（RF spoiling）：このシーケンスではスライスを励起するための RF はある特定の周波数や位相で送信される。受信コイルは送信コイルの情報をデジタル情報として交信し，その励起パルスによって生成されたエコーからの周波数のみデジタル化する。1章で用いた"時計のたとえ"を用いこれらの現象を説明するために，横磁化方向の歳差運動を無視したうえで図 5.29 を参照してほしい。ある特定のスライスに照射された最初の RF 励起パルスは 3 時方向の位相を持っている。すなわち最終的に得られる横磁化成分は横平面の 3 時方向に生成される。グラディエントエコーを生じるために傾斜磁場によってスピンは位相分散され，また再収束される。横平面上に設置されている受信コイルはこのエコーの中から周波数情報を取得し，そのデータは k 空間に送られ，最終的に

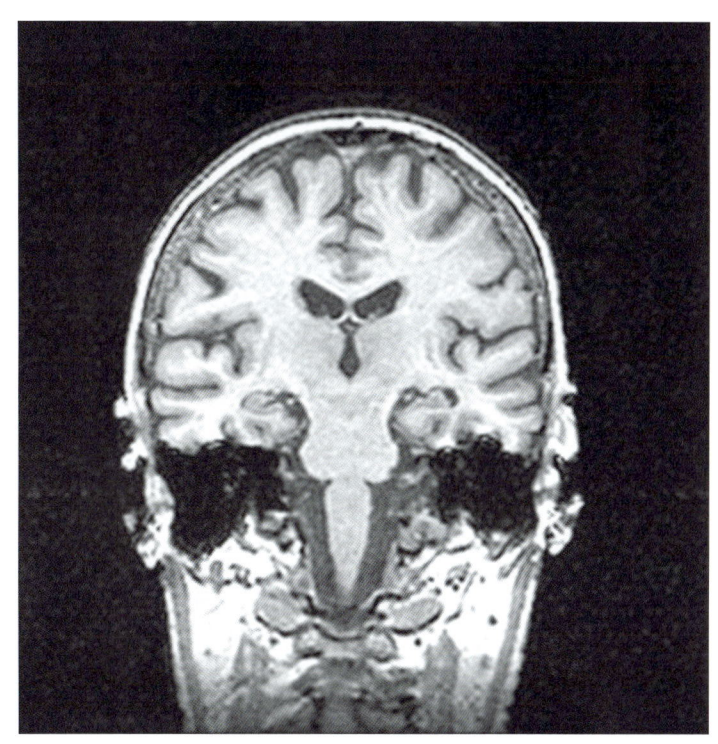

図 5.30 脳における非コヒーレント型グラディエントエコーシーケンス冠状断像。この画像はボリュームデータとして得られた画像の一部であり，これにより T1 強調の高分解能撮像が可能となる

は画像が得られる。

　短い TR 間隔の後にこの過程は繰り返されるが，次の RF 励起パルスでは 6 時方向などの異なった位相方向に横磁化を生成する。スピンは位相分散し，傾斜磁場により再収束し，第 2 のグラディエントエコーを生じる。受信コイルはこのエコーから周波数情報を受信し，そのデータは k 空間に送信され，最終的な画像が得られる。しかしながら，TR が非常に短いため，3 時方向に生成された最初の横磁化は減衰するのに要する時間がなく，依然として残存している。これは残存横磁化となるが，異なった位相を持っているためデータは取得されず，画像コントラストには影響を与えない。これを **RF スポイリング**と呼び，これにより，直近に生成された磁化からの情報のみが画像コントラストに影響を与えるようにすることが可能となる。

　傾斜磁場スポイリング（grandient spoiling）：残存する磁化を位相分散したり再収束したりするのに傾斜磁場が用いられる（2 章参照）。傾斜磁場スポイリングはリワインディングと逆の現象である。傾斜磁場スポイリングではスライス選択，位相エンコードおよび周波数エンコードのための傾斜磁場が残存磁化の位相分散に使用される。これにより，次の繰り返し時間の開始時には非コヒーレント状態となる。このようにして，$T2^*$ または T2 効果を減少させることができる。一般に，これらシーケンスの使用法やパラメータは RF スポイリングと同様である。しかしながら，多くのメーカーでは RF スポイリングを非コヒーレント型グラディエントエコーシーケンスとして用いている。

使用法

　主に $T2^*$ および T2 の情報を有するスティミュレイトエコーがスポイルされるので，RF スポイルパルスシーケンスでは T1 またはプロトン強調画像となる（図 5.30）。これらは 2D およびボリュームデータを得るために使われるとともに，TR が短いため，2D 撮像は息止め下の T1 強調画像を得るために使用可能である。ガドリニウム造影後，RF スポイルシーケンスは良好な T1 強調での解剖学的情報や病理学的特徴を描出することができる。

パラメータ

定常状態を維持するために
  FA　35°～45°
  TR　20～50 ms
T1 強調を最大化するために
  短い TE　5～10 ms
  平均撮像時間　1 スライス数秒，ボリュームデータを得るために 4～15 分

利点

- ボリュームデータもしくは 2D データとして取得可能
- 息止め撮像が可能
- 良好な SNR とボリュームデータとして詳細な解剖学的情報

欠点

- 2D 撮像では SNR が不良
- 傾斜磁場を生成するための騒音が大きい

定常状態自由歳差運動（SSFP）

機序

組織の T2 時間を測定するためには少なくとも TE を 70 ms 以上にする必要があるが，グラディエントエコーシーケンスにおける TE はそれに十分な長さを持っていない。さらに，傾斜磁場の再収束が不十分であるので，あらゆるエコーは T2* 効果に依存し，真の T2 強調を得ることができない。定常状態自由歳差運動（steady state free precession：SSFP）シーケンスはこの問題を解決し，他の steady state シーケンスと比して十分に長い TE と小さい T2* 効果を両有している。このシーケンスは以下のようにしてなされる。

前述したように，その総和の強度によらず，あらゆる RF パルスはスピンを再収束しスティミュレイトエコーを生成するための十分な磁化エネルギーを有している。しかしながら，SSFP シーケンスでは FID からではなくスティミュレイトエコーの情報をデジタル化する。このためには，スティミュレイトエコーが次の励起パルスと同時に生じないように調整する必要がある。これは，RF パルスによる再収束の過程を高速化するためのリワインダー傾斜磁場を追加し，スティミュレイトエコーをシーケンスに先立って生成されるようにすることで可能となる（図 5.31）。

最終的に得られるエコーは従来のグラディエントエコーシーケンスと比べて，より真の T2 強調となる。なぜなら，

TE はもはや TR よりも長くなるからである。 SSFP シーケンスでは通常 2 つの TE が存在する。**正味の TE**（actual TE）はエコーと次の励起パルスとの間隔である。**実効 TE**（effective TE）は，エコーからその FID を生成する励起パルスとの間隔である。すなわち，

$$実効 TE = (2 \times TR) - TE$$

もし TR が 50 ms で TE が 10 ms であれば，

$$実効 TE = (2 \times 50) - 10 = 90\ ms$$

となる。

これはすなわち，励起パルスからエコーが再生成されるまでの間に，エコー中のスピンは位相分散されるのに 90 ms を要していたということになり，T2 強調が得られる。

再収束は傾斜磁場よりは RF パルスによって開始されるので，エコーにはより多くの T2 の要素を持つ情報が存在することになる。リワインダー傾斜磁場は単に受信されうるタイミングにスティミュレイトエコーを再配置するだけである。

使用法

SSFP シーケンスは真の T2 強調を表示する画像を得るために用いられる（図 5.32）。このシーケンスは特に脳や関節の画像に有用であり，多くの装置で 2D および 3D によるボリュームデータの撮像が可能である。しかしながら，現在では短い撮像時間でよりよい T2 強調画像が得られる高速スピンエコー（FSE）シーケンスにほとんど取って代わられている。

5 パルスシーケンス **127**

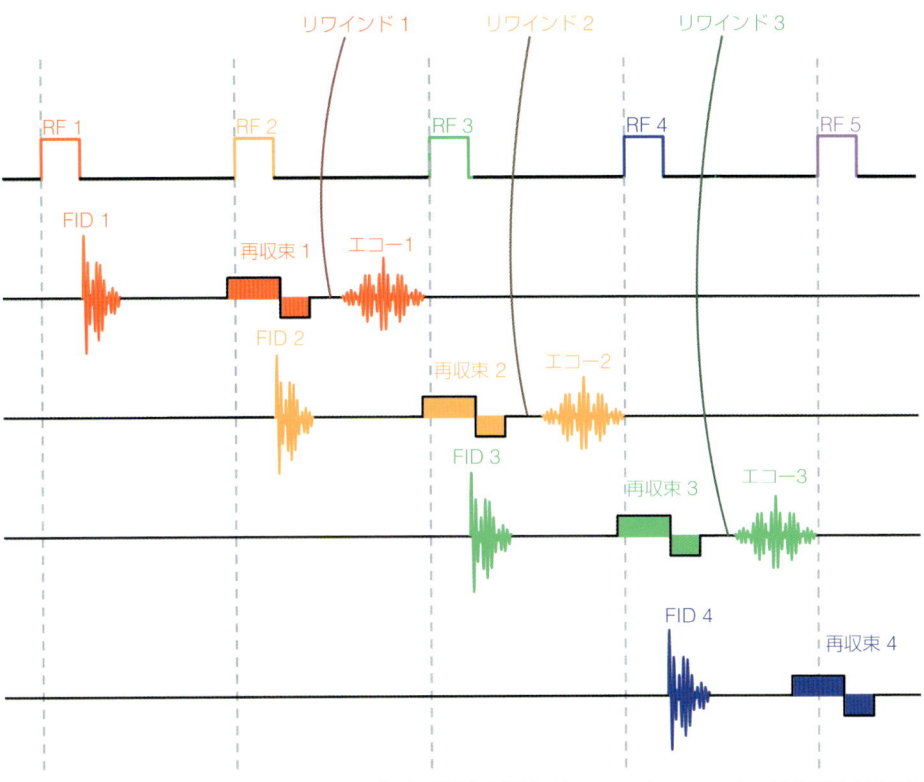

図 5.31 SSFP シーケンス。リワインダー傾斜磁場がそれぞれのスピンエコーを，励起パルスと同時ではなく直前に生じるように調整していることに注目

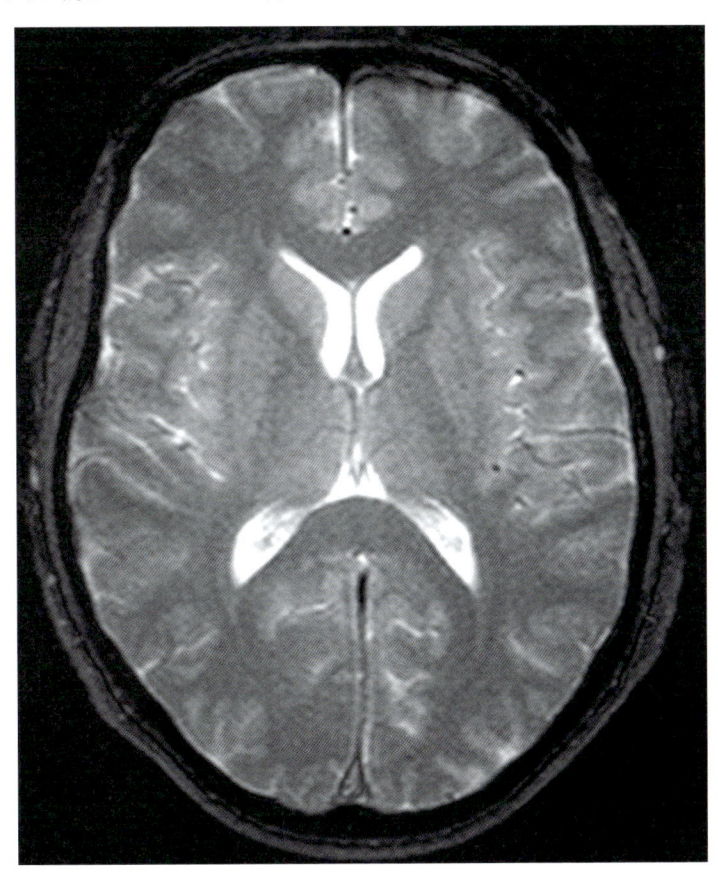

図 5.32 脳における SSFP 画像横断像

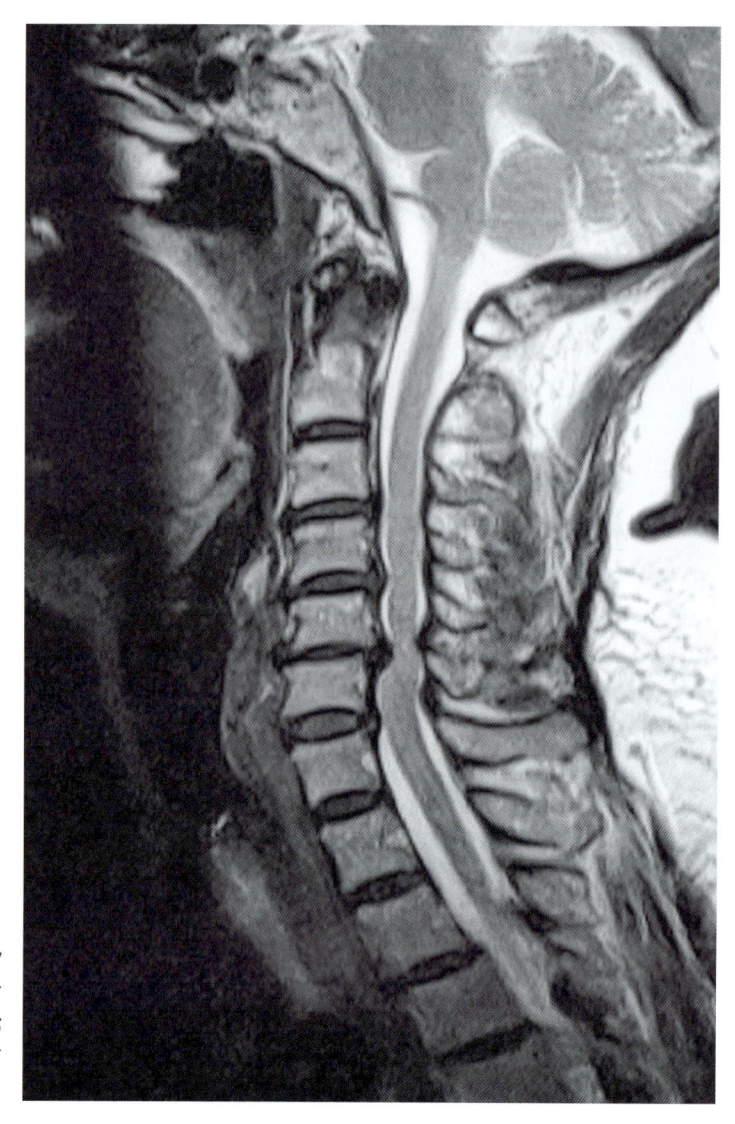

図5.33 頸髄におけるT2*強調コヒーレント型グラディエントエコーシーケンス矢状断像。硬膜嚢を引き込む椎間板の膨隆が良好に描出されている

学習のポイント：T2*と真のT2

T2*と真のT2の用語の相違を理解することは重要である。これは頸椎の撮像において最も明らかとなる。ヘルニアの診断を行う場合はコヒーレント型グラディエントエコーなどのグラディエントエコー法のT2*を使用することが望ましい。椎間板は高信号を呈する脳脊髄腔内に突出する低信号の構造として描出され、形態的な変化を画像化することができる（図5.33）。しかしながら、例えば脊髄内の多発性硬化症における小さな硬化斑のような軽微な変化を見る場合には、病変と周囲の脊髄とのコントラストが良好な真のT2強調シーケンスを使用する必要がある（図5.34）。このような状況では、対象となる組織のT2緩和を測定するのに十分長いTEを用いるCSE、FSEやSSFPなどのスピンエコー型のシーケンスを使用するのが好ましい。

パラメータ

定常状態を維持するために
  FA　30°～45°
  TR　20～50 ms

真のTE（actual TE）は実効TE（effective TE）に影響を与える。正味のTEが長ければ長いほど実効TEは短くなる。したがって、正味のTEは可能なかぎり短くすべきである。

平均撮像時間はボリューム撮像で4～15分である。一部のメーカーは、磁化率アーチファクトを軽減するために実効TEを短くし、横磁化成分をより多くするためにFAを大きくすることを推奨しており、これにより高いSNRが得られる。

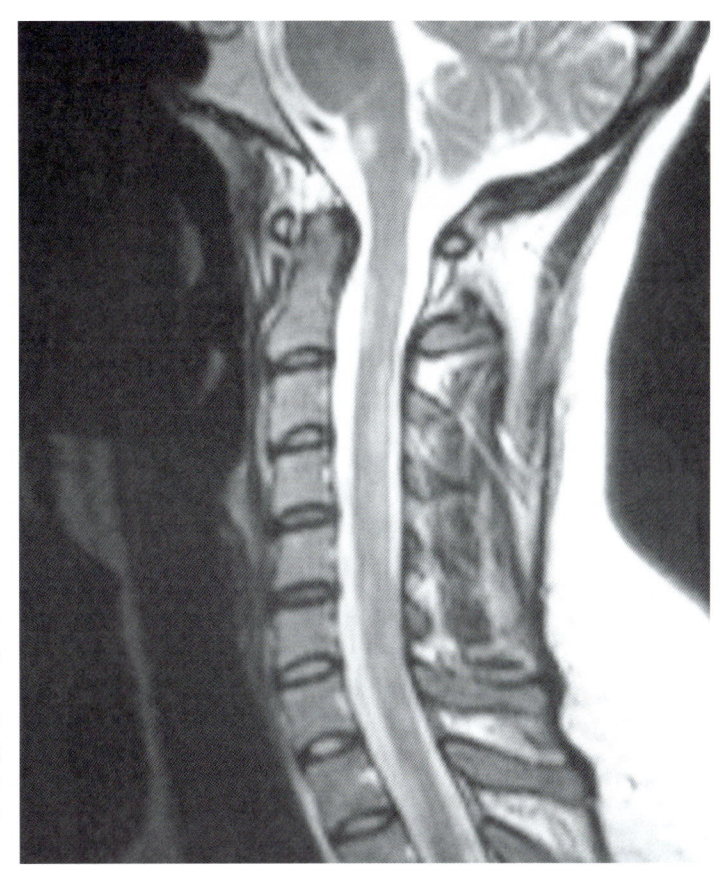

図 5.34　頸椎における T2 強調 FSE シーケンス矢状断像。頸髄内の多発性硬化症の硬化斑を描出している。病変と周囲の脊髄との T2 緩和時間を分離するのに十分に長い TE を用いない T2*強調シーケンスでは，これらの病変は見落とされていた可能性がある

利点

- ボリュームデータとしても 2D データとしても撮像可能
- 正味の T2 強調が可能である

欠点

- アーチファクトを生じやすい
- 画質の劣化を生じやすい
- 傾斜磁場を生成するための騒音が大きい

学習のポイント：
一般の定常状態シーケンスとの区別

前述したように，定常状態は 2 つの信号を生成する。
- 生成された直後の横磁化から構成される FID
- 残存する横磁化成分から構成される**スティミュレイトエコー**

コヒーレント型グラディエントエコー，非コヒーレント型グラディエントエコーおよび SSFP パルスシーケンスは，これらのうち 1 つもしくは両方の信号を使用するか否かで区別される。
- コヒーレント型グラディエントエコーは，FID およびスティミュレイトエコーの両方をサンプリングし，TE に応じて T1 または T2*強調画像を生成する（図 5.35）。
- 非コヒーレント型グラディエントエコーは，主に T1 強調画像を生成するためのみに FID をサンプリングする（図 5.36）。
- SSFP は，より T2 強調となる画像を得るためにスティミュレイトエコーのみをサンプリングする（図 5.37）。

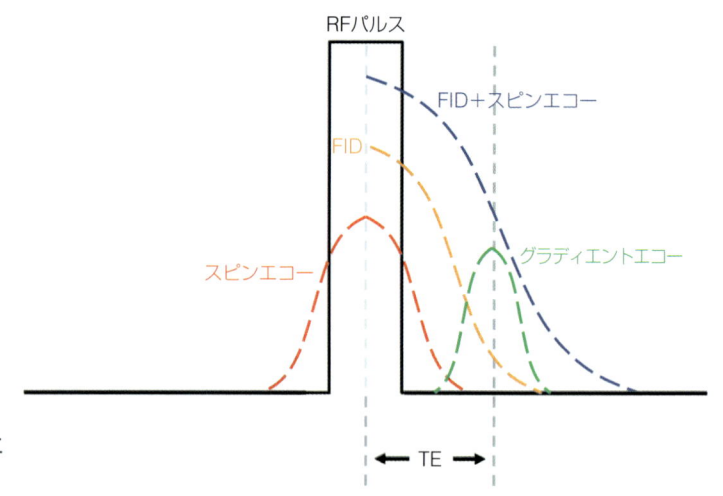

図 5.35 コヒーレント型グラディエントエコーにおけるエコー生成

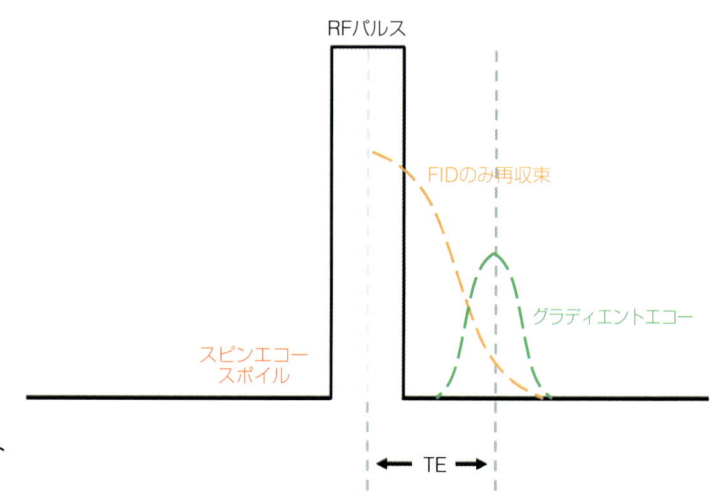

図 5.36 非コヒーレント型グラディエントエコーにおけるエコー生成

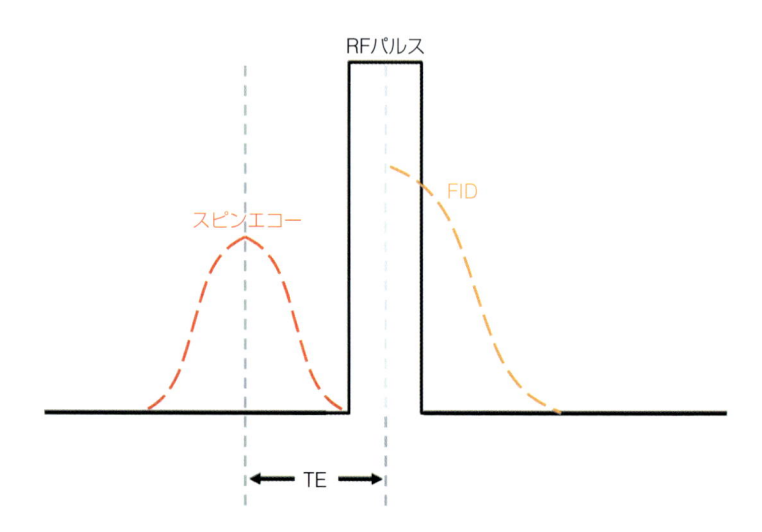

図 5.37 SSFP におけるエコー形成

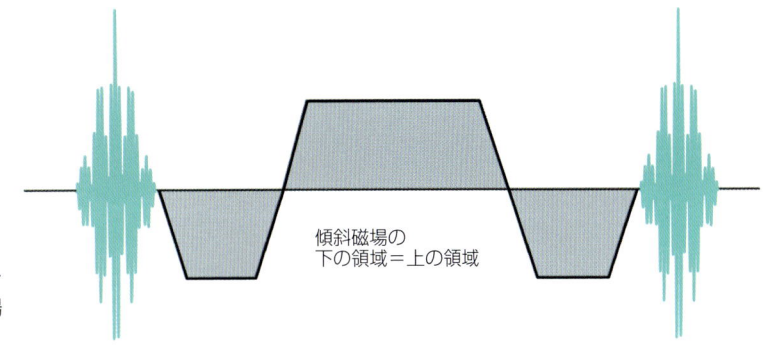

図 5.38 バランスドグラディエントエコーにおける平衡傾斜磁場システム

傾斜磁場の下の領域＝上の領域

バランスドグラディエントエコー

機序

このシーケンスはコヒーレント型グラディエントエコーシーケンスの変法であり，血流や脳脊髄液の流れなどで生じる位相エラーを修正するための平衡傾斜磁場システムを利用し，定常状態による効果を強調するために RF 励起方法を変更させた手法である．さらに，1 回の収集で FID およびスピンエコーの両方を収集する．これにより脂肪および水成分が高信号となり，短い撮像時間で高い SNR と，コヒーレント型グラディエントエコーに比して流れのアーチファクトが少ない画像が得られる．

平衡傾斜磁場システムを図 5.38 に示す．傾斜磁場強度は基線の下の領域と上の領域の面積が等しいので，スピンは傾斜磁場を通過する間に最終的に位相変化はなくなる．結果として，血液と脳脊髄液はコヒーレント状態となり，高信号を呈する．この傾斜磁場の構成は血流補正，すなわち gradient moment rephasing（6 章参照）と同様である．バランスドグラディエントエコーシーケンスではこの傾斜磁場は 3 軸方向にすべて付加される．

さらに，コヒーレント型グラディエントエコーと比して，大きな FA と短い TR を用いることにより定常状態が維持され，高い SNR と短い撮像時間を達成する．FA を 90°にするためには，最初の TR 間ではその半分，すなわち 45°のみを照射する．連続する TR 間で極性を変更しながら最終的な横磁化が TR ごとに異なる位相（すなわち 180°離れる）

となるように，最大の FA が使用される（図 5.39）．このようにして，ほぼ同等の T1/T2 値を有する脂肪および水はそれ以外の組織と比べて高い信号を呈する．結果的に得られる画像は高い SNR，脂肪，水および周囲組織間での良好な SNR を有し，フローボイドは少なく，さらに撮像時間が非常に短い．

使用法

当初，バランスドグラディエントエコーは心臓や大血管の撮像のために開発されたが，現在では脊椎の撮像，特に脳脊髄液の流れを抑制できるので頸椎や内耳道の撮像でも使用される．また，しばしば関節や腹部の撮像にも用いられる（図 5.40 と図 5.41）．

パラメータ

大きな FA　90°（SNR を改善する）
短い TR　10 ms（撮像時間および流れのアーチファクトを減少する）
長い TE　15 ms（T2*を強調する）

高速グラディエントエコー

1 回の息止めで多数のスライスやボリュームデータを得るための非常に高速なパルスシーケンスが開発されている．これらは通常，コヒーレント型または非コヒーレント型グラディエントエコーを採用しているが，TE は非常に短い．これは，RF 励起パルスのごく一部分を照射することにより，

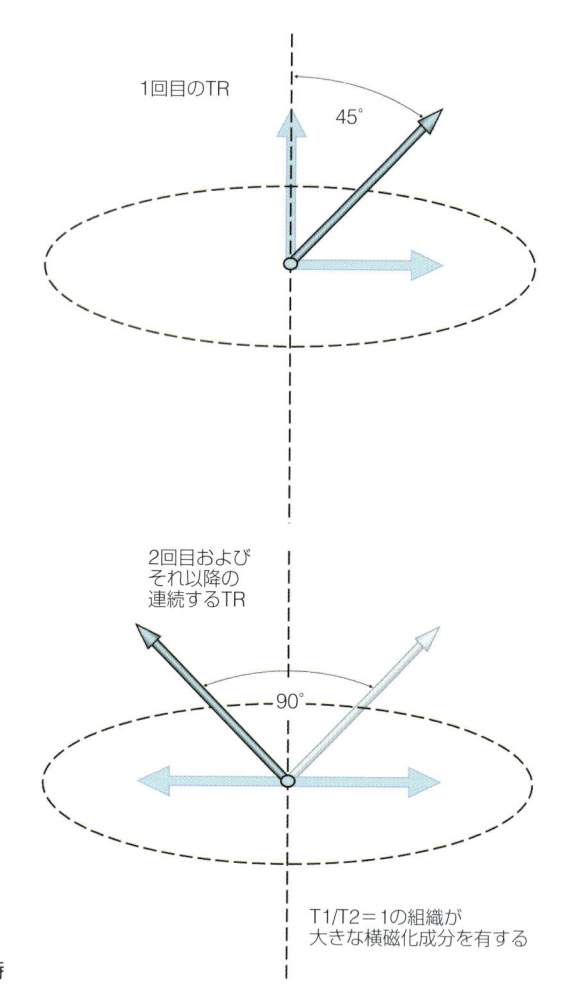

図 5.39 バランスドグラディエントエコーでの定常状態の維持

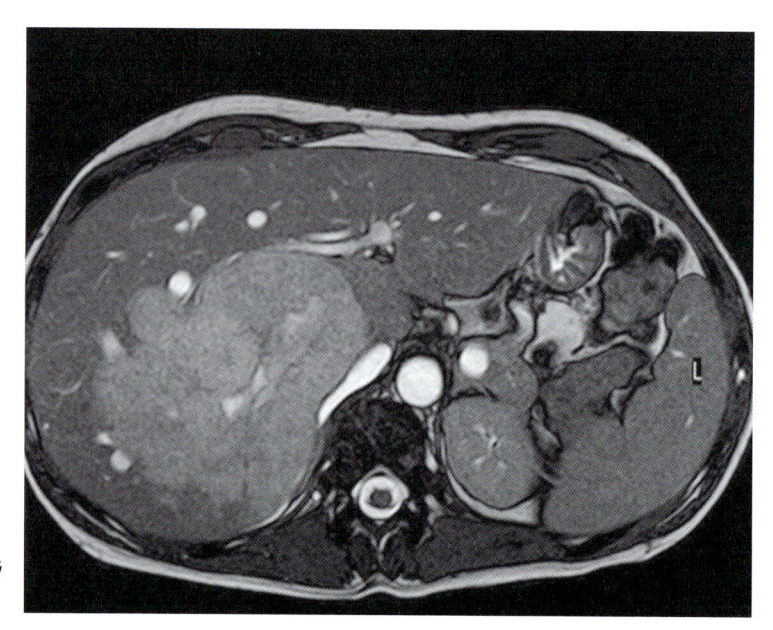

図 5.40 腹部におけるバランスドグラディエントエコー横断像

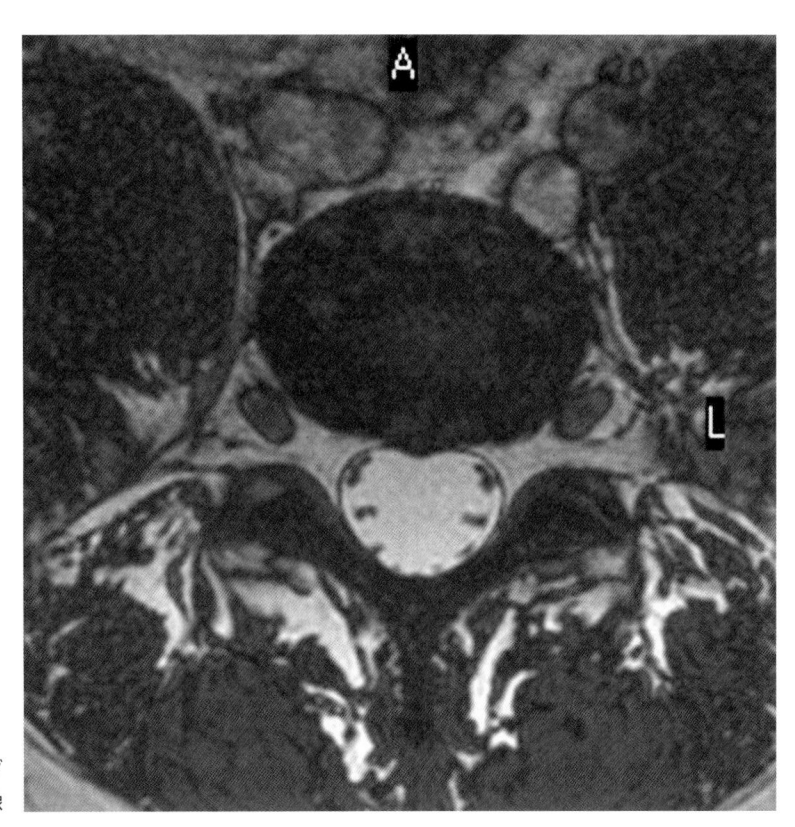

図5.41 腰椎におけるバランスドグラディエントエコー横断像

RFパルスの時間を非常に短くすることで可能となり，エコーのある一部分だけが読み込まれる(部分エコー)。これらの方法によりTEを最短に設定することができ，それにともないTRおよび撮像時間を短縮することが可能となる。さらに，多くの高速シーケンスではそのシーケンスの始まる前に特別な別のパルスを追加し，組織を事前に磁化する(プレ磁化)。このようにして，ある一定のコントラストを得ることができる。このプレ磁化は以下の2とおりの方法でなされる。

- 180°パルスをパルスシーケンス開始前に追加する。これにより正味の磁化ベクトル(M_0)が完全に反転され，ある決められた遅延時間の後，パルスシーケンスが開始される。この方法はT1コントラストを強調，またはある臓器や組織の信号を無効化することを可能とする。またこの方法はIR法に類似している。
- 90°/180°/90°の組み合わせを持つパルスをシーケンス開始前に追加。最初の90°パルスは横磁化を生成する。次の180°パルスはこれを再収束し，ある一定時間の後に第二の90°パルスが照射される。これによりコヒーレントな横磁化が横平面に向き，パルスシーケンスが開始される時点でフリップさせることが可能となる。この方法はT2コントラストを生成するために使用され，しばしば **driven equilibrium** (類似した原理を使うDRIVEの項も参照)として知られる。

高速傾斜磁場システムによって，TE 0.7 msほどの短いマルチスライスのグラディエントエコーシーケンスが可能となる。したがって，1回の息止めで多数の画像を得ることができるので，呼吸によるアーチファクトのない画像を得ることが可能となる。さらに，高速グラディエントエコーによる撮像は時間分解能が要求される場合に有用となる。これは特に造影剤投与後に重要となり，高速グラディエントエコーシーケンスにより造影効果を有する病変のダイナミック撮像が可能となる(8章参照)。この重要な手法は腹腔内臓器や乳房などの多くの領域への応用がなされている。

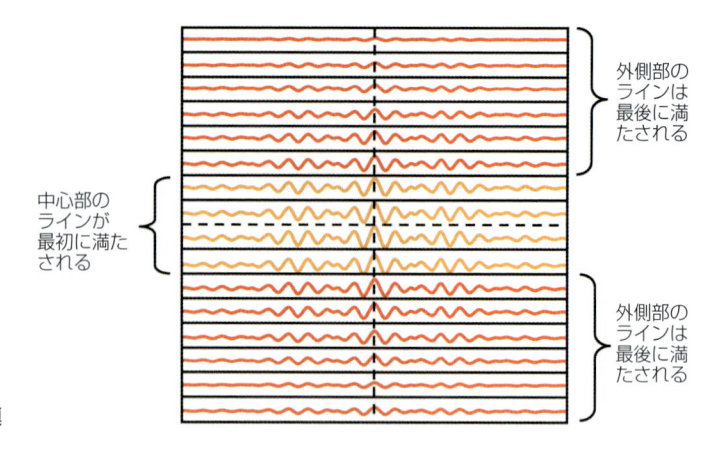

図 5.42　centric k 空間充填

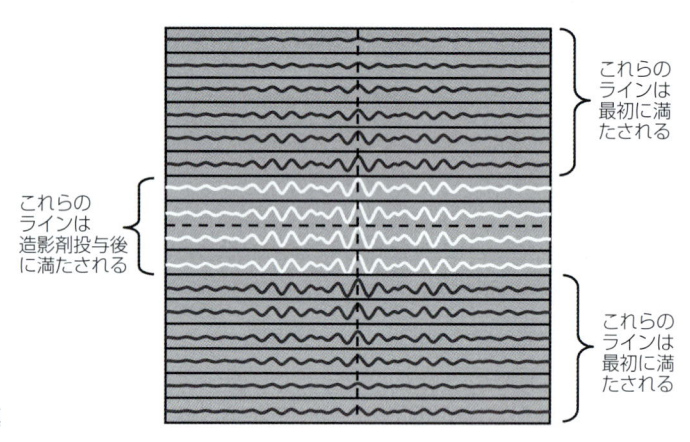

図 5.43　キーホール充填

高速グラディエントエコーにおける k 空間充填

　高速に撮像するために通常のデータ収集法とは異なる方法で k 空間を埋めていく必要がある。これには多くの変法があるが，多くは短い撮像時間で信号およびコントラストを強調することを可能としている。

　centric k 空間充填（centric k space filling）：この手法は k 空間を線で埋めていく（1 本ずつ）が，外側端から上方または下方に順に埋めていくのではなく，まず中心部のラインから埋めていく。これはまず，最も浅い（小さい）位相エンコード傾斜磁場を印加し，大きい位相エンコードの部分をパルスシーケンスの終盤で印加することで可能となる。これにより，エコーのまだ減衰していない信号の最も強い時期に中心部のラインを埋めることが可能となり，信号およびコントラストを最大にすることができる。この k 空間充填の手法は SNR やコントラストが犠牲となりやすい高速グラディエントエコー法において非常に重要である（図 5.42）。

　キーホール充填（keyhole filling）：この手法は k 空間を同様に線で埋めていくが，中心部のラインはシーケンスのある特定の部分または時期に取得される点が異なる。この種の k 空間充填法は，ガドリニウムが撮像範囲内にある時間帯に高い時間分解能を有するデータ収集を要求される造影 MRA において主に用いられる（8 章参照）。ガドリニウムが到達する前に k 空間の外側の解像度に影響するラインを埋める。ガドリニウムが撮像領域内に到達したときには中心部のラインを埋めるだけでよい状態となっている。これはすなわち，シーケンスのこの部分だけの撮像時間は短いことによる。画像化の最後の時点で，システムは k 空間の外側部分と中心部を"縫い合わせる"ことにより空間分

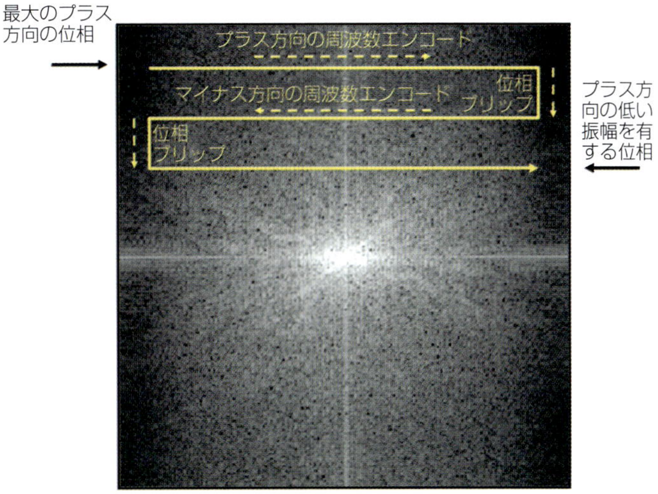

図 5.44 EPI における k 空間充填

解能とコントラストの両立した画像を得ることができる。コントラストに影響を与える部分はガドリニウムが存在するときにのみデータ取得される（図 5.43）。

エコープラナーイメージング (EPI)

高速スピンエコーの際に述べたように，k 空間の複数のラインを一度で埋めることにより，撮像時間を著明に短縮させることができる。この概念を究極に用いるならば，1 回の TR の間にすべてのラインを埋めることができれば最速の撮像が可能となるはずである。この考え方がエコープラナーイメージング（echo planar imaging：EPI）の基礎をなす。EPI は 1 回のエコートレインで k 空間上の必要なすべてのラインを埋めるためのデータを取得する撮像法である。これを達成するには，1 回の TR 間に多数のエコーが生成され，それぞれが異なる強度の傾斜磁場によって位相エンコードされ，k 空間上の必要なすべてのラインを埋めなければならない。例えば，位相方向に 128 のマトリックスが必要であれば，TR 時間内に 128 個のエコーを有するエコートレインが生成される必要があり，さらにそれぞれが位相エンコードされ，k 空間上の 128 のラインを埋める必要がある。1 回の TR ですべての k 空間を埋めるためには，読み取りと位相エンコード傾斜磁場の on/off をすばやく切り替えて進むべき方向を変える必要がある（3 章参照）。これがシングルショット撮像法（SS-FSE）や EPI の基礎である。

このようにして k 空間を埋めていくことは読み取り傾斜磁場をプラスからマイナスにすばやく切り替えるという操作も含まれる。すなわち，プラス方向で k 空間上のラインを左から右へ，マイナス方向で右から左へ埋めていくことになる。極性の急速な変動は，エコートレイン中のエコーを生成するための励起パルスの後に生じた FID を再収束させることにもなる。読み取り方向の傾斜磁場切り替えによりその極性が非常に急速に変動するため，発振ともいわれる。

位相方向の傾斜磁場もまた on/off を急速に切り替える必要があるが，この方向の k 空間の走査においてはその極性を変化させる必要はない。位相傾斜磁場はまず最大のプラスとなり，k 空間の最上部のラインを埋める。次もまたプラス方向であるが（エコートレインの次のエコーをエンコードするために），その強度を若干小さくすることにより次の 1 つ下のラインを埋めることが可能となる。この過程は k 空間の中心部に達するまで繰り返され，その時点で位相傾斜磁場の極性はマイナスとなり，下段のラインを埋め始める。傾斜磁場の強度は次第に増強し，最大のマイナス方向の極性が得られると k 空間上の最下端のラインが埋められることになる。この種の傾斜磁場切り替え手法は

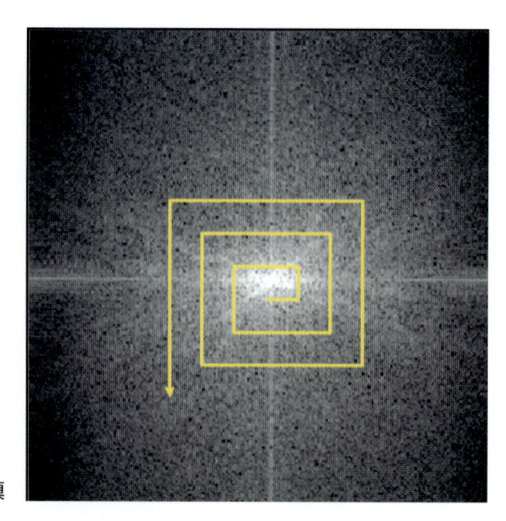

図 5.45 スパイラル型 k 空間充填

ブリップ（blipping）（図 5.44）と呼ばれる。すべてのラインが 1 回の TR 時間内に満たされるが，この種のシングルショット撮像法はラインが直線的に満たされるという点で最も単純な手法である。

スパイラル型 k 空間充填

より複雑な k 空間走査法を図 5.45 に示す。この例では，読み取りと位相方向の傾斜磁場の極性が急速に変動および振動する。この種のスパイラル型の k 空間走査では，読み取り傾斜磁場は左から右にラインを満たすように振動し，次に右から左に満たしていく。k 空間の充填は中心から開始され，位相傾斜磁場もまた上半分のラインを埋めるべく振動し，引き続いて下半分のラインが埋められていく。これをより明瞭に理解するために，図の k 空間の中心にペンを置き，ペンを動かしながら傾斜磁場の強度と極性を理解するとよい。この例では，ペンは紙から決して離れることはないが，そこには TR が存在せず，すべての k 空間が一気に満たされることを示す。その他のスパイラル型またはラジアル k 空間充填法では中心部のラインを埋めることに重点をおいて，高速 k 空間充填を実現している。これらには現在のところ，以下のようなものがあげられる。

- 楕円型（elliptical）k 空間充填：三次元のブロックとして k 空間の中心の楕円形部分のデータが獲得される。
- プロペラ（propeller）k 空間充填：ブロックとしてデータ取得した後，回転する。

横磁化がゼロに減衰するまでにすべてのエコーが収集される必要があるので，画像は T2*減衰の要素を多分に含み，SNR は比較的乏しい。これを補完するために，k 空間は分節状に収集されることもある。これを**マルチショット**（multi-shot）と呼び，データは複数の TR 間に取得される。マルチショット EPI では実効 TE は劇的に減少する。化学シフト（chemical shift），ゆがみ（distortion），ボケ（blurring）などはエコー間隔に依存するので，マルチショット EPI でのアーチファクトはシングルショット EPI に比較して改善する。2 つのマルチショット法が存在する。

- データ取得ごとの k 空間セグメント：1 度に 1 区域の k 空間（例えば 4 区域に分ける）のデータを獲得することで，4 回の励起と TR に分ける方法。例えば，位相方向 128 マトリックスが必要であればターボファクタは 32 となり，4 回撮像が繰り返され，k 空間を埋める。
- エコーごとの k 空間セグメント：ある 1 つのターボファクタの撮像法を複数回繰り返す（例えば，ターボファクタ 4 を 32 回繰り返す）。最初のエコーからのデータは k 空間の上 4 分の 1 を満たし，次のエコーからのデータは次の 4 分の 1 を満たすなど。

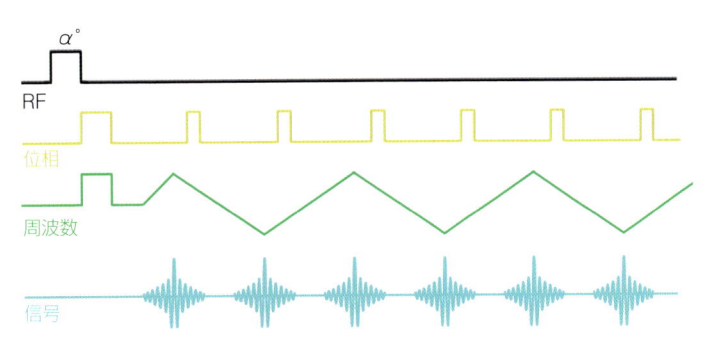

図 5.46　GE-EPI シーケンス

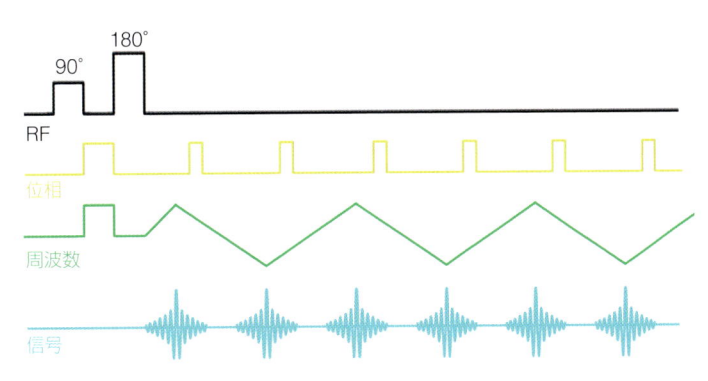

図 5.47　SE-EPI シーケンス

　いずれの手法もシングルショット法と比べると撮像時間が長くなるが，画質は改善する。

　EPI やシングルショットシーケンスは傾斜磁場に他のシーケンスにない例外的な負担をかけるので，傾斜磁場の改良のためにコストが上がる。通常の傾斜磁場と比べ 4 倍のスルーレート（slew rate）を有する傾斜磁場が要求される（9 章参照）。傾斜磁場を強力に改良するには 2 つの手法がある。

- 共振（resonant power）法：これにより同じ周波数で読み取りと位相エンコードを行うための磁場の振動を起こすことができる。欠点は使用できる周波数とグラディエント強度が固定である点である。実際には，これによりグラディエントは EPI シーケンスにしか使用できないことになり，装置は通常撮像用と EPI 共振用の 2 つを必要とする。
- 非共振（non-resonant power）法：これによりあらゆる傾斜磁場波形が生成可能となり，EPI および通常のシーケンスのいずれも同じ供給源から実行可能となる。これにより明らかに費用を抑えることができるが，両方のシーケンスに対応させる必要があるため，特別な傾斜磁場の仕様を必要とする。

EPI コントラストおよびパラメータ

　EPI においてエコーは，典型的には読み取り方向の傾斜磁場の振動で生成される。しかしながら，**グラディエントエコー EPI**（gradient echo EPI：GE-EPI）と呼ばれる RF 励起パルス（可変）から始まるシーケンス，もしくは**スピンエコー EPI**（spin echo EPI：SE-EPI）と呼ばれる 90°および 180° RF 励起パルスで始まるシーケンスを用いることにより異なるコントラストを得ることができる。GE-EPI はあらゆる FA の励起パルスから始めることができ，引き続いてグラディエントエコーにより EPI の読み取りが行われる（図 5.46）。このシーケンスではミリ秒単位の TR の画像を取得できる。グラディエントエコーはスピンエコーと比べあまり時間を要さないので，GE-EPI は SE-EPI より速いデータ収集が可能となる。残念ながら GE-EPI 撮像は通常のグラディエントエコー撮像法と同様のアーチファクトを生じる。

　SE-EPI においては，シーケンスは 90°励起パルスから始まり，180°収束パルスが続き，グラディ

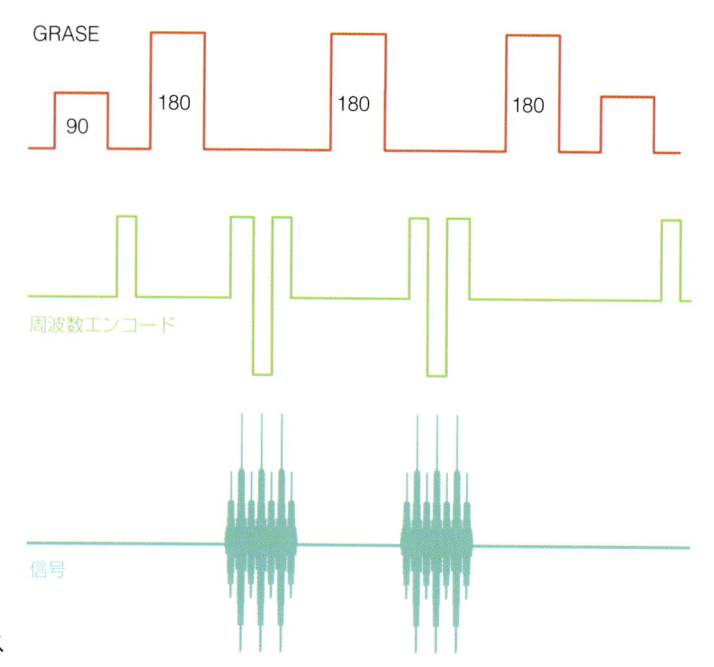

図 5.48　GRASE シーケンス

エントエコーによる EPI 読み取りが行われる（図 5.47）。RF パルスで再収束することで磁場不均一性や化学シフトによるアーチファクトを除去できる。SE-EPI は長い撮像時間を要するが，一般に GE-EPI より良好な画質を得ることが可能である。しかしながら多くの RF パルスは患者の RF の蓄積を増加させる。EPI は，他のあらゆる RF パルスシーケンスに先んじて行われるべきである。例えば，脳脊髄液の信号が無効化される EPI-FLAIR は従来の FLAIR シーケンスよりも明らかに高速である（図 5.49）。

　GRASE（gradient and spin echo）のようなグラディエントエコーとスピンエコーの**ハイブリッドシーケンス**（hybrid sequence）は効果的な組み合わせである。典型的には，RF 収束パルスの後にグラディエントエコーの再収束が付加される（図 5.48）。このハイブリッドシーケンスは両者の再収束法の有利な点を利用している。すなわち，グラディエントエコーの高速性と RF パルスの T2* 効果の減弱を兼ね備えている。これらのシーケンスは 1 イメージあたりの撮像時間が 100 ms 以上に延長するが，画質の向上によるメリットは明らかである。

　シングルショットの EPI シーケンスでは 1 度に k 空間を埋めるので，個々の組織の回復の程度は問題にならない。したがって，TR はほぼ無限に等しいといわれる（なぜなら無限に"長い"ため）。励起パルス照射と k 空間の中心が埋められるタイミングとの間隔に相当する実効 TE を短くまたは長くすることで，それぞれプロトン強調または T2 強調画像が得られる。T1 強調は励起パルスが飽和状態をつくる前に反転パルスを付加することで得られる。

使用法と制限

　典型的な EPI と GRASE シーケンスによる画像を図 5.49〜図 5.51 および 12 章に示す。EPI およびシングルショットの手法は fMRI においてよく用いられる（12 章参照）。高速撮像は生理的な動きの影響を少なくすることができ，心臓や冠動脈の撮像（8 章参照）やインターベンショナルラジオロジー（IVR）手技（12 章参照）の際に有用となる。高速撮像はまた，血液の灌流画像や酸素飽和などの生理現象の画像化に有用となる（12 章参照）。しかしながら安全性の問題が指摘されている。傾斜磁場の高速変動（switching）は神経刺激を誘発する。また，傾斜磁場の騒音が大きくなるため，防音材や耳栓が必須となる。さらに，EPI シーケンスではゆがみや化学シフトなどによるさまざまなアー

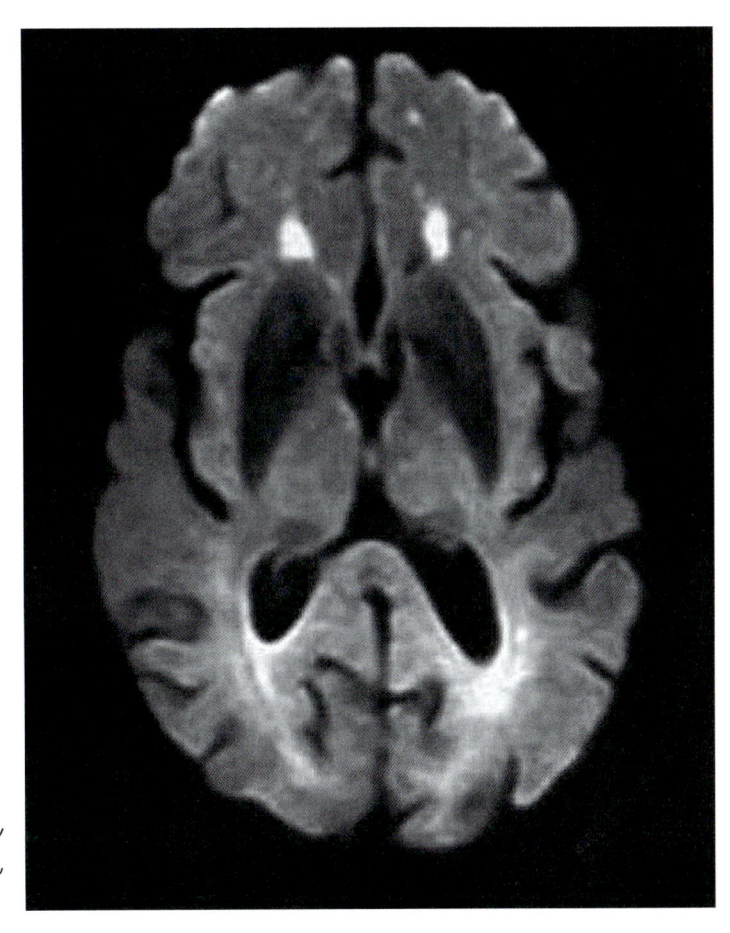

図 5.49 脳における EPI-FLAIR シーケンス横断像。脳脊髄液が無信号化していることに注目

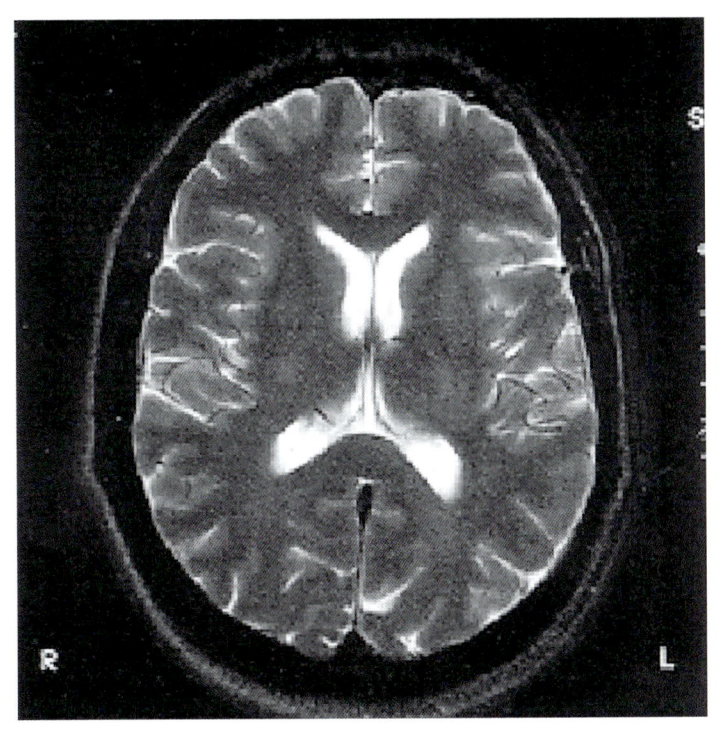

図 5.50 脳における GRASE 横断像

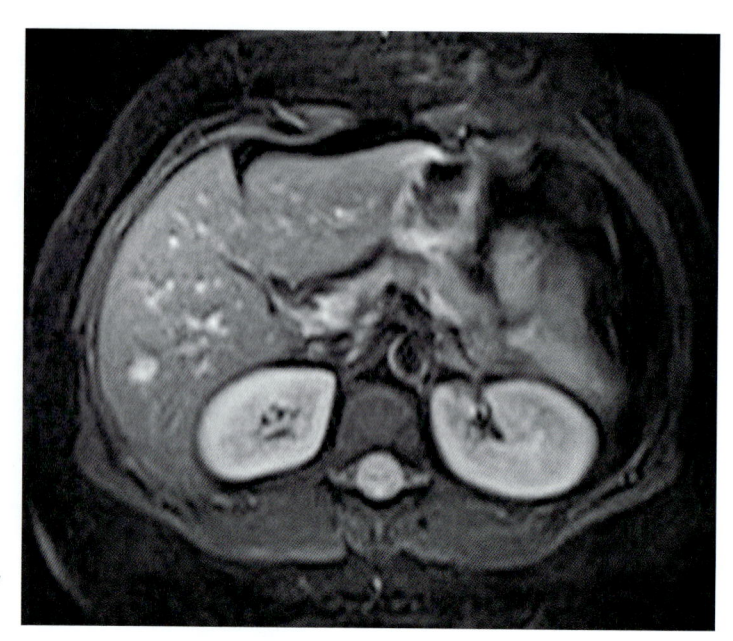

図 5.51　腹部における SE-EPI シーケンス横断像

チファクトが生じる。

　それぞれのエコーは高速取得がなされるので，周波数方向への化学シフトは比較的小さい。しかしながら，位相方向への取得は狭い読み取りバンド幅と同様に，位相軸方向への大きな化学シフトを生じる。この位相方向への化学シフトアーチファクトは，通常のスピンエコーまたはグラディエントエコー撮像では見られない。なぜなら，EPI では励起にともなって同時に異なる位相エンコードを持つエコーが取得されるからである。結果的に，一連の位相エンコードを行うために必要な時間は，位相エンコードのための小さな実効バンド幅となる。このため，スピンエコーにおける化学シフトが 1～2 ピクセルのずれであるのに対して，EPI における脂肪の化学シフトは通常 10～20 ピクセルとなる。

　EPI で見られるその他のアーチファクトとしてボケやゴーストがある。ボケは，一連の EPI 撮像の間に生じる $T2^*$ 減衰の結果である。一連のエコーが同じような減衰時間を要した場合，撮像終期に得られる信号は減衰し，結果として解像度の劣化や画像のボケをきたす。読み取り方向の傾斜磁場のタイミングや形態のわずかな違いで，FOV の半分にゴーストが生じる。これは，プラス方向とマイナス方向の読み取り傾斜磁場で得られたエコー間の差異に起因する。これらのエラーは，半分の FOV が位相方向にずれて見えるといったリアルイメージ上のゴーストの原因となる。これらのエラーを排除するのは困難で，通常リファレンススキャンで得られた情報をもとに画像再構成中に補正が行われる。これらの問題を考慮しても，EPI やハイブリッドシーケンスは臨床において確たる地位を有している。

パラレルイメージング技術

　パラレルイメージング（parallel imaging）または**感度エンコード**（sensitivity encoding）とは，FSE のように TR 間に多数の k 空間上のラインを埋める通常の撮像と比べて，より効率的に k 空間を埋める手法である。しかしながら FSE と異なり，これらの k 空間上のラインは，それぞれが同時にデータを取得できるような組み合わせに構成された特定のコイルを利用して得られる。したがって，この用途のために特別にデザインされたコイルや，それぞれのコイルを電気的にリンクさせるためのソフトウェアを要する。通常，2，4，6 または 8 個のコイルが用いられ，撮像範囲を取り囲むように配置される。ここでは，4 つのコイルを用いた配置を考えてみよう（図 5.52）。

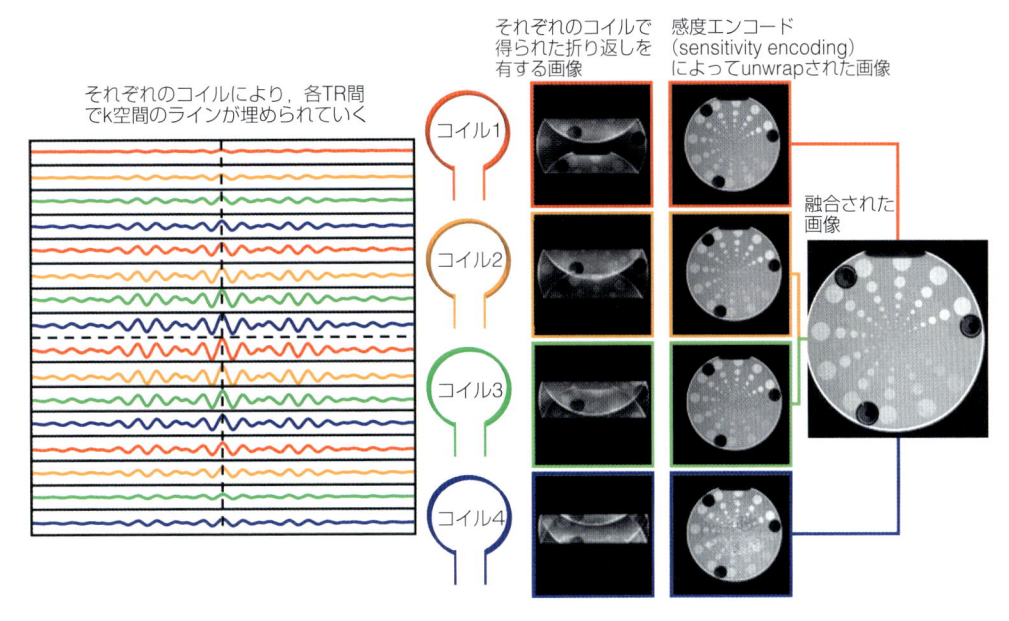

図 5.52 パラレルイメージング

コイル 1 はライン 1 のデータを取得し，以降これから 4 番目のラインを取得する
コイル 2 はライン 2 のデータを取得し，以降これから 4 番目のラインを取得する
コイル 3 はライン 3 のデータを取得し，以降これから 4 番目のラインを取得する
コイル 4 はライン 4 のデータを取得し，以降これから 4 番目のラインを取得する

したがって，TR ごとに k 空間上の 4 本のラインが取得されることになる。最初の TR 間で，
コイル 1 がライン 1 を取得
コイル 2 がライン 2 を取得
コイル 3 がライン 3 を取得
コイル 4 がライン 4 を取得

次の TR 間で，
コイル 1 がライン 5 を取得
コイル 2 がライン 6 を取得
コイル 3 がライン 7 を取得
コイル 4 がライン 8 を取得，などとなる

この過程はすべてのラインが埋められるまで繰り返される。TR ごとに 4 本のラインが埋められていくので，撮像時間は係数 4 で減少する。この係数を reduction factor と呼び，配置されたコイルの数に等しくなる。

それぞれのコイルで取得されたラインを見てみよう。図 5.52 からわかるように，それぞれのコイルはそれぞれ 4 番目のラインを取得するので，通常の k 空間充填と比してライン間のギャップは 4 倍となる。3 章で用いた "整理だんすのたとえ" を用いると，それぞれの引き出しの深さが 4 倍となり，その容積は位相方向の FOV の大きさに反比例するため，位相方向への FOV の大きさは，もとのサイズである正方形の FOV の 4 分の 1 に減少する（4 章参照）。結果として，位相方向に FOV 外の組織のエリアシングを生じるため，それぞれのコイルは折り返された画像を得る（7 章参照）。これを修正するために，それぞれのコイルの感度データを用いて，コイルに対してどこからの信号であるかを計算することで，画像上の本来の位置を解読する。この方法では感度データを用いて，信号の強度（振幅）によってコイルに対する相対的な位置を確定する。コイルに近い信号は遠くからの信号より高い振幅を有している。これらの過程を経て，画像の折り返しはもとに戻され，他のコイルからのそれらの画像と融合し，各スライスの画像を作成する（図 9.21 参照）。

表 5.2 各メーカーの略語対比表

	GE	Philips	Siemens	Picker
スピンエコー	SE	SE	SE	SE
高速スピンエコー	FSE	TSE	TSE	FSE
反復回復 (inversion recovery)	IR	IR	IR	IR
short tau inversion recovery	STIR	STIR	STIR	STIR
fluid attenuated inversion recovery	FLAIR	FLAIR	FLAIR	FLAIR
コヒーレントグラディエントエコー (coherent gradient echo)	GRASS	FFE	FISP	FAST
非コヒーレントグラディエントエコー (incoherent gradient echo)	SPGR	T1FFE	FLASH	RF spoiled FAST
バランスドグラディエントエコー	FIESTA	BFFE	Turbo FISP	—
定常状態自由歳差運動 (steady state free precession)	SSFP	T2 FFE	PSIF	CE FAST
高速グラディエントエコー	Fast GRASS/SPGR	TFE	Turbo FLASH	RAM FAST
エコープラナー	EPI	EPI	EPI	EPI
パラレルイメージング	ASSET	SENSE	iPAT	SMASH
空間的前飽和 (spatial pre-saturation)	SAT	REST	SAT	Pre-SAT
gradient moment rephasing	Flow comp	Flow comp	GMR	MAST
信号平均 (signal averaging)	NEX	NSA	AC	NSA
折り返し補正	No phase wrap	Foldover suppression	Oversampling	Oversamping
長方形 FOV	Rect FOV	Rect FOV	Half Fourier imaging	Undersampling
呼吸補正	Resp comp	PEAR	Resp trigger	Resp gating

上記で使用した略語

AC	number of acquisitions
ASSET	array spatial and sensitivity encoding technique
CE FAST	contrast enhanced FAST
FAST	Fourier acquired steady state technique
FFE	fast field echo
FIESTA	free induction echo stimulated acquisition
FISP	free induction steady precession
FLAIR	fluid attenuated inversion recovery
FLASH	fast low angled shot
Flow comp	flow compensation
FSE	fast spin echo
GMR	gradient moment rephasing
GRASS	gradient recalled acquisition in the steady state
iPAT	integrated parallel acquision technique
MAST	motion artefact suppression
MP RAGE	magnetization prepared rapid gradient echo
NEX	number of excitations
NSA	number of signal averages
PEAR	phase encoding artefact reduction
PSIF	mirrored FISP
RAM FAST	rapid acquisition matrix FAST
REST	regional saturation technique
SENSE	sensitivity encoding
SMASH	simultaneous acquisition of spatial harmonics
SPGR	spoiled GRASS
SSFP	steady state free precession
STIR	short tau inversion recovery
TFE	turbo field echo
TSE	turbo spin echo
Turbo FLASH	magnetization prepared sub second imaging

使用法

　パラレルイメージングの技術はMRIにおける重要な発明であり，撮像時間を短縮することも解像度を改善することも可能となる。適切なソフトウェアとコイル構成を用いることによって多くのパルスシーケンスで使用可能となる。撮像時間および解像度に関して非常に有用な手法であるが，軽度のSNR減少をきたす。さらに，それぞれのコイルの近傍の異なる共鳴周波数からマッピングされるので化学シフトが増大しうる。また，患者の動きにより，取得されているデータとリファレンススキャンとの間にずれを生じる。

　使用するパルスシーケンスを決定するのに困ることがある。非常に多種のシーケンスがあるために，しばしば選択に窮するためである。しかしながら，一般にそれぞれのパルスシーケンスはある特定のコントラスト，画質，データ取得を作成するためにデザインされている。これらの要素はパルスシーケンスを決定するときに考慮すべき点である。表5.2は，本書において，各機器で使われる用語を対応させる助けとなる。表5.3は，さまざまな高速撮像法の対比表である。

表5.3　シングルおよびマルチショット法

シーケンス		読み取り	時間
FSE	90/180	マルチプルSE	min/sec
GRASE	90/180	GE	min/sec
SE-EPI	90/180	GE	sec/sub sec
GE-EPI	可変フラップ	GE	sec/sub sec

6 フロー現象

はじめに 144
フローのメカニズム 144
フロー現象 145
　タイムオブフライト(TOF)現象 145
　スライス流入現象 148
　ボクセル内位相分散 151

フロー現象の補正 152
　はじめに 152
　even echo rephasing 152
　gradient moment nulling (GMN) 152
　空間的前飽和 154

はじめに

本章は，データの獲得の間に移動する核から生じたアーチファクトについて特に説明する。流れているプロトンは，静止している近隣のプロトンと異なるコントラスト特性を示し，主として血液と脳脊髄液(CSF)中のプロトンから生じる。流れているプロトンの運動は，信号の誤描写を引き起こし，位相ゴーストとして知られているアーチファクトの原因となる。フローアーチファクトの原因は，**フロー現象**(flow phenomenon)として知られている。主要な現象は以下のとおりである。

- タイムオブフライト
- 流入現象
- ボクセル内位相分散

まずは最初に，一般的なフローのメカニズムやフロータイプについて解説する。

フローのメカニズム

フローには4つの型が存在する(図6.1)。

- **層流**(laminar flow)は，血管の断面での速度は異なるが混じり合わない流れである。血管内腔中心のフローは血管壁におけるフローよりも速い。それは血管壁の抵抗がフローを遅くするからである。血管の断面でのそれぞれの異なる速度は一定である。
- **螺旋状流**(spiral flow)は，フローの方向が螺旋状である流れである。
- **渦流**(vortex flow)は，最初は層流であるが，その後血管の狭窄部を通り抜ける流れである。内腔中心の流れは高速度であるが，血管壁近くで流れは渦状となる。
- **乱流**(turbulent flow)は，異なる速度で任意に変動する流れである。血管の断面での異なる速度は不規則に変化する。

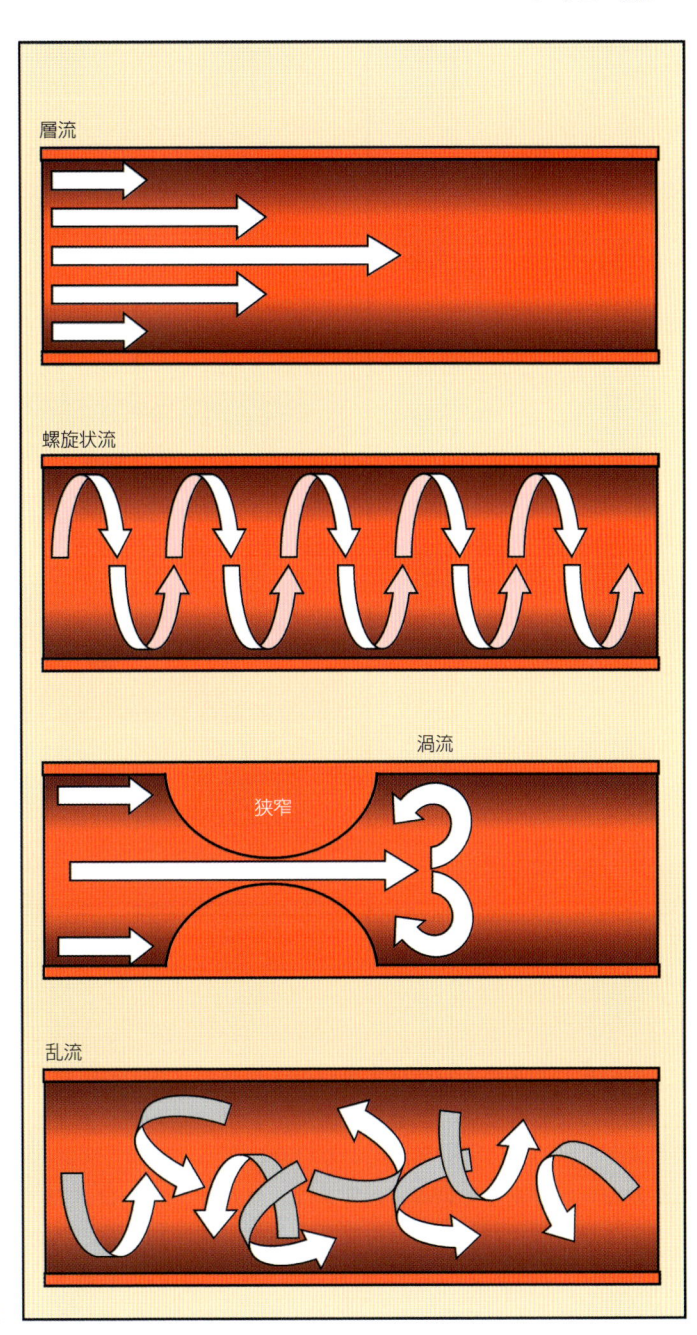

図6.1 フローの4つの型

学習のポイント：フローのメカニズム

フローのメカニズムはしばしば次のように呼ばれる。
- 第1に，層流運動（一定速度）
- 第2に，加速運動
- 第3に，急に動く運動

第1の流れのみが，一定の速度と方向で流れるので，データ収集時に補正することができる。

フロー現象

タイムオブフライト(TOF)現象

信号を得るために，原子核（プロトン）は励起パルスおよび再収束パルスを受けなければならない。

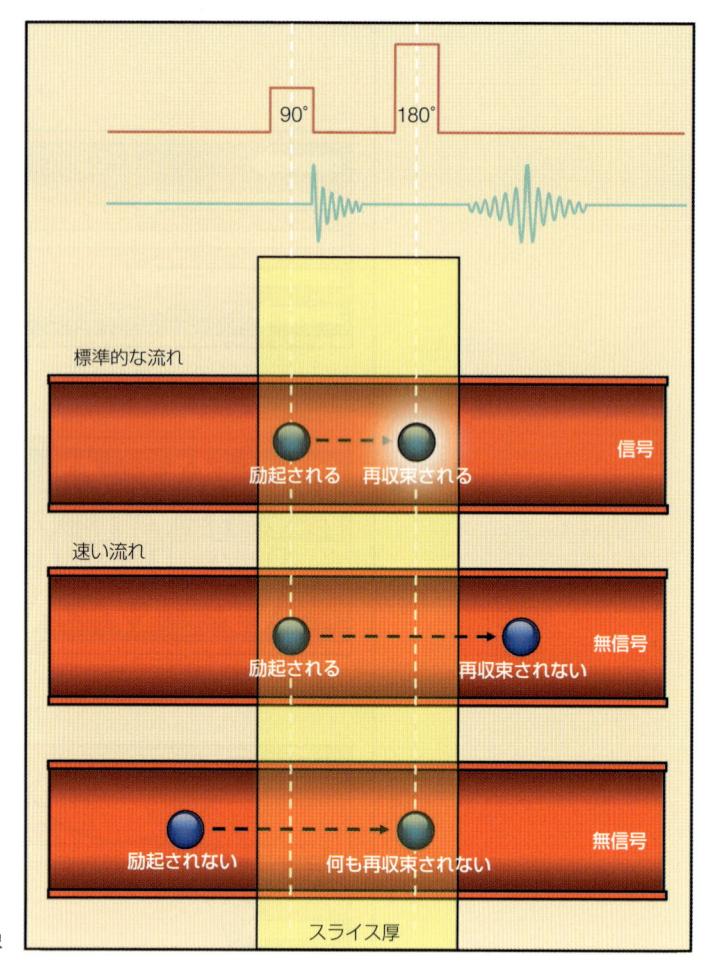

図 6.2　タイムオブフライト現象

プロトンが励起パルスのみを受けて再収束されない場合，信号は得られない。同様に，プロトンが再収束されても，以前に励起されていなければ信号は得られない。静止しているプロトンは常に励起パルスおよび再収束パルスの両方を受けるが，流れているプロトンはスライス内で励起されても，再収束の前にスライスを出てしまうかもしれない。これは**タイムオブフライト現象**（time of flight〔TOF〕phenomenon）（図 6.2）と呼ばれている。タイムオブフライト現象の影響程度は，使用されるパルスシーケンスの種類に依存する。

スピンエコーパルスシーケンスでのタイムオブフライト：スピンエコーシーケンスでは，90°励起パルスおよび180°収束パルスは各々の選択されたスライスに適応される。それゆえ，すべてのスライスは選択的に励起，再収束される。スライス内の静止しているプロトンは 90°および 180°RF パルスの両方を受け，信号が発生する。

スライスへ垂直に流れているプロトンは 90°パルス中はスライス内に存在するかもしれないが，180°パルスを与えられる前にスライスを出ていることもある。これらのプロトンは，励起されるが，再収束されないために信号を発生しない。あるいは，励起中はスライス内に存在しないが，再収束中は存在するプロトンがあることもある。これらのプロトンは事前に励起されておらず，ゆえに信号は発生しない。タイムオブフライト現象の結果，プロトンからの信号は消失し，血管は暗く見える。タイムオブフライト効果は以下の因子に依存する。

● **血流速度**：血流速度が増すにつれ，スライス内で 90°および 180°両方の RF パルスを受けることのできる（流れている）プロトンの割合

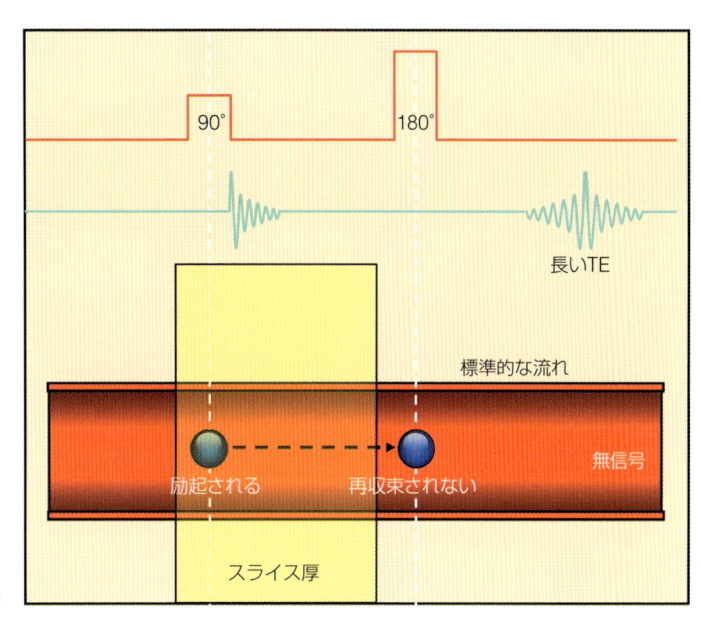

図 6.3 TE に対するタイムオブフライト

は減少する。血流速度が増すにつれ，タイムオブフライト効果は増加する。これは**速い血流による信号強度の低下**（high velocity signal loss）と呼ばれる。血流速度が低下するにつれ，スライス内で 90°および 180°RF パルスを与えられる，流れているプロトンの割合は増加する。したがって，血流速度が低下するにつれ，タイムオブフライト効果は減少する。これは，**フローによる増強効果**（flow-related enhancement：FRE）と呼ばれる。

- TE：TE が長くなるにつれ，励起パルスと 180°収束パルスの間にスライスを流出するプロトンの割合は増加する。それゆえ，TE が長いほど，より多くのプロトンが 1 つのパルスしか与えられず，信号の消失が増加する（図 6.3）。
- スライス厚：一定速度において，プロトンが厚いスライスを通過するには，薄いスライスと比較して時間がかかる。したがって，プロトンは厚いスライスでは 90°および 180°パルス両方を与えられる可能性が高くなる。スライス厚が薄くなるにつれ，プロトンは 1 つのパルスしか与えられず，信号欠損が増加する傾向にある。

グラディエントエコーパルスシーケンスでのタイムオブフライト：グラディエントエコー法では，磁場勾配による再収束は可変励起パルスに連続して行われる。各スライスは選択的 RF パルスによって励起される。しかし，再収束するための傾斜磁場は全身に適応される。言い換えれば，励起パルスはスライスに選択的であるが，磁場勾配による再収束はそうではない。したがって，励起パルスを受ける流れているプロトンは，そのスライス位置にかかわらず再収束され，信号を発生する。さらに，グラディエントエコー法で通常使用される非常に短い TR は，繰り返して RF パルスを受ける静止しているプロトンの縦磁化を飽和する傾向があり，流れているプロトンがより高い信号を持つように見える。これは，後に説明する。したがって，グラディエントエコー法では，フロー信号の増強はさらに強くなり，これらのパルスシーケンスはしばしばフローに敏感であるといわれる。

まとめ

- タイムオブフライト現象は，フローによる増強効果，または速い血流による信号強度の低下を生じる。
- フローによる増強効果を増すには，
  - フローの速度減少
  - TE の短縮
  - スライス厚の増加

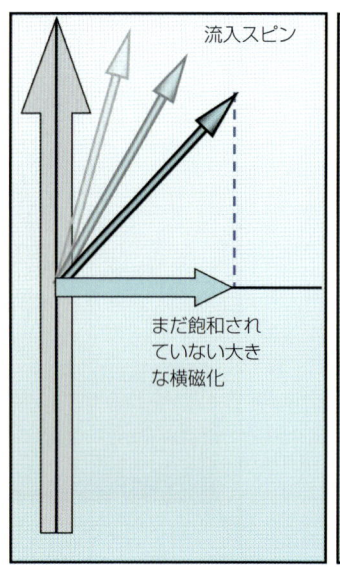

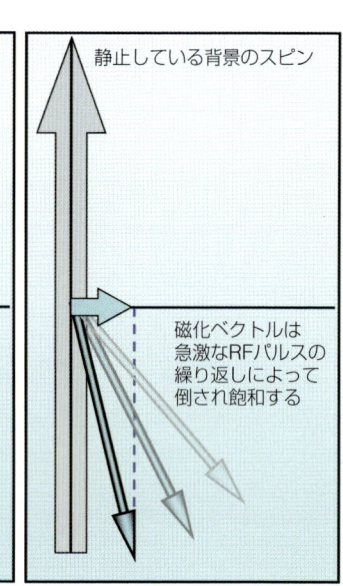

図 6.4 飽和されているスピンと新鮮な流入スピンとの間のコントラスト差

- 速いフローによる信号強度の低下を増すには，
  - フローの速度増加
  - TE の延長
  - スライス厚の減少

スライス流入現象

スライス流入現象は，プロトンの励起と関係がある。短い TR で繰り返された RF パルスをプロトンが受けることで，磁気モーメントがスピンダウン方向に向けられることを**飽和**(saturation)と呼ぶ(1 章参照)。これは，プロトンが存在する組織中の縦磁化を回復するには TR が十分に長くないからである。これらの繰り返される RF パルスを受けないプロトンは**新鮮**(fresh)であるといわれる。というのは，それらの磁気モーメントはほとんどスピンアップ方向に向いているからである。それらがつくる信号は，飽和したプロトンがつくる信号とは異なる(図 6.4)。

スライス内で静止しているプロトンは，特に TR が短いとき，繰り返される RF パルスの後で縦磁化が飽和される。スライスに垂直に流れ込むプロトンは，繰り返される励起の間そこに存在しなかったため，新鮮なままスライスに流入する。それゆえ，飽和したプロトンとは異なった信号を生み出す。これは**スライス流入現象**(entry slice phenome-non)または**流入効果**(inflow effect)と呼ばれ，スライスの"重なり(スタック)"の最初のスライスにおいて最も重要である。

スタックの中心にあるスライスでは，流れるプロトンはそのスライスに到達するまで多くの励起パルスを受けているので流入効果は弱い。言い換えると，プロトンの新鮮さが少なくなればなるほどより飽和されている。そして，信号強度は主にTE，TR，FA，位置する組織のコントラスト特性に依存する。

プロトンが繰り返し励起を受けると，流入効果は減少する。プロトンが励起パルスを受ける割合が現象の大きさを決める。プロトンが繰り返し励起を受ける割合に影響するどんな因子も，この現象の大きさに作用する。それゆえ，流入現象の大きさは以下に基づく。

- **TR**：TR は各々の励起パルス間の時間である。短い TR は RF パルスが与えられる割合の増加を招く。言い換えると，短い TR は連続する RF パルス間の時間を短縮させる。それゆえ，短い TR は流入現象の大きさを減少させる。
- **スライス厚**：一定速度で流れているプロトンは，薄いスライスより厚いスライスを移動する方が時間は長くかかる。厚いスライスを移動するプロトンは，薄いスライスを移動するプロトンより多くの RF パルスを受ける。そ

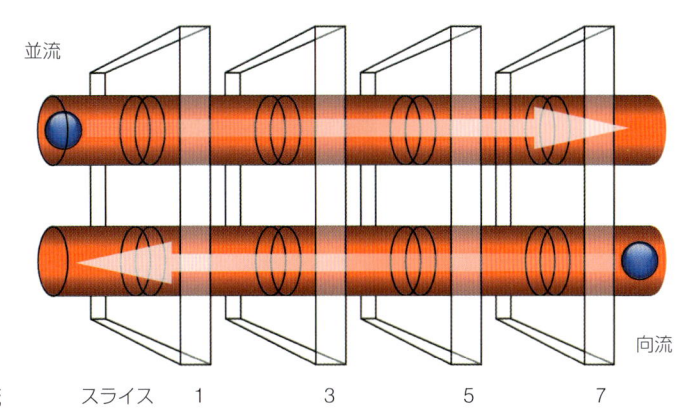

図 6.5 並流および向流　スライス　1　3　5　7

れゆえ，流入効果は薄いスライス厚と比べ厚いスライス厚のときに増加する。
- **フローの速度**：流入速度も，流れているプロトンがRFを受ける割合に影響する。速く流れているプロトンは，遅いプロトンよりRFが照射されるときに次のスライスへ移動している可能性がある。それゆえ，流入効果は流れの速度が速いほど大きくなる。
- **フローの方向**：流れの方向は，流入効果の大きさを決めるのに最も重要な要因である。スライス選択の順番と同じ方向の流れは**並流**（co-current flow）といわれる。スライス選択と反対方向の流れは**向流**（counter-current flow）といわれる。
  - **並流**：流れているプロトンはスライス選択と同じ方向に流れる。流れているプロトンは，あるスライスから次のスライスへ移動するときに繰り返されるRFパルスを受ける可能性がある。それゆえ，プロトンは比較的早く飽和されるようになる。したがって，流入効果は速く減少する（図6.5）。
  - **向流**：流れているプロトンは励起して行くスライスと反対の方向に流れる。前に励起パルスを受けた可能性が少ない流れているプロトンがスライスに入ったとき，プロトンは新鮮な状態にある。それゆえ，流入効果の減少はゆるやかで，スライススタック内の深くまで及ぶ可能性がある（図6.5）。

学習のポイント：
臨床画像における流入効果

図6.6〜図6.9を見てほしい。これらは，最も下のスライスから最も上のスライスの順に励起された腹部の4つの横断像である。つまり，スライススタックにおいて図6.6はスライス1，図6.7はスライス2，図6.8はスライス3，図6.9はスライス4である。撮像において，スライス1は最初に励起され，スライス4は最後である。

これらの画像において大動脈と下大動脈（IVC）の信号強度を見てほしい。それらは両方とも血液を含んでおり，すべてのスライスにおいて同じ信号強度であるべきであるが，そうでないことが明らかである。スライス1において，IVCは高い信号強度を持ち，大動脈は低い信号強度である。スライス4において，コントラストは反対となる。つまり，IVCは暗く，そして大動脈は明るい。さらに，IVCはスライス4で最も暗く，大動脈はスライス1で最も暗い。

これらの様相は，流入効果によるものである。スライス1において，IVCのプロトンは新鮮である。なぜならIVCのプロトンは足側から上方へ移動し，スライススタックの中に位置しないので，前にRFパルスを受けなかったからである。それゆえ，スライス1において，IVCのプロトンは飽和されておらず，それらの磁気モーメントは主にスピンアップ方向にあり，最初のRFパルスを受けるために高信号となる。しかし，大動脈のプロトンは飽和されているために低信号を呈する。なぜなら，撮像の間にスライススタックを通過して下方へ移動しながらRFパルスによって励起され，磁気モーメントはスピンダウン方向にあるからである。

スライス4において，この効果はスライス1と正反対である。大動脈のプロトンは前RFパルスを受けず，頭部や腕から移動して来たので，この時点では新鮮である。それゆえ，スライス4において，プロトンの磁

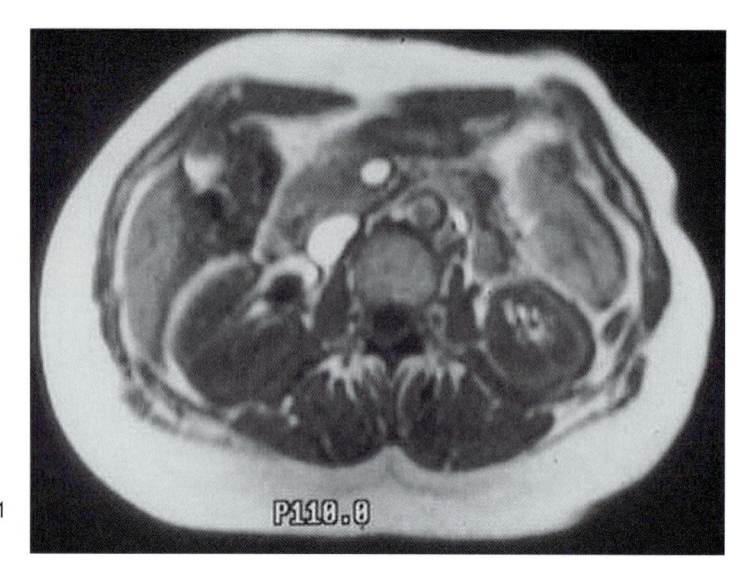

図 6.6 T1 強調横断画像　スライス 1
（最も下）

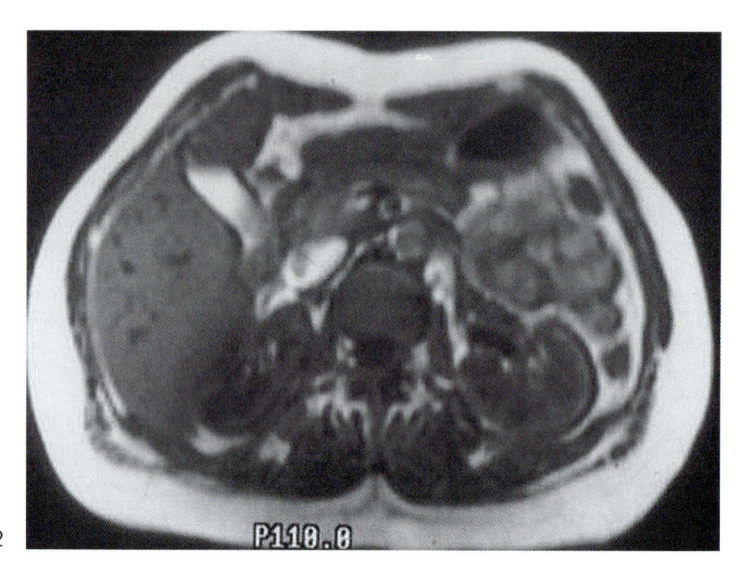

図 6.7 T1 強調横断画像　スライス 2

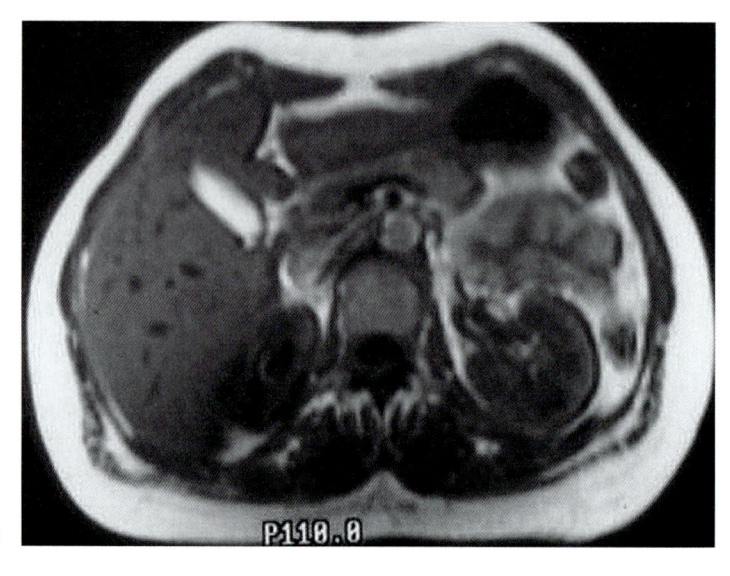

図 6.8 T1 強調横断画像　スライス 3

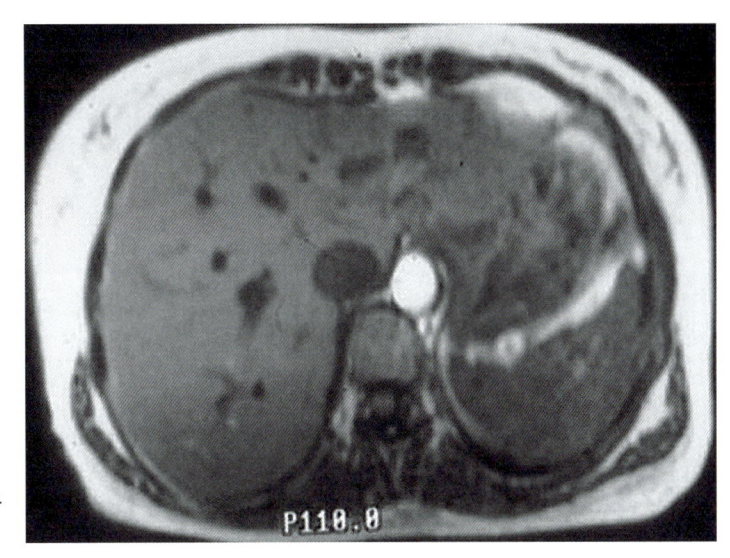

図6.9 T1強調横断画像 スライス4（最も上）

気モーメントの大部分はスピンアップ方向を向いているので，最初のRFパルスを受けると高信号となる。一方，IVCのプロトンは，撮像の間にスライススタックを通過して移動しながらRFパルスを繰り返し受けて飽和しており，スピンダウン方向にある。また，スライス2および3において，両方の血管はRFパルスを受けるので，この流入効果は減少する。

IVCはスライス4で暗くなり，大動脈はスライス1で暗くなる。なぜならIVCの流れはスライス励起に対して並流であるからである。一方，大動脈の流れは向流である。それゆえ，IVCのプロトンは，スライス励起の間同じ方向に移動するので，スライス励起と正反対の方向に移動する大動脈のプロトンより多くのRFパルスを受ける。これらの効果は臨床画像ではめったに見られない。なぜなら空間前飽和の血流補正法がこの効果を除去するからである。このことは後で説明する。

まとめ

流入効果を増加させる要因
- スライススタックの最初のスライス
- 長いTRの使用
- 薄いスライス
- 速い流れ
- 向流

ボクセル内位相分散

傾斜磁場は磁場強度，歳差運動周波数，そして核スピンの位相を変える。傾斜磁場に沿って流れている核スピンは流れの方向や磁場勾配の影響によって，歳差運動は急速に加速または減速する。それゆえ，流れているプロトンは（加速すると）位相は進み，または（減速すると）位相は遅れる（1章の"時計のたとえ"を参照）。

もし流れているプロトンが，ボクセル内で静止しているプロトンと近隣しているなら，2つのプロトンの間に位相差が生じる。なぜなら，流れているプロトンは傾斜磁場に沿った動きにより，静止しているプロトンと比較して位相が進んだり，または遅れたりするからである。それゆえ，同じボクセル内のプロトンでも互いに逆位相（out of phase）となり，そのボクセルの全体的な信号振幅の減少という結果を招く。これは**ボクセル内位相分散**（intra-voxel dephasing）といわれる（図6.10）。ボクセル内位相分散の大きさはフローの程度に依存する。乱流では，ボクセル内位相分散効果は逆転できない。層流では，ボクセル内位相分散は流れの速度と方向が一定であるならば補正することができる。

まとめ

- フローは画質に影響する。
- タイムオブフライト効果は，信号消失や信号増強をまねく。
- 流入効果は，流れているプロトンに異なった信号強度を与える。

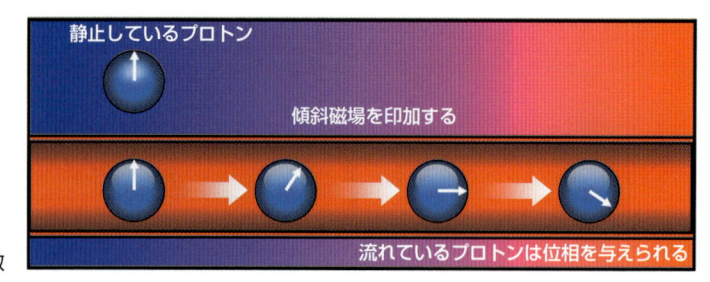

図 6.10　ボクセル内位相分散

- 内腔の信号強度もフローのメカニズムによって影響される。

フロー現象の補正

はじめに

　流れているプロトンは非常に複雑な一連の信号強度を生成する。理想的には，これらは画質および信号理解に対する悪影響を最小にするように補正されるべきである。フローアーチファクトを減らすために利用できる複数の方法があり，ここで説明する。これらの技術はまた，血液および CSF のような脈打った流れでのアーチファクトを減らす。このことについては 7 章でより詳しく説明する。フロー現象を減らすための方法は次のとおりである。

- even echo rephasing
- gradient moment nulling（GMN）
- 空間的前飽和

even echo rephasing

　もし 2 つ以上のエコーがスピンエコーシーケンスによってつくられたなら，最初の TE の倍数で続く 2 番目や偶数番目のエコー，例えば最初の TE が 40 ms で 2 番目の TE が 80 ms のような，2 つのエコーを獲得すると，ボクセル内位相分散は減少する。これは，最初のエコーで out of phase である，流れているプロトンは，位相分散に要した時間と再収束に要した時間がちょうど同じであれば，2 番目のエコーで in phase であるという原理のためである。言い換えれば，1 番目の TE が 40 ms で out of phase なら，その 40 ms 後，つまり 80 ms では再び in phase となるだろう。これは，even echo rephasing と呼ばれ，T2 強調画像にてアーチファクト減少に使われている。

gradient moment nulling（GMN）

　gradient moment nulling（GMN）は，磁場勾配に沿って流れている核スピンの位相の変化分を補正する。これは，傾斜磁場を追加して，変えられた位相を基の値に補正する。それは近年バランスドグラディエントシステムがバランスドグラディエントエコー法に使われるのと同じ原理に従う（5 章参照）。流れているプロトンは，主な磁場勾配の存在により位相を獲得せず，また失わない。

　GMN は，スライス選択の傾斜磁場または読み取り傾斜磁場に関連してなされる。これらの傾斜磁場は，その極性を正から 2 倍の負へ，そしてその後再び正へと変化する。それらの傾斜磁場に沿って流れているプロトンは異なる磁場強度を受け，位相はそれに応じて変化する。これは図 6.11 に示されており，流れている核スピンは傾斜磁場の最初の正磁場勾配に沿って通過するとき 90°進み，その後 2 倍の負磁場勾配を通過するとき 180°遅れる。この段階で正味の位相変化は 90°位相が遅れている。その後，傾斜磁場の最後の正磁場勾配を通るとき，最終的な位相変化がゼロになるよう修正される。

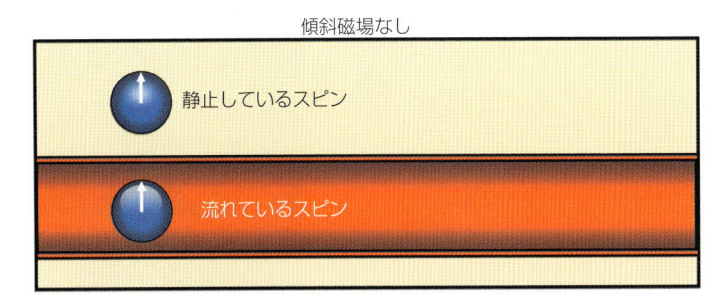

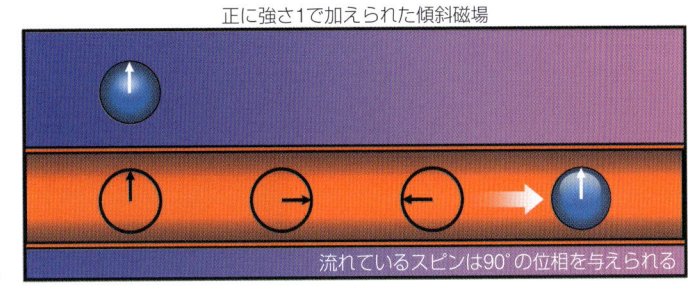

図6.11 gradient moment nulling (GMN)

　GMNは主にボクセル内位相分散を減少させる。流れているプロトンが，同じボクセル内で静止しているプロトンと同じ位相を持っているなら，これらの信号は合計し明るい信号が生じる。GMNはスピンがin phaseのとき，流れているプロトンに高信号を与える。図6.12では大動脈のゴーストがはっきり見える。これはGMNが与えられた図6.13において除去されている。

　GMNは，プロトンが常に傾斜磁場を一定の速度，方向で横切ると仮定する。これは遅い層流において最も効果的で，それゆえしばしば**一定速度の動き補正**（first order motion compensation）と呼ばれる。拍動流は原則的に一定速度ではなく，したがってGMNは動脈よりも静脈に効果的である。さらに乱流やスライスに垂直な速い流れにはそれほど有効ではない。

　GMNは傾斜磁場を利用するので，最小のTEを増加させる。もしシステムが新たな傾斜磁場を利用しなければならない場合，エコー読み取りの前により多くの時間が費やされる。結果として，より少ないスライスならば与えられたTRで利用できるかもしれない。また，選択したスライスをすべてスキャンするためにスキャン時間は自動的に増加されるかもしれない。GMNが選択されている

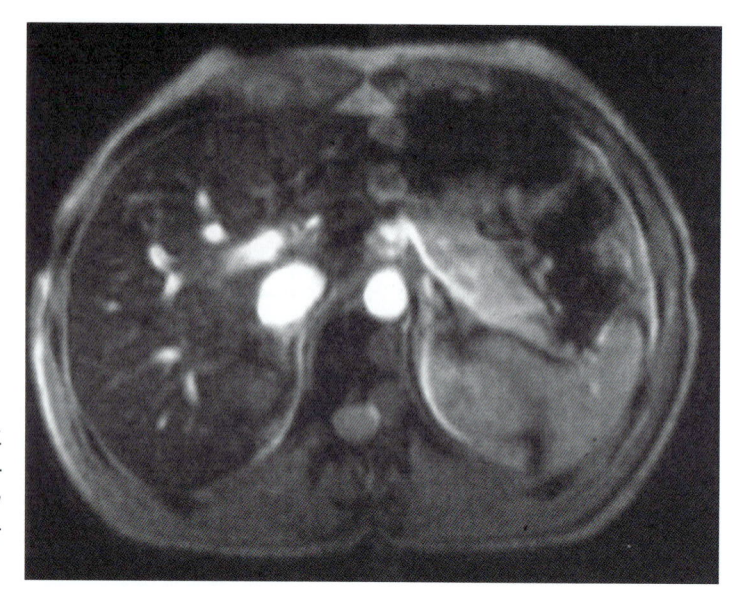

図 6.12 コヒーレント型グラディエントエコー T2*腹部横断像で，位相ゴーストの原因である大動脈からのフローアーチファクトが描出されている。GMN は使われていない

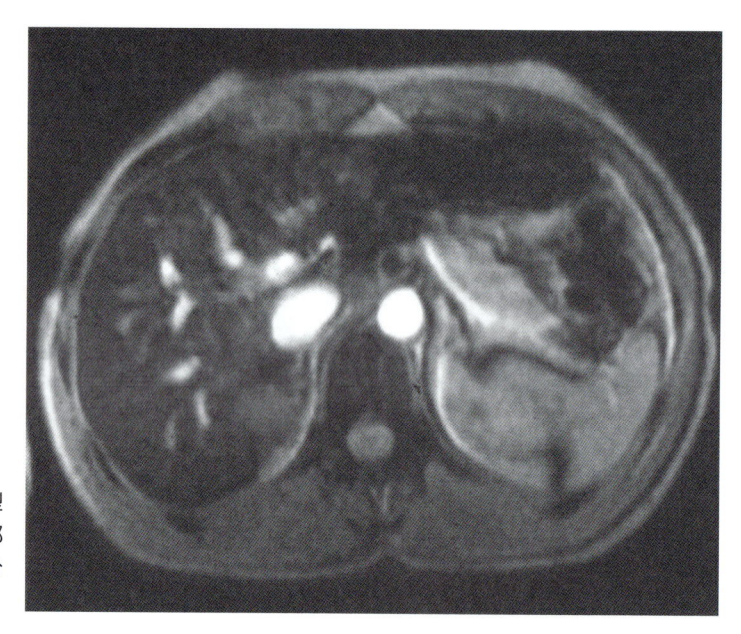

図 6.13 GMN を付加したコヒーレント型グラディエントエコー T2*腹部横断像。アーチファクトは大部分が除去された

場合，流れているプロトンが高信号なので，流体（血液や CSF）が高信号となる T2 や T2*強調シーケンスで通常使われる。

空間的前飽和

　空間的前飽和（spatial pre-saturation）パルスは，流入効果やタイムオブフライト現象を最小にするため，流れているプロトンからの信号をゼロにする。空間的前飽和は FOV の外側の組織のボリュームに 90°RF パルスを照射する。ボリューム内に流入するプロトンはこの 90°パルスを受けていると，スライススタックに入り，励起パルスを受けると，飽和される。もし，完全に 180°に飽和されると，横磁化成分を有しておらず信号の欠損が生じる（図 6.14）。

　FOV に流入しているプロトンからの信号をゼロにするための効果的な前飽和パルスは，流れと撮像スタックの間に位置しなければならない。矢状

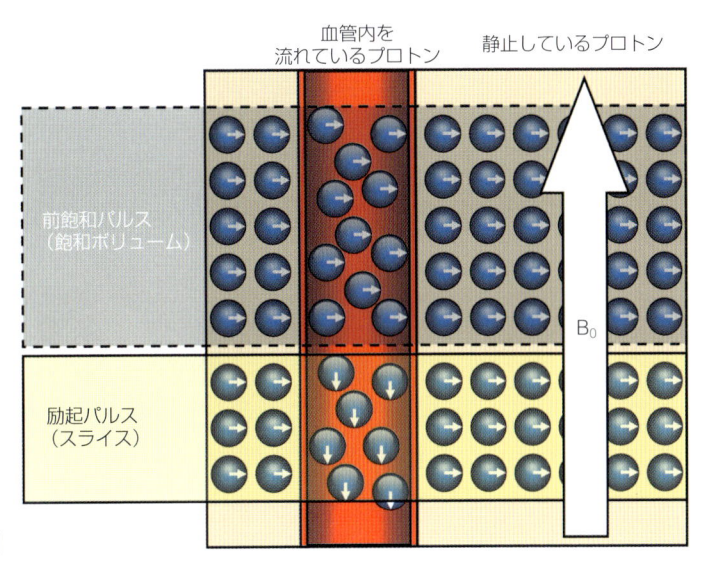

図 6.14　空間的前飽和

断面や横断面において，上からの動脈の流れと下からの静脈の流れを飽和させるために前飽和パルスは通常 FOV の上と下に置く．右と左の前飽和パルスは冠状断像（特に胸部）で，鎖骨下動脈からの流れを飽和するためにときに有効である．

空間的前飽和は FOV 内へも利用することができる．これは（大動脈のような）アーチファクトを生む部分を前飽和することを可能とし，その結果，位相ミスマッピングを低減できる（7 章参照）．もし，組織に適応されるなら前飽和パルスは有用であるが，空気に適応されるなら効果はない．それは患者の受ける RF 量を増加させるだけで，熱の効果を増加させる原因となる（10 章参照）．前飽和パルスの使用は利用できるスライス数も減少させることがあるので，適切に使わなければならない．

流れているプロトンが 90°前飽和パルスを受けたときだけ前飽和パルスは有効である．パルスは励起パルスの直前で各スライスの周辺に照射される．したがって TR やスライス数は，各前飽和パルスを加える間隔を規定する．前飽和パルスを最大限に使用するため，与えられた TR に対して可能となるすべてのスライスを利用する．前飽和で信号欠損を起こすように，流体（血液や CSF）が暗くなる T1 やプロトン強調画像において通常使用される．図 6.15，図 6.16 は前飽和パルスの有無による腹部 T1 強調グラディエントエコーの画像を示す．図 6.15 に見られる大動脈のゴーストは，空間的前飽和パルスを使用した図 6.16 で大部分は除去されている．さらに，前飽和パルスの使用により大動脈の信号強度が減少されることにも注意しなければならない．

前飽和パルスは信号を抑制する．したがって，特にある信号を除去するために使用することができる．この主な利用を以下に示す．

- 化学的前飽和
- 空間反転回復（spatial inversion recovery：SPIR）

化学的前飽和（chemical pre-saturation）：水素（プロトン）は，主に脂肪や水のような体内で異なる化学環境下に存在する（2 章参照）．脂肪の共鳴周波数は水の共鳴周波数とはわずかに異なる．主磁場強度が強くなると周波数の差も大きくなる．例えば，水と脂肪との共鳴周波数の差は 1.5 T において約 220 Hz である．脂肪は水より 220 Hz 低くなる．1.0 T においてこの周波数差は 147 Hz に減少する．脂肪と水の周波数差は**化学シフト**（ケミカルシフト，chemical shift）といわれ，特に脂肪または水のどちらかの信号をゼロにするために使うことができる．この技術は病変（主に水である）と正常組織（しばしば脂肪を含む）を区別するために重要である．脂肪または水どちらかを飽和または抑制するためには，互いを分離できるよう，2 つ

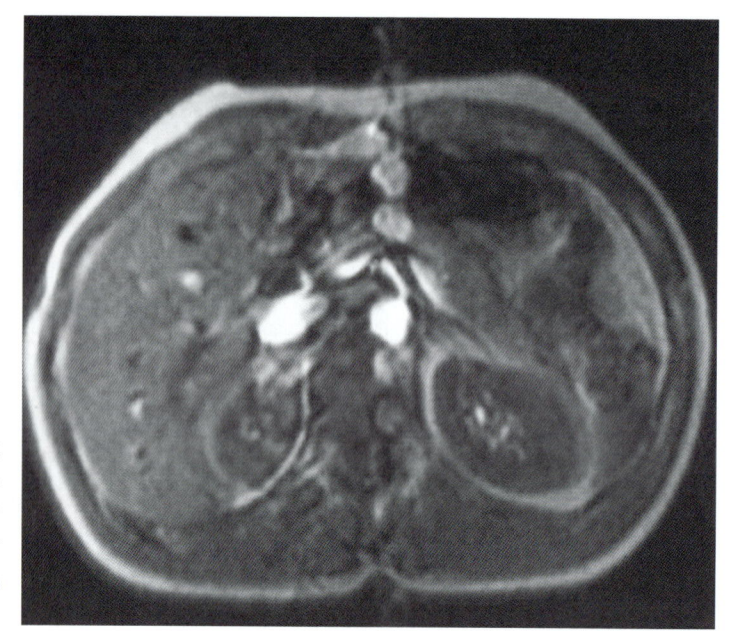

図6.15 コヒーレント型グラディエントエコー T1 腹部横断像で，位相ゴーストの原因である大動脈からのフローアーチファクトが描出されている。空間的前飽和は使われていない

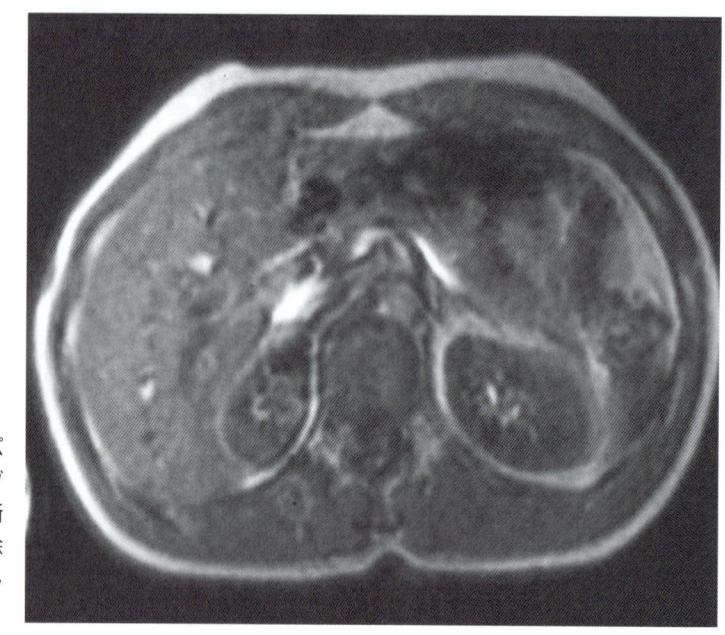

図6.16 スライスの上下に空間的前飽和パルスを付加したコヒーレント型グラディエントエコー T1 腹部横断像。アーチファクトは大部分が除去され，血管からの信号は消失した

の共鳴周波数の差は十分大きくなければならない。したがって，脂肪または水の飽和は，高磁場で最も効果的である。

脂肪飽和（fat saturation）：脂肪の信号を飽和するために，90°の前飽和パルスを FOV 全体に脂肪の共鳴周波数で照射しなければならない（図6.17）。その後，励起 RF パルスがスライスに照射され，脂肪プロトンの磁気モーメントは飽和側へ倒される。

もし180°倒されるなら，横磁化成分を持っておらず，信号は生じない。しかし，水プロトンは励起され，再収束され信号を生じる。図6.18と図6.19は脂肪飽和パルスの有無における耳下腺の T2 強調画像を比較している。脂肪飽和の使用により，頭蓋内の脂肪成分が抑制され，病変と正常組織の CNR が増加している。

水飽和（water saturation）：水の信号を飽和するた

6　フロー現象　**157**

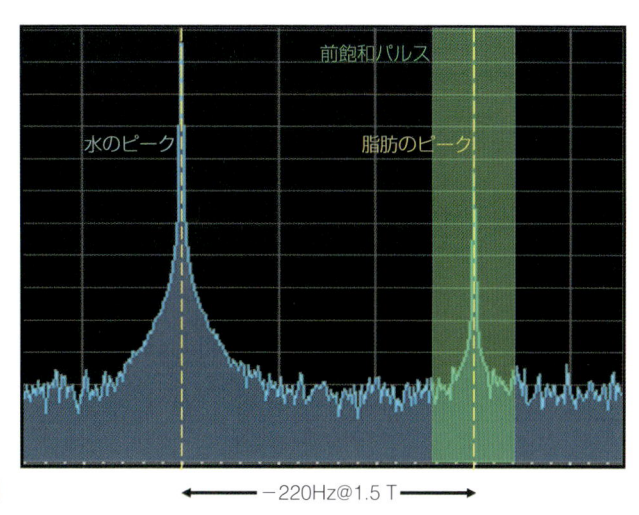

図 6.17　脂肪飽和

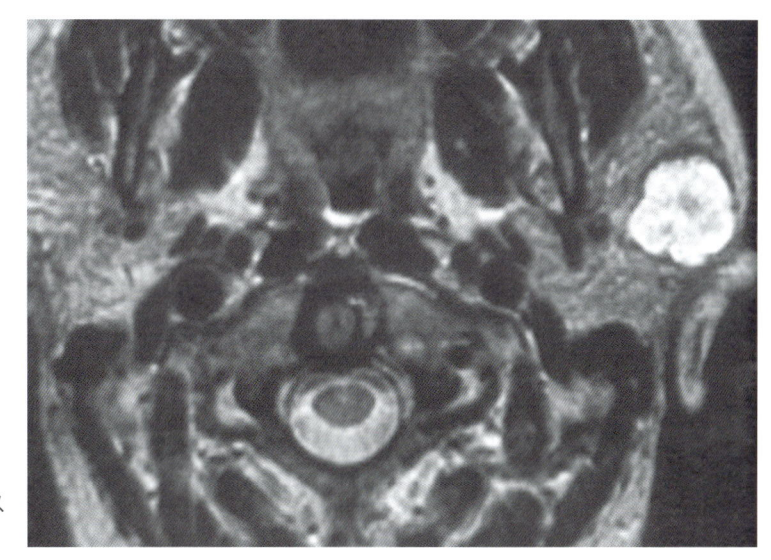

図 6.18　脂肪飽和をしていない高速ス
　　　　ピンエコー T2 強調横断像

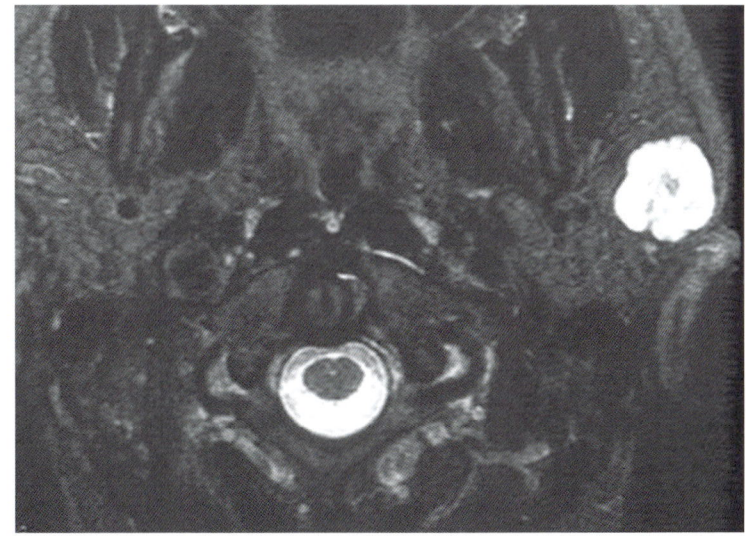

図 6.19　脂肪飽和した T2 強調横断像

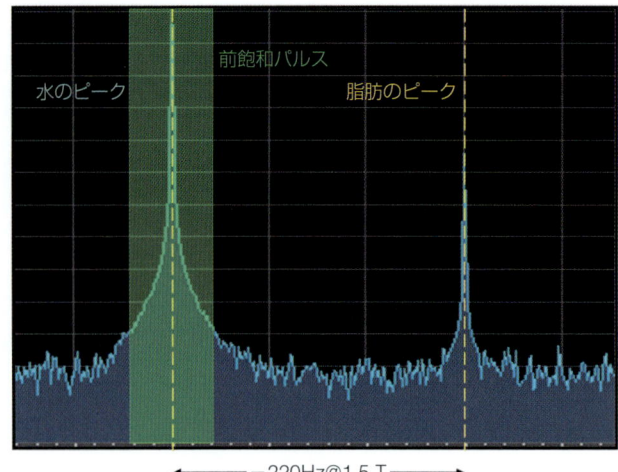

図 6.20 水飽和　←―220Hz@1.5 T―→

めに，前飽和パルスを FOV 全体に水の共鳴周波数で照射しなければならない（図 6.20）。その後，RF 励起パルスがスライスに照射され，水プロトンの磁気モーメントは飽和側へ倒される。もし 180°倒されるなら，横磁化成分を持っておらず，信号は生じない。しかし，脂肪プロトンは励起され，再収束され信号を生じる。図 6.21 と図 6.22 は水前飽和の有無における肝臓の T1 強調画像を比較している。正常な肝臓の信号が抑制されるとともに，水成分が飽和し，肝臓内の脂肪質の病変はいっそう明瞭に表される。

有効に使用するため，FOV 全体に脂肪または水が一様に分布していることが必要である。前飽和パルスは同じ周波数で FOV 全体に均等に照射される。その結果，特に脂肪の密集した部分は，非常に小さな脂肪を含んでいる部分と同じ前飽和パルスのエネルギーを受ける。これらの状況下において，脂肪飽和の効果はそれほど有効でない。さらに，空間エンコードのために印加された傾斜磁場は各スライスにわたって共鳴周波数を変える。この理由から，しばしば化学的前飽和はスライスまたはイメージボリュームにわたって不均一のように見える。それゆえ，最も良好な飽和は，スライス中心またはイメージボリュームの中心部に生じる。脂肪または水の前飽和は患者に必要以上の RF を与え，それゆえ与えられた TR での撮像可能なスライス数を減少させる。

前飽和パルスは各スライスの励起の前に FOV に与えられる。前飽和パルスの間隔は SAT TR と呼ばれ，スライス数で割った撮像 TR と等しい。もし SAT TR が脂肪または水の T1 よりも長いなら，脂肪または水の磁気モーメントは前飽和パルスが与えられる前に回復して飽和されないことがある。これを防ぐためには，SAT TR が最小となるように，与えられた TR に利用できるスライス数を最大にしなければならない。

組織の共鳴周波数と一致する RF パルスが励起の前にイメージングボリュームに与えられるならば，どのような組織でも同様に信号抑制をすることができる。例えば，乳房画像において，シリコン信号は飽和され抑制できる。これは，破裂した埋入物に有効な技術である。さらに，空間的前飽和は位相ミスマッピングや折り返しのようなアーチファクトの低減にも有効である（7 章参照）。

空間反転回復（SPIR）：この技術では，脂肪の共鳴周波数での RF パルスがイメージングボリュームに照射されるが，化学的前飽和とは異なり，180°の大きさを持っている。それゆえ，脂肪の磁気モーメントは全体的に −Z 方向へ反転する。脂肪の null point である反転時間（TI）後，90°励起パルスが照射される。脂肪はこの時点において縦磁化成分を有していないので，励起パルスは脂肪の横磁化成分を発生しない。それゆえ，脂肪の信号は抑制される（図 6.23 と図 6.24）。

この技術は脂肪飽和と STIR（5 章参照）のような

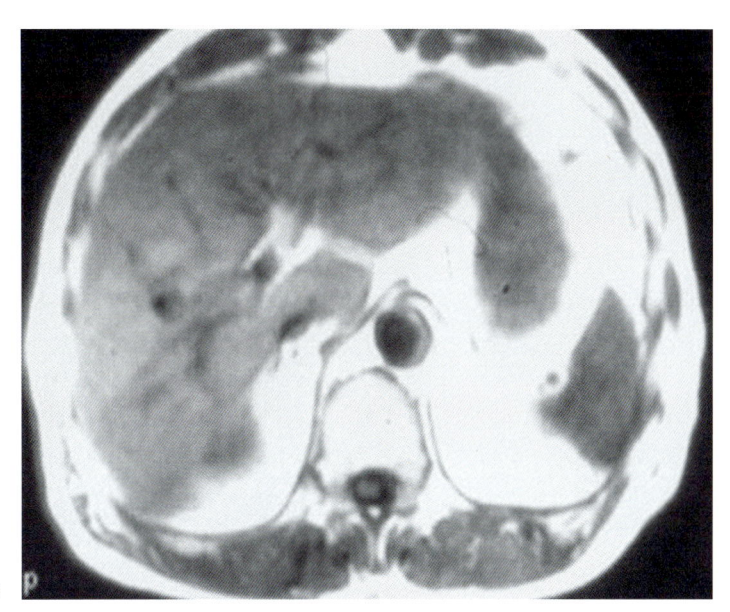

図 6.21　水飽和していない T1 強調横断像

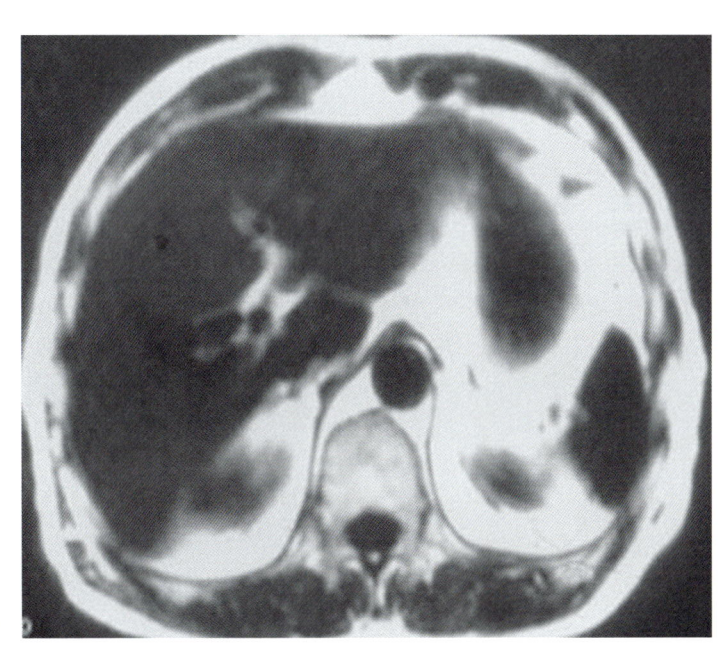

図 6.22　水飽和した T1 強調横断像

反転メカニズムを組み合わせて脂肪信号を抑制する。しかし，SPIR の技術はいくつかの利点を持っている。化学的前飽和は主磁場の均一性に依存する。というのは，化学的前飽和は脂肪の共鳴周波数が画像ボリューム全体で同じであることを必要とするからである。SPIR は主磁場の均一性にあまり影響を受けない。なぜなら，脂肪の null point に対応する反転時間を選択することで抑制するからである。SPIR は，脂肪の共鳴周波数ではなく，脂肪の T1 回復時間に依存する。そして，緩和時間は均一性のような小さな変化には影響されにくい。一方，STIR シーケンスは共鳴周波数よりも無信号までの T1 回復時間に全面的に依存しているので，STIR は SPIR や脂肪飽和パルスのような脂肪飽和法よりも不均一性による影響は少ない。

図 6.25 と図 6.26 は STIR 像と SPIR 像を比較しており，STIR シーケンスは明白に脂肪を均一に抑制している。しかし，STIR シーケンスにおい

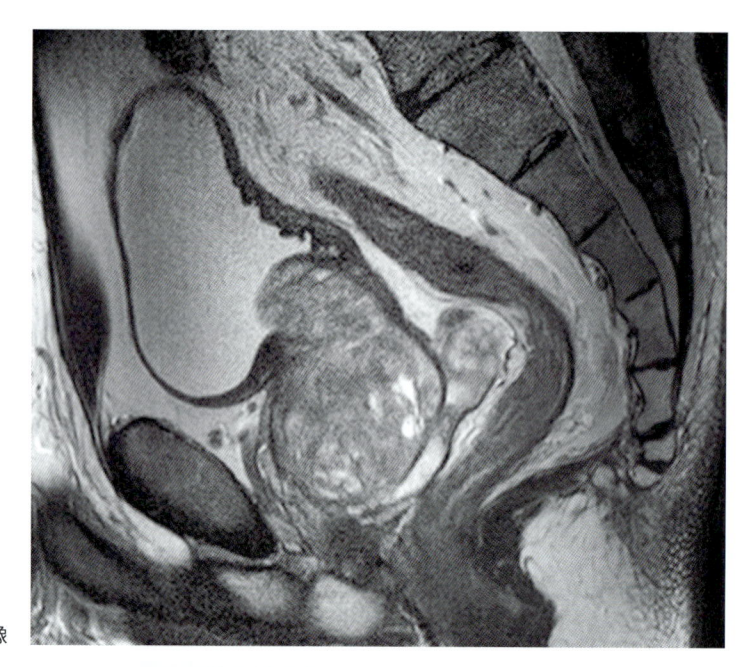

図 6.23　骨盤の FSE T2 強調矢状断像

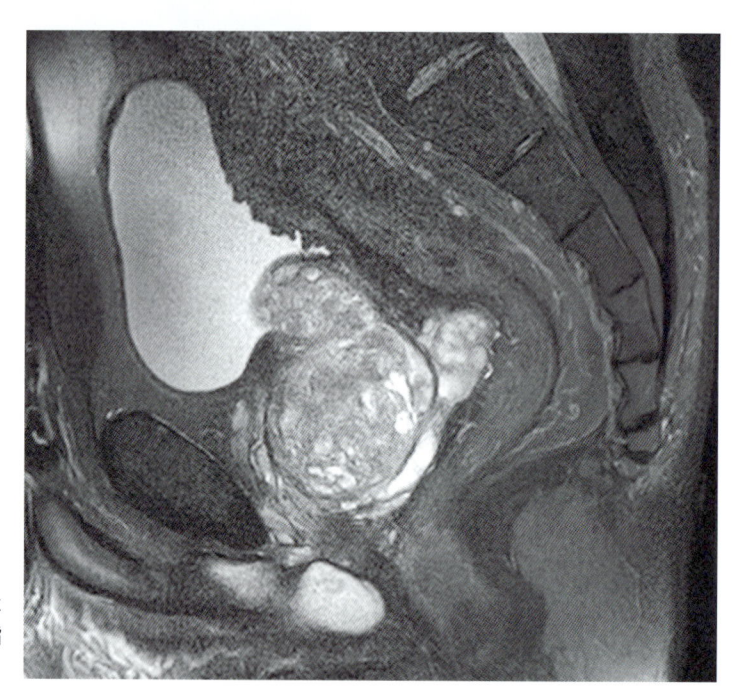

図 6.24　空間反転回復（SPIR）を付加した骨盤の FSE T2 強調矢状断像。脂肪は抑制されている

て，ガドリニウムは，脂肪の抑制によってコントラストを上げた組織の T1 回復時間を短縮するので，脂肪とともに抑制されることがある（11 章参照）。それゆえ，STIR シーケンスはガドリニウムを投与した後に使用してはならない。しかし，SPIR シーケンスにおいて，このような事態は起こらない。なぜなら，ガドリニウムに接しないまま脂肪は選択的に反転され，抑制されるからである。それゆえ，SPIR は，ガドリニウムが投与されたシーケンスでも脂肪からの信号を抑制するために使用することができる。

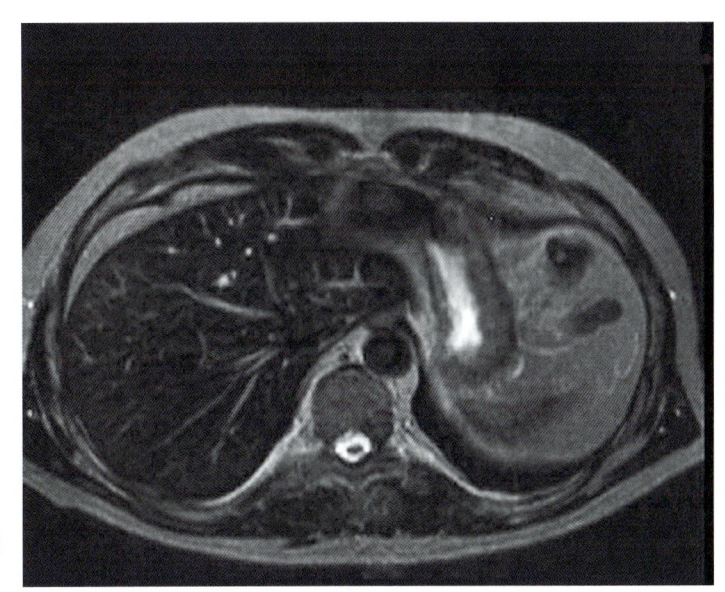

図 6.25　STIR 横断像。脂肪は均一に抑制されている

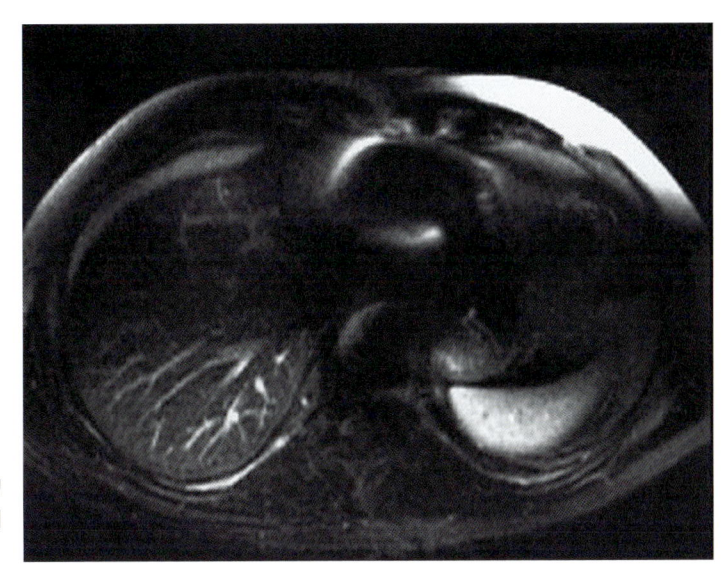

図 6.26　SPIR 横断像。高信号領域の不均一さにより，脂肪の不均一な抑制が明白である

学習のポイント：脂肪抑制技術

　脂肪信号を抑制するいくつかの技術について説明してきた。脂肪腫が存在しなければ，脂肪は正常組織と考えられる。脂肪と水の両方，または脂肪とガドリニウムが高信号となるシーケンスにおいて，水(それは病変を示唆することがある)をより明白に視覚化するため，脂肪からの信号を抑制することはしばしば必要である。この例は T2 強調 FSE シーケンスにある。現在，脂肪は次の方法で抑制される。
- 脂肪飽和
- STIR
- SPIR
- out of phase 画像(ディクソン〔Dixon〕法)。脂肪と水の核が共に存在するボクセルからの信号を抑制するためにグラディエントエコーシーケンスで使用される。脂肪と水が互いに out of phaseである TE を選択することにより達成される。脂肪と水が非コヒーレントなので，ボクセルからの信号を受け取れない(図 6.27 と図 6.28)(7 章で脂肪と水の位相差についてより詳しく説明する)。

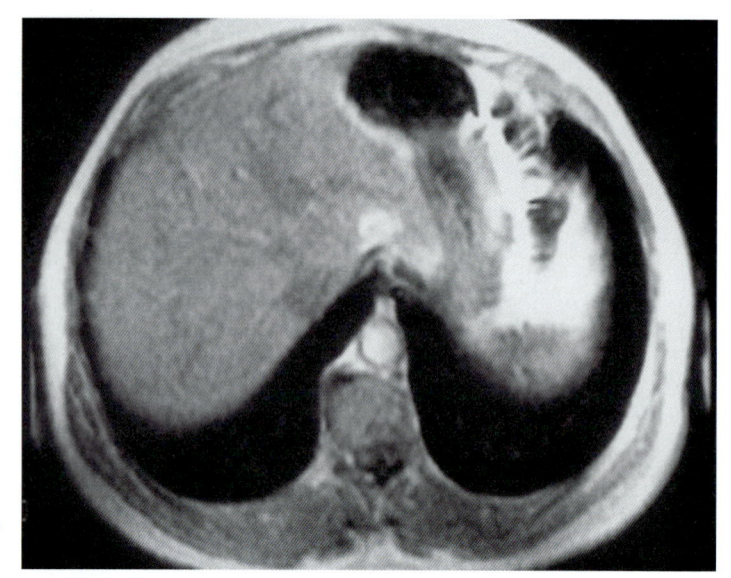

図 6.27 グラディエントエコーの in phase 横断像

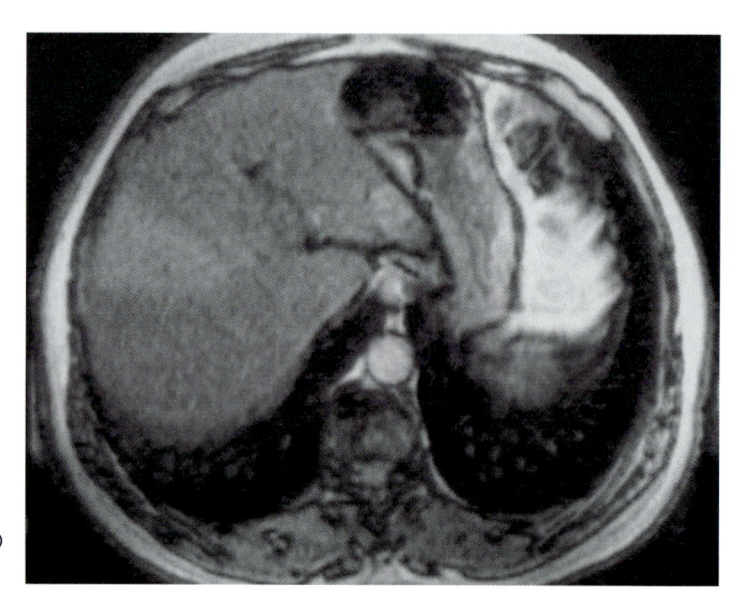

図 6.28 グラディエントエコーの out of phase 横断像

まとめ

even echo rephasing は,
- 釣り合いのとれたエコーを使用すると, 偶数番目のエコーが奇数番目のエコーよりも位相分散が少ないことが示された。
- ボクセル内位相分散を減少させる。
- 主に T2 強調画像に使用される。

GMN は,
- 傾斜磁場を追加して変位した位相の変化を修正する。
- ボクセル内位相分散によるアーチファクトを減少させる。
- 流れているプロトンに高信号を与える。
- 主に T2 強調または T2* 強調画像に使用される。
- スライス内の層流のような遅い流れに最も効果的である。

空間的前飽和は,
- RF パルスを追加して, 流れているプロトンからの信号を無効にする。
- タイムオブフライトや流入効果によるアーチファクトを減少させる。
- 流れているプロトンの信号を消失させる。

- 主に T1 強調画像に使用される。
- 速い流れや遅い流れに効果的である。
- 患者に RF が堆積する。
- 脂肪または水からの信号を無効にするためや，折り返しを減少するために使用できる。

本章では，フロー現象について議論した。MRI像上で一般的に見られる他のアーチファクトの説明については，次章で記述する。

7 アーチファクトとその補正

はじめに　164
位相ミスマップ　164
エリアシング　171
化学シフトアーチファクト　177
化学的ミスレジストレーション　180
トランケーションアーチファクト　181

磁化率アーチファクト　181
クロス励起とクロストーク　183
ジッパーアーチファクト　185
シェーディングアーチファクト　186
モアレパターン　186
マジックアングル　189

はじめに

　すべてのMRI像には，ある程度のアーチファクトが含まれている。したがって，その原因を理解し，可能なかぎり補正することはたいへん重要である。アーチファクトの中には，消去不能で軽減しかできないものと，完全に回避することが可能なものとがある。本章では，MRIで認められる頻度の高いアーチファクトについて，その画像所見，原因，対策について述べる。

位相ミスマップ

画像所見

　位相ミスマップすなわちゴーストは，移動している解剖学的構造物の虚像が画像の位相方向に生じるものである。通常は，胸壁の呼吸性移動（図7.1），血管や脳脊髄液（CSF）の拍動，嚥下運動，眼球運動などの周期的な移動によって生じる。画像を見る際，通常は位相ミスマップあるいはゴーストアーチファクトの方向によって，位相エンコードの方向がわかる。

原因

　位相ミスマップはパルス系列の位相方向に生じる。位相方向でのみ発生する理由は以下のとおりである。

- 位相エンコード傾斜磁場はTR間隔ごとであるのに対して，周波数とスライス選択はTRに関係なく同時に行われる（3章参照）。また，位相エンコード傾斜磁場は，撮像中に撮像対象が動くと変化が生じ，位相方向の位置のずれを生じる。図7.2に示すように撮像中の胸壁の動きを想定してみる。胸壁は呼気時にはある位相エンコード傾斜磁場に沿った位置にあるが，吸気時には違う位相エンコード傾斜磁場に沿った位置に移動してしまう。胸壁はその位置によって，例えば3時と2時といったように，異なった位相として認識される。したがって，動く構造は位相方向の磁場勾配によって，FOV内でミスマップが生じる。
- 位相エンコードとデータの読み取りの間に時間のずれがある（図7.2）。したがって，撮像

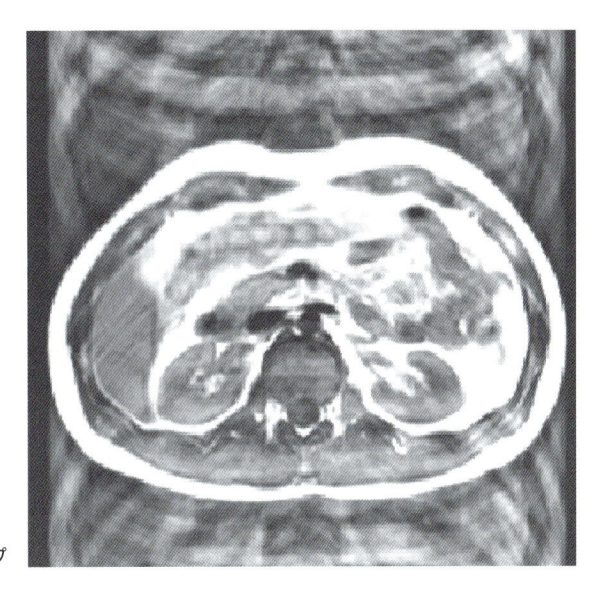

7 アーチファクトとその補正 **165**

図 7.1　腹部の呼吸性移動による位相ミスマップ

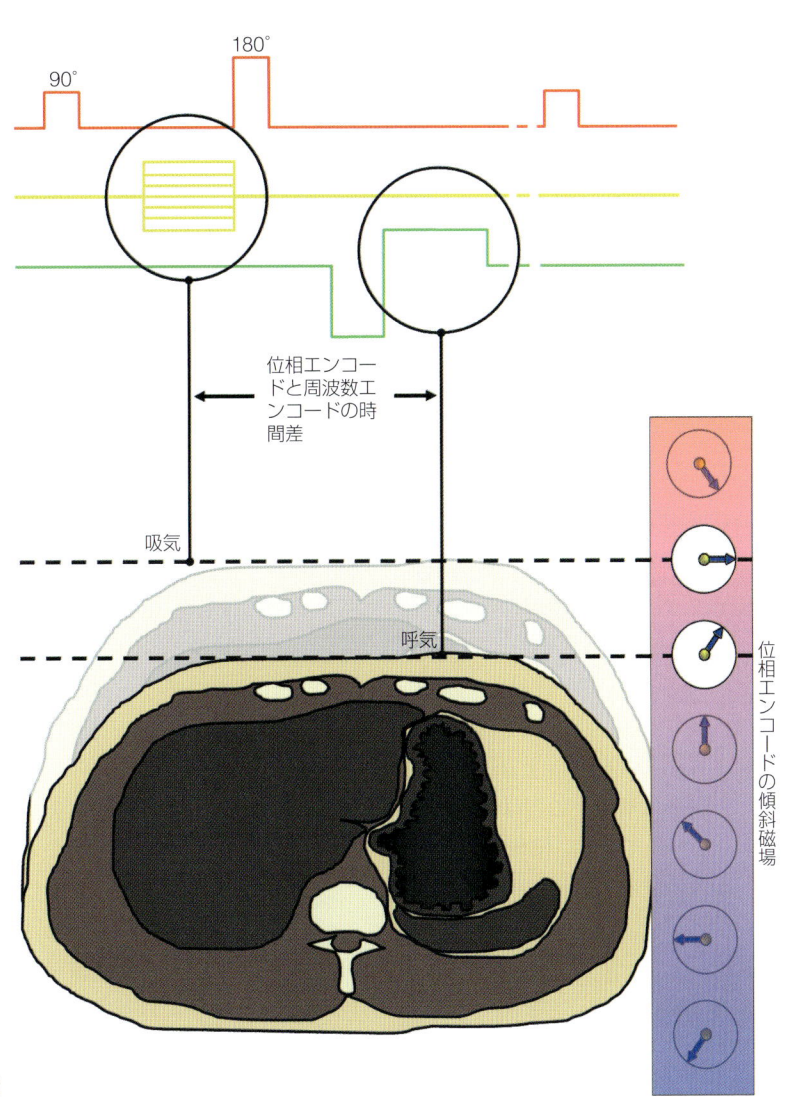

図 7.2　位相ミスマップの原因

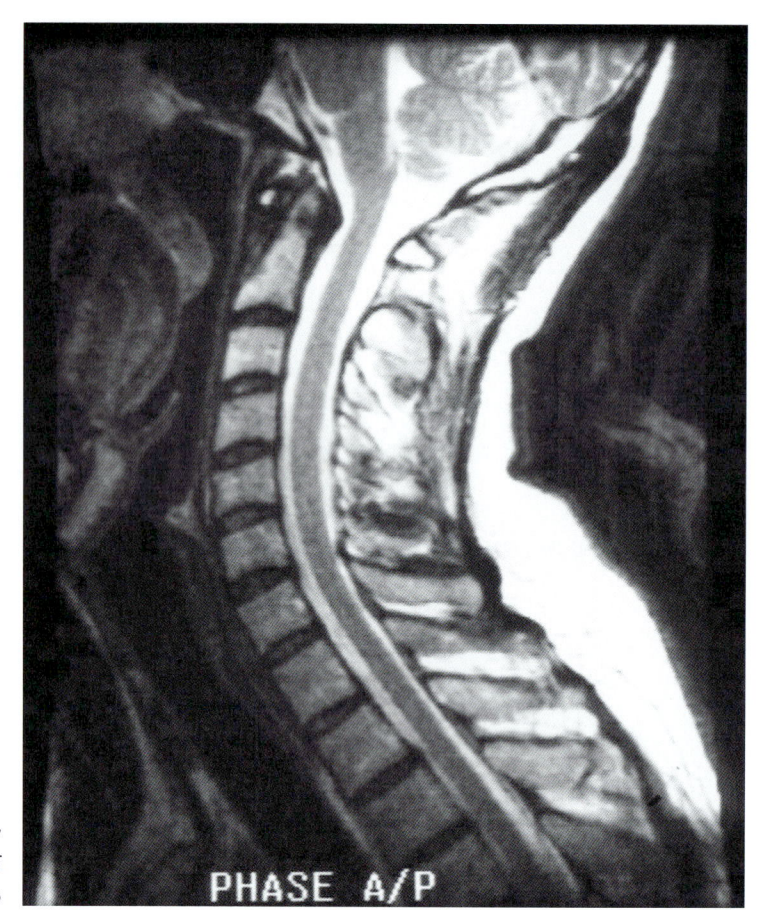

図7.3 Y軸（前後方向）を位相方向とした頸椎T2強調矢状断像。前後方向にゴーストが描出されている

対象が位相エンコードとの間に移動してしまうのに対して，周波数エンコードは信号が読み取りの間に行われ，k空間は充填される。信号の読み取りとデジタル化と同時に周波数エンコードが行われるため，周波数方向のミスマップは発生しない。

対策

位相ミスマップを減らす方法はいくつかある。しかし，完全に消去するのは，死体の撮像でもないかぎり不可能である。位相ミスマップの対策は，撮られる側の個々の原因に関係している。

周波数エンコードと位相エンコードの方向を入れ換える（swapping）：ゴーストは位相方向でのみ発生するので，観察したい領域をゴーストが干渉しないように，位相エンコードの方向を変える。

例えば，頸椎矢状断像では，周波数エンコードは通常は患者の長軸であるZ軸方向（頭尾方向）とする。位相エンコードを前後軸方向，すなわちY軸方向とすると位相方向に沿った嚥下運動や頸動脈の拍動は，脊髄に重なってゴーストが生じる（図7.3）。位相と周波数方向を入れ換える，すなわちY軸（前後方向）を周波数，Z軸を位相方向とすると，アーチファクトは尾側方向へと移動し，脊髄を隠さなくなる（図7.4）。しかし，この方法はアーチファクトを減らしたり，消しているわけではない。観察したい部位を邪魔しないように，アーチファクトの場所を動かしたにすぎない。この方法は，膝関節の矢状断像にて膝窩動脈からのアーチファクトを移動する場合や，胸部の横断像にて大動脈のゴーストが縦隔に重なる場合などにも有用である。これらの例では，位相と周波数をどちらにすべきかが重要である。

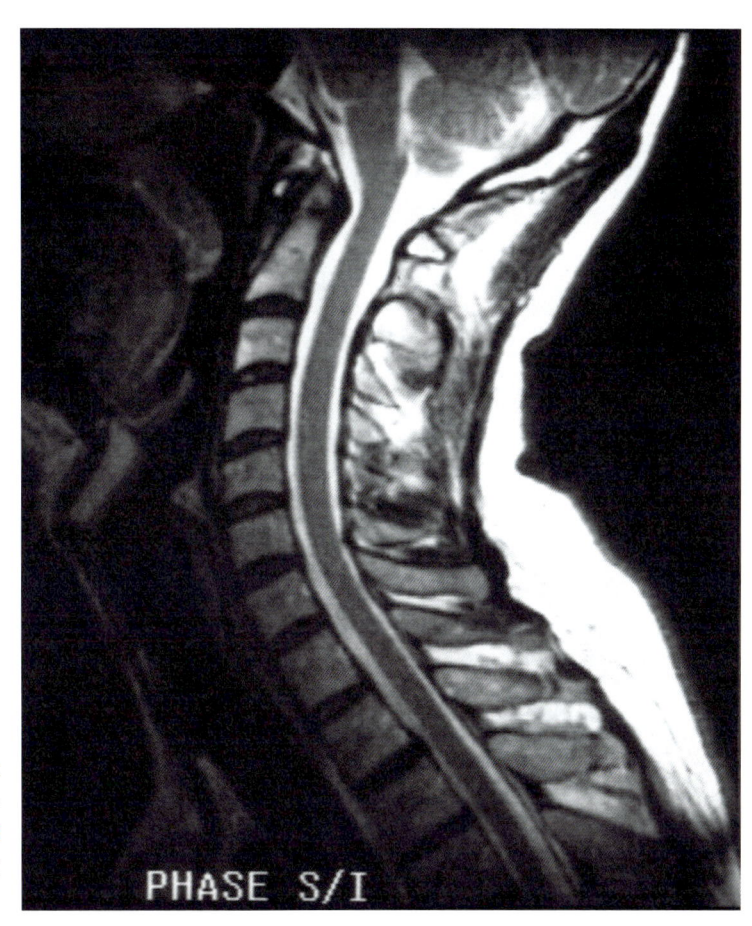

7 アーチファクトとその補正 **167**

図7.4 Z軸（頭尾方向）を位相軸とした頸椎T2強調矢状断像。ゴーストが上下方向に描出され，図7.3に比べ，脊髄の画質が改善している

前飽和パルスを用いる：前飽和（6章参照）は，ある特定の領域からの信号をゼロにする。前飽和を加えると，信号を無効としたり，アーチファクトを減少させる。例えば，頸椎矢状断像において，嚥下運動は位相方向（前後方向）に沿ってゴーストをつくり，脊髄の画質を落とす。前飽和パルスをFOV内の咽喉頭部に加えると，アーチファクトは減少する。さらに，前飽和パルスは血液のプロトンの流れからのアーチファクトも減少させる。前飽和パルスを血流のある臓器とFOVの間に加えると，このようなプロトンからの信号を抑制し，アーチファクトの軽減に最も有用である。

呼吸補正法：胸部，腹部を撮像する際，呼吸運動は位相方向に位相ミスマップをつくる。非常に速いシーケンスでは，息を止めてアーチファクトを減らすことも可能である。時間を要するシーケンスでは，**呼吸補正法**（respiratory compensation）やROPE（respiratory ordered phase encoding）として知られる方法により，アーチファクトを著明に軽減することができる。胸部あるいは腹部の撮像時に，患者の胸壁の周囲に呼吸バッグを装着する。このバッグは，患者の呼吸にともなって拡張，縮小し，呼吸のリズムを観測できる（図7.5）。バッグを通して空気を入れたり抜いたりすることにより，拡張したり縮小したりする。このバッグはシステムのトランスデューサに接続される。トランスデューサはバッグに送気したり換気したりする機械的な動きを電気信号に変換する装置である。そして，システムはこの信号を分析し，呼吸中の胸壁の最大時から最小時になる動きに一致させるのである。呼吸補正は撮像時間や画質に影響を与えない。この方法の唯一の欠点は，TRに対して撮像可能なスライス数が若干減ってしまうかもしれないことである。

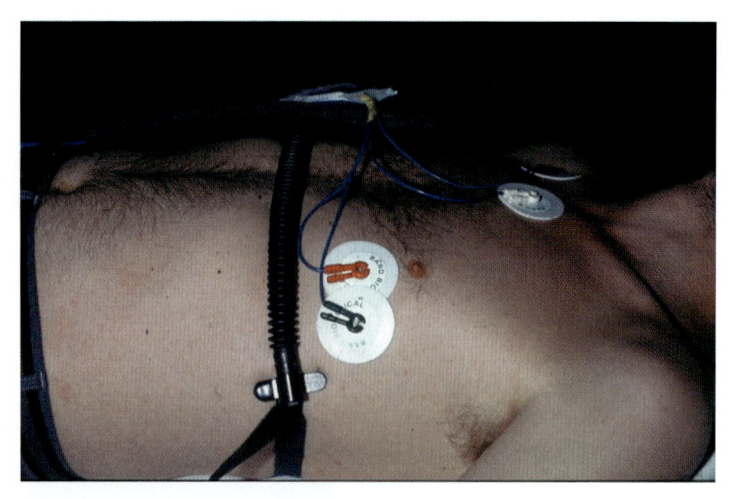

図7.5 呼吸バッグと心電同期用のリード線の装着

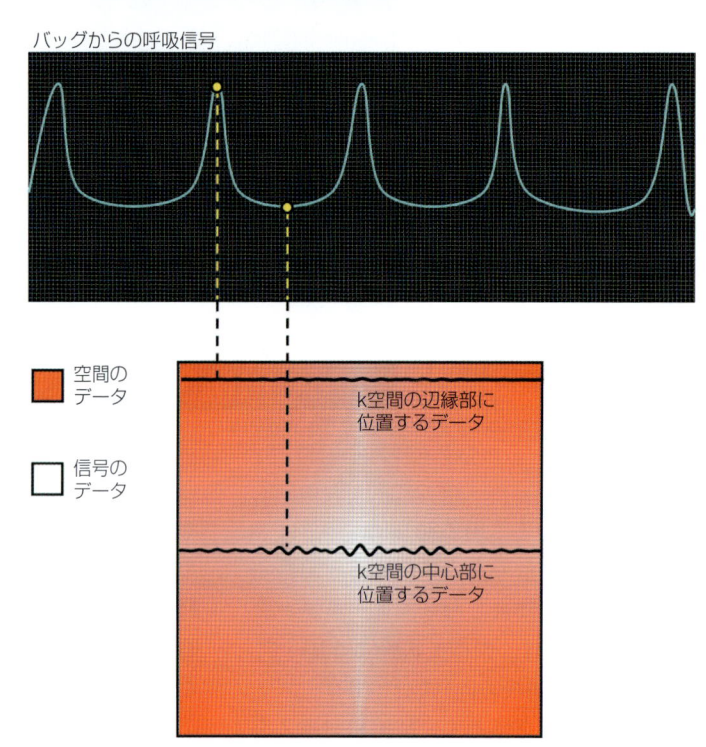

図7.6 呼吸補正とk空間

学習のポイント：呼吸補正とk空間の充填

　3章で述べたように，k空間の中心部の列は弱い位相エンコード傾斜磁場の後に充填され（これによって高いSNRとコントラストをもたらす），一方辺縁の列は強い位相エンコード傾斜磁場の後に充填され，これによって高い空間分解能をもたらす。弱い位相エンコード傾斜磁場に沿って動く解剖学的構造は，ゴーストも激しく画像のミスマップの信号も高い。強い位相エンコード傾斜磁場に沿って動く解剖学的構造は，ミスマップの信号は小さくゴーストも少ない。

　このシステムはトランスデューサからの電気信号を読み取って，胸部もしくは腹部の動きが最も小さいときに弱い位相エンコード傾斜磁場を実行し，k空間の中心部の列を埋めていく。胸壁の動きが最も大きくなったときに，k空間の辺縁部のラインを埋める強い位相エンコード傾斜磁場が実行される（図7.6）。これにより，呼吸運動によるゴースト像は小さくなる。図7.7と図7.8を参照されたい。図7.7で認められるゴースト像は，図7.8では呼吸補正を用いることで小さくなっている。

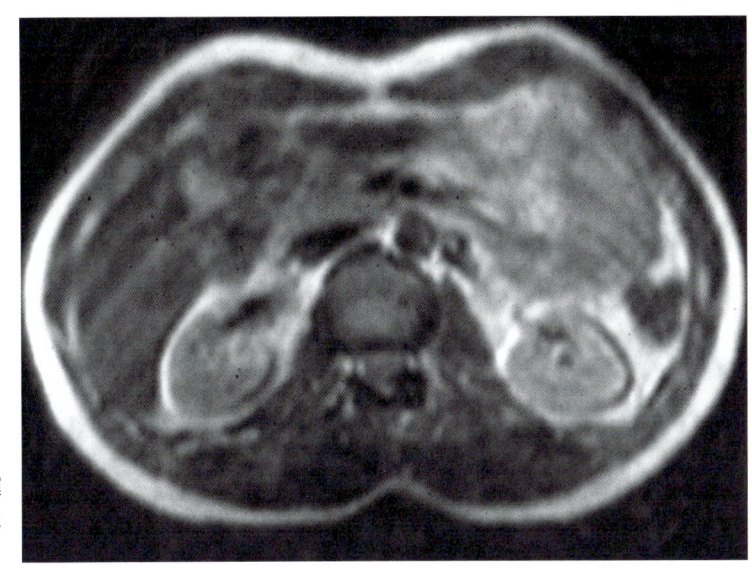

図 7.7 胸部の T1 強調横断像。呼吸運動によるゴースト像が認められる

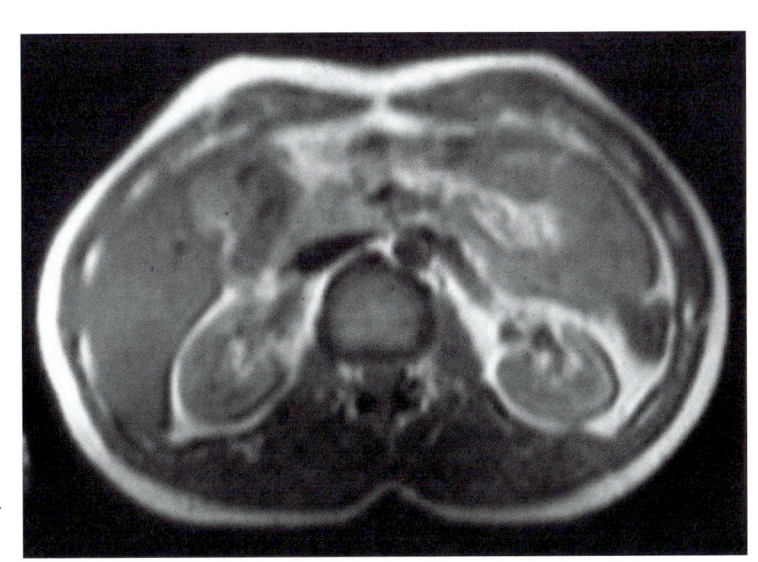

図 7.8 呼吸補正法を用いた胸部の T1 強調像。ゴースト像は減少している

呼吸運動の一定の時相で RF パルスを励起させる呼吸同期法(**呼吸ゲート法**〔respiratory gating〕または**呼吸トリガー法**〔respiratory triggering〕)として知られている方法を用いるシステムもある。これらは，どのスライスも呼吸運動の同じ時相に得られたものである。しかし，この方法にはいくつかの欠点がある。第一に，TR すなわちコントラストが呼吸の速さで決まってしまうこと，そして第二に，呼吸の速さは一般的に TR よりも長く，撮像時間が長くなり，画質が変化してしまうことである。

心拍同期(cardiac gating)：同期(gating)するとは，呼吸運動や心臓，拍動による動きによって生じる周期的運動による位相ミスマップを減らす最も一般的な用語である。呼吸同期法が呼吸運動をモニタするように，心拍同期法は心臓の運動をモニタして，励起パルスを収縮期の R 波に調整する。これは，心臓の動きによって生み出される電気信号を用い，励起パルスを始動させることによってなされる。同期法には以下の 2 つの方法がある。

- **心電図同期法**(electrocardiogram gating)は，心電図を得るために患者の胸部に装着する電極

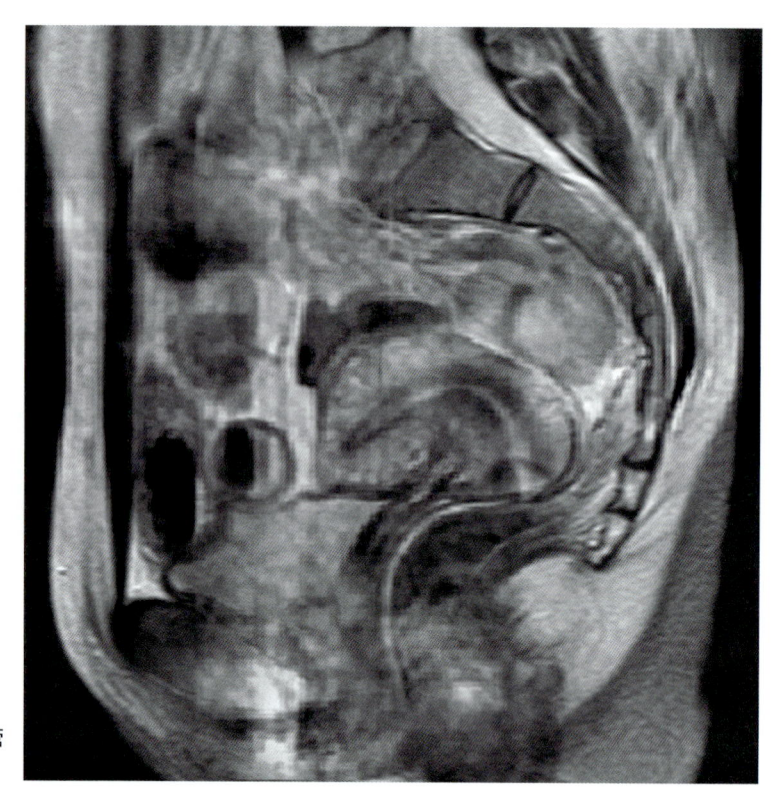

図7.9 骨盤のT2強調矢状断像。腸管運動によりぼやけている

とリード線を用いる（図7.5）。これを用いて，各々の励起パルスのタイミングを決定する。どのスライスも心拍動の周期中において，同一の時相で得られるため，心拍動による位相ミスマップは減少する。心電図同期法は，胸部，心臓，大血管などの撮像時に用いるべきである。

- 末梢同期法（peripheral gating）は患者の指に光センサを装着し，毛細血管から拍動を検知する。その拍動を用いて励起パルスを発生するので，どのスライスも心拍動の同一の時相で得られる。末梢同期法は，心電図同期法ほど正確ではなく，心臓そのものを撮像する際にはそれほど有用ではない。しかし，末梢血管や脳脊髄液の流れが画質を低下させる脊髄などを撮像する際には有用である。心電図同期法と末梢同期法については8章でより詳細に記述する。

gradient moment nulling（GMN）（6章参照）：GMNと呼ばれる位相補正方法は，傾斜磁場の中を流れるプロトンによって生じるゴーストを減少させる。GMNは，流れているプロトンの信号を高輝度にし，十分にゴーストを減少させる。撮像面内でゆっくりとした定状流に対して最も有効である。

動きを抑制するその他のテクニック：目を動かすといった自発的な動きは，患者本人に部屋のある部分を凝視するように依頼することによって抑制することができる。その他の腸管運動などの非自発的な動きは，鎮痙薬の投与によって抑制できる（図7.9と図7.10）。また，加算回数（NEX）を増やすことによって信号を平均化することによっても，アーチファクトを軽減することができる。自発的な動きについては，患者本人をできるだけ快適な状態に保つことや，詰め物やストラップなどで固定することも必要である。神経質な患者に対しては，検査についての十分な説明や，インターホンにより姿勢を保つよう頻繁に注意を喚起することも重要である。また，親戚や友人が同室することも役立つことがある。さらに特殊な例では，患者を鎮静させる必要がある場合もある。

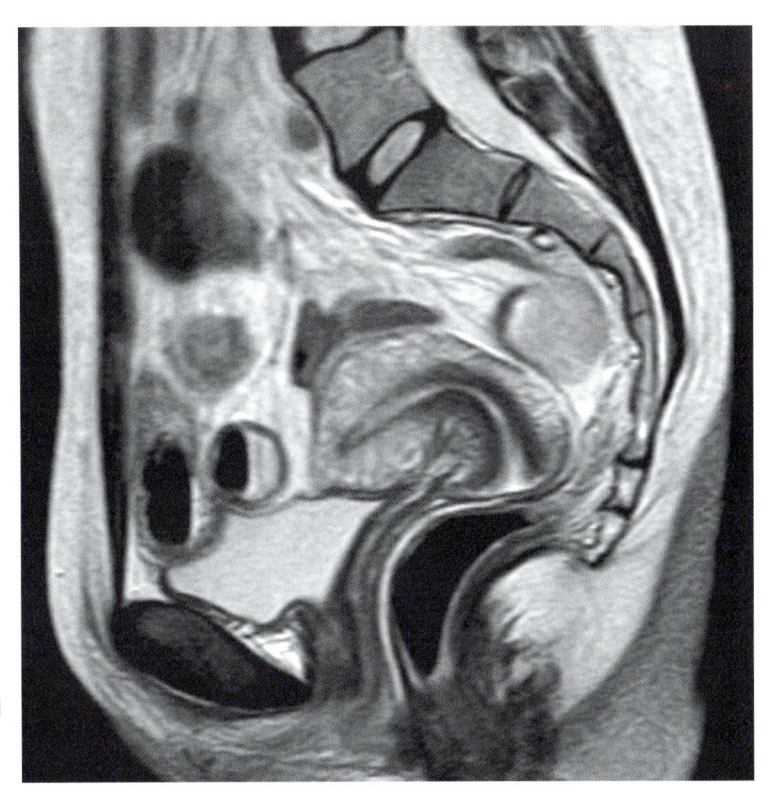

図7.10 鎮痙薬投与後の骨盤 T2 強調矢状断像。腸管運動は減弱している

エリアシング

画像所見

エリアシング（折り返し，aliasing）またはラップアラウンド（wrap-around）とは，FOV 外にある構造が折り返されて，FOV 内のものの上に重なって映し出される像をいう。図 7.11 では，位相方向の FOV は頭部の前後方向の範囲より小さい。そのため，位相方向で FOV 外の信号が画像内に描出される。

原因

エリアシングは，FOV 外の構造が FOV 内に描出されることである。FOV 外の構造でも，受信コイルの近くにあれば信号を発生させる。このような信号からのデータでもエンコードされ，どこかのピクセルに割り当てられる。もしデータのサンプリングが十分でなければ，信号は FOV 外ではなく FOV 内のピクセルに位置づけされる。エリアシングは周波数方向と位相方向のいずれにも生ずる。

周波数方向の折り返し：周波数方向のエリアシングは frequency wrap といい，周波数方向の信号のサンプリング不足によって生じる。信号を発生する構造は FOV 内にあるか FOV 外にあるかにかかわらず，ある周波数を持っている。理想的には FOV 内からの周波数のみがピクセルに位置づけされるべきだが，これは十分にサンプリングされた場合のみである。ナイキスト定理（Nyquist theorem，3 章参照）によると，正確に位置づけされるためには，もとの信号に含まれる周波数の少なくとも 2 倍のサンプリングが必要とされる。もし，ナイキスト定理を満たさない場合や十分にサンプリングされない場合，周波数方向で FOV 外の構造からの信号が FOV 内に位置づけされてしまう（図 7.12）。したがって，エリアシングが周波数方向に生じることとなる。

位相方向の折り返し：位相方向のエリアシングは phase wrap といい，位相方向の信号のサンプリング不足によって生じる。高速フーリエ変換の

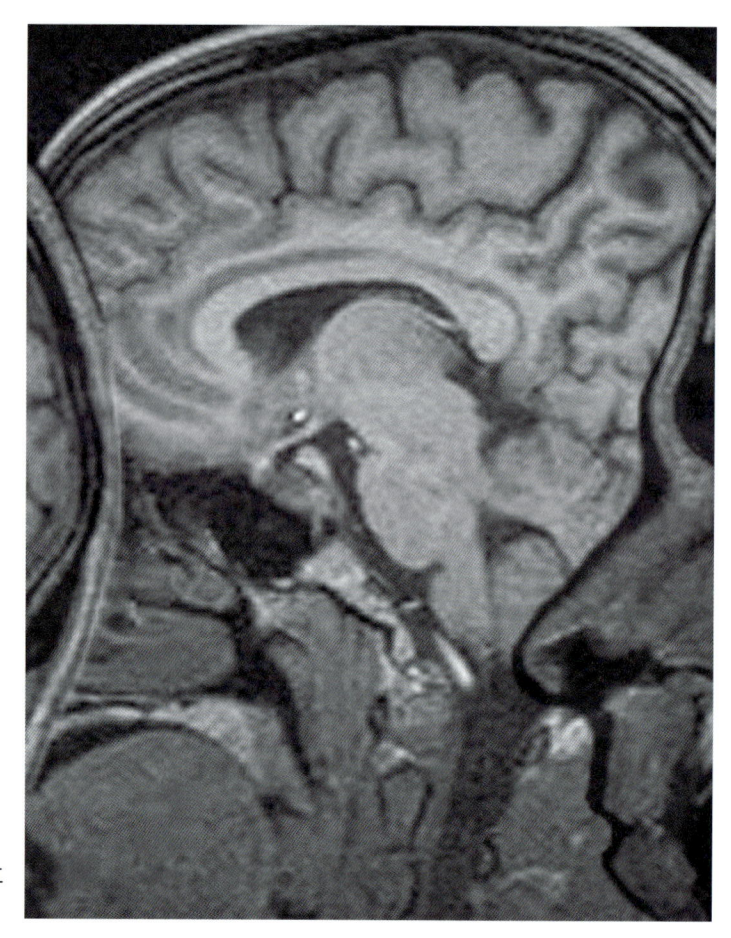

図 7.11 頭部 MRI 矢状断像。前後方向でエリアシングが認められる

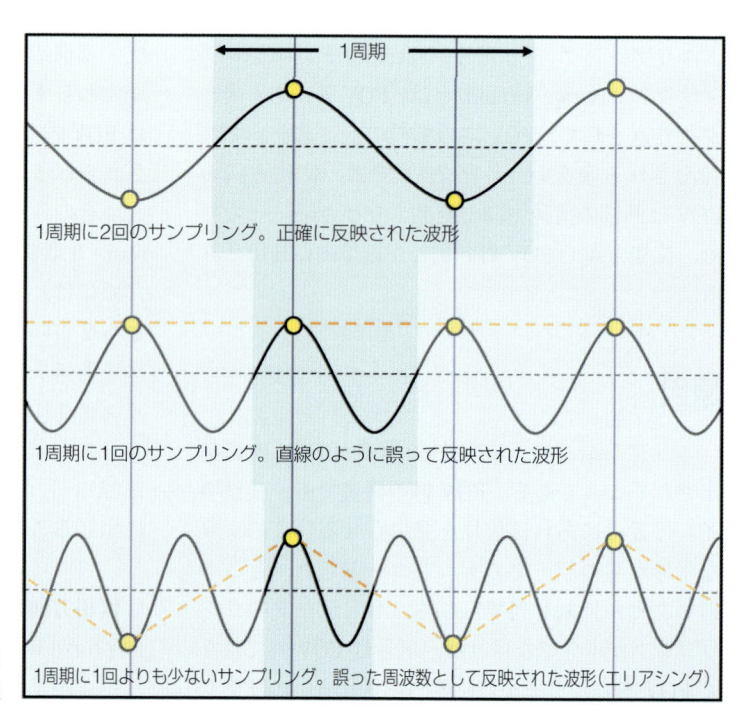

図 7.12 エリアシングとサンプリング不足

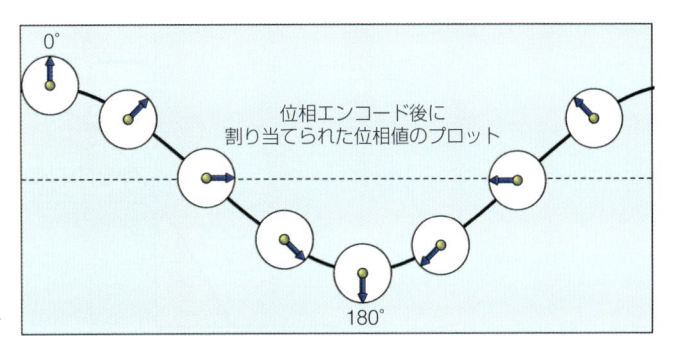

7 アーチファクトとその補正　**173**

図 7.13　位相のカーブ

腹部横断面。スピンは位相エンコード後の位相値を示している

FOV

FOV外のスピンはFOV内のスピンと同じ位相値を持つ

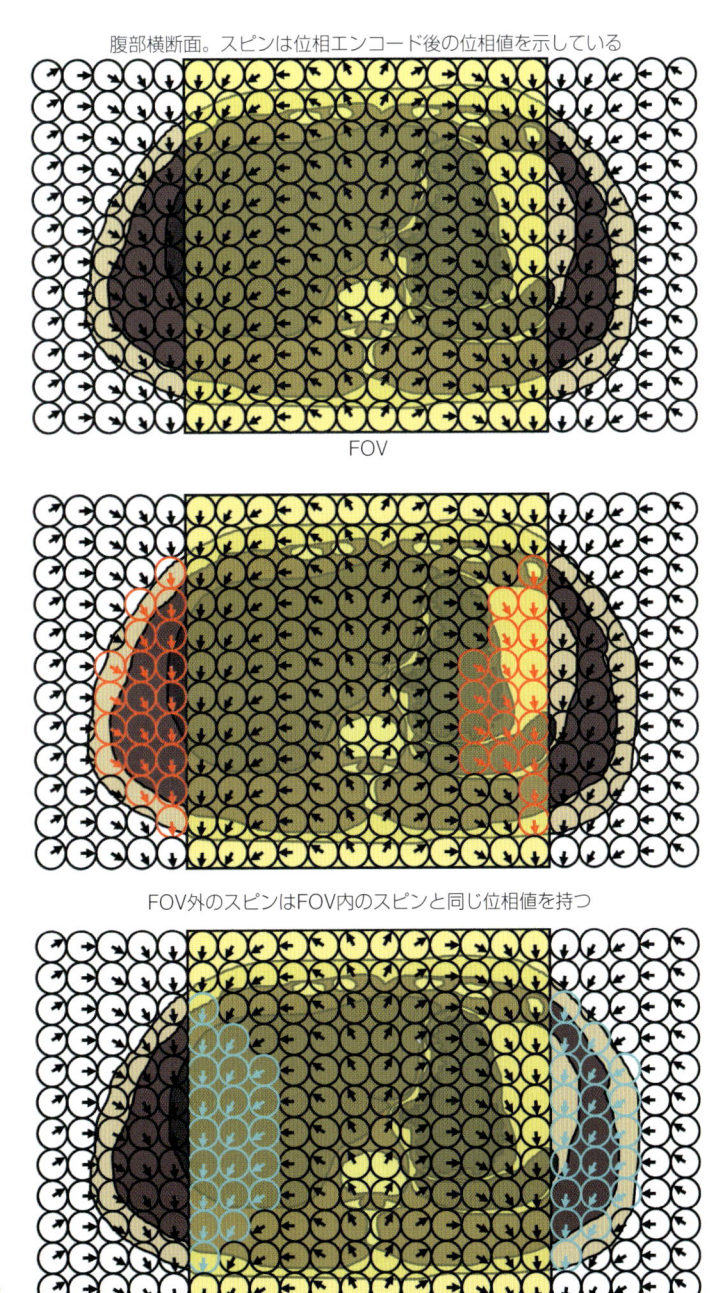

図 7.14　位相方向の折り返し

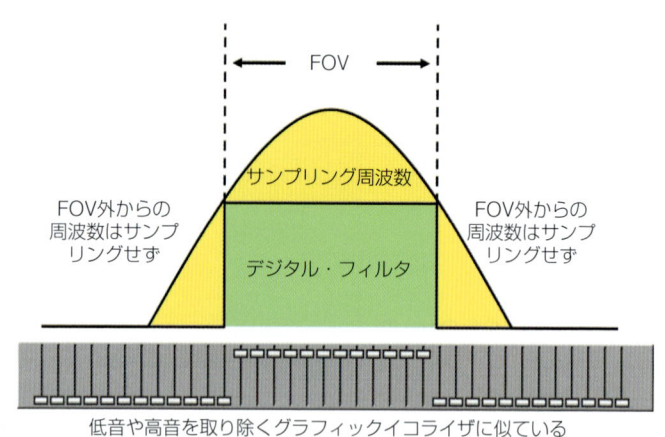

図7.15 周波数方向のエリアシング対策　低音や高音を取り除くグラフィックイコライザに似ている

後，0°〜360°（あるいは12時から次の12時まで）の位相が，FOV内の位相方向に位置づけされる（図7.13）。この位相のカーブは位相方向に沿ってFOVの両側で繰り返される。あらゆる信号は位相に従ってこのカーブに沿った位置に割り当てられる。カーブが繰り返されると，位相方向においてFOV外からの信号は，FOV内ですでに割り当てられている位相に割り当てられる。したがって，位相の重なりが生じる。この重なりが位相方向のエリアシングの原因となる。

図7.14を見ると，左右の位相方向のFOVは腹部横断面の範囲よりも小さい。位相はすべてこの方向に割り当てられ，X軸に沿って位相の変化が生じる。このような磁場勾配では，FOV外のスピンはFOV内のスピンと同じ位相が割り当てられる（図の赤と青の領域）。同じ位相を持っているため，この赤と青の領域は重なって画像に描出される。これらはFOV内でまったく同じ位相を持つスピンとして認識されるためである。

対策

周波数方向と位相方向のエリアシングはどちらも全体的に画像を劣化させるため，補正する必要がある。すべての解剖学的構造がFOV内に含まれるようにFOVを拡大させるとエリアシングを軽減できるが，空間分解能を劣化させてしまう。FOV外の部分に前飽和パルスをかけることによって，FOV外からの信号をなくしたり，少なくしたりすることができる。しかし，折り返しを補正するソフトウェアは2つしかない。

周波数方向のエリアシング対策：すべての周波数を十分に識別するためにサンプリング回数を増やすと，周波数方向のエリアシングを取り除くことができる。ただ，それをするとノイズも増えてしまう（3章参照）。そこで，設定したFOV外から発生する周波数を除去するようなフィルタを用いる（図7.15）。最近のMRI装置では自動的にこのような機能が作用して，グラフィックイコライザが高音と低音をフィルタリングするのと同様に，FOV外の周波数を除去し，周波数方向のエリアシングが生じないようにしている。

位相方向のエリアシング対策：これはno phase wrapあるいはanti-folderと呼ばれている。no phase wrapは位相軸方向のエンコーディングの数を増やすことによって，サンプリング数を増やす。これは，位相のカーブが解剖学的構造の広い範囲を含むように，位相方向のFOVを大きくすることによってなされる。これによって，FOV外の信号がFOV内の信号と同じ位相の値として決定されることを防ぎ，エリアシングは生じなくなる（図7.16）。しかし，FOVを拡大すると空間分解能が低下するので，それを補完するため位相エンコードの数を増やす必要がある。位相エンコード数を増やすと撮像時間が延長するため，いくつかのシステムでは自動的にNEXや信号の平均化を減らしたりすることで補正している。また，そうしなければ，撮像時間が長くなってしまう。

もとのFOV

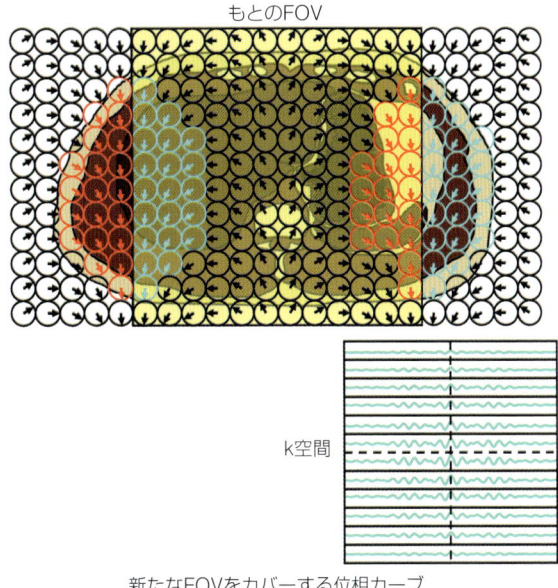

k空間

新たなFOVをカバーする位相カーブ

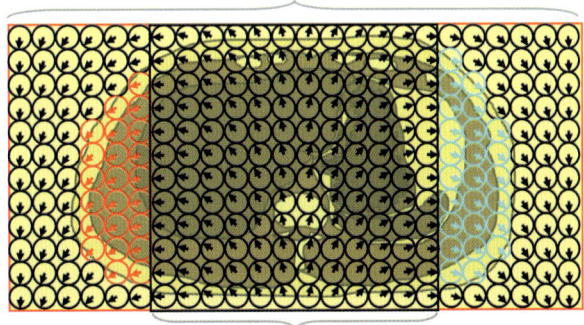

FOVの中心部のみが画像化される

k空間の大きさは変わらないが，各段の高さは半分となる

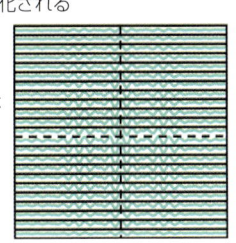

図7.16　位相方向のエリアシング対策

FOVを拡大した部分は通常，再構成の過程で捨てられ，FOVの中心部のみが画像化される。SNRは目に見えて落ちるわけではないが，no phase wrapを用いることで画質は若干低下する。NEXを少なくすると信号の平均化の数が少なくなるため，モーションアーチファクトが目立ちやすくなる。4章の図4.25と図4.26参照。NEXが1の図4.25では上矢状洞に沿ってゴーストが目立つが，NEXを4とした図4.26ではそれが目立たなくなっている。

学習のポイント：
no phase wrap，k空間，整理だんす

"整理だんすのたとえ"がこの方法をよく表している。整理だんすの高さが画像の解像度を決める(例えば，256マトリックスが選択されたならば，上から下まで，±128の引き出しがデータで埋められる)。このアーチファクトを減らすためには，位相方向のエンコード数を増やして，より多くの引き出しを埋めなければならない。より多くの引き出しを埋めて，なおかつ整理だんすの高さを一定にするためには，各引き出しの

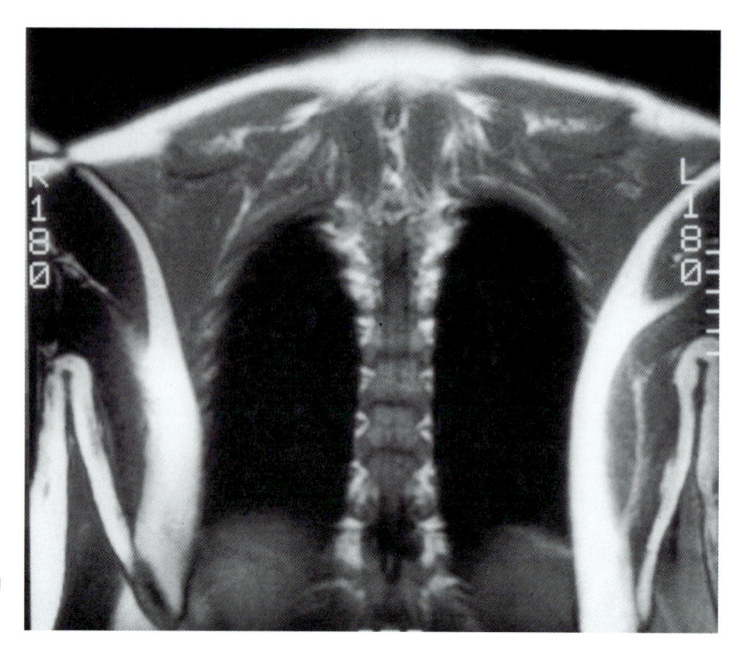

図 7.17 胸部の冠状断像。位相方向のエリアシングが認められる

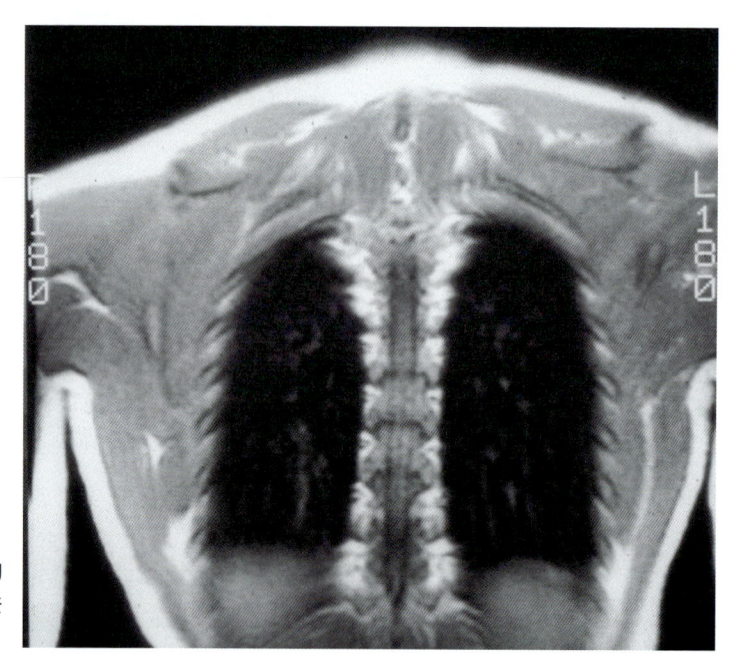

図 7.18 エリアシングに対する補正後の胸部冠状断像。エリアシングは除去されている

高さをより薄くしなければならない（4章参照）。引き出しの高さは位相方向では FOV に反比例するので，引き出しの高さを半分にすると，位相方向で FOV は 2 倍になり，撮像対象はより大きな FOV に含まれるようになり，エリアシングは抑制される（図 7.16）。位相方向のエンコード数すなわち引き出しの数を 2 倍にすると，撮像時間も 2 倍となる。そのため，それを補うために NEX（各引き出しを埋める回数）を半分にするシステムもある。このようにして，この方向のエリアシングを取り除き（対象がより大きな FOV の内側にあるかぎりは），本来の解像度，FOV，撮像時間を維持することができる（図 7.17 と図 7.18）。

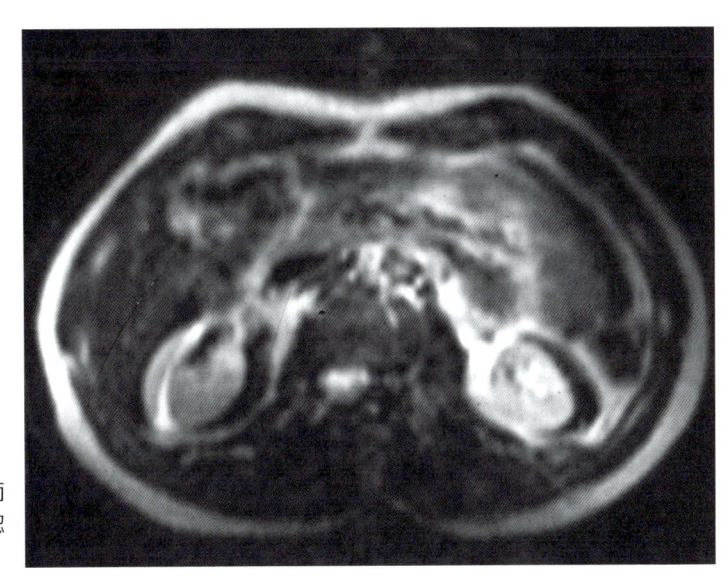

7 アーチファクトとその補正　177

図7.19　化学シフトアーチファクトが，両腎の右側に帯状の低信号として認められる

化学シフトアーチファクト

画像所見

化学シフトアーチファクトは脂肪と水の境界に沿って見られる暗い縁取りのことを指し，周波数方向のエンコードでのみ生じる。図7.19では両側腎臓の右側に帯状の低信号域が見られ，化学シフトアーチファクトを示している。

原因

化学シフトアーチファクトは脂肪と水の化学的性質の違いによって生じる。脂肪と水はいずれも水素原子（プロトン）から成り立っているが，脂肪は炭素と結合した水素原子で構成されているのに対し，水は酸素と結合した水素原子で構成されている。その結果，脂肪は水よりも低い周波数で共鳴する。この共鳴周波数の違いは静磁場強度に比例する。例えば，1.5 T の MRI では共鳴周波数の違いは 220 Hz である。すなわち，脂肪は水より 220 Hz 低い周波数で共鳴する。1.0 T の MRI では 147 Hz となるが，さらに低い磁場強度（0.5 T かそれ以下の場合）ではあまり重要ではない。しかし，高い磁場強度では**化学シフト**（chemical shift）として知られるアーチファクトとなる。化学シフトの大きさは静磁場強度の百万分率（ppm）で表される。この値は静磁場強度に関係なく 3.5 ppm である。この値から，他の磁場強度による脂肪と水の化学シフトの違いを計算することもできる。

受信バンド幅は FOV のあらゆる部位が割り当てられる周波数の範囲によって決定される。その FOV は各ピクセルに分割され，またそのピクセル数はマトリックスサイズによって決まる。もし周波数方向のサンプル数が 256 とすると，受信バンド幅は FOV 内で 256 ピクセルに分割して割り当てられる。したがって，受信バンド幅と周波数方向のサンプル数によって，各ピクセルの周波数レンジが決定する。

例えば，受信バンド幅が ±16 kHz とすると，32000 Hz が FOV に割り当てられる。周波数方向のサンプル数が 256 とすると，FOV は 256 のピクセルに分割される。したがって，各ピクセルは 125 Hz（32000/256 Hz）の周波数レンジを持つことになる（図7.20）。1.5 T の磁場強度では，脂肪と水の共鳴周波数の違いは 220 Hz であり，上記に示したことから，水に含まれるプロトンと脂肪に含まれるプロトンは，患者の体内で水と脂肪が隣り合って存在する部位では 1.76（256/125）ピクセル離れて位置づけされる（図7.20 中段）。このような脂肪の水に対するピクセルシフトを化学シフトアーチファクトという。このアーチファクトの実際の大きさは FOV の大きさに依存するため，ピクセルの

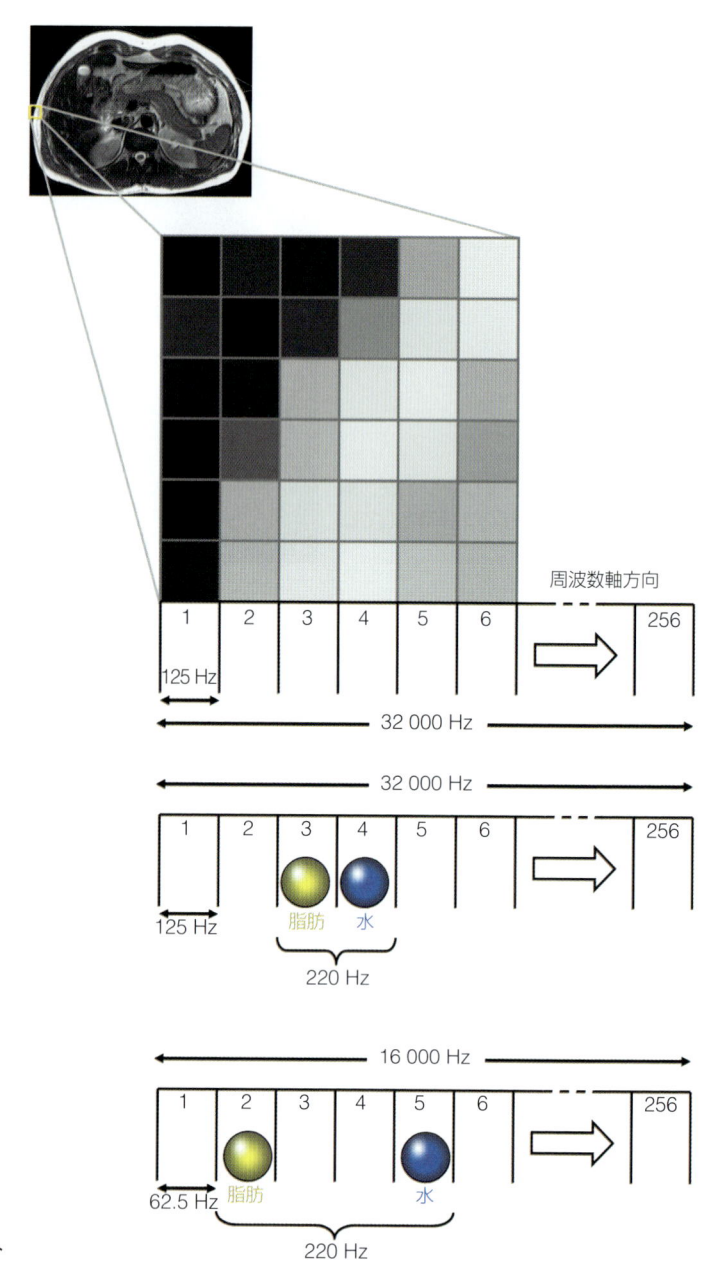

図 7.20 化学シフトとピクセルシフト

大きさによって決まる。例えば，FOV が 24 cm で，256 ピクセルとすると，1 ピクセルの大きさは 0.93 mm となる。したがって，1.76 のピクセルシフトでは，実際の脂肪と水の化学シフトの大きさは 1.63 mm（0.93×1.76 mm）となる。FOV が大きくなるほど，実際の化学シフトも大きくなる。

対策

化学シフトは低い磁場強度で撮像したり，FOV を小さくしたりすることで制限できる。磁場強度が高ければ，受信バンド幅を広げることが化学シフトを制限する唯一の方法である。受信バンド幅を絞れば，同じピクセル数であれば，各ピクセルあたりの周波数レンジはより小さくなる。各ピクセルの周波数レンジが小さくなると，脂肪と水の共鳴周波数の違いである 220 Hz はより大きなピクセルシフトに変換される（図 7.20 下段）。例えば，受信バンド幅が ±8 Hz とすると，16000 Hz のみが 256 ピクセルに割り当てられる。各ピクセルの周

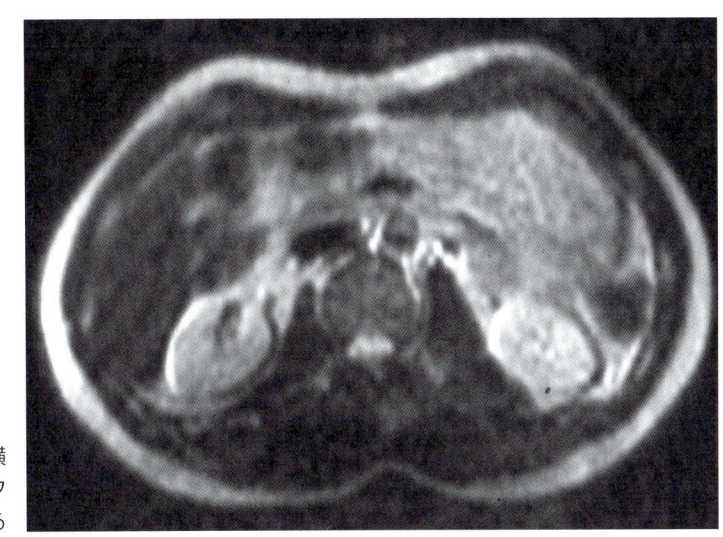

図 7.21 広い受信バンド幅を用いた腹部横断像。図 7.19 で見られた化学シフトアーチファクトは減少している

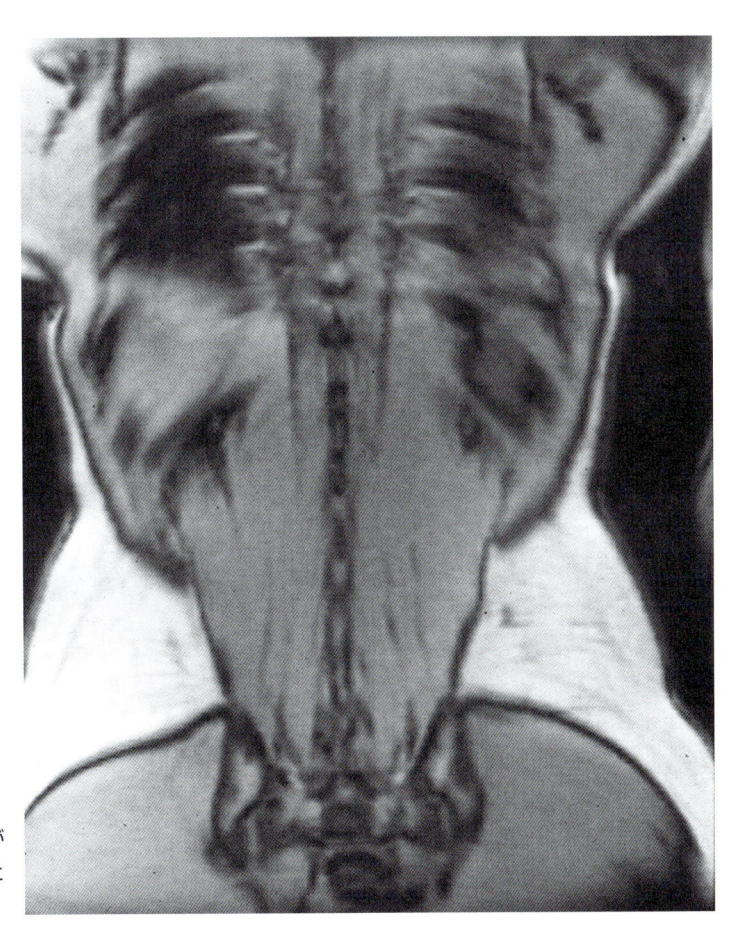

図 7.22 化学的ミスレジストレーションが腹部臓器の周囲に線状の低信号として描出されている

波数レンジは 62.5 Hz（16000/256 Hz）のみとなる。脂肪と水の共鳴周波数の違いである 220 Hz は 3.52 ピクセル（220/62.5）に変換される（図 7.20 下段）。
　化学シフトアーチファクトを減らすためには通常，SNR を維持しながらできるだけ広い周波数帯域を用い，なおかつできるだけ小さな FOV を設定することである（図 7.21）。もし SNR をよくするために受信バンド幅を小さくするならば，前飽和

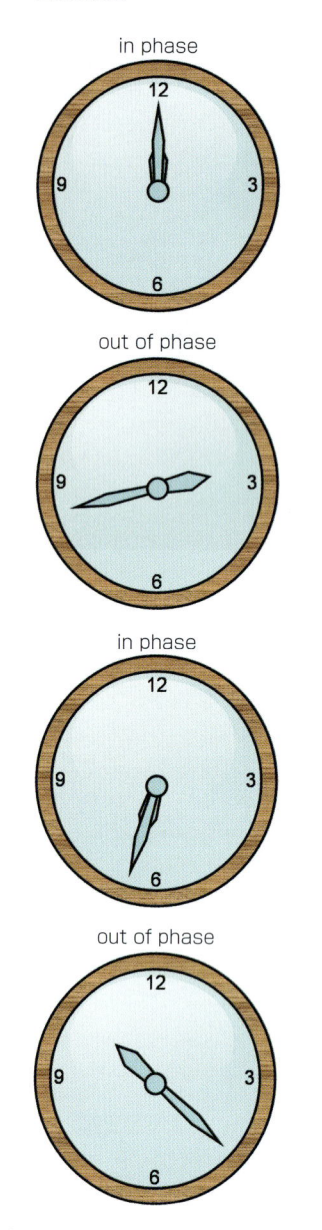

図 7.23　化学的ミスレジストレーションと時計のたとえ

パルスを用いて脂肪もしくは水からの信号を飽和させればよい（6 章参照）。これによって、脂肪もしくは水の信号がゼロとなり、一方がもう一方に対してシフトすることがなくなり、化学シフトアーチファクトも取り除かれる。この方法は高い磁場強度の場合にのみ有効である。0.5 T あるいはそれより小さい磁場強度では、化学シフトアーチファクトは重要となる大きさではなく、通常は補正する必要がない。

化学的ミスレジストレーション

画像所見

脂肪と水が in phase にあれば互いの信号は加算され、out of phase であれば互いの信号は打ち消し合う。この打ち消し合う効果を**化学的ミスレジストレーション**（chemical misregistration）アーチファクトといい、腎臓のような同じボクセル内に水と脂肪が混在するような臓器の周囲にリング状の低信号が見られる（図 7.22）。これは水と脂肪の位相の違いによって生じるため、主に位相方向に認められる。それらは、磁場勾配の反転にはまったく影響されないために、グラディエントエコー法で最も画像が劣化する。

原因

化学的ミスレジストレーションは、水と脂肪の間に歳差運動の共鳴周波数の違いがあるために発生するアーチファクトである。水と脂肪はある時期に in phase となり、またある時期には out of phase となる。水と脂肪に含まれるプロトンは歳差運動においてそれぞれ異なった速さで回転しているため、異なる位置にあるが、周期的に同じ位置、つまり in phase になる。

> **学習のポイント：化学的ミスレジストレーションと"時計のたとえ"**
>
> これは時計の長針と短針の関係に似ている。どちらの針も違う速さで回転している。すなわち、長針は 12 時間で 360° 回転し、短針は 1 時間で 360° 回転する。しかし、1 日のうちであるときには、両方の針が重なって同じ位相になる。すなわち、正午の 12 時、1 時 5 分、2 時 10 分、3 時 15 分などである（図 7.23）。

対策

使用する磁場強度において、脂肪と水が in phase になる周期に適合するような TE を選択すると、化学的ミスレジストレーションを減らすことがで

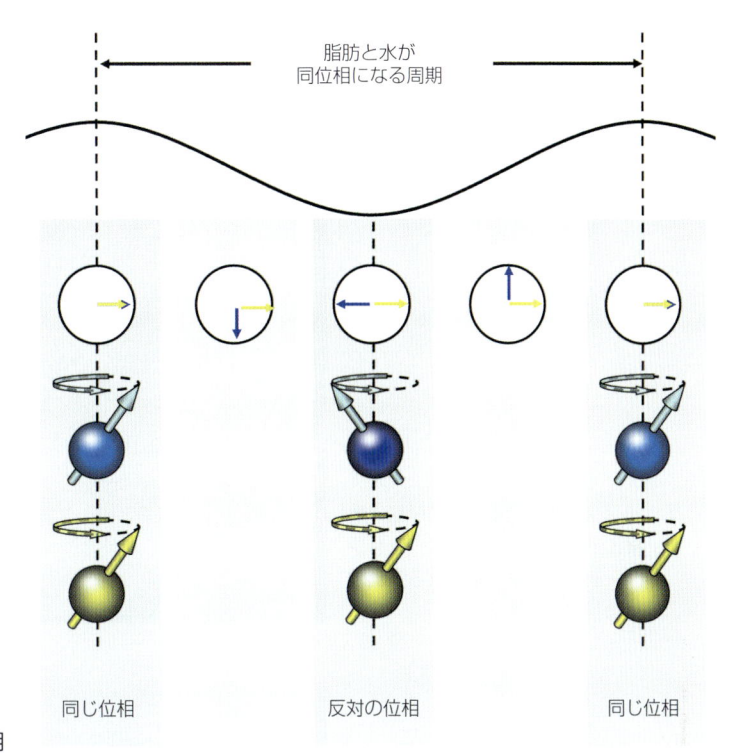

図 7.24　脂肪と水が同位相になる周期

きる。水と脂肪が in phase になる周期は磁場強度によって決まる（図 7.24）。例えば 1.5 T の場合，脂肪と水が in phase になる周期は 4.2 ms である。0.5 T の場合，13.5 ms である。また，180°パルスは脂肪と水の周波数の違いも補正するので，スピンエコー法を用いる方法もある。

トランケーションアーチファクト

画像所見

トランケーションアーチファクト（truncation artifact）は高信号域と低信号域の境界部に，バンド状のアーチファクトとして認められる（このアーチファクトは頸椎の矢状断像で見られた場合，ギブズ〔Gibbs〕アーチファクトと呼ばれる）。図 7.25 では脳の辺縁部に，頭部皮下の脂肪を示す高信号と頭蓋骨の低信号の境界部によるトランケーションアーチファクトが描出されている。

原因

このアーチファクトはデータのサンプリング不足により，高信号域と低信号域の境界で正確に画像化されないために生じる。トランケーションアーチファクトは位相方向でのみ認められ，高信号域内に現れる場合は低信号に描出される。

対策

データのサンプリング不足を回避しなければならない。そのため，位相エンコードステップを増やして対処する。例えば，マトリックスサイズを 256×128 から 256×256 にする。

磁化率アーチファクト

画像所見

磁化率アーチファクト（magnetic susceptibility artifact）は，著明な無信号とともに画像のゆがみを生じる。図 7.26 では，撮像範囲内にある歯列矯正

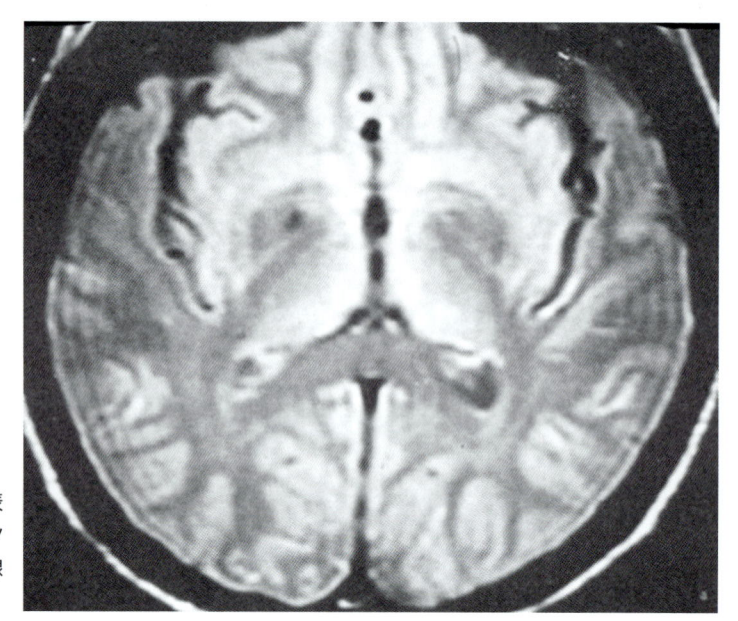

図 7.25 頭部横断像。頭蓋骨および脳の表面に近接して，トランケーションアーチファクトと思われる淡い線状の信号が認められる

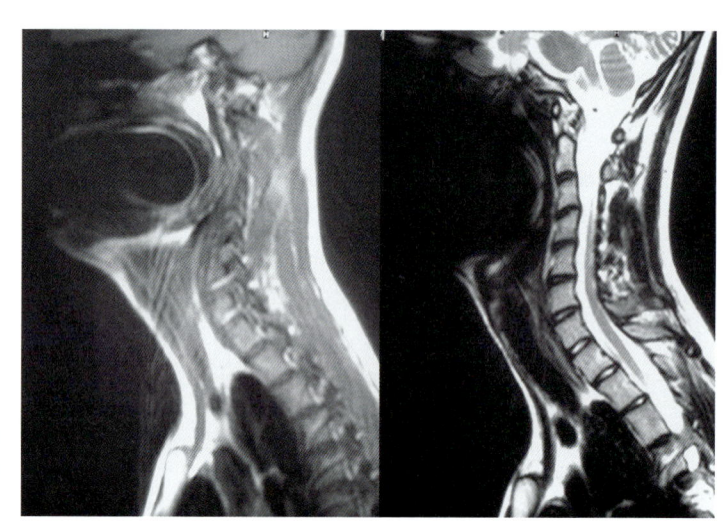

図 7.26 歯列矯正具からの磁化率アーチファクトにより，著明な画像のゆがみが見られる

具からの磁化率アーチファクトを示している。

原因

　磁化率は，磁化されやすさの程度を示す。いくつかの組織間は各々の磁化の程度が大きく異なるため，歳差運動の周波数および位相が顕著に異なる。このため，組織の境界で位相のずれが大きくなり，信号の低下を生じる。実際には，このアーチファクトの原因としては撮像範囲内に含まれる金属片であることが多いが，血腫内に含まれる鉄成分などでも認められる。これらの物質は周囲の物質に比べ，より強く磁化される，すなわち磁化率が高いからである。強磁性体の物質は磁化率が高いため，画像のゆがみを生じる。磁化率アーチファクトはグラディエントエコー法で顕著であるが，それは傾斜磁場の反転は位相の違いを補正しないためである。

対策

　このアーチファクトは，状況においては診断の役に立つこともある。特に，微少な出血のみが認められる場合では，出血にともなう磁化率アーチ

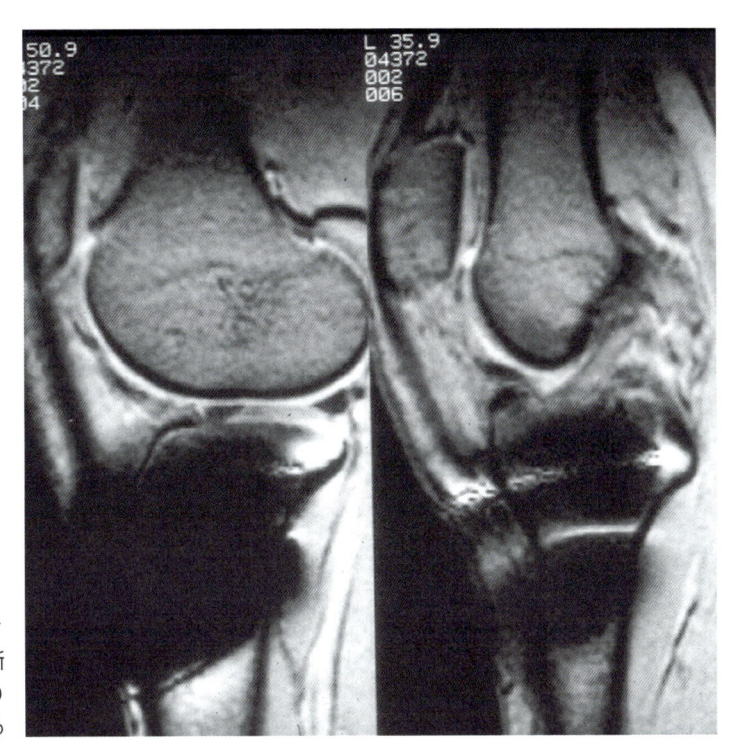

図 7.27 ピンで固定された脛骨のグラディエントエコー法を用いた矢状断像。磁化率アーチファクトにより著明な画像のゆがみが生じている

ファクトが診断の助けとなる．しかし，一般的にはこのアーチファクトは有害で，画像を劣化させる．いくつかの改善法を示す．

- **すべての金属物質を取り除く**：検査の前に考えられる金属物を取り除いたかを確認する．患者が動脈瘤のクリップや金属製のインプラントを含んでいないかを確認する．ほとんどのインプラントは検査可能であるが，局所的な発熱の原因となることがあることに留意する（10 章参照）．
- **グラディエントエコー法の代わりに，スピンエコー法を用いる**：スピンエコー法で用いる180°パルスは脂肪と水の間の位相の違いを補正するのに非常に有用であるが，グラディエントエコー法は無力である．図 7.27 と図 7.28 は，グラディエントエコー法とスピンエコー法をそれぞれ用いたものである．脛骨の金属からの磁化率アーチファクトが両方の画像で認められるが，スピンエコー法ではかなり小さくなっている．同じ効果が通常の高速スピンエコー（FSE）に対して SS-FSE でも認められる．シングルショット撮影で用いる長いエコートレインは，照射される 180°パルスによって位相が補正されるため，通常の FSE よりは磁化率アーチファクトが小さくなる．
- **TE を小さくする**：TE が長いほど，磁化率の違いによって組織間の位相のずれが生じやすい．したがって，短い TE を用いるとアーチファクトは小さくなる．広い受信周波数帯域も TE を小さくし（3 章参照），アーチファクトを小さくするのに有用である．

クロス励起とクロストーク

画像所見

1 回の撮像における隣接したスライスは画像コントラストが異なる（図 7.29）．

原因

励起 RF パルスは正しい矩形ではなく，その幅は振幅の半分の位置で決まり，通常は 10％程度の誤差を有している．その結果，隣のスライスを励

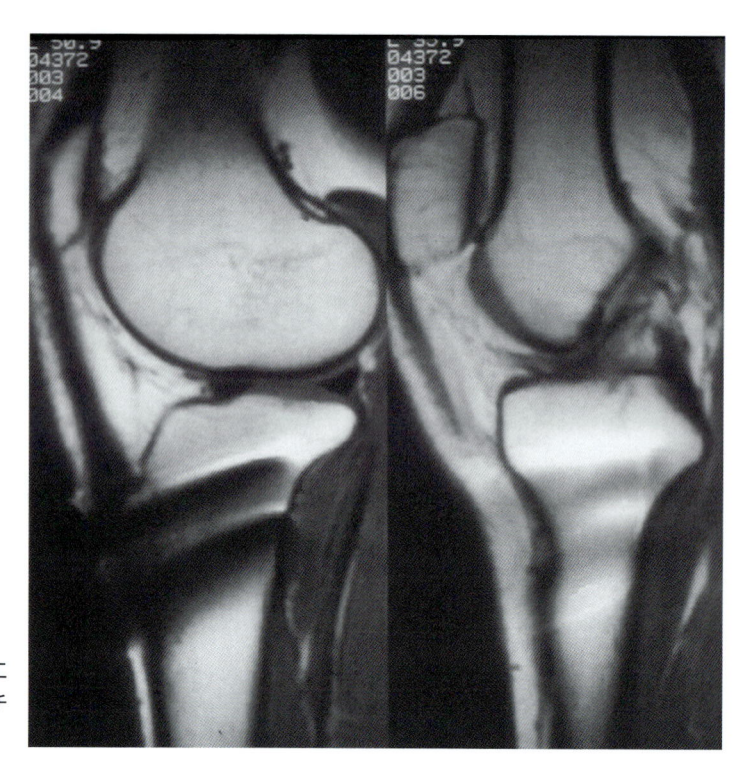

図 7.28　図 7.27 と同じ患者のスピンエコー法を用いた矢状断像。アーチファクトは減少している

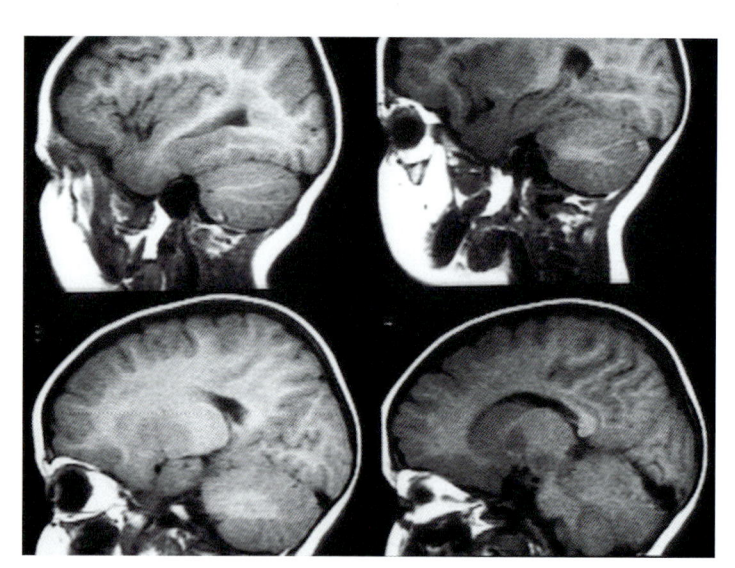

図 7.29　クロス励起によるスライス間のコントラストの変化

起するための RF パルスでも多少は励起される。すなわち，隣のスライスの励起 RF パルスで隣接したスライスもエネルギーを受ける(図 7.30)。

このエネルギーは，核スピンの正味の磁化ベクトル(M_0)の横方向に作用するため，それ自身が励起するときにスピンの飽和が生じる。この作用のことを"**クロス励起**(cross excitation)"といい，画像のコントラストに影響を与える。選択されたスライス内の核スピンが B_0 に緩和するとき，隣接したスライスでエネルギー消散として同様の効果が生じる。これらのプロトンはスピン-格子緩和によりエネルギーを散逸し，隣のスライスのプロトンもエネルギーの散逸が生じる。この現象を"**クロストーク**(cross talk)"と呼ぶが，"クロス励起"と混同してはならない。

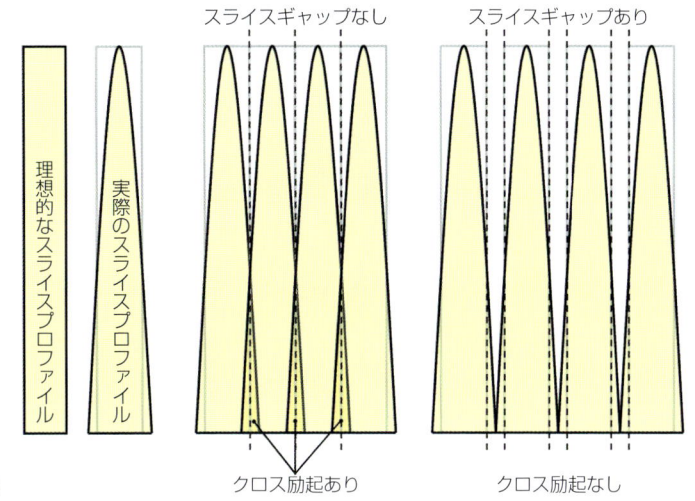

図 7.30　クロス励起

対策

クロストークはプロトンのエネルギーの自然な散逸であるため，取り除くのは難しい。クロス励起はスライス間のギャップを最小で 30％確保することで，軽減することができる。これはスライス厚そのものの 30％で，隣のスライスを励起させる可能性を小さくする。例えば，スライス厚を 5 mm に設定すると，ギャップは 1 mm（スライス厚の 20％）ではなく，2 mm（スライス厚の 40％）とする。また，多くの機器は，隣のスライスのクロス励起が減衰するまでいくらかの時間があるので，違うスライスを励起する。例えば，スライスの励起のオーダーを 1, 3, 5, 7, 2, 4, 6, 8 とする。スライスの 1〜7 は，それらのクロス励起が減衰する時間があるので，その間にスライス 2〜8 が励起される（ほぼ TR の半分）。

"インターリーブ（interleaving）"として知られている過程は，さらに時間を延長させる。インターリーブスライスでは，撮像を 2 回に分割し，スライスを 1 つおきに励起する。この方法では，クロス励起が生じた隣接するスライスは，それ自体が励起されるまで，撮像時間と同じ減衰をするための時間を持つ。例えば，最初の撮像でスライス 1, 3, 5, 7 を，2 回目の撮像でスライス 2, 4, 6, 8 を順に励起する。スライス 1〜7 は減衰のために撮像と同じ時間を有し，その間にスライス 2〜8 が励起される。インターリーブの方法では，スライス間のギャップを必要としない。

いくつかの機器では，隣のスライスの核を励起させないため，RF パルスを矩形にするソフトウェアを用いている。これによりクロス励起は減少するが，矩形にする過程で RF パルスがゆがむため，しばしば信号のロスを生じる。スライス厚の 10％以下の小さなギャップを用いる場合は，依然としてこのソフトウェアを用いるのが賢明である。

ジッパーアーチファクト

画像所見

ジッパーアーチファクト（zipper artifact）はある特定の部分に不透明な直線として描出される（図 7.31）。

原因

このアーチファクトは，検査室に入ってきた無関係な RF により生じ，もともと患者から発生する弱い信号に干渉する。検査室の RF シールドの漏れが原因である。

対策

技術者に，漏れの場所を特定し，それを修理す

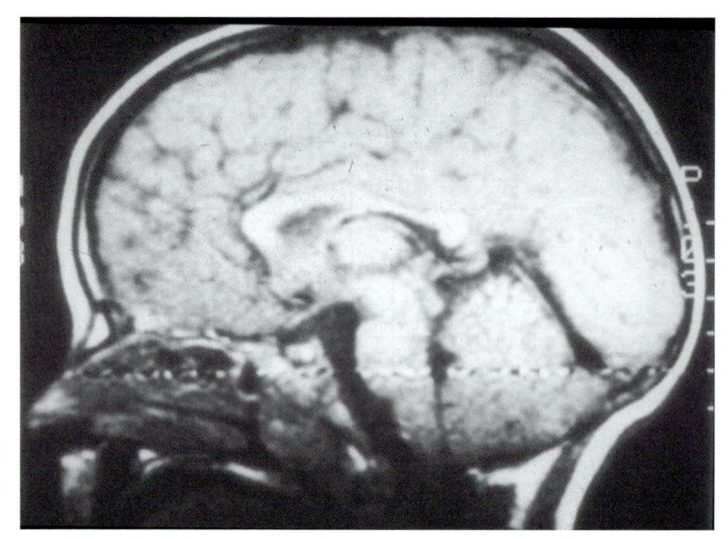

図 7.31 ジッパーアーチファクトが水平方向の線状の異常信号として認められる

るよう指示する。

シェーディングアーチファクト

画像所見

シェーディングアーチファクト（shading artifact）は，撮像物を横切るように信号強度の変化が生じるものである。

原因

シェーディングは画像のある一部分において信号の低下が生じるアーチファクトである。この主な理由は，フリップ角（FA）が 90°や 180°以外の RF パルスを用いたことに起因する，患者内のプロトンの不均一な励起である。また，コイルへの負荷や 1 点でのコイルの接触などによっても生じる。これは，体格の大きな患者でボディコイルの片側に触れ，その点で接触することなどによって生じる。また，主磁場の不均一などによっても生じるが，シミングにより改善可能である（9 章参照）。

対策

コイルが正確に位置づけされているかを，常に確認する。すなわち，検査の対象に対して正しい大きさのコイルを用いているか，患者がコイルのどこかに触れていないかを確認する。コイルと患者の間に，クッションやウォーターバッグなどを常に用いる。さらに，撮像前にパラメータが適切かなども確認し（3 章参照），RF パルスの正確な周波数，振幅を決定するのに，撮像前に適切なプリスキャン条件が得られなければならない。

モアレパターン

画像所見

モアレパターン（moiré pattern）は図 7.32 に示すように，FOV の端に黒と白の縞状の像が出ることをいう。典型的にはグラディエントエコー法にて大きな FOV を用いた際に見られる。

原因

これは，グラディエントエコー法でのエリアシングと磁場の不均一の組み合わせである。例えば，躯幹部の冠状断像では，特に患者の腕がガントリのボアに触れた場合などでは，FOV 外にある構造でも信号が発生するため，その部分でピクセルが重なり合ってしまう。不均一特性は，縞の原因となる，重なりの部分に位相が合ったり合わなかったりすることに起因する。

7 アーチファクトとその補正　187

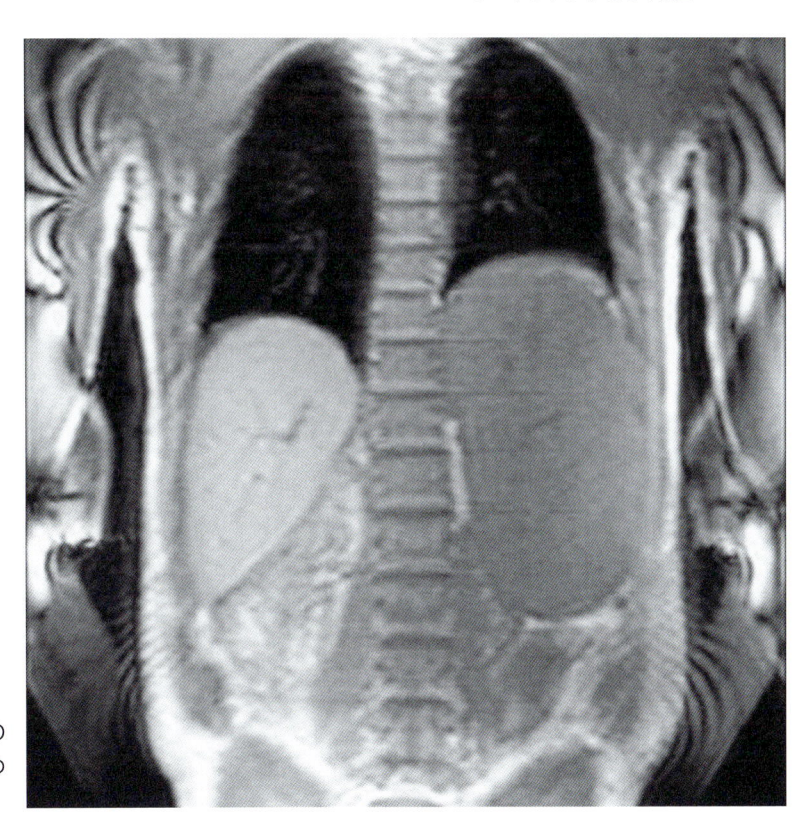

図 7.32　モアレパターン。FOV の端に縞状の線として認められる

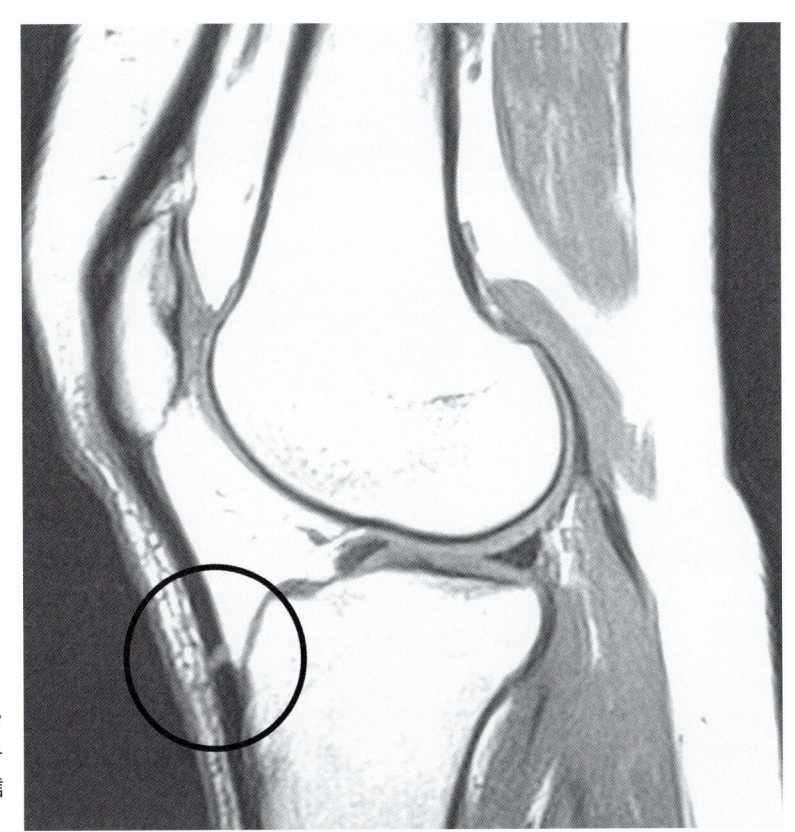

図 7.33　膝蓋腱の下部にマジックアングルによるアーチファクトと思われる高信号を認める

表7.1 アーチファクトとその対策

アーチファクト	軸	対策	欠点
位相ミスマップ	位相	・呼吸補正 ・位相と周波数を交換する ・呼吸同期する	・スライス数が減ることがある ・エリアシング対策が必要となることがある ・TRがさまざま ・画像のコントラストが変わる ・撮像時間が増える
		・前飽和パルスを用いる ・GMN	・スライス数が減ることがある ・最小TEが増加する
化学シフト	周波数	・周波数帯域を大きくする	・最小TEが減少する ・SNRが低下する
		・FOVを小さくする	・SNRが低下する ・空間分解能が低下する
		・化学的前飽和パルスを用いる	・SNRが低下する ・スライス数が減ることがある
化学的ミスレジストレーション	位相	・脂肪と水の周期によってTEを選択する	・TEがかなり小さくなった場合，スライス数が減ることがある
エリアシング	周波数と位相	・no frequency wrap ・no phase wrap	・なし ・SNRが低下することがある ・撮像時間が長くなることがある ・NEXを減らすため，動きによるアーチファクトが大きくなる
		・FOVを大きくする	・空間分解能が低下する
ジッパー	周波数	・技術者を呼ぶ	・技術者を不快にさせる
磁化率	周波数と位相	・スピンエコー法を用いる	・血流に鋭敏でない ・出血などを見逃しやすい
		・金属を除去する	・なし
シェーディング	周波数と位相	・シムを確認する ・コイルを正確に位置づけする	・なし ・なし
モーション	位相	・鎮痙剤投与	・費用がかかる ・侵襲的
		・患者を動かないようにする ・患者によく注意する ・位相ミスマップに対するあらゆる対策 ・鎮静をかける	・なし ・なし ・上記の"位相ミスマップ"を参照 ・薬剤による副作用が出る可能性がある ・侵襲的 ・費用がかかる ・モニタリングする必要がある
クロストーク	スライスごと	・なし	・なし
クロス励起	スライスごと	・インターリーブ ・矩形RFパルス	・撮像時間が倍になる ・SNRが減少する
モアレ	周波数と位相	・スピンエコー法を用いる ・患者がボアに触れないようにする	・なし ・なし
マジックアングル	周波数	・TEを変える ・撮像対象の位置を変える	・なし ・なし

対策

スピンエコー法を用いるか，患者の腕が FOV 内に保たれていることを確認する。

マジックアングル

画像所見

マジックアングル（magic angle）は，腱などで高信号として認められる。図 7.33 では，膝蓋腱に認められ，病変部に似ている。

原因

緊密な線維組織を含んだ構造が磁場に対して 55°の角度で存在すると，その信号強度が変化することによる。

対策

その構造の磁場に対する角度を変えるか，もしくは TE を変化させる。

ここで述べたもののほかに，いくつかのアーチファクトが機器の機能不良により生じる。例えば，磁場勾配の不足により画像のゆがみが生じたり，傾斜磁場コイル内で誘発された渦電流により不要な位相変化が起こり位相方向のアーチファクトが生じたりする。ただし，どのような場合でも，MR にて生じるアーチファクトはある程度は補正することが可能であり，その対策などについて表 7.1 に示す。

8 血管と心臓の画像

はじめに　190
通常のMRI血管撮像技術　190
MRA　193
灌流画像と拡散画像　205
心拍同期　206

末梢同期　211
擬似同期　211
心マルチフェーズ画像　212
シネ　212
SPAMM　213

はじめに

　MRIを用いて脳血管や心血管を評価するには，いくつかの方法がある。MRIを用いた一連の血管の撮像技術は，血管系の形態と動態を非侵襲的に評価することが可能である。こうした撮像技術には，血管の形態を観察する通常のMRIや，また血液の動態を観察することができる磁気共鳴血管撮影法(magnetic resonance angiography：MRA)などがある。

　MRAが用いられるまでは，患者の血管の解剖を知るためには，血管造影や冠動脈造影を施行する必要があり，血液の速度や方向を知るためには超音波検査が施行されていた。MRIでは血流速度や形態学的情報のいずれも直接観察することが可能で，患者や放射線科にとって煩わしさはほとんどなくなった。現在使用されているこうした技術について，以下に考察する。

通常のMRI血管撮像技術

　血管画像のMRI技術には，スピンエコー系やグラディエントエコー系のいくつかのシーケンスがある。スピンエコー系の画像化は，通常，90°と180°のパルスを組み合わせたシーケンスを，また高速スピンエコー系では90°パルスとオペレータによって選択されたターボファクタに依存した180°パルスを組み合わせて使用している。IRシーケンスでは通常，180°反転パルス(または複数の反転パルス)に始まり，それに続く90°と180°のパルスを用いたシーケンスを使用している。グラディエントエコー系は，FAを有したRFパルスと，それに続く再収束傾斜磁場によって信号が取得される(5章参照)。

　こうしたgradient moment nulling(GMN)と前飽和パルスのような選択肢が追加される。すでに6章で述べたように，こうした選択肢は流れのあるプロトンからのモーションアーチファクトを軽減するために用いることができる。そのようなシーケンスでは，血液内のプロトンに信号の低下や増強効果を与えることができるだけではなく，血管と周囲組織の間にコントラストを与えることができる。それゆえ，こうした技術は，MRAでは描出することができない閉塞した血管の描出には非常に有効な方法と考えられる。前飽和パルスやGMNについては血管撮像の項で説明する。

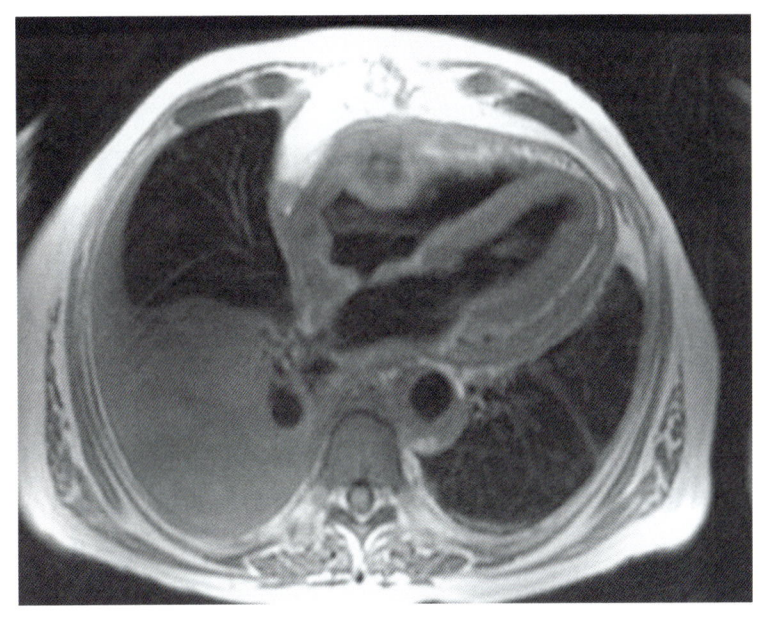

図 8.1 ブラックブラッド横断像。心臓や大血管内の血液は低信号に描出されている

ブラックブラッド画像

　生体内で周囲組織とある解剖学的構造とのコントラストを与えるには，周囲組織よりも対象を明るくするか暗くする必要がある。血管内を暗く描出するには，スピンエコーの取得や前飽和パルスの応用など，いくつかの方法がある。スピンエコーのシーケンスにおいては，速い流れの血液は暗く描出され，周囲組織と比較して血管を描出することができる。プロトンは，90°と180°の両方のパルスを受けてMR信号を放出する。しかし，流れているプロトンは90°または180°のパルスいずれかしか受けない（両方は受けない）ので，信号は放出しない。

　スピンエコー系で血液が暗く描出される撮像を行った場合，それは**ブラックブラッド画像**（black blood image）と呼ばれる（図8.1）。この撮像技術は，前飽和パルスの応用によってさらに改良される（6章参照）。前飽和パルスを用いた，短いTR/TEのスピンエコー法では，血流のある血管を暗く表すようにして血管系を観察することができる。前飽和パルスはゴーストを除去し，血管内の信号損失を生み出すので，開存している血管と閉塞している血管の両者を明瞭に区別しうる。

　前飽和パルスは，頭部や体部の血管開存性を評価するのに使用される。しかしながら，前飽和パルスではRFパルスが追加されるため，比吸収率（specific absorption rate：SAR，10章参照）が上昇し，結果としてTRごとに取得しうるスライス数が減少してしまう（図8.2）。流れているプロトンは，撮像範囲内に入ると，撮像ボリューム内で90°パルスが追加される。したがって，プロトンの磁化は90°～180°の間に倒れることとなる。磁化の回復する時間が与えられないために，流れているプロトンからの信号の飽和が起こる。血流からの信号は暗く表示されるので，前飽和パルスを適応した後に血管内で信号が残っている場合は，ゆっくりとした血流か，血栓あるいは閉塞していることを示している。

　通常のスピンエコー法に加えて高速スピンエコーシーケンスでは，血管内に流れがある領域での血管内信号低下を画像として描出することが可能である。血管内の信号を十分に暗くするために，高速スピンエコーシーケンスでは反転パルスで初期化することができる。こうしたパルスはdriven equilibriumとして知られるもので，180°パルスによって始まり，さらに180°パルスを使用し，合計360°となる。こうした場合に，磁化は平衡状態へと"driven back"する，またはZ軸に沿った最初の点へと戻るのである。この技術は**二重反転回復法**（double inversion recovery）または**double IR prep**法として知られている（図8.3）（5章参照）。

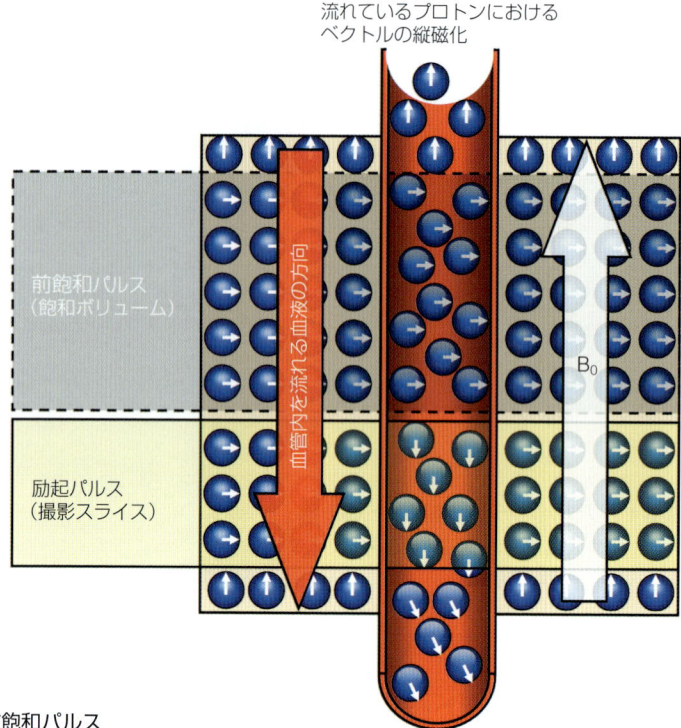

図8.2 ブラックブラッド法における空間的前飽和パルス

ブライトブラッド画像

血管内を暗く描出する方法のほかに，血管構造を明るく描出する方法もある。流れのある血液からの信号を強調するいくつかの方法があり，そうした中にはグラディエントエコー法やGMNや造影剤の使用があげられる。グラディエントエコー法では，血流内の信号は再収束傾斜磁場により再収束するので，画像内で開存している血管は明るく描出される。そのため，この画像は**ブライトブラッド画像**(bright blood imaging)と呼ばれる(図8.4)。そして，GMNとして知られる方法の応用により，さらに改良された画像法となる(6章参照)。

GMNは，一定の速度を有したゆっくりとした流れのプロトンを画像化した最初の速度補正技術である。静脈血流やCSFのプロトンでは静止した状態と同等になるので，ボクセル内の位相分散が減少する。このようにGMNはゆっくりした血流のスピンを明るく描出するように流れを補足するので，静脈血流やCSFの信号を強調するのである。

GMNは胸部や腹部，脳，四肢，脊椎T2強調画像において CSF のミエログラフィ効果などに広く用いられている。しかしながらGMNを使用するにはいくつかのトレードオフが存在する。そのようなトレードオフの1つに，追加の傾斜磁場を使用しなければならないので，最小TEが延長し，結果として得られるスライス数が減少することがある。他のトレードオフとしては，GMNは胸部や腹部のような領域での速い流速には有効とはいえないことがある。しかし，こうした領域でもゆっくりとした血流を描出するには有効である。

こうした通常のグラディエントエコー法に追加して，比較的新しい画像法としてバランスドグラディエントエコーシーケンスがあげられる(5章参照)。バランスドグラディエントエコー法の利用は，複数のプロトン内の総和の位相シフトをゼロとすることである。バランスドグラディエントエコー法は非常に短い TR と TE を使用している。実際には，TE は TR 値の半分を使用しており，TR が 8 ms であれば TE は 4 ms となる(システムの傾斜磁場能力に依存するが)。このパルスシーケンスにおいては画像のコントラストは T2/T1 に依存する。T2/T1 の比が高い組織(CSF や血液)では明るく描出される。バランスドグラディエントエコー画像

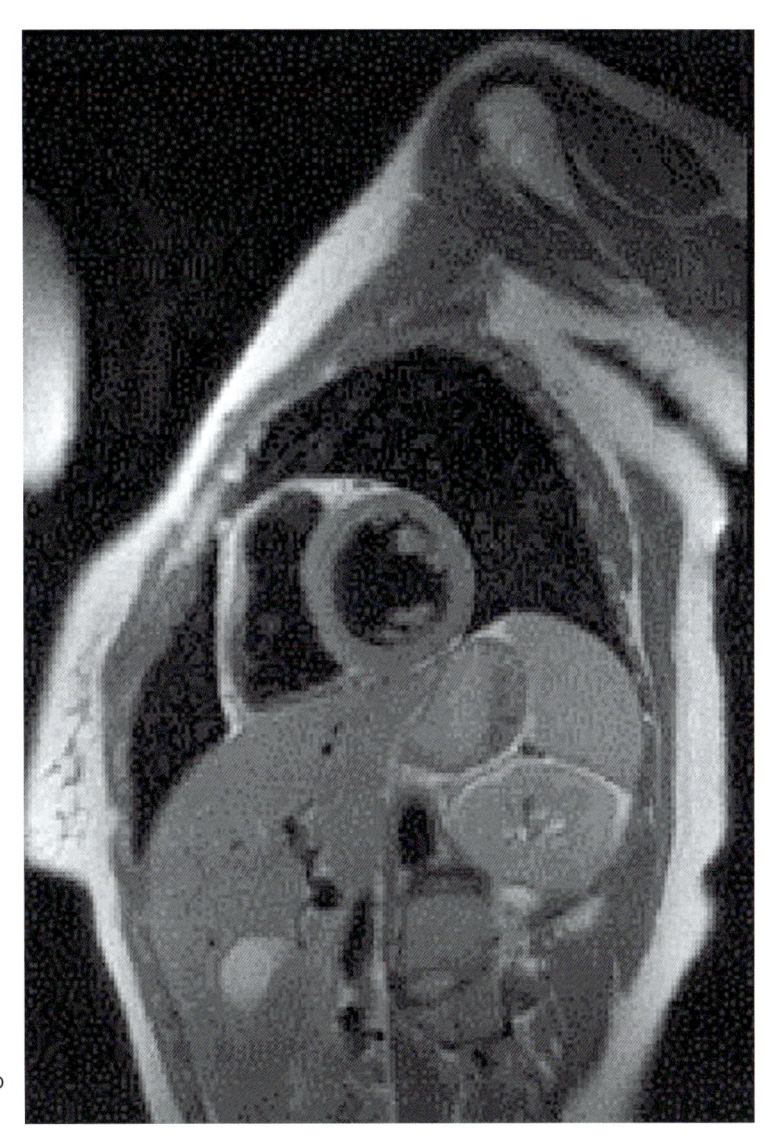

図 8.3　心臓の double IR prep 短軸像

は心臓（図 8.5）や MR 胆道膵管撮像（MR cholangio-pancreatography：MRCP），MR ミエログラフィ，内耳道の評価などに利用されている（図 5.40 と図 5.41 参照）。

> **学習のポイント：**
> **血管画像における飽和テクニック**
>
> 　前飽和パルスはスピンエコーでもグラディエントエコーでも使用することができるので，ある種の撮像では同じシーケンス内で前飽和パルスと GMN を使用することは適切である。血流からの信号を強調する他の方法は，造影剤を用いることである（11 章参照）。

MRA

　血管系をさらに洗練された方法で描出するのが **MR 血管撮像**（magnetic resonance angiography：**MRA**）である。血流中の動いているプロトンからの信号を強調し，周囲の静止しているプロトンからの信号を抑制することで，血管のコントラストが最大化される。静止したプロトンを抑制すると，撮像ボリューム内に流入し，初めて RF により励起された新鮮なプロトンからの信号は増加する（**流入効果**〔inflow effect〕として知られている）。静止状態にあるプロトンの信号を抑制するには 2 つの

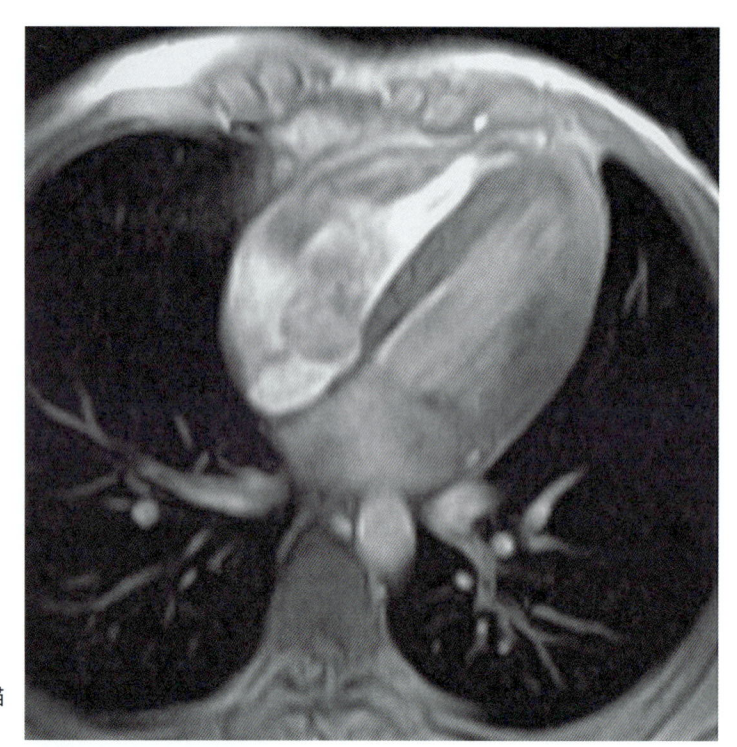

図 8.4 心臓のブライトブラッド横断像。心臓や大血管内の血液は高信号に描出されている

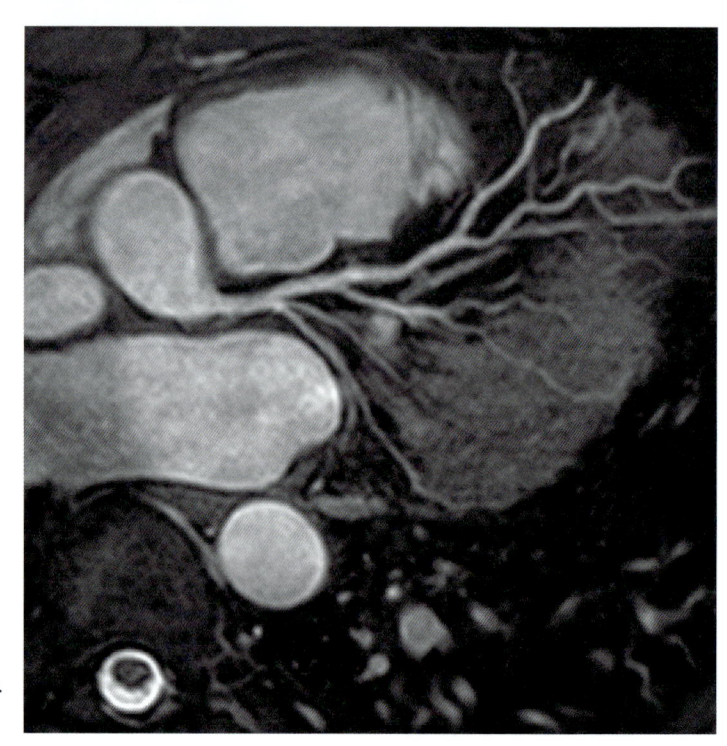

図 8.5 冠動脈のバランスドグラディエントエコー画像

方法が知られている．1つは，静止状態のプロトンをまったく同じに取り扱って2回の撮影を行い，動きのあるプロトンを区別し，差分画像を取得する方法である．2つ目の方法は，撮像ボリューム内のプロトンを飽和するような短いTRを流入効果と同時に使用すれば，血管の高いコントラストを達成することができる．現在，流れのある血液からの信号を増加させ，心臓血管系を比侵襲的に評

価する方法として，以下の基本的な方法がある。

- デジタルサブトラクション MRA（DS-MRA）
- タイムオブフライト MRA（TOF-MRA）
- 位相コントラスト MRA（PC-MRA）
- 流速エンコード
- contrast enhanced MRA

デジタルサブトラクション MRA

デジタルサブトラクション MRA（digital subtraction MRA：DS-MRA）は，2回の撮像により動きのあるスピンからの信号を選択的に取得するために，デジタルサブトラクション血管造影法（digital subtraction angiography：DSA）と比較されてきた。DS-MRA は，静止したプロトンからの信号を取り除くために，動きのあるプロトンからの信号のみが残る。早期の DS-MRA では心周期に同期させて撮像された。収縮期の撮像（速い流れ）を拡張期の撮像（ゆっくりした流れ）から差分することで画像が得られる。静止したプロトンからの信号は除外され，最終的な画像では動いているプロトン（つまり血管構造）のみを可視化することができる。しかし，この技術はすでに時代遅れであり，現在では広くは用いられていないが，現在用いられている技術の土台であったということを評価しなければならない。

タイムオブフライト MRA

タイムオブフライト MRA（time-of-flight MRA：TOF-MRA）は，静止したスピンの縦磁化を操作することにより血管のコントラストを生み出す方法である。TOF-MRA では流れを強調するために GMN と組み合わせて，コヒーレントグラディエントエコーパルスを使用している。TOF-MRA においては，静止した組織の T1 値を下回るように TR が設定され，T1 回復を抑制している。これにより静止組織の信号を低下させ，一方で，十分な磁化を有している流れているプロトンから高信号を生み出している。しかし，TR が短すぎると流れているプロトンからの信号も抑制されてしまい，血管のコントラストは低下する。

TOF-MRA は 2D でも 3D でも取得できる撮像法である。2D TOF では通常，FA を 45°～60° にして TR は 40～50 ms を用いると，流れているプロトンからの信号を抑制することなく，最大にすることが可能である。この範囲の FA と TR を用いると，流れのあるプロトンの飽和は流速が 3 cm/s 以下のときに起こるのみである。また造影剤を用いて T1 値を短くすることにより，流れのあるプロトンの信号強度はさらに上昇する（11 章参照）。

動脈の流れを評価するために，静脈の血流方向に前飽和パルスを照射することが推奨される。例えば，頸部で頸動脈の評価を行う場合には，流入する静脈血流を飽和させるように撮影ボリューム上部に前飽和パルスを照射すべきである（図 8.6）。

TOF-MRA は FOV やスライス面に垂直方向の血流には最も鋭敏である。FOV に対して平行な（または FOV 内に残っている）血流はいずれも，TR に比較して血流が遅ければ周囲の静止組織と同様に信号は低下する。さらに，FOV 内での流れを持った血管はある程度の飽和を示す。というのは，撮像ボリューム内で下流へと運動するプロトンは T1 回復を示すからである（図 8.7）。これらの現象によって，血管の信号は低下する。

他の TOF-MRA の欠点は背景の信号の上昇，特に脂肪のような T1 緩和の短い組織での信号上昇である。例えば，こうした結果として，眼窩では眼窩背側脂肪の短い T1 により，高信号化が見られてしまう。これは TE を out of phase に調節することで最小化できる。なぜならば，このとき脂肪と水は互いにそれぞれ打ち消し合うので，ある程度は信号を抑制することができるからである。しかしながらボクセル内の位相分散を最小化し，位相ゴーストや信号損失を最小化するために，TE はある程度の短さを保つ必要がある。

この高信号化を矯正するほかの方法は**磁化移動コントラスト**（magnetization transfer contrast：MTC）と呼ばれるオプションを用いることである。この方法では巨大分子（例えば，脳組織における灰白質や白質）からの信号を抑制するためにオフレゾナンス RF パルスを照射する（4 章参照）。

いずれの方法も背景からの好ましくない信号を最小化するのに役立つ方法であり，TOF-MRA や，脳組織撮像の造影後画像，脳の MRA における血

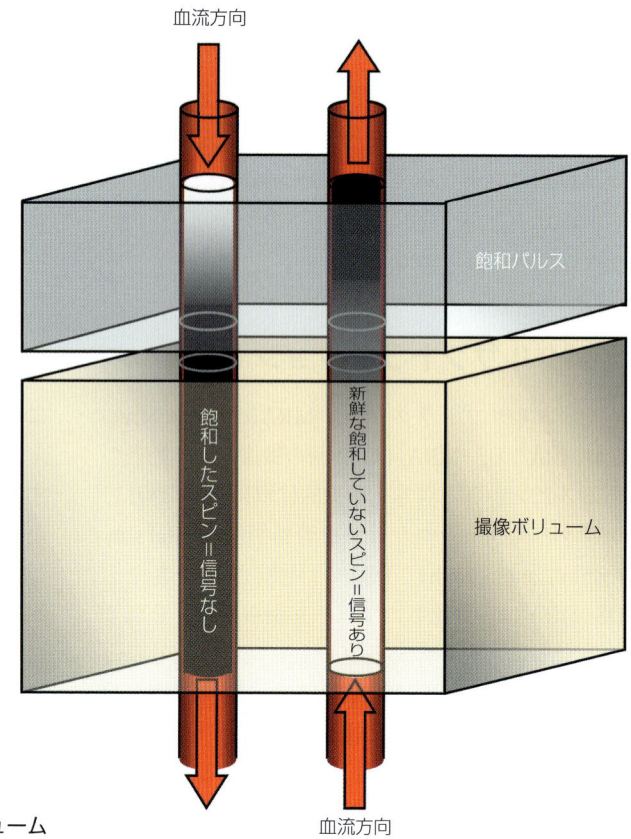

図 8.6　画像スタックに対する前飽和パルスのボリューム

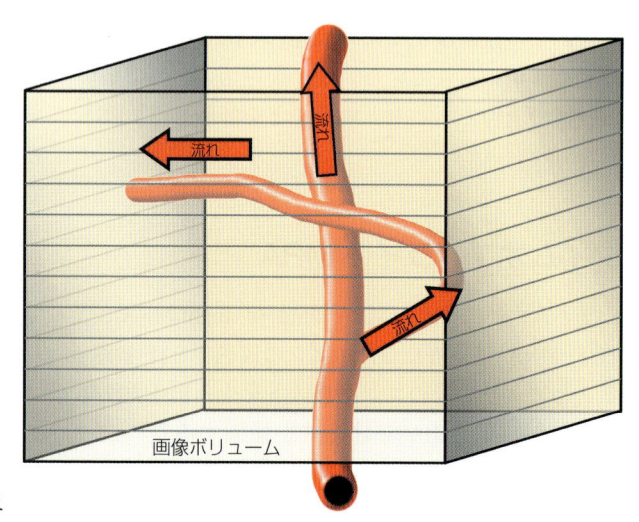

図 8.7　画像ボリューム内の流れ

管構造や病変を描出するのに役立っている。さらにメトヘモグロビンのような T1 回復の短い血液成分も TOF-MRA で明るく描出される。それゆえ，TOF-MRA 画像では亜急性期の血腫と流れのある血液との鑑別が困難となる。

血管の信号を改良するほかの方法は，磁場強度を増加させることである。MRI における信号雑音比（SNR）は磁場強度に直接的に比例している。例えば磁場強度を 2 倍にすると，SNR も 2 倍になる。臨床の MRI においては，磁場強度を増加させるこ

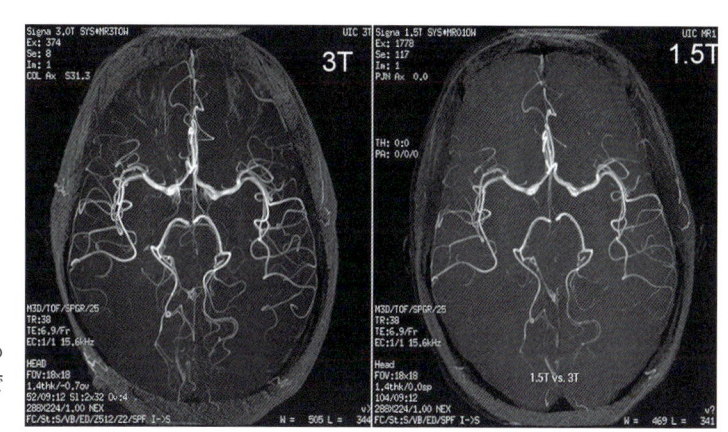

図8.8 3.0 T（左）と1.5 T（右）における TOF-MRA 画像。3.0 T 画像で SNR や CNR が優れている

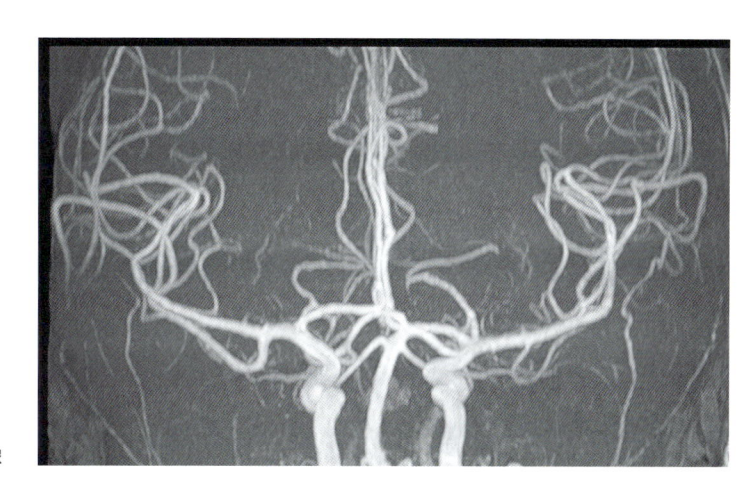

図8.9 ウィリス動脈輪の TOF-MRA 像

とで，SNR やコントラスト雑音比（CNR）は明らかに改善される。高磁場装置の数が増加し，3.0 T 以上の高磁場装置では血流信号（SNR や CNR）は改善しうる（図8.8）。

2D と 3D の TOF-MRA：TOF-MRA は 2D（スライスごと）や 3D（ボリューム）のいずれでも撮影が可能である。一般的に 3D 撮影は高い SNR と高い空間分解能を有した連続したスライスの取得が可能である。しかしながら，TOF-MRA では FOV 内に流入してくる血流に鋭敏であるので，血管内のゆっくりした流れのプロトンからの信号は飽和してしまう。このため，3D TOF は流れの速い部位に用いられるべきであり（頭蓋内への適応），高い空間分解能により細かな血管まで描出することが可能である（図8.9）。2D TOF は流れのゆっくりした領域（頸部，末梢血管，静脈系）や，広い範囲などを撮影する場合に用いられる。3D 法では，ボリューム内のプロトンからの信号が飽和してしまう危険性が高い。

TOF-MRA のパラメータと臨床上の提案

頸動脈や末梢血管，静脈系は 2D TOF で画像化することが可能である。2D TOF で用いられるパラメータはオペレータによって異なるが，通常のパラメータはおおよそ下記で画質が最適化される。

TR	45 ms
TE	可能なかぎり小さく
FA	60°

短い TR と中等度の FA を選択すると静止状態にあるプロトンの飽和が起きるが，スライスに流入してくる動的なプロトンは飽和していないため，血管のコントラストは最大となる。短い TE を用いることはグラディエントエコーで得られた MR 画像では位相ゴーストと磁化率アーチファクトを

減少させる。GMNは，流れの定まっていない領域からの信号を抑制するための前飽和パルスと同様で，静止組織と血管のコントラストを増加するために使用すべきである。横断面のスライス厚は1.5 mm（頸部や脳皮質の静脈構造に用いる）から2.9 mm（末梢の血管構造に用いる）で十分である。

TOF-MRAの利点

- 妥当な撮像時間（パラメータによるが5分程度）
- ゆっくりとした流れに鋭敏
- ボクセル内の位相分散に対しては鋭敏さが減少する

TOF-MRAの欠点

- T1効果に鋭敏（短いT1の組織では高信号となるので，亜急性期の血腫などが血管と類似することがある）
- 面内血流の飽和（FOVや撮像ボリューム内のどのような血流も背景組織と同様に信号が飽和する）
- 信号の増強はFOVへの血流の流入または非常に速い血流のいずれかに制限される

2D TOF-MRAの利点

- 広範囲を撮像可能
- ゆっくりとした血流に鋭敏
- T1効果に鋭敏

2D TOF-MRAの欠点

- 解像度の低下
- 面内血流の飽和
- ベネチアンブラインドアーチファクト（信号を抑制するスライス面に対して，呼吸や患者の体動により流入または流出する組織で見られる）

3D TOF-MRAの利点

- 細かい血管に対しても解像度が高い
- T1効果に鋭敏

3D TOF-MRAの欠点

- 面内血流の飽和
- 狭い範囲しか撮像できない

TOF-MRAの欠点を克服するために：2Dや3DのTOF-MRAの欠点を克服するためにはいくつかの方法がある。これらの欠点は上記のとおりであるが，こうした欠点を補ういくつかの選択肢や撮影プロトコルの調節法が存在する。

どのようなグラディエントエコーシーケンス（MRAも含めて）でも起こりうる磁化率アーチファクトを克服するためには，短いTEと小さなボクセルを用いる必要がある。一般的に，長いTEを用いると位相分散が起こるので，4 ms以下のTEを用いることでこのアーチファクトは解消される。また，大きなボクセルを用いるとボクセル内の位相分散も大きくなるので，小さなFOV・薄いスライス・細かいマトリクスを用いると位相分散の影響も小さくなる。

背景信号の抑制不良には，水と脂肪がout of phaseとなるTEを用いるか，MTCを用いることで是正される。out of phaseを用いることで，短いT1を有する組織である脂肪の信号を小さくすることができる。また，MTCは脂肪や脳の灰白質などの巨大分子からの信号を抑制することができる。背景信号を抑制した結果，より細かな末梢の血管までも描出することが可能となる（4章参照）。

特に3D法で有効となるが，面内の血管信号低下の抑制にはランプパルス（ramped RF）を用いるか造影剤を使用することで解消することができる。ランプパルスは，3D収集を横切るようにFAを設定するので，スラブのボリュームを横断するようにFAが増大していく。結果として，組織ボリュームを横断するように流れるスピンからの信号も，画像化するボリュームの端においても依然として信号を発生する。造影剤の使用は，抑制されるはずの血管からの信号を増強させるように働く。

呼吸や拍動流といった種々の影響で，モーションアーチファクトは起こりうる。ベネチアンブラインドアーチファクトとして知られる呼吸アーチファクトは，呼吸停止法によって呼吸運動を制限することにより最小化できる。拍動流アーチファクトは心周期に収集のタイミングを一致させることで解消される。この方法はゲート法として知られる方法で，本章の後半で述べる。

3D TOF-MRAでの範囲の制限を解消するには，別の断面から画像を取得するか，MOTSA（multi-

図 8.10　MIP 像

*　*　*

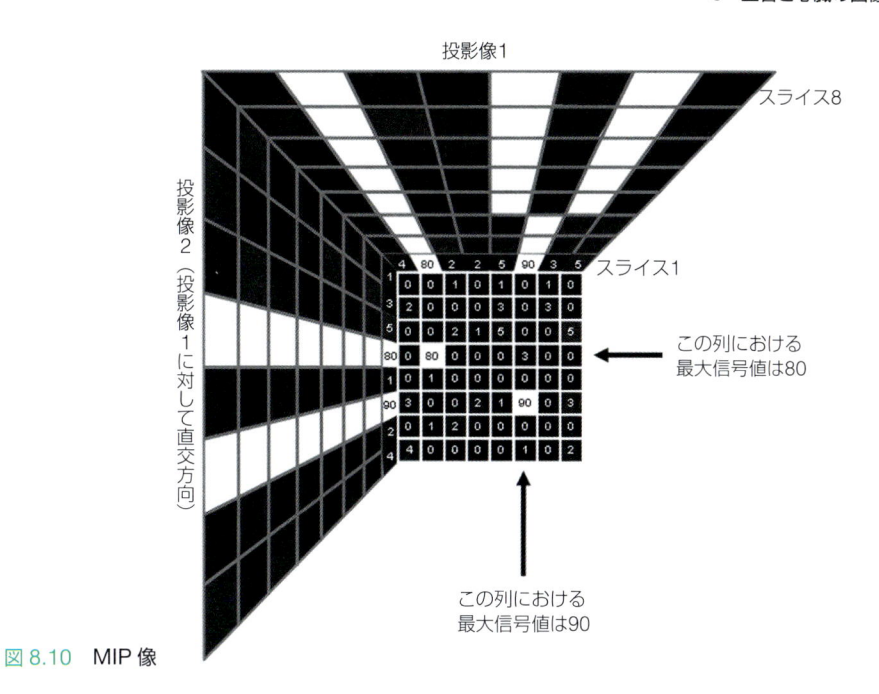

ple overlapping thin slice angiography）として知られる 3D 収集を組み合わせる方法があげられる。高分解能の 3D 収集を組み合わせて用いることで，良好な解像度で広範囲を撮像することが可能である。

MRA 画像再構築

　MRA 画像からのデータを再構築する方法は，血管解剖が画像内で認知される方法を決定するうえで重要な役割を占める。TOF-MRA を再構築する 1 つの方法が**最大値投影法**（maximum intensity projection：MIP）として知られる方法を用いることである。この方法では，ボリュームデータを投射することにより二次元の面上に投影する。投影画像上のピクセルとボリュームデータの方向に沿ったピクセルには数学的相関がある。投影されたピクセルはボリュームデータを投射する方向に沿った最大の信号強度を割り当てられる。投射によって検出された次の強度はより小さな信号強度として割り当てられる。

　こうした過程が異なった角度から繰り返されることで，血管の構造を 3D 画像として使用することができる。この方法は ray trace algorithm や depth queuing を持った MIP として知られる。ray trace algorithm を持つことで，血管の解剖が観察者にとってより明るく表示される。結果として観察者は画像データの深度を認識している（図 8.10 と図 8.11）。

　MRA の別の再構築方法は shaded surface display（SSD）である。このテクニックでは，ライトが構造物に光を当てているように画像を再構築する（これは MIP で構造物を通して光を投射するのと反対である）。これにより血管構造を 3D 表示させることができる。

　背景組織での障害がないように造影 MRA を描出するには，差分画像を用いるべきである。この方法は造影なしの画像と，造影剤を用いて撮影した画像を差分することで可能となる。この結果，血管の画像は背景の信号の影響を受けない画像となる（図 8.12）。

位相コントラスト MRA

　位相コントラスト MRA（PC-MRA）は，速度の違いを用いることにより，運動するプロトンの位相をシフトし，流れのある血管で画像のコントラストを生み出す。位相に起因する変化が，収縮期や拡張期などの身体的な状況によって生み出される。位相シフトは双極傾斜磁場（大きさは同じで向きが反対の傾斜磁場）を使用して血流速度を位相エ

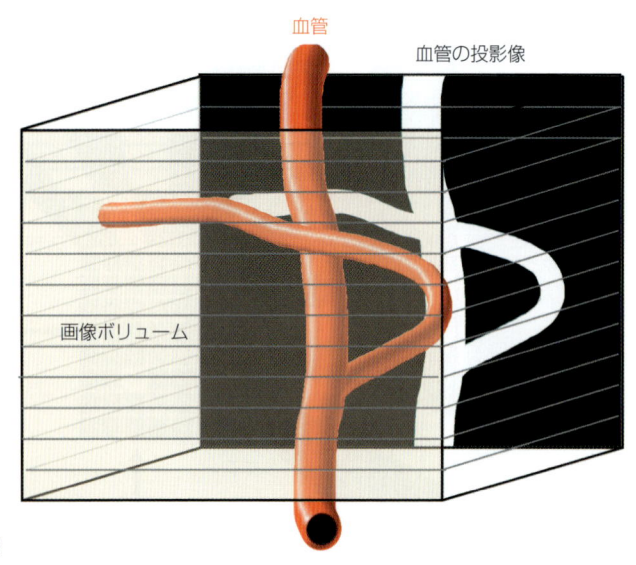

図 8.11　MIP 像

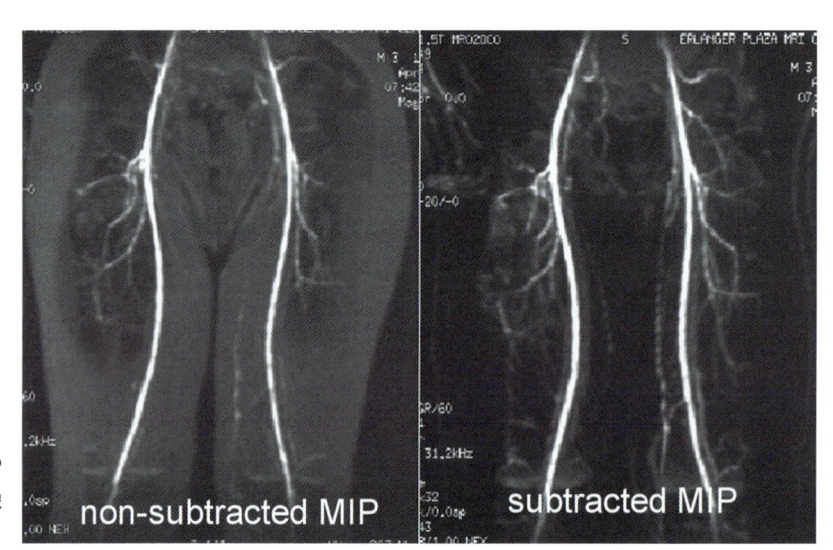

図 8.12　差分していない MIP 像（左）と差分画像（右）

ンコードするようなパルスシーケンスによっても生み出される。この方法では，位相シフトは傾斜磁場を利用して運動するスピンに選択的にもたらされる。この方法が，**位相コントラスト MRA**（phase contrast MRA：PC-MRA）である。PC-MRA は，FOV 内またはスライス内に存在する流れか，または流入してくる流れに対して鋭敏である（図 8.13）。

　RF 照射後すぐは，励起パルスを受けたスピンは位相がそろっている。PC-MRA では，静止したり流れたりしているスピンの両者に所定の強さの磁場勾配が印加される。1 番目の双極傾斜磁場の間には，静止したスピンも流れているスピンにも同様に位相シフトが起こる。2 番目の双極傾斜磁場がかけられると，静止組織のスピンは初期の位相に戻るが，流れているスピンではある程度の位相を有した状態になる。

　次に，反対の極性・方向を有した，大きさが等しい双極傾斜磁場がかけられるために，反対の方向で同じ変化が起こる。PC-MRA は，静止したスピンからの信号を引き算して流れているスピンからの信号だけが残るように 2 回の収集を差分する。PC-MRA の撮像を組み合わせることで，振幅画像と位相画像として知られる画像となる。差分していない流れに鋭敏なデータを**振幅画像**（magnitude image），差分した画像データを**位相画像**（phase

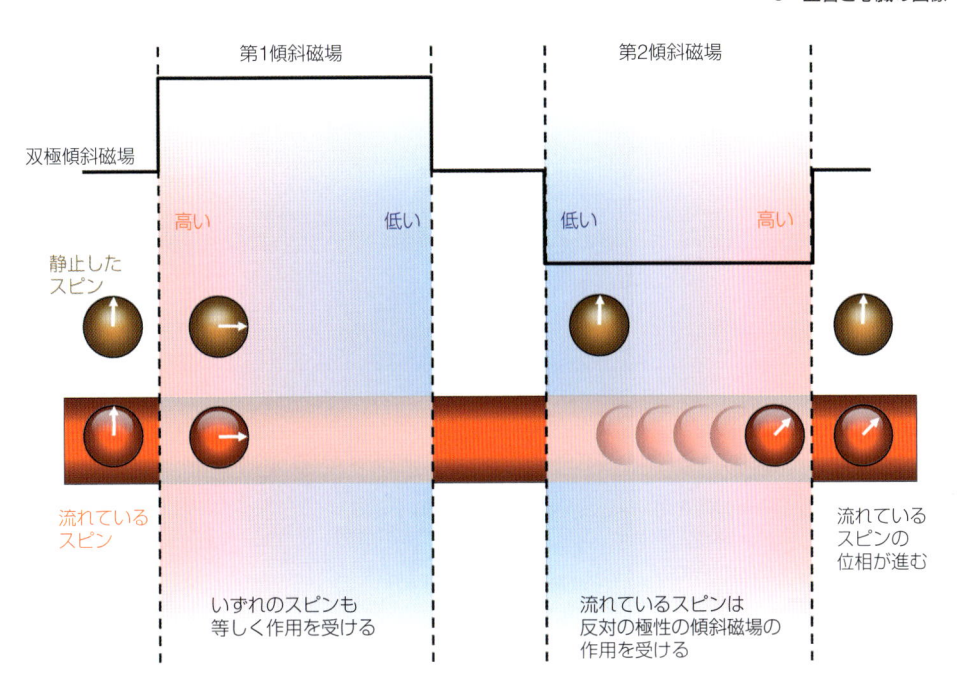

図 8.13　PC-MRA における双極傾斜磁場

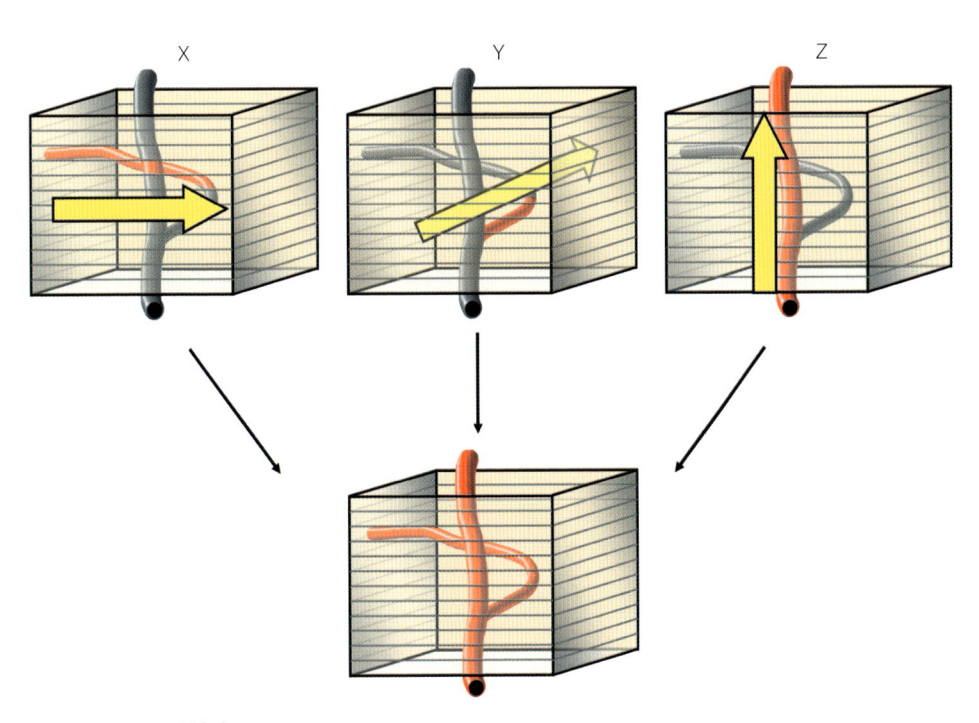

図 8.14　フローエンコード方向

image）と呼ぶ．

フローエンコード方向

　流れの鋭敏さは，与えられた双極傾斜磁場の方向に沿って得られる．もし双極傾斜磁場が Z 軸方向に沿って印加されていれば，流れに依存した位相シフトはこの軸に沿って起こるので，PC-MRA は頭尾方向の流れに対して鋭敏化する．流れは他の方向にも生じるので，双極傾斜磁場も 3 方向すべてに印加可能であり，同様に X, Y, Z のあらゆ

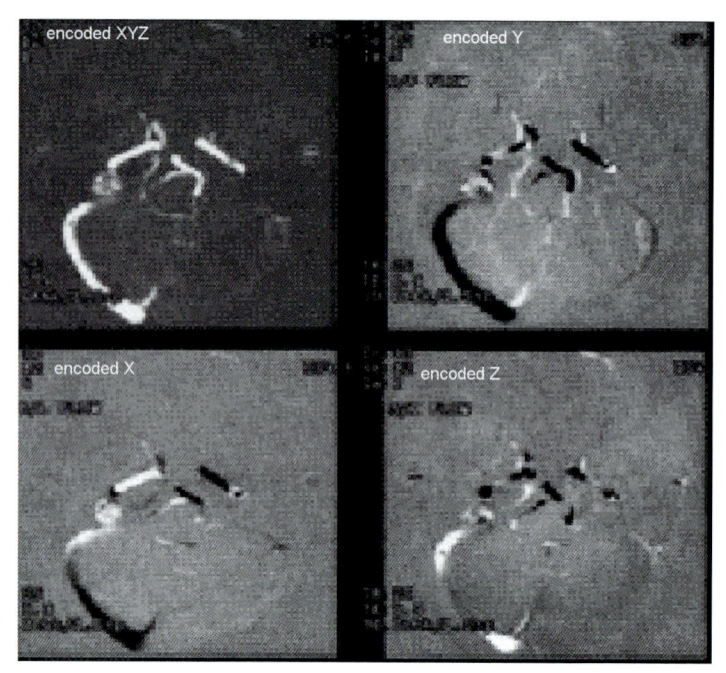

図 8.15 複数のフローエンコード方向を用いて取得した PC-MRA 画像。上段右および下段は 1 方向からのみエンコードした画像。上段左はマグニチュード画像と呼ばれ、3 方向すべてをエンコードしている

る軸の流れを鋭敏化することができる（図 8.14 と図 8.15）。これらは**フローエンコード方向**（flow encoding axes）として知られている。しかしながら、フローエンコード方向が増加すると撮影時間も増加する。

流速エンコード（VENC）

PC-MRA は流れの速さについても鋭敏化することができる。**流速エンコード**（velocity encoding：VENC）は、双極傾斜磁場の振幅または強度をコントロールすることにより血管内の投影される流速を補償する。選択された VENC が血管内の流速よりも低かった場合は、エリアシングが起こる。この結果、血管内の中心部の信号は低下するが、血管壁自体の輪郭は明瞭となる。これは、層流となっている速い血流が、血管の中心部で見られるために起こり、そこからの信号はエリアシングを起こしたり、血管外にミスマップされる。しかしながら、血管壁の輪郭は背景のノイズレベルよりも良好である。一方で、高い VENC を設定すると、血管内の信号は改善されるが、血管壁の輪郭は損なわれる（図 8.16 と図 8.17）。

2D と 3D の PC-MRA

PC-MRA は 2D と 3D のいずれにおいても取得可能である。2D では受け入れやすい撮影時間（1～3 分）で撮影され、血流の方向の情報も得られる。2D の PC-MRA で流速エンコードを上から下へ行った場合、頭側からくる血流は白く、尾側からのものは黒く表現される。しかし、2D で得られた画像は、他の方向へ再構築することや観察することが困難となることも多い。臨床の撮像では、3D の PC-MRA では 2D よりも SNR と空間分解能に優れているだけでなく、いくつかの断面へ再構築できるという利点も有している。しかしながら、トレードオフとして、3D での撮像では TR、NEX、位相エンコードステップ数、スライス数、選択したフローエンコード方向により、撮像時間が増加していく。これにより撮像時間は 15 分以上に延長する。

PC-MRA のパラメータと臨床上の提案

PC-MRA は脳動静脈奇形（AVM）や動脈瘤、静脈閉塞、先天的な異常、外傷による頭蓋内の血管損傷などで効果的に用いることが可能である。3D の PC-MRA は頭蓋内の血管構造の評価に特に有効である（図 8.18）。

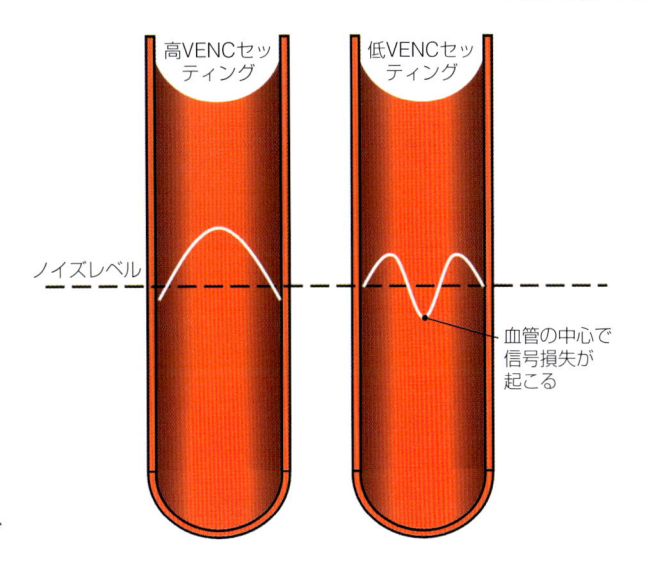

図 8.16　VENC セッティング

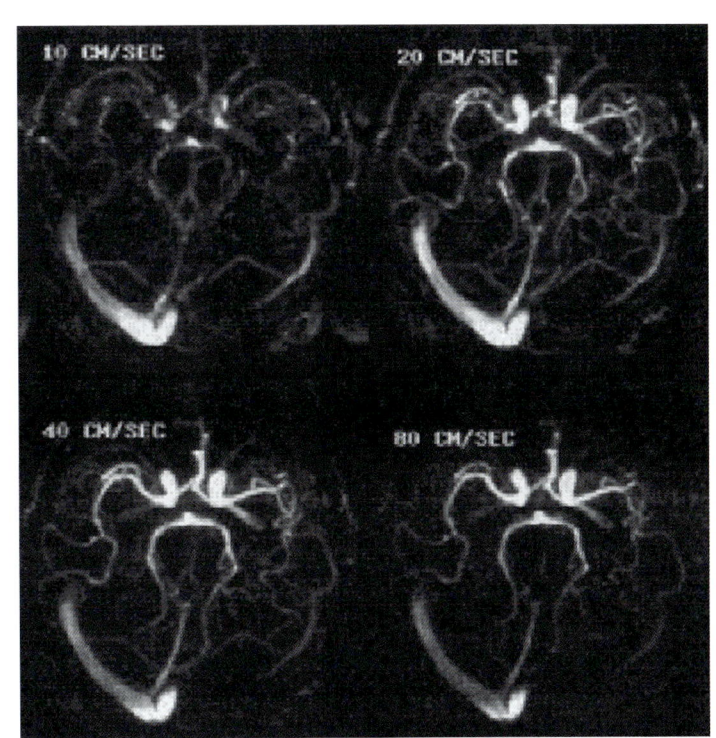

図 8.17　複数の VENC セッティングから得られた画像。VENC はそれぞれ 10，20，40，80 cm/s

パラメータは以下のものが推奨される。
　28 slice volume，1 mm スライス厚
　FA　　　　60°（60 スライスでは 15°に下げる）
　TR　　　　25 ms 以下
　VENC　　　40〜60 cm/s
　全方向へのフローエンコード

　2D 法は時間的に 1〜3 分と許容される撮影時間である。頭蓋内の撮影で推奨されるパラメータは以下のとおりである。
　TR　　　　18〜20 ms
　FA　　　　20°
　スライス厚　20〜60 mm
　VENC　　　静脈流には 20〜30 cm/s
　　　　　　エリアシングした速い血流には 40〜60 cm/s
　　　　　　流速と速度の測定のためには 60〜80 cm/s

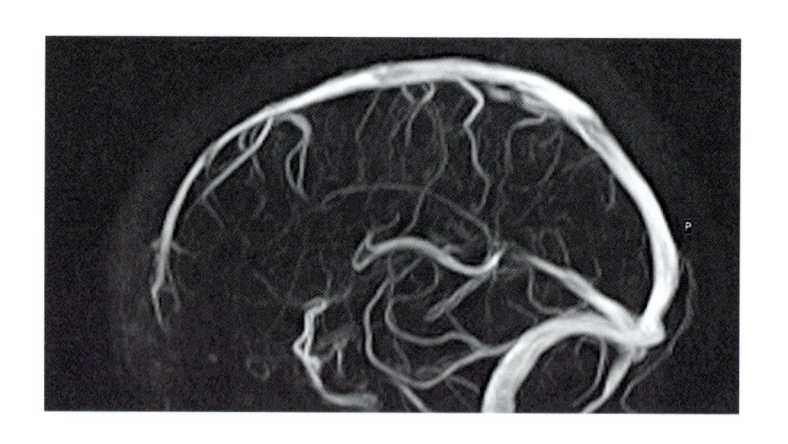

図 8.18　矢状静脈洞の PC-MRA 画像

```
頸動脈領域の 2D PC-MRA では，
FA          20°〜30°
TR          20 ms
VENC        エリアシングによる良好な形態は，
            40〜60 cm/s
            定量的な流速と血流方向の情報は
            60〜80 cm/s
```

PC-MRA の利点

- 種々の血流速度にも鋭敏である。
- FOV 内の流れに鋭敏である。
- ボクセル内の位相分散を減少させる。
- 背景信号の抑制が良好。
- 振幅と位相画像。

PC-MRA の欠点

- 3D では撮影時間が長い。
- 層流に対してより鋭敏となる。

流速エンコード技術

流速エンコード技術は血流の方向と流速を超音波ドプラと同様に表現できるように設計されている。投影面は，励起面に対して直角に位置している。投影面における血管プラグの位置は血流の方向を示しており，投影の長さは流速を定義している。

造影 MRA（図 8.19）

解剖学的に最適な面で画像を取得することは非常に有用である。例えば，上行大動脈から下行大動脈までを含めて撮像するには矢状断での撮像が最適であろうし，腎臓脈の画像を得るためには冠状断での撮像が望ましい。この手法での問題点は，面内の流れが下向きであることである。これを克服するために，3D で造影剤による高速ダイナミックイメージングを用いる。狭い範囲をカバーするのであれば，最適な範囲を望ましい面で撮像することも可能である。

それゆえ，他の侵襲的な方法は，3D T1 グラディエントエコーシーケンスで，造影剤をボーラス注入して撮像することである。この方法は，造影剤のボーラス注入を行い，3D グラディエントエコーシーケンスとダイナミック撮像シーケンスを用いる。通常，この方法では動脈相での撮影と，中間の撮影が数回行われ，静脈相の撮影が行われる。MRA を行ううえで技術的に考慮する点には以下のものがある。

- 造影剤のボーラス（手注入か機械注入か）
- 撮像開始時間（予測する，テスト注入，ボーラストラック）
- 撮像パラメータ（最適な撮像範囲，SNR，脂肪抑制）

MRA まとめ

PC-MRA や TOF-MRA から得られる血管画像は，血管造影のような形態的な情報ではなく，血流に鋭敏な画像という点で，異なっている。したがって，血管の形態を診断するよりも，血管の動

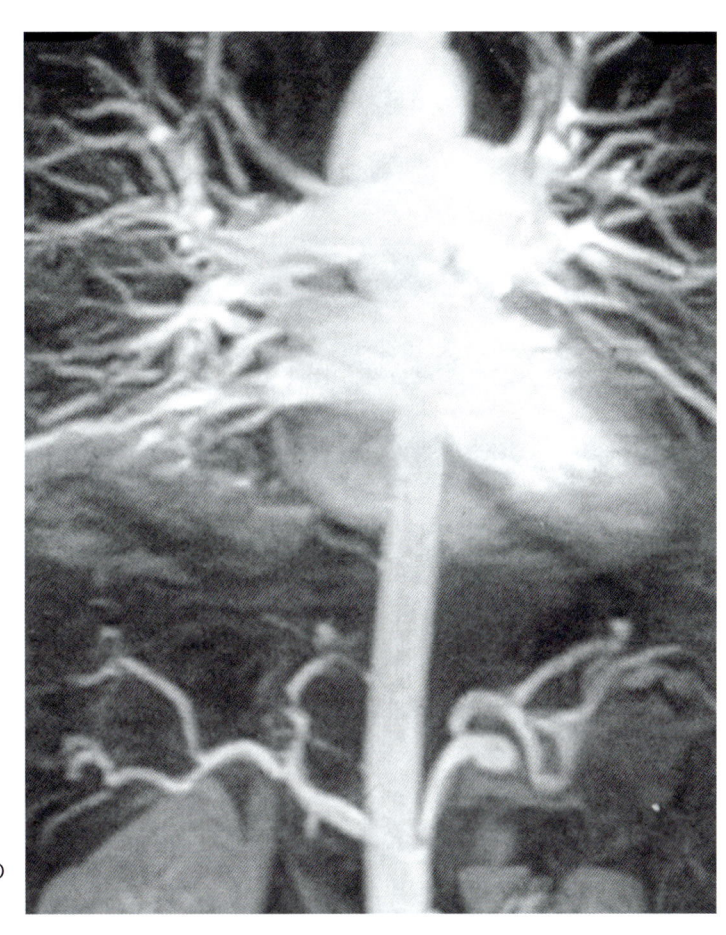

図 8.19　大動脈やその他の血管の造影 MRA

態情報を得ようとするときに MRA はより有効となる。MRA を用いれば層流の情報もより明瞭となる。しかしながら，乱流のような種々の速度を含んでいるとボクセル内で位相分散が起こり，信号が低下するという一面も有している。いろいろな観点から，MRA の情報はドプラエコーからの流れの情報と，血管造影の形態的な情報を組み合わせた情報が得られるといえる。これは PC-MRA や TOF-MRA が流速エンコード技術を用いたときに特に当てはまる。

灌流画像と拡散画像

組織の性状を非侵襲的に評価する次の段階として，灌流画像と拡散画像がある。拡散とは水分子のあらゆる方向への移動運動で，T1 回復と T2 減衰に関与する回転とははっきりと区別される。拡散画像は，静止状態のスピンからの信号強度は保持しながら，拡散する水分子の信号強度を減少させる均衡な磁場勾配を使用する。水分子の拡散は等方性のもので，拡散が阻害される場合には等方性がくずれる（12 章参照）。

灌流とは微小循環のことであり，あるいは組織へ血液を送ることということができる。灌流画像とはこうした領域で血液のボリュームを測定することである。こうした測定は，組織内のプロトンの 5％以下しか血管内に存在しないために複雑である。灌流を測定するには，すべての静止組織のスピンが抑制され，灌流の信号を増加させる必要がある。そのため，動きに鋭敏な磁場勾配を用いるか，造影剤を使用する（12 章参照）。図 8.20 は，心筋梗塞後の患者における心筋の灌流画像を示す。

血管撮像法は，今日では一般的に行われている。心臓や大血管の良質な画像を得るためには，心臓の拍動によるこれらの臓器の動きを補正する必要がある。こうした技術は心臓ゲート法として知られている。

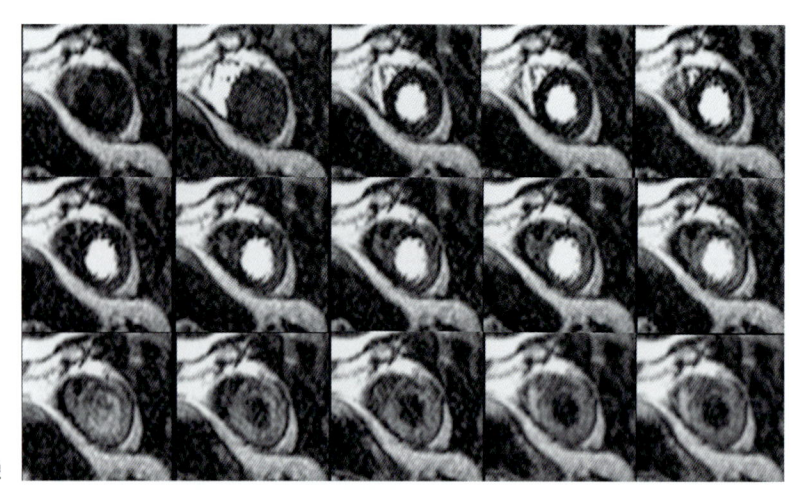

図 8.20　心筋の灌流画像

心拍同期

心拍同期は心臓の動きと拍動流による位相ミスマップを減少させる方法であり、心臓や血流の電気信号をシーケンスのトリガーに使用する(図8.30)。以下の2つの方法が用いられている。

- 心電図同期法(electrocardiogram gating)：心臓の拍動を電気的に検出するために胸壁にリードを装着する。
- 末梢同期法(peripheral gating)：毛細血管での血流を検出するセンサを患者の指先に装着する。

心電図(ECG)

ECGは患者の胸壁に装着された電極間の電位差を測定することで得られる。多くの場合、電極は色づけされているので、正しく装着させることができる。赤い電極と白い電極は心臓をクロスするように装着し、これにより2点間の電位の差を検出できる。緑の電極は赤い電極の近くで(接しないように)、基点として装着する。ECGは以下のものから構成される。

- P波：心房の収縮を示す。
- QRS群：心室の収縮を示す。
- T波：心室の拡張を示す。

R波の頂点が、電気的に最も高い電位を示すので、パルスシーケンスのトリガーとして用いられる(図8.21)。この方法はプロスペクティブ(前向き)ゲート法といわれる。プロスペクティブというのは、収集の間に心拍動に従って、同期をかけることを指している。プロスペクティブゲート法の反対はレトロスペクティブ(後向き)ゲート法である。レトロスペクティブゲート法(多くの心シネ収集の間に施行される)は、画像データを心臓の周期に沿って取得し、再構成をスキャン終了後に後向きに行う。

実効 TR

心電図同期法はパルスシーケンスのトリガーをR波に合わせて行うので、TRはR波とR波の時間間隔となる。これは **RR 間隔**(R to R interval)と呼ばれ、患者の心拍数によりコントロールされる(図8.22)。患者の心拍数が速ければ、心拍の遅い患者よりもRR間隔が短くなる。それゆえ、画像の強調やスライス数を左右するTRが患者の心拍数に完全に依存することになる。また心拍数は完全に一定ではなく、心拍数が変化することから"実効(effective)"TRという用語を用いている。

ここで、心拍数が60/分を想定してみると、

R to R interval＝60000 ms÷60＝1000 ms

もし120/分であれば、以下のようになる。

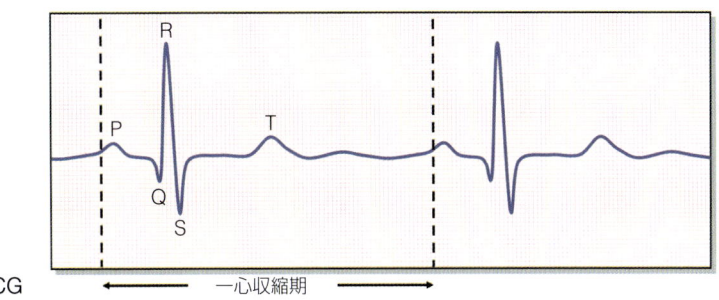

図 8.21　ECG

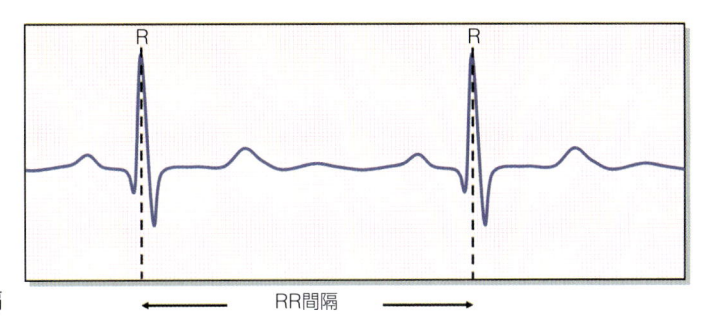

図 8.22　RR 間隔

R to R interval＝500 ms

　この点からは，画像強調とスライス数に大きな制限が与えられるように思われる。これは，RR 間隔自体をコントロールできないという点では，ある程度正しいことである。ある患者群では実効 TR が 500 ms で，他の患者群では 1000 ms であった場合，後者では画像の T1 強調性は低下してくる。しかしこれは，心電図同期法を用いることにより心臓のモーションアーチファクトを減じ，良好な画像を取得することができると考えれば許容可能な範囲であろう。

　T2 強調画像を取得するのはさらに困難であるが，多くのシステムでは 2 番目，または 3 番目の R 波をトリガーとして用いる方法を採用している。この方法では実効 TR が長くなるので，飽和（T1 強調）が起こらず，プロトン強調（短い TE）や T2 強調（長い TE）の画像が取得される。

　例えば，RR 間隔を 1000 ms とした場合，

　　1 RR 間隔＝1000 ms
　　2 RR 間隔＝2000 ms
　　3 RR 間隔＝3000 ms

　T1 強調を取得するには，1 心拍ごとの R 波をパルスシーケンスのトリガーとする必要がある。これにより，患者の心拍にもよるが，実効 TR は 600～1000 ms になる。プロトンや T2 強調は，患者の心拍にもよるが，2 RR や 3 RR をトリガーにするため，実効 TR は 2000～3000 ms となる。

スライスの取得

　スライスの取得は通常の MRI と同様の方法で，実効 TR 間に行われる。いずれのスライスからの位相エンコードデータも RR 間に取得される。次の RR 間隔で，ほかの位相エンコードのステップが行われる（図 8.23）。これはすべてのスライスデータ（またはすべての位相エンコードステップ）が取得されるまで繰り返される。いずれのスライスのデータもそれぞれ心周期が同一の時相で取得される。つまり，スライス 1 は，心周期においてある位置に来たときに常に取得され，スライス 2 や 3 も同様に撮像される。この方法により，各スライスのモーションアーチファクトは低減される。

　この方法は，患者の心拍数が一定の場合にのみ適応可能である。患者の心拍数がすべて変化してしまう場合，信号が心周期と異なったときに取得されるので，画像のアーチファクトが非常に大き

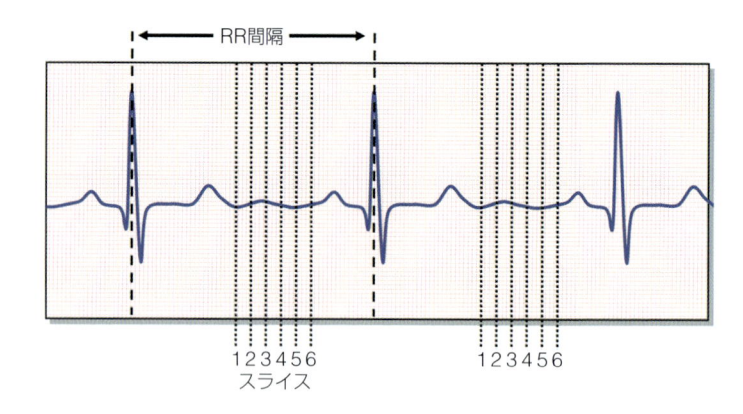

図 8.23　RR 間隔におけるスライス取得

くなる。多くの患者の心拍は一定ではなく，変動的である。これを補正するために，ある程度の予防手段が実効 TR には組み込まれている。この予防手段というのは R 波周辺に待ち時間を設けていることである。待ち時間には種々の方法があるが，基本的には R 波の直前または直後に設定されている。多くのシステムには自動的にパルスシーケンスに待ち時間が組み込まれているが，ユーザーが設定できるパラメータに含まれる場合もある。

トリガーウインドウ

R 波の前の待ち時間は，しばしばトリガーウインドウ（trigger window）と呼ばれる。この遅れ時間は RR 間隔のパーセント表示として表され，システムは撮像を休止し，次の R 波を待つことになる（図 8.24）。

この遅れは患者の心拍数が増加するにつれ，R 波がウインドウの開始位置に近づくことを示している。システムは撮像を休止して，期待されるよりも R 波が早く起こっているかどうかにかかわらず，パルスシーケンスのトリガーのために次の R 波を待つことがある。さらに心拍数が増加すると，まだデータ収集を行っている間に R 波が起こり，R 波はとらえられず，実効 TR が突然延長することとなる（図 8.25）。

心拍が遅くなった場合は，R 波がウインドウの開始よりも離れるものの，システムはトリガーをかけず，次の R 波を待つことが可能である。実効 TR は延長するものの，R 波をとらえ損なうことはない（図 8.26）。

トリガーウインドウは RR 間隔のパーセント表示で表される。つまり，どんな心拍数の増加も補正されるように正しいウインドウを選択しなければならない。しかし，非常に大きなウインドウを設定した場合，スライス取得に当てられる時間が減少してしまうので，両者のバランスが重要である。臨床では，撮影における心拍数の変動はおよそ 10％ほどであり，ウインドウの選択を 10～20％に設定することでほとんどの患者には対応可能となり，良好なスライス数も確保されると思われる（図 8.27）。

トリガーディレイ

R 波の後の待ち時間はトリガーからの遅れを表し，トリガーディレイ（trigger delay）と呼ばれる。システムが R 波を検出し最初のスライスを RF パルスで励起する間には，ハードウェア上にわずかな遅れが生じる。これは通常，数 ms の単位である。しかしながら，心臓が拡張期で相対的に静止するまでスライス取得を遅らせる必要があり，この時間は若干は延長される（図 8.28）。

撮像可能時間

撮像可能時間とは，スライス取得に利用できる時間のことである。これは実効 TR からトリガーウインドウとトリガーディレイを引き算すれば求められる。つまり以下のようになる。

撮像可能時間＝R to R 間隔−（トリガーウインドウ＋トリガーディレイ）

RR 間隔が 1000 ms とし，トリガーウインドウが

8　血管と心臓の画像　209

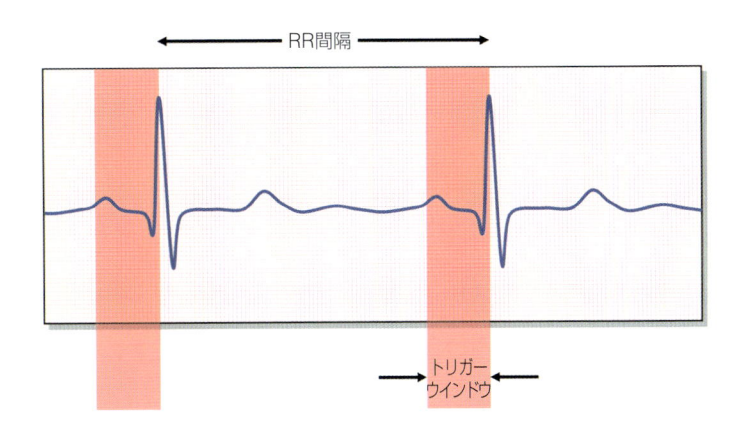

図 8.24　トリガーウインドウ

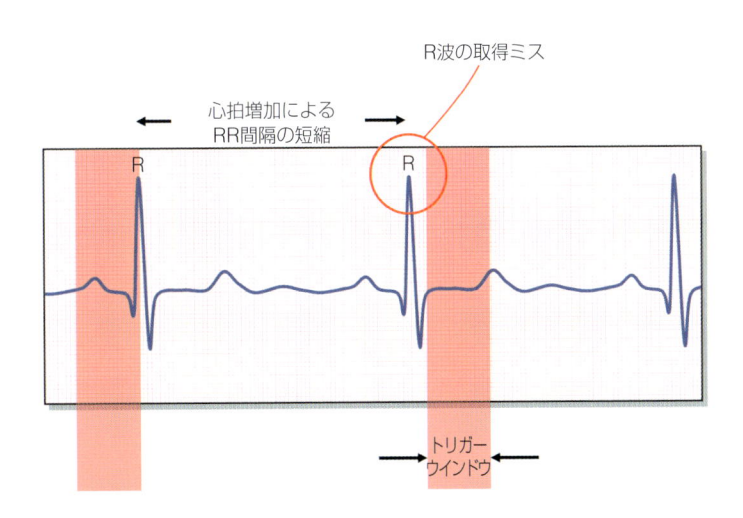

図 8.25　心拍増加による R 波取得ミス

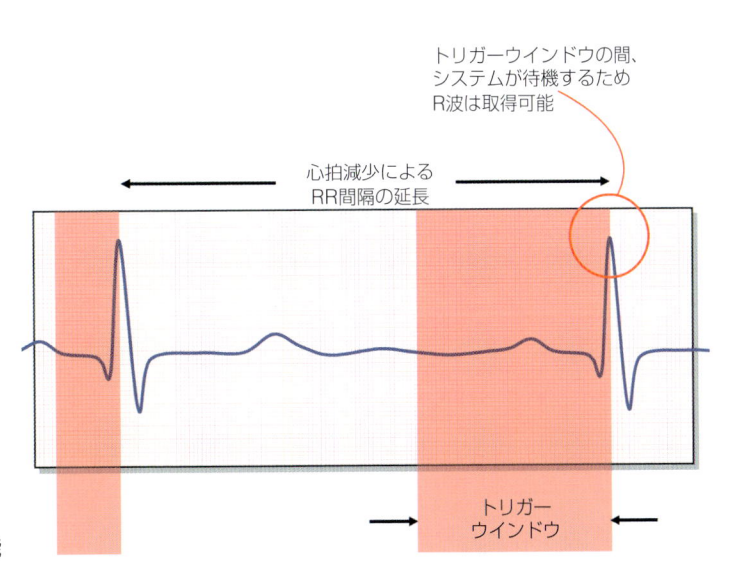

図 8.26　心拍減少であっても R 波取得可能

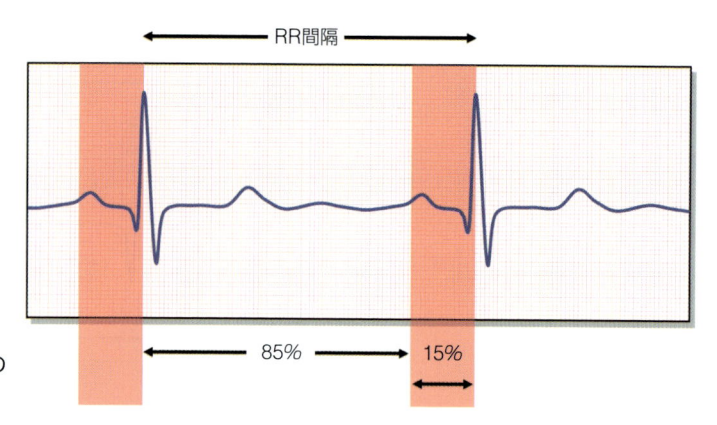

図 8.27 RR 間隔が 1000 ms であった場合のトリガーウインドウ

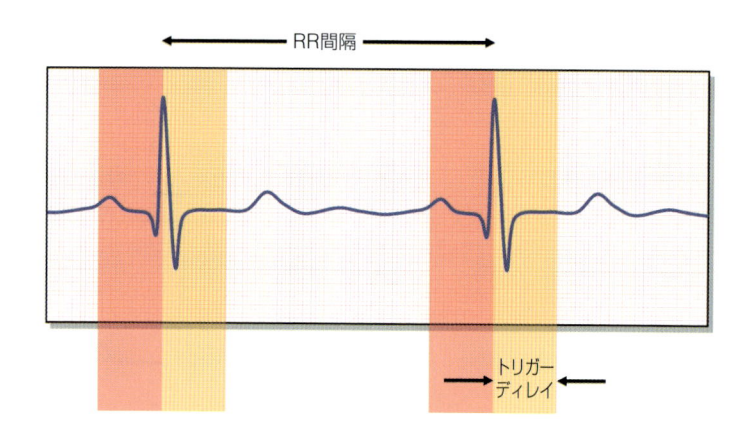

図 8.28 トリガーディレイ

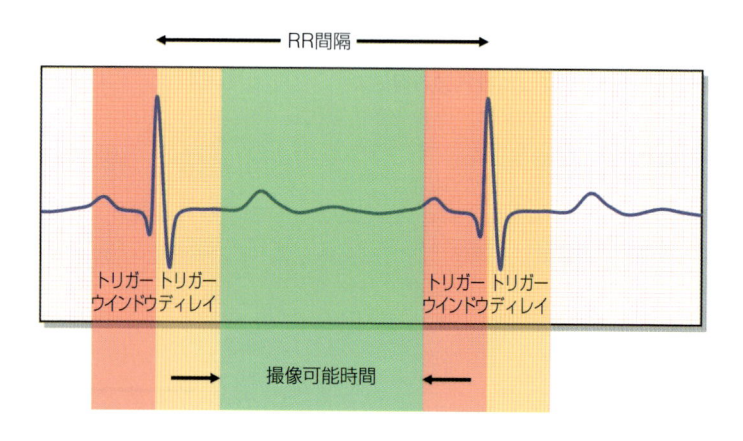

図 8.29 撮像可能時間

10%，トリガーディレイが 100 ms と仮定すれば，データ取得に利用できる時間は，

$$1000-(100+100)=800\ \mathrm{ms}$$

となる。

利用できる時間は実効 TR には一致しない。実効 TR は最初の RR 波内のスライス 1 を励起したときと，次の RR 間隔での励起との間の時間となる。撮像可能時間は純粋に撮像が施行可能な時間を示し，撮像可能なスライス数を左右する（図 8.29）。

末梢同期

末梢同期法は基本的には ECG 同期法と同様である。患者の指に装着したセンサが収縮期に毛細血管床に増加した血流を感知する。センサに反射した光の量を検出し，波が形成される。この波の頂点が R 波と呼ばれるが，ECG 同期法における R 波からは約 250 ms 遅れている。トリガーウインドウやトリガーディレイは同様に用いることができる。

同期に用いるパラメータ

T1 強調
　　短い TR
　　1 RR 間隔
プロトン強調像や T2 強調像
　　短い TE（プロトン強調）/長い TE（T2 強調）
　　2 または 3 RR 間隔

同期法の安全面

同期法で用いられるケーブルは導線であり，比較的高電流を通すことが可能である。ケーブルは，撮像領域内に存在し，傾斜磁場の影響を受ける。結果として，ケーブル内に電流を発生させ，潜在的にこれらは蓄積され，患者に熱を与えることとなる。それゆえ，厳しく制限しなければ，患者にやけどを起こす可能性がある。

常にコードや電極の損傷をしっかりとチェックする必要がある。ほつれていたり，はがれている部分があれば，いかなる場合もそれらを使用してはならない。ケーブルを配置する場合，それらが重なったりループを形成しないように心がけるべきである。重なった部位で過剰な熱が生成され，ケーブルの絶縁体に熱損傷をきたしうる。患者をボアの内部に入れたときも，ケーブルがボアや患者の体に接触していないかを注意する必要がある。ケーブルが患者の中心を走行し，ボアに接触しないように注意し，ケーブルとの間にはパッドを置き，患者に傷害を与えないようにする（図 8.30）。

同期の利用

同期法は，拍動流がある画像，または心臓そのものを撮像する場合には非常に有用である。胸部や大血管，腹部，脊髄（CSF の拍動がある），脳を撮像するのに用いることも可能である。実際に，拍動によるアーチファクトをきたしやすいかなる部位にも用いることができる。ECG 同期法や末梢同期法をどのように使用するかを決めるのは難しい問題である。ECG 同期法は電極などの配置に時間がかかり，不整脈で R 波を検出できなければさらに時間が延長しうるからである。こうした困難は末梢同期法ではあまり問題とはならないが，心臓そのものを画像化するときには末梢同期法は適切ではない。したがって，末梢同期法は脳や脊髄，心臓から離れた大血管を撮影するときに用い，心臓を撮像するときは ECG 同期法を用いる。

同期法は，撮像が患者の心拍数により決定されるので，撮像時間が延長しがちである。したがって，脈拍の遅い患者は MRI の撮影に向いていない！ この理由により，多くの場合，同期法は胸部の画像にのみにとどまっている。ECG 同期法はモーションアーチファクトを低減させるので，解剖学的な描出には向いている。そのためには患者に電極と導線を装着する必要がある。

一般的には，同期法を行うと強調画像とスライス数を規定している TR をコントロールできない。同期法は相対的に時間がかかる撮像であり，特に心臓の撮影では顕著である。

擬似同期

RR 間隔と同等な最適 TR を選択し，同期法と似た撮像を行う非常に簡単な方法がある。ECG 同期法や末梢同期法は採用できないが，実際，患者の心拍数は検査の前に測定することが可能である。RR 間隔は計算によって導き出せるので，TR を決定することができる。したがって患者の心拍が大きく異なることがなければ，実際に同期を行うのと同様にいずれのスライスデータも取得することが可能である。この方法は低電位などで同期がうまくいかない症例では非常に有効と思われる。し

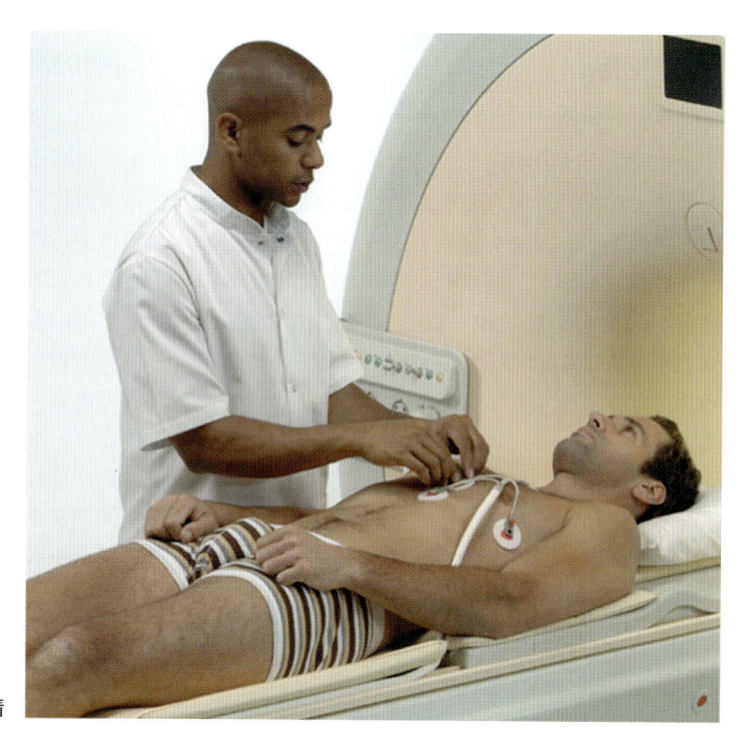

図8.30 同期法における電極リードの装着

かし，最も重要な点は心拍数が検査の間に変化しないという前提である。

同期法は心臓や大血管の解剖学的な情報を得るのに重要である。しかしながら，心臓の機能を評価するには多時相の撮影により得た複数の画像が必要となる。これはマルチフェーズ画像やシネ画像を用いて取得される。

心マルチフェーズ画像

心マルチフェーズ画像を取得するにはスピンエコーパルスシーケンスが用いられ，心周期の適切な時相でスライスは取得される。これらの撮影はシングルスライスまたはマルチスライスで撮影される。マルチスライスでは，最初のスライスロケーションで心周期内のそれぞれの時相が取得される。これが他のスライスロケーションにおいても繰り返される。すべてのスライスで取得された画像は"ループ"状に配置され，次々とすばやく観察することができる。この方法により，心臓の運動を視覚的に認識ができ，心機能を評価することが可能となる。スライスや心時相を増加させると撮像の時間が増加する点が，欠点である。

シネ

多くの心臓シネ画像は，グラディエントエコーシーケンスで，レトロスペクティブ同期法を用いて撮像される。すでに説明したように，この同期法は，プロスペクティブ同期法と異なり，心臓周期を連続的にデータ収集していく方法である。この収集方法では，得られるスライスデータは，それぞれ心周期の異なった心時相からのデータになる。こうして得られたデータは再構成され，ループ状に表示されて心臓の運動や機能を表すことができる。グラディエントエコー法を用いるので，血流の信号は通常高信号となる。ECGや末梢同期法を併用しているが，画像収集は連続的で，トリガーには用いられていない。ECGは心時相を決定するためだけに用いられるので，画像収集の後でデータがソートされ，心周期をまたがって画像再構成される。

シネに用いられるパラメータ

シネ画像では，得られる血管と周囲組織のコントラストを良好に保つ必要がある。T2*強調コヒーレント

グラディエントエコー法を用いるために，血液やCSFは高信号を呈する。グラディエントエコー法は流れに鋭敏であり，再収束傾斜磁場はスライス選択性がない。したがって，流れているプロトンからも傾斜磁場後に信号を得られ，励起によるスライス位置には関係しない（6章参照）。定常状態でコヒーレントな横磁化を用いたシーケンスを用いているので，T2*は最大となる。短いTRで，FAを30°～45°に設定すると，定常状態を保つように設定できる。

短いTRを使用することでスライス内の静止したプロトンを，速い連続したRFにより飽和させることができ，一方で，面内に流入してくるプロトンは相対的に新鮮となる。これにより静止した背景組織は信号を飽和させ，流れているプロトンは明るく信号を強調することが可能である。TE値は相対的に長く，T2*を強調させ（20 ms程度），GMNによりこれらはいっそう強調される。システムによってはコヒーレントでないグラディエントエコーシーケンスを採用しているものもある。こうした撮影ではある程度T1を強調した画像を取得することができる。しかしながら，血管を際立たせるためには，以下のパラメータを使用する。

コヒーレントなグラディエントエコーシーケンス
TR　　　50 ms以下
FA　　　30°～45°（定常状態を用い，静止スピンの信号を飽和させる）
TE　　　12～25 ms（T2*を最大にする）
GMN（血液を明るく描出させる）

データ収集

すべてのデータは，心周期に，ある程度の間隔を空けたそれぞれのスライスから得られている。これらの画像取得に心周期の何倍の時間が必要であるかを，RR間隔と実効TRによって決定する。データは心周期の決められた点から取得される。シネループを作成するために心周期の時相数が決定される。例えば，16時相の画像を得るためには，1つの心周期から16の異なった撮像ポイントを選択する必要がある（マルチフェーズでの4時相と比べてほしい）。これは秒単位のフレームに類似しているが，シネ画像においては心周期あたりの時相数の方が好まれる。

これを正確に行うには，データの収集はいずれの心周期に対しても最大限に相関させる必要がある（図8.31）。それぞれの点が，それぞれの心周期で一致する必要がある。それぞれのデータ取得点が心時相に一致していないと，ある点と他の点が同じになってしまって，ある心時相でのデータが同一の画像を形成してしまう。こうした状況では，シネ画像は十分には機能しない（図8.32）。

臨床では，RR間隔においてどの程度のデータを取得しうるか判断し，心時相数を選択していくことが重要である。データ取得点の設定はRR間隔を実効TRで割ると算出される。シネ画像においては，スライスごとの実効TRは選択されたTRに設定したスライス数を掛ける。

例えばTR 40 msを選択し，設定したスライス数が2であった場合，この方法での実効TRは80 msとなる。したがって，シネ画像の実効TRは同期法で用いたものとは異なるので，混同してはならない。同期法では実効TRはRR間隔によって規定されるので，選択はできない。一方，シネ画像も同期は使用しているが，心周期全体のデータ収集を行うのでTRは選択できる。心電図は心周期を測定するのに用い，トリガーには使用しない。

シネ画像では，各スライスにおける実効TRは，各スライスでのデータ収集の時間となる。データ収集点の決定は，次のように決定され，またRR間隔によっても規定される。実効TRが80 msで，RR間隔が800 msであれば，各心周期においては10個のデータ収集点が設定されうる。この例で十分なシネ画像を取得するには，データ点を10以上には設定しないようにする必要がある。

シネ画像の使用

シネ画像は血管やCSFの動的な画像を観察するには有用な画像である。例えばシネ画像は大動脈解離や心臓の評価で使用する（図8.33）。脳では，水頭症患者のCSFの流れを動的にとらえるのに有用である。

SPAMM

古典的な心臓画像技術に加えて，現在いくつかのリサーチ的な新規の技術がある。その1つが，SPAMM（spatial modulation of magnetization）である。SPAMMでは，画像で飽和効果をつくり出す

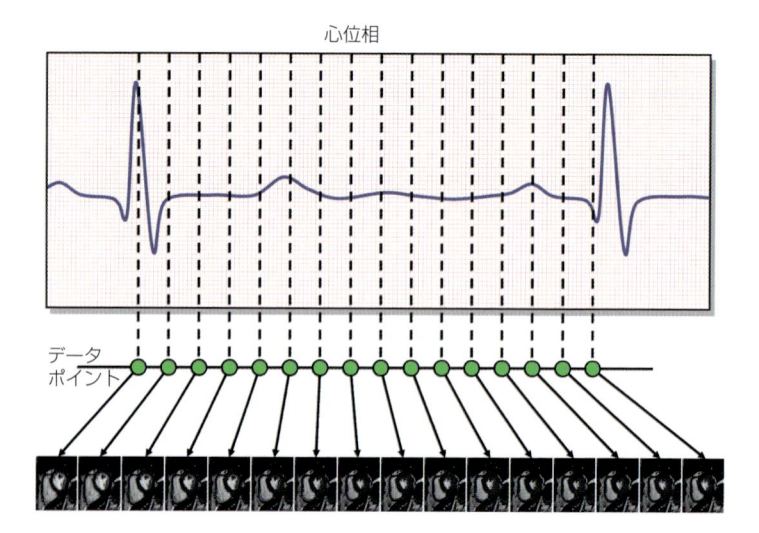

図 8.31 シネ画像におけるデータ取得

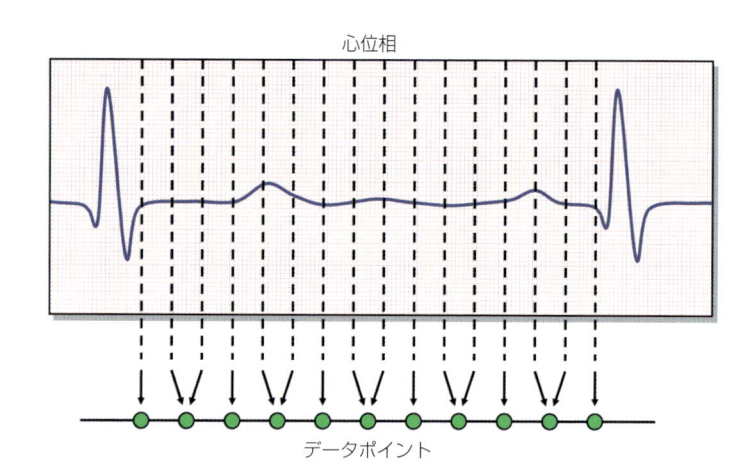

図 8.32 データポイントのミスマッチ

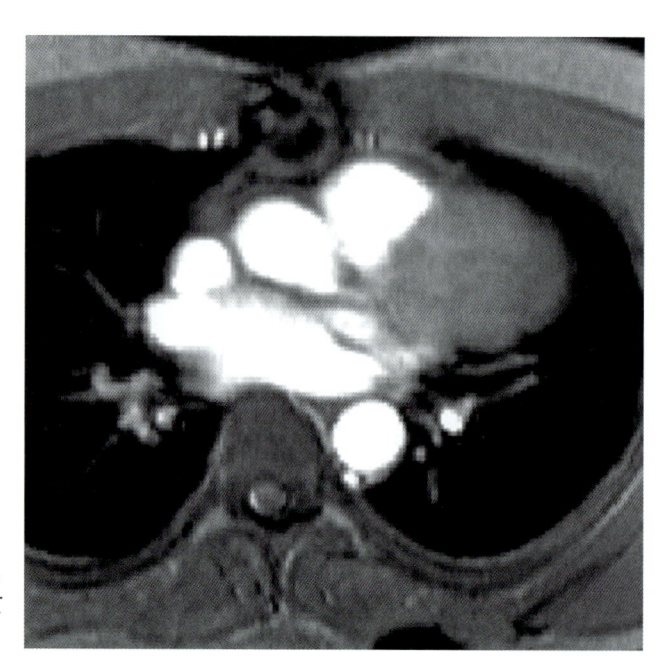

図 8.33 心臓のシネ画像。血流の高信号に対して，心房線維腫が灰色の腫瘍として描出されている

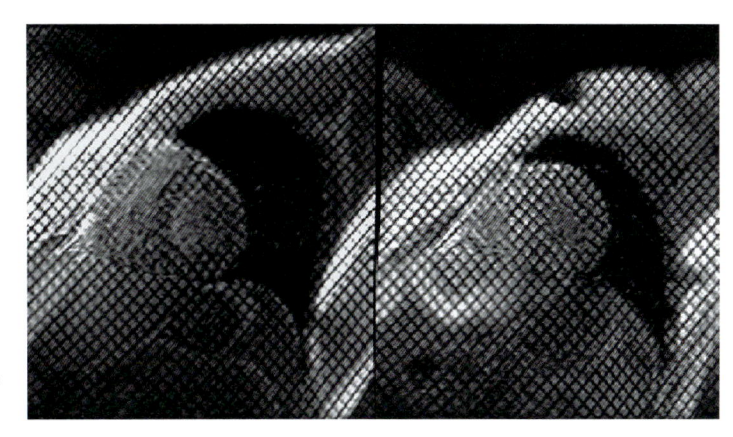

図 8.34 SPAMMを用いたタギング画像。正常(左)と肥大型心筋症(右)

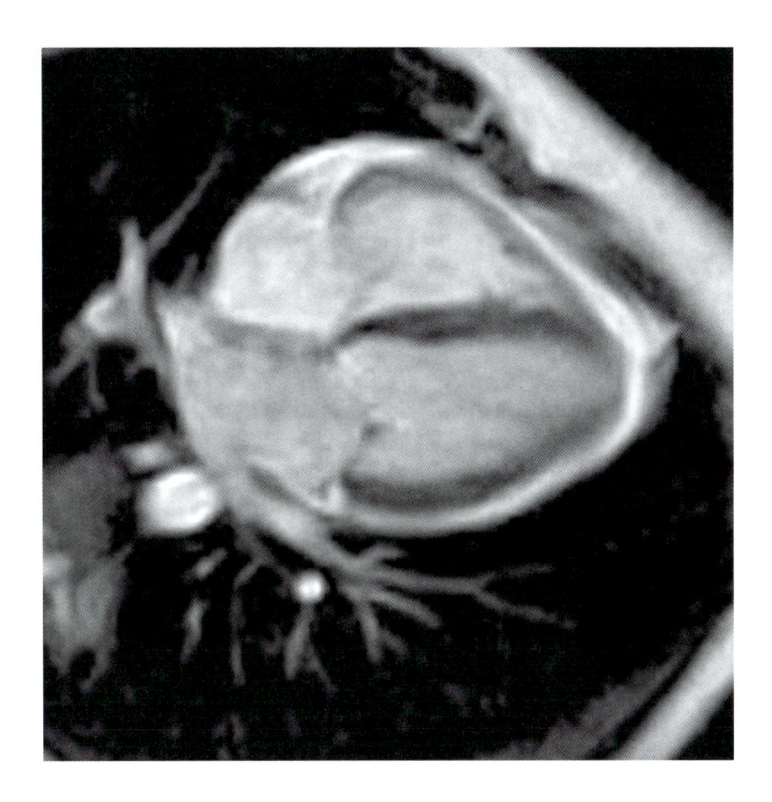

図 8.35 心臓の四腔断面

ように磁化を変調する。こうした効果は画像に平行線を形成する。SPAMMはマルチスライス・マルチフェーズ収集の併用が有効で，データを心室短軸面に沿って収集する。正常の心臓では，縞模様は心筋に沿って動く。一方で，梗塞後の心臓では，正常心筋と異なって縞模様が変化するので容易に同定しうる(図 8.34)。

心臓や血管の画像は臨床のさまざまな状況において，非常に有用なツールとなりうる。しかしながら，論理的に多くの欠点も存在する。モーションアーチファクトは依然として大きな問題であり，患者の協力も欠かすことのできない重要な点である。診断的な心臓や血管の画像を撮影し続けるのであれば，読影者の教育も必要である。EPIシーケンスの使用とk空間をより速く充填するソフトの使用により，心臓MRIの画質と適応は今後も拡大していくことであろう(図 8.35)(3章と5章参照)。

9 MRIの機器と設備

はじめに 216
磁性 216
永久磁石 219
電磁石 219
超伝導磁石 221
周辺磁場 224

シムコイル 224
傾斜磁場コイル 225
ラジオ波(RF)コイル 230
パルス制御装置 234
患者移送システム 234
オペレータインターフェース 234

はじめに

MRIの画像を作成するには，数々の過程を経なければならない。例えば原子核の配向，RF波による励起，空間のエンコードおよび画像処理である。これらの過程に必要な装置は，以下のとおりである。

- 磁石
- 高周波源
- 画像プロセッサ
- コンピュータシステム

MRI用磁石は，原子核を低エネルギー(順方向)と高エネルギー(逆方向)の状態に配向する(1章を参照)。磁場を均一にするために，シムシステムが必要である。RF波発生装置は，原子核を励起し不安定な状態にする。RFシステムには，送信装置と受信装置が必要である。磁場勾配は，RF信号の空間的位置を決定する(3章を参照)。MR信号は，フーリエ(Fourier)変換と呼ばれる数学的公式を用いて，FIDからスペクトラムへと評価ができるような表示に変換される。この過程は，アレイプロセッサを介して行われる。ホストコンピュータはそれらの過程を管理し，オペレータとのインターフェースを可能にする(図9.1)。本章では，MRI装置について，さらに細かく説明する。しかし，さまざまな磁場の性質を理解しやすくするため，最初に一般的な磁性と磁石の特性について説明する。

磁性

特定の物体の質量や電荷のように，**磁性**(magnetism)は物体の基本的な特性である。すべての物質は，ある程度の磁性を持っている。

物質が示す磁性の程度は，原子磁気双極子(またはモーメント)として知られる特性による。これらの双極子は，原子の中での電子の動きによってつくられる。原子の古典的モデルでは，電子は2種類の基本的な動き，すなわち核周囲の軌道および，電子自体の軸の周囲をスピンする動きを示す。電荷を帯びた物質(例えば電子など)に動きがあると，電磁誘導の法則では，それに起因して磁場が誘導される(1章を参照)。原子の正味の磁気モーメントは，そこに存在するすべての電子の磁気モーメ

9　MRIの機器と設備　217

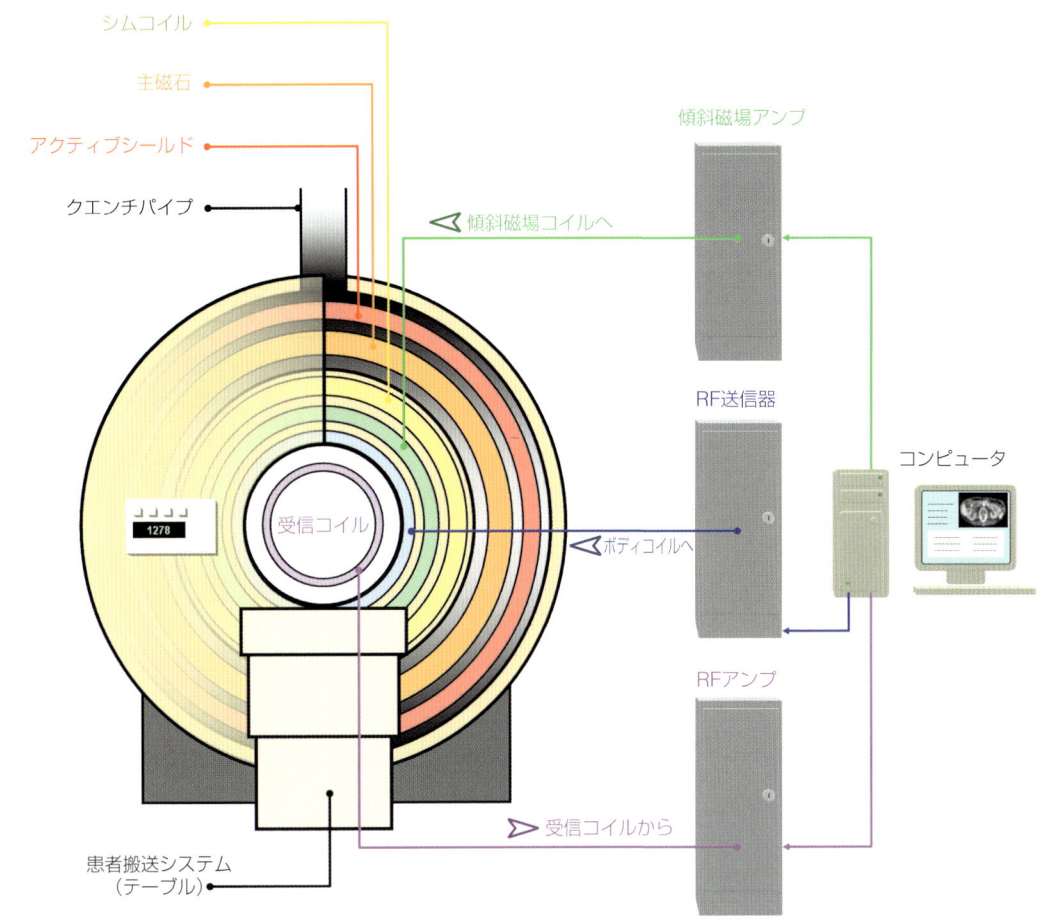

図9.1　MRI装置

ントの組み合わせから成り立っている。

　原子のエネルギー殻（シェル）に存在する電子は，スピンする方向によって"上向き"または"下向き"となる。完全に満たされた電子殻の中には，それぞれのタイプの電子が同数入っている。これらの電子の相対する極性は，正味の磁気モーメントを残さないで相殺している。完全には満たされていない殻を持つ特定の原子には不対電子があり，それが原子の正味の磁気効果をつくり出す。

　したがって，原子の磁気作用は旋回する軌道電子の配置によって決まる。元素間の電子配置の変化によって，それらは主な4つのカテゴリー（無磁性〔磁性なし〕を含めて）に分類される。その中で磁性を持つものは，強さの順によって次のように呼ばれる。

- 反磁性（diamagnetism）
- 常磁性（paramagnetism）
- 強磁性（ferromagnetism）

反磁性

　銀や銅などの反磁性体は，外部磁場がないと磁気モーメントを表さない。これは，電子の流れが，それらの運動をすべて加えるとゼロになるためである。しかしながら，外部磁場がかけられると，反磁性体はかけられた磁場に反発する小さな磁気モーメントを表す。したがって，こういったタイプの物質は，磁場に引きつけられるのではなく，やや跳ね返される。このため，反磁性体は負の磁化率を持ち，サンプル中の磁場強度を少し減少させる（図9.2）。反磁性体の例として，不活性ガス，銅，塩化ナトリウム，硫黄などがある。

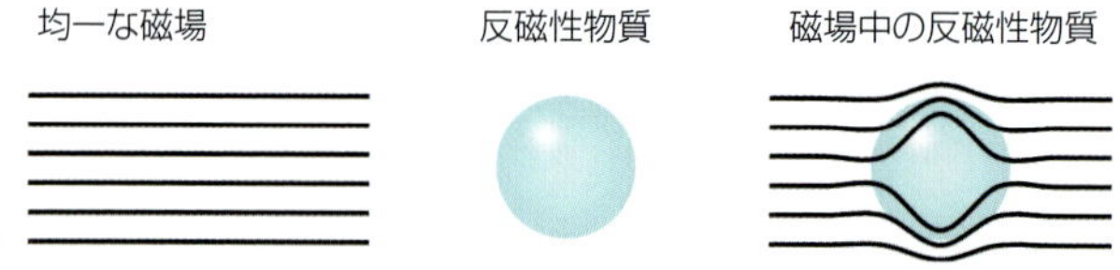

図 9.2 反磁性

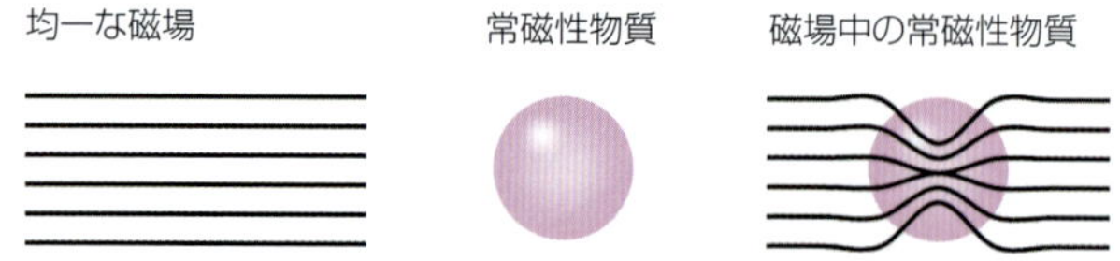

図 9.3 常磁性

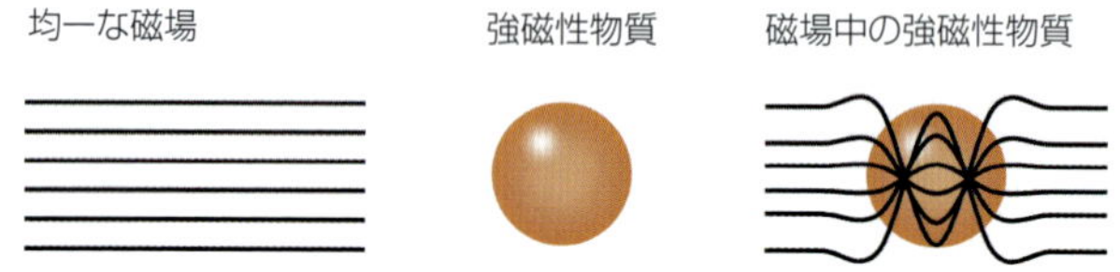

図 9.4 強磁性

常磁性

　原子内の不対電子により，常磁性体は小さな磁気モーメントを持つ．外部磁場がないと，これらの磁気モーメントは任意の方向なので互いを打ち消し合う．しかし，外部磁場により，常磁性体は磁場の方向に配列し，磁気モーメントは加算し合う（図 9.3）．したがって，常磁性体は磁場を吸引して局所を増加させ，外部磁場に対して正に影響する．常磁性体の 1 つの例として，酸素がある．他には，MRI の造影剤として用いられるガドリニウムのキレート剤がある．

　反磁性効果は，すべての物質に表れる．しかし，反磁性と常磁性の両方を持つ物質では，正の常磁性効果が負の反磁性効果よりも強く，結果としてその物質は常磁性となる．原子の見かけの磁化は，次式によって示される．

$B_0 = H_0(1 + \chi)$
　　B_0：磁場（磁束密度），H_0：磁場強度
　　　χ：磁化率

　物質が $\chi < 0$ である場合は反磁性に，$\chi > 0$ である場合は常磁性になる．

強磁性

　強磁性体は，反磁性体や常磁性体とはかなり違っている．鉄のような強磁性体は，磁場に触れることで，結果として磁気モーメントの方向がそろい強い吸引力を示す．このタイプで構成されている物体は，強い磁場の近くに不意に置かれると，危険な発射体となってしまう．外部磁場が取り除かれた後でも，磁化したままの状態を保つ．したがって，強磁性体は磁気を保ち，永久に磁化して**永久磁石**（permanent magnet）となる．永久磁石の磁場は，与えられた外部磁場より数百倍，あるいは数千倍強くなりうる（図 9.4）．

> **学習のポイント：常磁性と造影剤**
>
> 　超常磁性体には，常磁性体より強く，強磁性体より弱い正の磁化率がある．超常磁性体には，MRI の T2 あるいは T2*造影剤として用いられる酸化鉄粒子などがある．現在，肝臓の造影画像に用いる超常磁性酸化鉄（SPIO）静注造影剤と，米国の食品医薬品局（FDA）が認可した MRI 経口造影剤がある．これらの薬剤は，T2 あるいは T2*強調画像の撮影時に，組織を陰性に造影する効果がある（11 章を参照）．

　永久磁石には N と S の 2 つの極があり，両極をともに持っている．磁界は永久磁石にたとえると，S 極から N 極へ向かう磁場あるいは磁力線を示す．地球の磁場もこの現象を有するが，それはコンパスを用いることによって確かめられる．コンパスの磁針は，地球の磁力線に沿って並び，N 極を指

し示す。

MRIでは，多くの磁場が画像を作成するのに用いられる。

- 主な磁場は静磁場B_0として知られている。
- 高周波磁場またはRF磁場は，スピンを励起し，共鳴を起こす。これは，二次的磁場B_1として知られている。

磁場強度は，次の3つの単位を用いて計測される。

- ガウス（G）
- キロガウス（kG）
- テスラ（T）

ガウスは，低磁場を計測するときに使われる。例えば，地球の磁場は約0.6 Gである（計測する場所と赤道の相対的位置で差がある）。一方，テスラは，より強い磁場強度を計測するときに使う。この3つの計測単位は，次式で比較できる。

$$1\ T = 10\ kG = 10000\ G$$

ほとんどのMRI装置の磁石は，低磁場の0.2 Tから高磁場の4.0 Tまでの間にある。1.5 Tが臨床用のMRIに多く使われている。2004年7月まで，FDAは米国の臨床MRIに最高2.0 Tまでの磁石しか認可していなかったが，以後制限値を上げ，生後1ヵ月未満の乳児には最高4.0 Tまで，生後1ヵ月以上の小児および成人には最高8.0 Tまで使用することを認可した。これにより，高磁場装置に拍車がかかった（今は，3.0 Tが主である）。

もっと高い磁場の装置も研究用としては使用されている。しかしながら，磁場の強さは，撮像範囲全体に均一ではない。磁場内の均等性は，**均一性**（homogeneity）と呼ばれる。特定の磁場内の不均一は，百万分率（parts per million：ppm）の相対単位で表示される。例えば，1.0 Tの磁場中の1 ppmの不均一は，10000.00～10000.01 Gの磁場強度範囲になる。

特定の物質の磁気特性はすでに説明したが，利用できる磁石の種類は次のとおりである。

- 永久磁石
- 電磁石（ソレノイド，抵抗性あり）
- 超伝導磁石

永久磁石

強磁性体は，磁場にさらされた後で磁気（磁性）を保つので，永久磁石の製造に用いられる。例えば，鉄，コバルト，ニッケルなどが材料になる。永久磁石の材料として最もよく使われるのは**アルニコ**（alnico）と呼ばれる合金で，アルミニウム，ニッケル，コバルトの合成である。ほかにも，強磁性を持つセラミックレンガなどに磁性を帯びさせ，永久磁石として使うことができる。

永久磁石の主な利点は，電力や低温冷却を必要としないので，運転コストが比較的安価なことである。さらに，永久磁石でつくられた磁場は，S極からN極へ（下から上へ）垂直に走る磁束（垂直磁場）を有するので，事実上磁場を装置境界内，つまりスキャンルーム内に制限することができる（図9.5）。その結果，永久磁石では，外辺（周辺）磁場がほとんど発生しない。つまり，MRI検査室内での，発射体に関する安全注意事項（10章を参照）についての心配が少なくてすむ。永久磁石は，オープンマグネット形式の装置にも用いられる。低い磁場強度と低いSNRであるにもかかわらず，オープンマグネット形式の装置は，閉じたソレノイド型では困難をともなう閉所恐怖症や肥満の患者，また筋骨格の運動力学研究や外科手術用として一般的に使われるようになった。

電磁石

電磁力学の法則では，移動する電荷はそれ自身の周囲に磁場を発生すると示されている。したがって，もし電流（移動する電荷）が長くまっすぐな電線を通過すると，その電線の周囲に磁場が発生することになる（図9.6）。結果として発生する磁場の強度は，電線を流れる電流の量に比例する。電線を通過することによって生じた磁場強度は，次式によって計算できる。

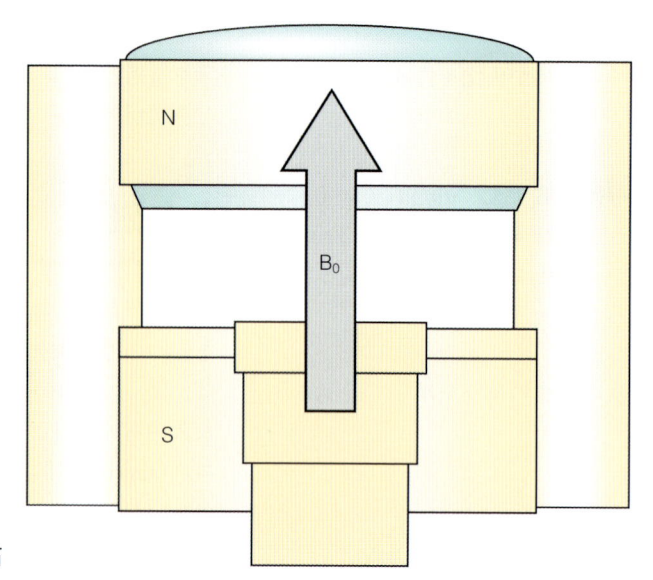

図9.5 永久磁石

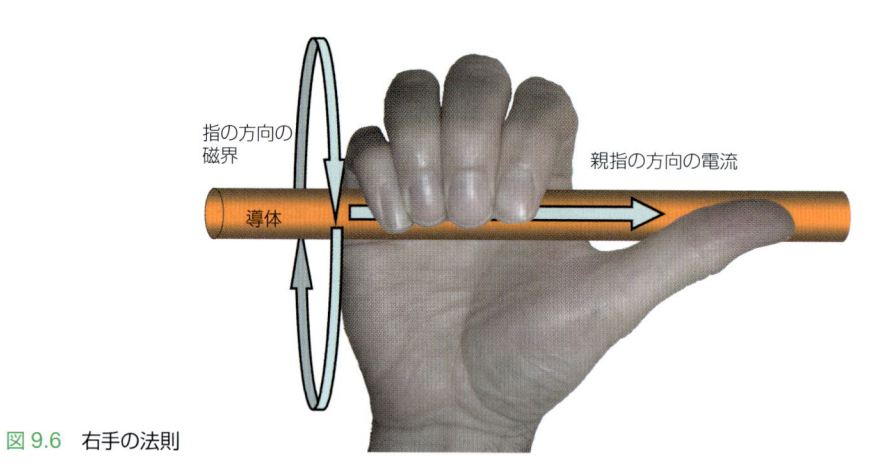

図9.6 右手の法則

$B_0 = KI$
I：電流，K：比例定数(各々の電荷量)，
B_0：磁場強度(磁束密度)

したがって，電線に沿って流れる電流は，その周囲に誘導された磁場に比例するといえる。誘導された磁場の方向は，"右手の法則"で表すことができる。この法則は，右手の指を電線に巻きつけると，右手の親指が電流の流れる方向を示すというものである(図9.6)。コイルの場合，指は巻き向きすなわち電流の方向を示し，親指の方向は正味の磁場の方向を示す。

もし電流が反対の方向に向かって平行に並ぶ直線を流れると，2つの磁場は2本の電線の間で互いを打ち消すように作用する。逆に，もし電流が同じ方向に向かって平行に並ぶ直線を流れるとすると，結果として磁場は2つの磁場を加えたものになる。この特性は，大きな磁場を発生させるために利用される。

ソレノイド型電磁石

複数の並行電線を用いる代わりに，1本の電線で多くのループをつくって，バネのように巻いて利用する方法がある。この電線のループは渦巻きコイルをつくり，並行した複数の直線電線と同じ作用をする。これが**ソレノイド型電磁石**(solenoid electromagnet)であり，電線のループは均等な間

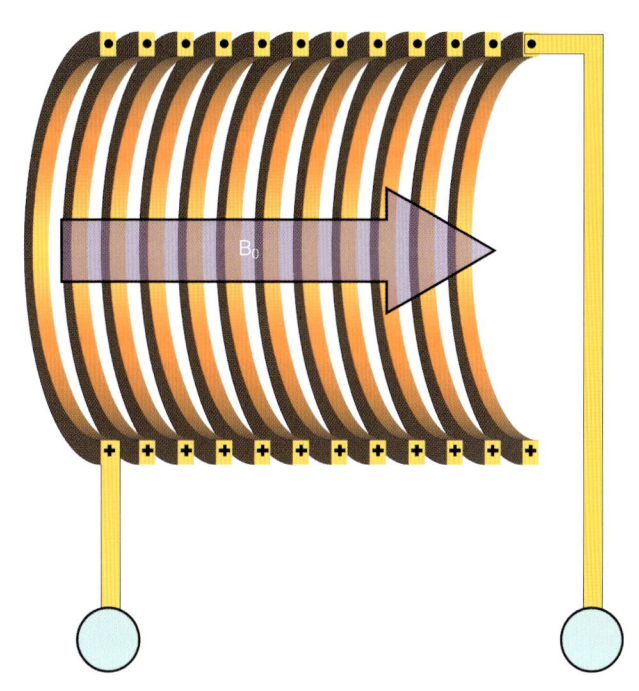

図 9.7　基本的な電磁石

隔になっており，電線の両端間で同じ強度の磁場を発生するので，結果として磁場はかなり均一になる。

電流の通過効率を上げる要素として，コイル固有の抵抗がある。電線に沿った抵抗の度合いは，**オームの法則**（Ohm's law）に従う。オームの法則は次式で示される。

$$V = IR$$

V：供給された電力（我々の目的では一定の電圧），I：電流，R：電線内の抵抗

ソレノイド型電磁石は**常電導磁石**（resistive magnet）とも呼ばれる（訳注：resistive＝抵抗性のため）。

常電導磁石

常電導磁石の磁場強度は，電線のコイルを通過する電流に依存する。常電導磁石の主な磁場の方向は，右手の法則に従い，磁石の頭から足方向へ水平に走る磁束（水平磁場）をつくる（図 9.7）。常電導磁石システムは，主に電流を流すループで構成されるので，永久磁石よりも軽量である。しかし，コストの面では，磁場を維持するために多量の電力を必要とするので，永久磁石よりかなり高額になる。

この常電導磁石タイプの装置の磁場は，多量な電力を必要とするため，最高でも 0.3 T 程度になる。常電導磁石装置は，電源スイッチをオフにすると即座に磁場も消失するので，比較的安全である。しかし，磁束密度（線）は電線の方向に依存し，かなりの量の漏洩磁場が発生してしまう。

超伝導磁石

抵抗が減少するにつれて，電流の消失も減少する。したがって，抵抗が少なくなると，磁場を維持するためのエネルギーも減少する。抵抗の値は，電線をつくっている材質と，電線自体の断面積に依存する。さらに，抵抗は電線の温度にも依存するので，温度をコントロールすることによって，抵抗を減じることもできる。特に，超伝導体と呼ばれる物質は，ある一定の非常に低い温度以下になると抵抗がなくなる。その温度は，臨界温度と呼ばれる。そういったタイプの電線は，超伝導磁石（superconducting electromagnet）をつくるのに使用される。一般的に広く使用されている材質はニオブとチタニウムの合金で，ほぼ 4 K（K＝ケルビ

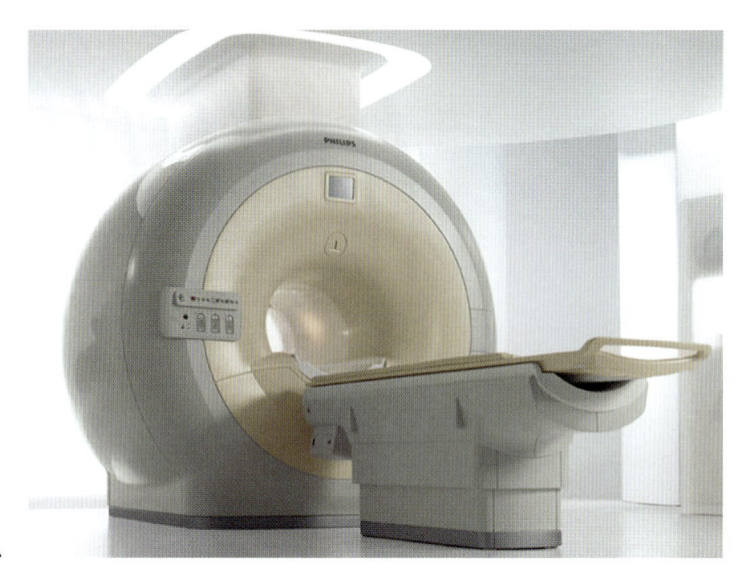

図9.8　超伝導MRIシステム

ン）以下になると超伝導物質となる。

　まず，電流は電線のループを流れて磁場をつくり，静磁場を生成する。次に**冷媒**（cryogen，通常は液体ヘリウムを用いる）を使って電線を超低温に冷やし，抵抗をゼロにする。これは，**低温槽**（cryogen bath）と呼ばれ，電線のコイルを取り巻くもので，絶縁真空装置に内蔵されている。

　MRIの撮像時には，超伝導磁石は実質的に（磁場が生成された後は）ほとんど電力を使用することなく，比較的高い磁場強度をつくり出す。抵抗が実質的になくなるので，活動電流が減少するメカニズムもなくなり，高磁場を維持するための電力を追加する必要はなくなる。超伝導磁石は比較的運用経費が安くできるが，超伝導磁石システムとしての導入費用は高価である。しかし，超伝導磁石システムの使用で，臨床画像の撮像用に高い磁場強度（0.5～4.0 T），スペクトロスコピー用や高分解画像の研究用には9.0 Tものきわめて高い磁場強度を提供できる。常電導磁石システムのように，超伝導磁石システムの磁場は主に水平方向，つまり患者の頭から足方向に向かう。図9.8に典型的な超伝導MRIシステムの写真を示す。

ハイブリッド磁石（hybrid magnets）

　両方の方式のメリットを得るため，超伝導磁石システムと永久磁石システムを組み合わせて，高磁場"オープン"マグネット装置をつくっている

MRI製造メーカーが数社ある。その例として図9.9に示す写真は，永久磁石システムに超伝導コイルを用いて，磁場を増加している装置である。

ニッチ磁石（niche magnets）

　初めてMRIがつくられたころから，製造メーカーは，特有な画像を得るために，システムデザインを改良することを常に試みている。例えば，数社の画像機器メーカーが，整形外科用として，超低磁場画像装置を開発した（図9.10）。それらの中には，わずか0.01 Tで操作するMRI装置もある。しかし，そういった装置は磁場がきわめて弱いので，SNRに問題がある。SNRの低い装置で臨床画像をつくるために，撮像時間を長くするなど画像パラメータでトレードオフを行っている。

まとめ

永久磁石
- 永久に磁化した状態を保つ
- 磁束は垂直に向かう
- 電力供給を必要としない
- 操作コストが安い
- 周辺磁場が小さい
- 重量が重い
- 磁場強度が低い（SNRが低い，通常スキャン時間が長い）

9 MRIの機器と設備　　223

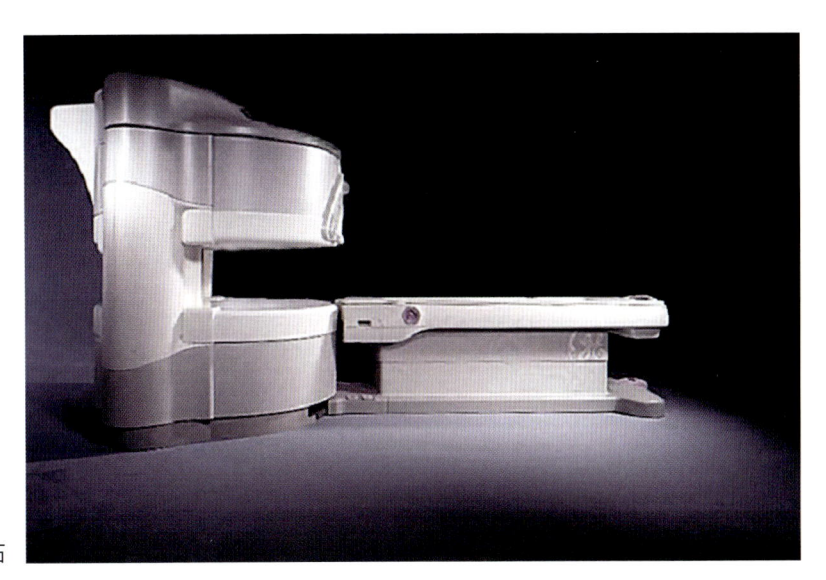

図 9.9　ハイブリッド磁石

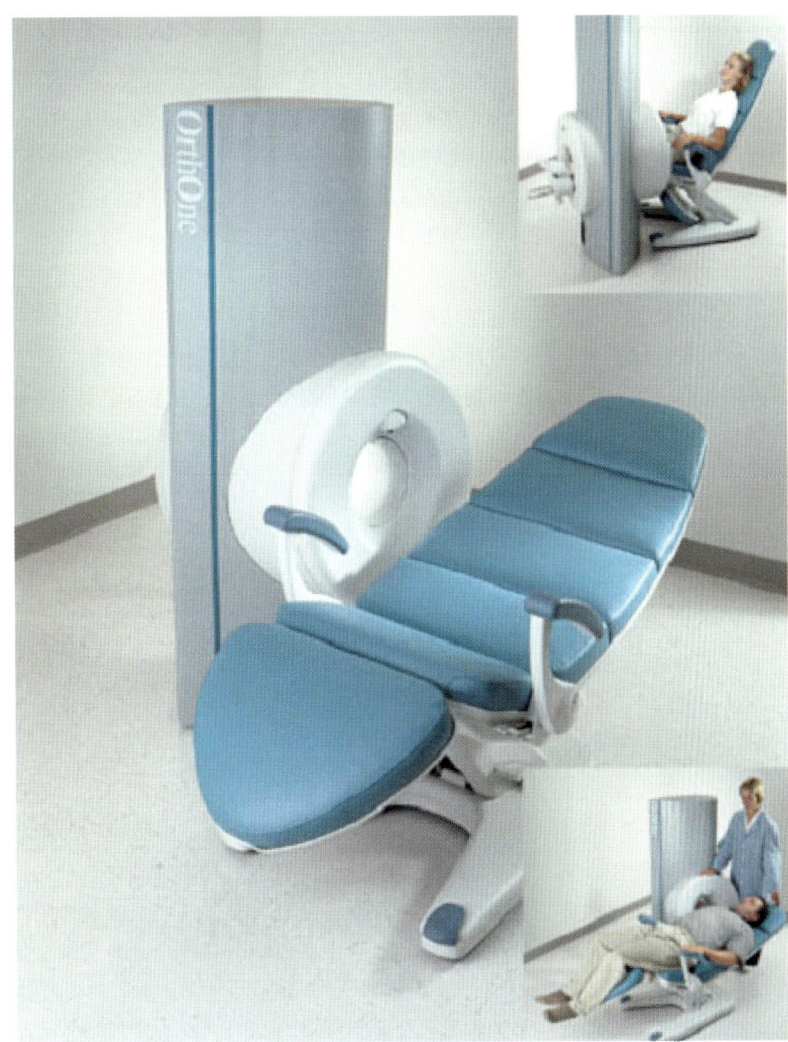

図 9.10　四肢イメージング用ニッチ磁石の例
画像提供 ONI Medical Systems, Inc, MA, USA

常電導磁石
- スイッチを切ることによって，即座に磁場消失が可能
- 磁束は水平に向かう
- 電力供給が必要なので，操作コストが高い
- 周辺磁場が大きい
- 高い磁場では，均一性が悪くなる

超伝導磁石
- 磁束は水平に向かう
- 低い電力供給でよい（操作コストが安い）
- 装置の導入費用が高い
- 周辺磁場が大きい
- 磁場強度が高い（SNRが高い，通常撮像時間が短い）

周辺磁場

　静磁場は，従来の壁，床，天井の範囲に注意する必要はない。マグネットのボアの外に拡散した磁場は，**周辺磁場**(fringe field)と呼ばれている。すべての磁石に，多少の周辺磁場がある。永久磁石の周辺磁場は比較的低いが，ソレノイド型磁石の周辺磁場はかなり高い。磁気が禁忌である患者や，モニタ装置，その他の磁気に影響を受ける機械に作用を及ぼすのを避けるため，マグネットを設置する際には，こうした周辺磁場を考慮しなければならない。

シールド

　磁気シールドを設けることによって，周辺磁場が発生している範囲をかなり減少できる。磁気シールドには，"パッシブ"と"アクティブ"の2つの方法がある。

　パッシブシールド(passive shielding)は，鉄板でマグネットの周囲（またはマグネットを設置してある部屋の壁）を覆うことで行う。これには，2つの望ましくない理由がある。1つは，もしシールドがマグネットのガントリの中に置かれたら，MRI装置自体の大きさや重量がかなり増えてしまうことにある。また，パッシブシールドは最大で40トンにもなりうるので，マグネットを置く部屋の床は特別な基礎工事をしなければならず，工事費が高額になるのが2つ目の理由である。

　最近は，**アクティブシールド**(active shielding)によって，周辺磁場を減らす方法がとられるようになった。アクティブシールドでは，冷却装置の中の主マグネットの両端に超伝導コイルを追加して設置する。これは，メインとなるソレノイド型磁石に反作用を及ぼし，ガントリの数フィート内で周辺磁場の5Gラインを縮小することができる。周辺磁場の減少と，金属による重い覆いが不要になることで，MRI装置のサイズと重量が減り，特別なものではなく扱いやすい装置になるので，病院内の多様な場所に設置が可能になる。アクティブシールド装置は，MRI検診車などの移動装置にも利用できる。

シムコイル (shim coil)

　製造メーカーの努力により，MRIの超伝導磁石は，工場から出荷時に約1000 ppmの磁場均一性を持っている。画像撮影には画像ボリューム内に約4 ppmの均一性が必要であり，それによって幾何学的に鮮明な画像や均一なスペクトル脂肪抑制が可能になる。スペクトロスコピーの作成には，1 ppm以上が必要である。

　主磁石がつくる磁場および被検者に起因する磁場の不均一性を是正するため，**シミング**(shimming)と呼ばれる工程が行われる。シミングという言葉は，大工仕事で木のくさび（シムと呼ばれる）を使って水平をとるときに使われるところから派生した。MRIの世界では，シミングは，磁場を均一にするために，金属ディスク/板（**パッシブシミング**〔passive shimming〕）と追加のソレノイド型電磁石（**アクティブシミング**〔active shimming〕）を用いることによって行われる。

　まず初めに，低温恒温装置（クライオスタット）が，シムを保つための非磁性構造物で囲まれる。この構造のデザインは多種多様である。1つの例として，多数の円形中空からなるファイバーグラス管をその長さ全体にわたり規則的な間隔で切断する。おのおのの中空は，いくつかの円形金属ディスクを保持できる。別のデザイン例として，シム

プレートを保つ可動トレイもある。

パッシブシミングは，磁場均一が得られるまでシムの位置を調整しながらファントムをスキャンすることによって行われる。パッシブシミングは，MRI装置の納入設置時，およびマグネットの位置による不均一性を相殺させるとき(建物内の比較的近くに金属の構造物がある場合や，検査室の工事など)に行う。

アクティブシミングは電磁石を用い，個々の患者，あるいはプロトコル内で個々のシーケンスを均等にするために行う。患者の体サイズがさまざまに異なっても，アクティブシミングによって磁場が均一になるよう調整できる。

傾斜磁場コイル

MRIのパルスシーケンスは，グラディエントエコー(3章を参照)を生じる場合に，信号の空間エンコードの過程で，磁場勾配を用いる。傾斜磁場を単純な傾きだと定義すると，撮像領域を横断する特定の方向への磁場強度の直線的な傾きということになる。磁場勾配は，電磁コイルを用いることでつくられる。磁場強度がどのように変化するかを理解するために，まず電磁石の強度を変化させる要因を考えなければならない。要因には，次のものがある。

- コイルのループ数
- ループを通過する電流
- ループの直径
- ループの間隔

最初の3つの要因を変えると，磁場強度が均一に変化し，磁場勾配は起こらない。もし，コイルのループが一方の端は短い間隔で，反対の端は広い間隔で巻かれたり，一方の端で多く巻かれ，反対の端は少なく巻かれたりしていれば，(理論的に考えると)傾斜磁場コイル(gradient coil)になるであろう。しかし，実際にはコイルは左右対称的なデザインになっており，傾斜磁場をつくるのに3端子の配列に依存している。

この概念を視覚的に理解するために，先に図9.7で電磁コイルの一例のイラストを示した。そのコイルは均等な間隔で20回巻かれており，各々の端で電気回路の端末と接続している。したがって，電流はコイルを通って一方通行に流れ，結果として生じる磁場は"右手の法則"，つまり図9.7の場合は左から右へ向かう。図9.7で，電流の方向が点印と十字印で示され，それぞれ電流が観測者に向かう方向と離れる方向を示している(矢を想定すると，図の点印が矢先で，十字印は矢尻の羽になる)ことに注意する。

仮にこの設計を少々変更し，コイルの中心に3個目の端末があるとすると(図9.11)，端末の極性はコイルの各端で電流が反対の方向に流れるように変わる。これにより，反対の方向へ向かう2つの同じ磁場ができる。

図9.12で示すように，このような2つのコイルの組み合わせを考えてみよう。1つ目のコイルは主磁石(図では薄く表現)を表現し，2つ目のコイルはZ傾斜磁場コイルを表現している。2つ目のコイルは，左方向，つまりB_0の反対方向へ磁場を発生し，このガントリの端では磁場を減少させる。同様に右方向，つまりB_0と同じ方向へ磁場を発生し，このガントリの端では磁場を加算させる。結果として，磁石のガントリに沿って，Z方向への傾斜磁場が発生する。

磁場強度を変化させることによって，傾斜磁場は位置に依存した信号周波数の変化をもたらし，スライス選択，周波数エンコード，位相エンコード，リワインド，およびスポイルに用いられる(図9.13)。傾斜磁場コイルは，傾斜磁場アンプから電力を受ける。傾斜磁場コイルや傾斜磁場アンプに異常(故障)があると，MRI画像に幾何学的ゆがみが生じる。

傾斜磁場強度は，次式で示すように単位は，G/cmやmT/mという単位で表す。

$$1\,\mathrm{G/cm} = 10\,\mathrm{mT/m}$$

これは，1 cmあたりに1 Gで磁場が変化すること，または1 mあたりに10 mT磁場が変化することを示す。より強い傾斜磁場(15～40 mT/m)になると，高速や高画質の画像が得られる。

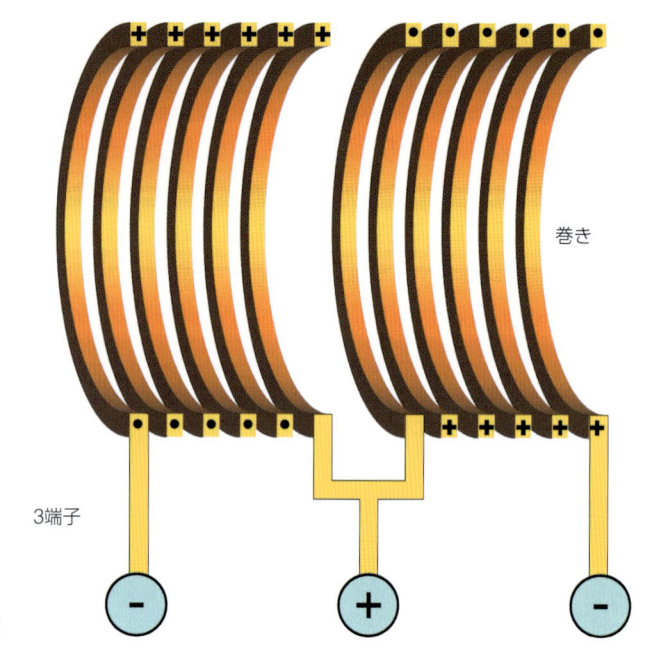

図9.11　3端子電磁石

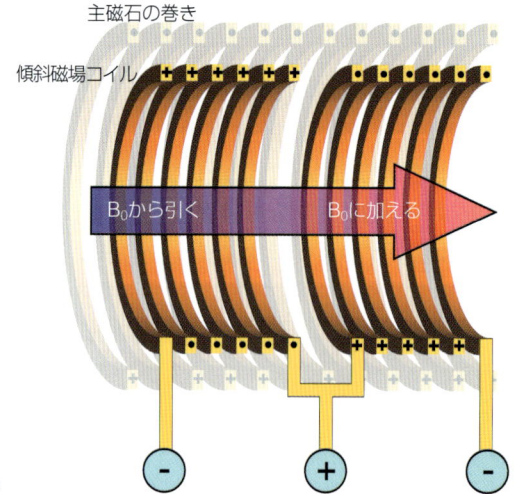

図9.12　傾斜磁場コイル

高速傾斜磁場システム
（high-speed gradient system）

　パルスシーケンスのタイミングに最も影響を与えるのは，傾斜磁場のスイッチングである。シーケンスの間，3つの傾斜磁場（X, Y, Z）は，空間エンコードと信号収集のために数回，スイッチのオン・オフを繰り返す。傾斜磁場のスイッチがオンになるたびに，最大振幅になるまで傾斜磁場に電力が加えられる。そして，しばらくの間，傾斜磁場はそのままになり，その後，同じ時間をかけて減少する。それゆえ，各々の傾斜磁場は"待ち時間"を生じ，シーケンスの間に磁場勾配が数回かけられるので，各々の画像データ収集に対し，ミリ秒単位のロスタイムが増えていく。

　無駄になった秒数は，合計するとかなりの時間損失を意味し，結果としてTRとTEの延長，ターボファクタの縮小，画像スライスの削減，長いスキャン時間となる。したがって，傾斜磁場システムを改善することによって，かなりの時間節約が可能になる。これを調べるためには，以下に示す傾斜磁場システムの主な構成要素を評価しなけれ

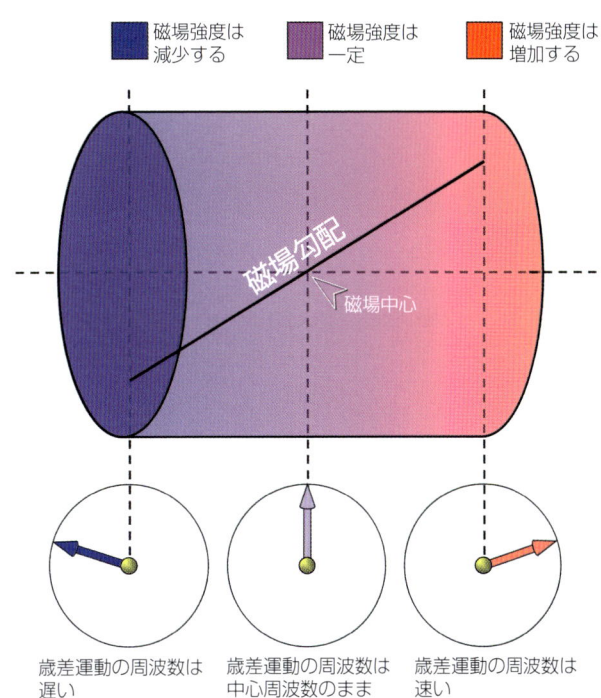

図 9.13　磁場勾配の変化が磁場強度や周波数，位相を変える

ばならない。

- 1 m あたりのミリテスラ（mT/m），または 1 cm あたりのガウス（G/cm）で計測される傾斜磁場強度
- マイクロ秒（μs）で計測される傾斜磁場立ち上がり時間
- 1 m，1 秒あたりのミリテスラ（mT/m/s）で計測されるスルーレート
- 傾斜磁場がかけられる時間の比率であるデューティサイクル

傾斜磁場強度（gradient amplitude）：磁場勾配の強さのことである。傾斜磁場強度は一様ではないが，典型的な傾斜磁場強度は 10～60 mT/m であり，設定した磁場勾配によって異なる。これは，傾斜磁場が最大強度に到達すると，その強度は 1 m あたり 10 mT，または 1 cm あたり 1 G 程度に磁場を変化させることを意味する（10 mT/m＝1 G/cm）。大きい傾斜磁場強度が小さい FOV や薄いスライスに必要なので，傾斜磁場強度は直接に画像の空間分解能に影響を与える（図 9.14）。

磁場勾配立ち上がり時間（gradient rise time）：磁場勾配が最大傾斜強度または最大振幅に達するまでに要する時間である（図 9.14）。もし，磁場勾配立ち上がり時間が削減されると，パルスシーケンス内の時間が節約でき，全体の撮像時間が短くてすむ。傾斜磁場強度が大きくなると，立ち上がり時間が短くなる。図 9.15 に示すように，高い傾斜磁場強度をつくれる電力を使うと，立ち上がり時間は短くなるが，出力のオーバーシュートとなってしまう。さらに，大きい傾斜磁場強度では高い平衡磁場勾配を要するが，パルスシーケンス内の時間節約となる（これに関する詳しい技術は，本章で後述する）。したがって，超高速や超高解像度画像には，20 mT/m 以上の大きい傾斜磁場強度が必要である。

スルーレート（slew rate）：磁場勾配の強度の時間変化を意味する。典型的な磁場勾配のスルーレートは約 70 mT/m/s である。高速傾斜磁場は一般に 120 mT/m/s とされている。240 mT/m/s 近くまでに上げられた研究実験もあるが，その値は FDA が許可する傾斜磁場強度ガイドラインの範囲外である。

デューティサイクル（duty cycle）：TR に対する

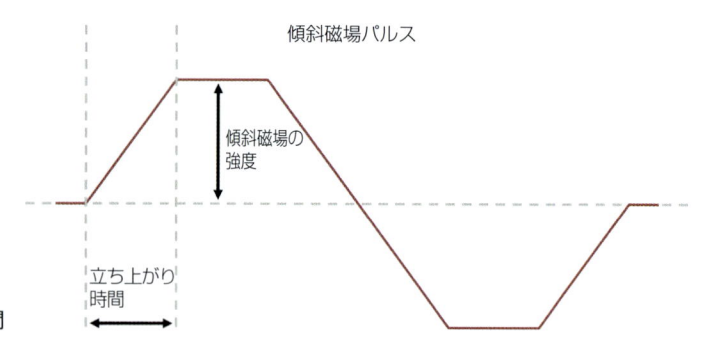

図 9.14　傾斜磁場の強度と立ち上がり時間

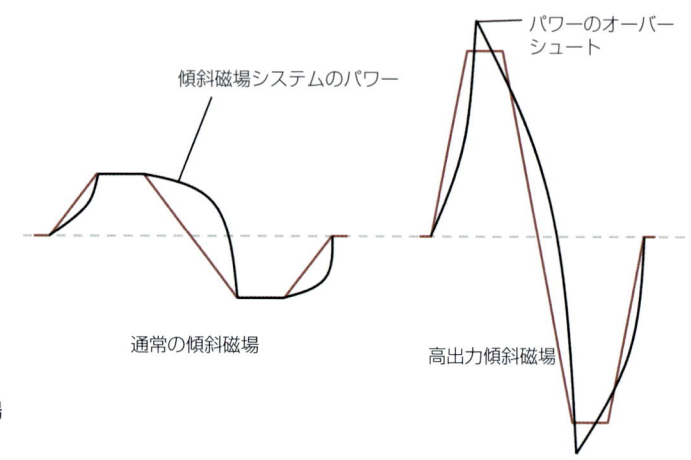

図 9.15　通常のパワーサプライと高速傾斜磁場システムの比較

磁場勾配が最大強度の状態である時間比率，あるいは撮像シーケンス時間内の稼動率のことである。この稼働時間はデューティサイクルとして知られている。デューティサイクルはスリューレートに従って増加するが，デューティサイクルが増えるにつれて達成できるスライス数は減少する。スピンエコー画像では典型的なデューティサイクルは10%であるが，EPIではTR間隔の50%近くになる。

立ち上がり時間が短縮するにつれ，磁場勾配も強くなる。撮像時に聞こえる騒音は傾斜磁場によるので，スキャナの騒音も増える。よって，より強い傾斜磁場に加えて，MRI機器メーカーは，傾斜磁場システムを改良し，騒音の削減を試みてきた。それによって，静かな装置が知られるようになった。

平衡傾斜磁場システム

平衡傾斜磁場システム (balanced gradient system) では，各々の傾斜磁場パルスは，同等で逆向きの傾斜磁場パルスによってバランスをとっている。例えば，正の傾斜磁場パルスには負の傾斜磁場パルスがともなっており，正の磁場勾配によって起きた変化をもとに戻す。したがって，平衡傾斜磁場システムでは，傾斜磁場の正の磁場勾配波形の下の領域(面積)は負の磁場勾配の下と同じ面積である (図 9.16)。

正ローブの振幅は，読み取り中にFOVによって決定され，必要とされた解像度によって制限されている。磁場勾配が一定となっている時間(サンプリングタイム)は，読み取り・バンド幅によって決まる(3章を参照)。もし，この時間が，同じ振幅と時間の正と負の磁場勾配によって倍増したら，時間はパルスシーケンスの中で浪費されてしまう。この浪費時間によって，スライス数の減少，ある

図 9.16 平衡傾斜磁場

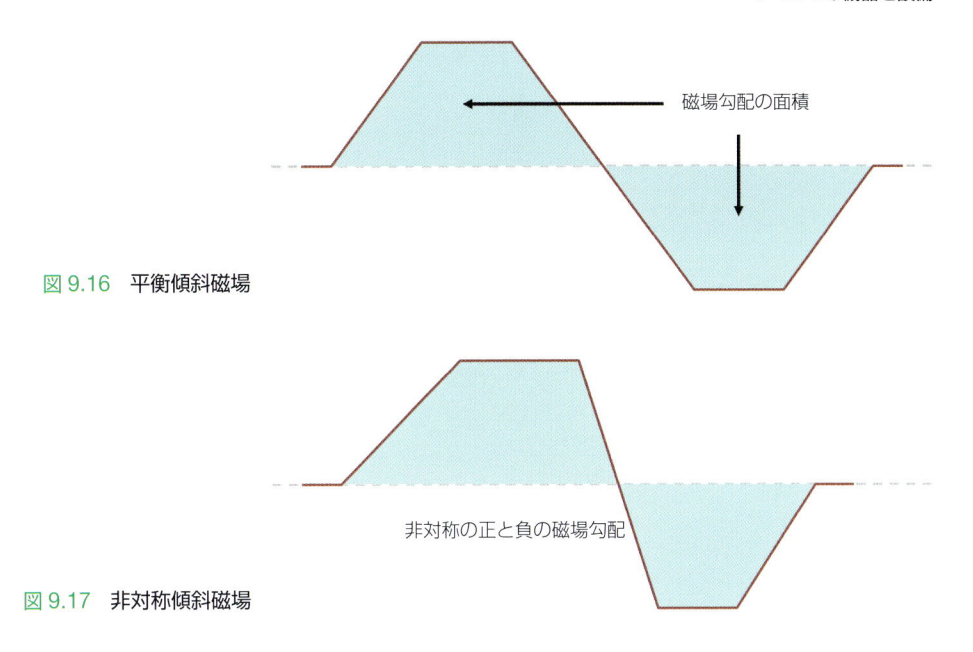

図 9.17 非対称傾斜磁場

いは高速スピンエコーや EPI の場合はターボファクタの縮小やスライス数の減少になる。しかしながら，負の磁場勾配がより大きな強度にできると，短い時間で磁場勾配下の領域は同等となり，同じ面積にできる。この非対称の傾斜磁場システムは，シーケンスの時間節約を可能にし，ゆえにスライス数の増加や大きなターボファクタを使うことを可能にする（図 9.17）。

安全性と電力について

高速傾斜磁場を適用するには，安全性と電力についての考慮が必要である。迅速な傾斜磁場のスイッチングは，末梢神経刺激の原因になる。そのような刺激は，軽度の皮膚感覚（表在知覚），筋肉収縮，網膜閃光感覚となる。こういった理由により，多くの超高速傾斜磁場システムは刺激の閾値（臨界値）よりわずかに下になるように利用される。FDA は，上限をすべての磁場勾配に対して 6 T/s，体軸勾配に対して 20 T/s に制限している。

高速傾斜磁場のスイッチングには，約 1000 kW の高い電力を必要とする。これには，高品質の傾斜磁場アンプが必要である。特定の周波数で振動する共鳴傾斜磁場システムはその適切な代替となる。そのようなシステムは，正弦波読み出し傾斜磁場をつくり，傾斜磁場システムへの要求を減らすが，傾斜磁場スイッチングを応用して得られる他の画像技術には利用できない（5 章参照）。

サンプリングの弊害

MR 信号は，周波数エンコード傾斜磁場が印加されると，読み取り時間に収集される。信号が収集されるのは，磁場勾配が最高強度に到達した後のみである。この種のサンプリングが，従来のサンプリング方法である。周波数エンコード傾斜磁場が安定するまで待つので，残念ながら，パルスシーケンス内で時間を浪費してしまう。

もしサンプリングが周波数エンコード傾斜磁場が変化している間に行われれば，シーケンス内の時間は短縮できる。このテクニックは，**ランプサンプリング**（ramp sampling）として知られ，立ち上がりがほぼ完成するころにデータポイント収集が始まる。収集は，磁場勾配が最高強度に到達する前から始まり，もう一方も磁場勾配が最高強度から減少し始める領域も含む（図 9.18）。けれども，このテクニックではアーチファクトを減少させる画像再構成プログラムを必要とし，解像度が悪くなる可能性がある。特定の周波数で振動する共鳴傾斜磁場システムは，正弦波の読み取り傾斜磁場を作成し，正弦波のサンプリングを可能にする。このテクニックは，効率のよいサンプリング方法

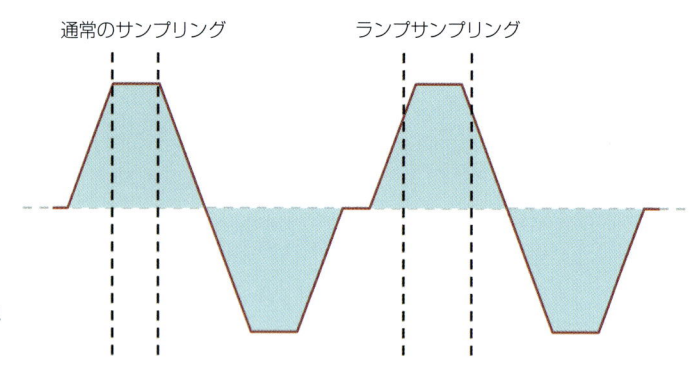

図 9.18 通常のサンプリングと
ランプサンプリング

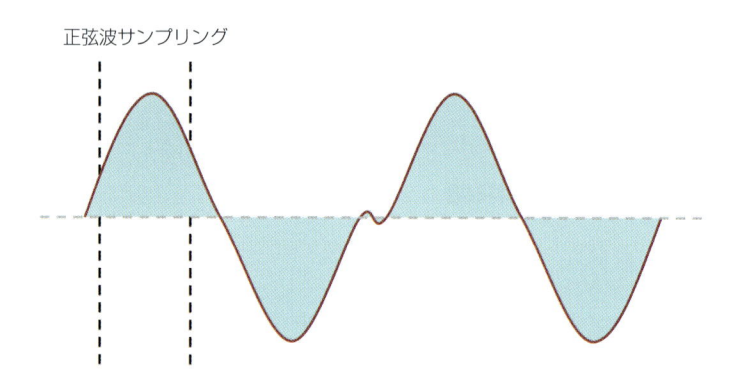

図 9.19 正弦波サンプリング

を提供するが，すべての画像シーケンスと互換性があるわけではない（図 9.19）。

先に述べたパルスシーケンス内の時間節約方法のすべてが，MRI 機器のユーザーに実用的なアプリケーションとなる。こういった節約で撮像時間の短縮が可能となり，従来の画像よりスライス数が増え，高解像度マトリックスがもたらされる。

ラジオ波（RF）コイル
（radio frequency coil）

1 章で説明したように，原子核の共鳴を起こすのに必要なエネルギーは周波数として表現され，ラーモア（Larmor）の式で計算される。MRI に使われる磁場強度で，原子核を励起するために，電磁波の中でもラジオ周波数（RF）帯内のエネルギーが必要である。ラーモアの式で示されるように，RF の周波数は磁場強度に比例するが，そのエネルギーは X 線のエネルギーよりも著しく低いものである。画像を構成するのには，まずプロトンの共鳴周波数の RF で照射され，共鳴が起きる。共鳴によってつくられた磁化の横成分は，受信コイルによって検出される。

RF 送信器（RF transmitter）

エネルギーは，プロトンの共鳴周波数で送られ，**ラジオ波（RF）**パルスと呼ばれる，短く強いラジオ周波数のバーストとなる。これは，位相コヒーレンスと核スピンのいくつかを低いエネルギー状態から高いエネルギー状態へと配向するのに十分なエネルギーの周波数を，RF 送信器から送る。この RF パルスは，正味の磁化ベクトル（M_0）を B_0 に平行な位置から，B_0 から右の角度に向ける。したがって，このようなパルスは，90°RF パルスと呼ばれる。

90°RF パルスは，**RF 送信コイル**（RF transmitter coil）と呼ばれる電線のループを電流が通り抜けることで生じる二次的磁場（B_1）を振動させることによってできる。励起を起こすために，二次的磁場（B_1）は主磁場 B_0 に向かって正しい角度に位置しなくてはならない。永久磁石の主磁場は通常垂直であるが，ソレノイド型は水平磁場である。し

がって，RFコイルの二次的磁場は，永久磁石では水平軸に，ソレノイド型電磁石では横軸あるいは垂直軸に発生する。

電磁力学の法則で示されるように，この磁場は送信コイル自体に垂直に発生する。例えば，ソレノイド型磁石を実際に使う場合，RF送信コイルは患者の上，下，両側に向けなければならない。そのため，電磁石として用いられるRF送信コイルは通常，円柱形をしている。多くの装置で，主RF送信コイルには次のものを使う。

- ボディコイル：通常磁石の内部に設置される。
- ヘッドコイル：受信コイルに連結される。

ボディコイルは主RF送信器で，多くの検査で送受信用コイルを用いずにRFを送信する。典型的な送受信用コイルは，頭用，手足用，胸用がある。

受信コイル

先に説明したように，電線を電流が通過することによって磁場ができる。逆にいえば，もし電線のループが磁場振動する領域に露出していたとすると，電流はループ内に誘導される。誘導電流の結果として生じた電圧がMR信号を構成する。これらの受信コイル（receiver coil）の要素は，パラレルイメージング技術（5章を参照）に必要である。

RF送受信プローブやコイルの構造（形状）は，MR信号の性質に直接に影響する。現在，次のような数種類のコイルが撮像に使われている。

- ボリュームコイルまたはバードケージコイル
- 表面コイル
- ヘルムホルツコイル（永久磁石専用に設計されたコイル）
- フェイズドアレイコイル
- エンコードコイル素子

ボリュームコイル（volume coil）：ボリュームコイルは，RFの送信とMR信号の受信の両方ができるので，トランシーバーと呼ばれることもある。人体を取り囲む形状で，頭部用，手足用，全身用などがある。このタイプの頭部用と腹部用は，バードケージ（鳥かご）構造であり，比較的広い範囲で，撮像ボリューム全体に対して均一なSNRをもたらす。しかし，ボリュームコイルは広い範囲の均一な励起をもたらすことができても，サイズが大きいために，通常は他のコイルよりも画像のSNRは低い。ボリュームコイルによって得られる信号の質は，クアドラチャー励起および検出といわれる過程により，著しく向上する。これらは正しい角度に向けられた2つの向き合うペアのコイルを用いて，物理的または電気的に信号を送信・受信する。多くの場合，クアドラチャーコイルは，RFを送信し，MR信号を受信するために使われる。

表面コイル（surface coil）：患者の体表近くの組織（例えば脊椎）の撮像時にSNRを向上させるために使う。一般的に，検査時に撮像しようとする対象の組織がコイルに近いほど，SNRは大きくなる。これは，コイルが信号を発する人体に近く，ノイズが体全体ではなく，コイルの近辺のみに生じるからである。表面コイルは通常小さく，特別な形につくられるので，患者にあまり不快感を与えることなく，人体の近くに位置することができる。しかし，信号（およびノイズ）はコイルの周囲の位置に相当するコイルの感受領域からのみ得られる。この領域の大きさは，コイルの周囲および患者の体内の方向ではコイルの半径と同じ程度に広がる。

例えば，直径10 cmのコイルが使われれば，撮像できる対象組織も10 cm，深さは5 cmである。それゆえ，どの方向でも，コイルからの距離が遠くなるに従って信号の減衰が発生する。しかし，体内コイルの出現により（例えば，経直腸コイル，経血管コイル，経腟コイル，経尿管コイル，経食道コイルなど），表面コイルや局所コイルを用いて，患者の体の深部からも信号を受信することができるようになった。局所コイルを用いることによってSNRが向上すると，小さな組織の空間分解能の向上も期待できる。局所コイルを使う場合，ボディコイルは通常RF送信に使われ，局所コイルが送信用に使われていないときは，局所コイルはMR信号を受信するためだけに使われる。

フェイズドアレイコイル（phased array coil）：

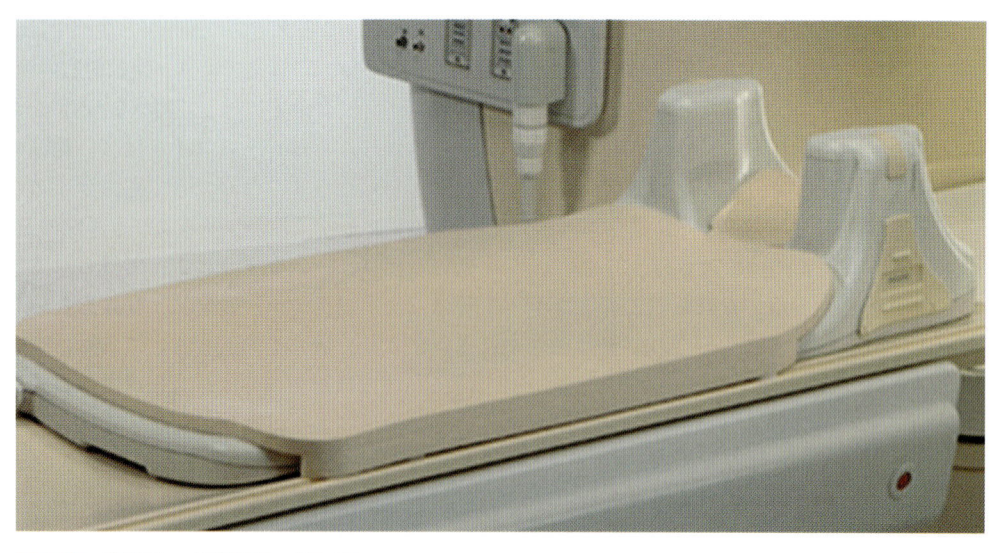

図9.20　脊椎フェイズドアレイコイル

フェイズドアレイコイルは複数の独立したコイルで構成され，各々のコイルからの信号をまとめて1つの画像にし，撮像領域を広げ，SNRを向上させる。RFコイルは小さくなるほど，SNRは向上する。しかし，コイルは小さくなると，カバーできる撮像領域も小さくなる。高いSNRと広い撮像領域の両方を得るため，MRI機器メーカーは，複数の小さなコイルと複数の受信器を組み合わせた。それがフェイズドアレイコイルの技術であり，最近ではフェイズドアレイコイルが幅広く使用されている。それにより，小さくて複数の表面コイルの利点（SNRと解像度の向上）と広いFOVを組み合わせ，人体の撮像領域を広めることができるようになった。通常，上限4個までのコイルと受信器を線上にグループ化して並べ，縦方向の撮像領域を広めたり（脊椎撮像で，リニアアレイとして知られている），または2個のコイルを上に，2個のコイル（ボリュームアレイとして知られている）を下に用いて躯幹部の画像を撮像する。データ収集時に，各コイルはそれぞれに対応する小さなFOVから信号を得る。それぞれのコイルからの信号出力は別々に受信・処理されるが，その後，組み合わせて1つの大きなFOVをつくる。各コイルが個別の受信器を持つので，すべてのデータは別々の4回ではなく，1回のシーケンスとして収集されるが，受け取るノイズの量はその小さなFOV内に限られている。フェイズドアレイコイルには以下のような種類がある。

- 脊椎フェイズドアレイコイル（図9.20）
- 骨盤フェイズドアレイコイル
- 胸部フェイズドアレイコイル
- 心臓フェイズドアレイコイル
- 顎関節フェイズドアレイコイル

エンコードコイル素子（encoding coil elements）：コイル素子により検出，およびある程度のエンコードを可能にする。これはパラレルイメージング技術で使われるもので，5章で詳細に説明されている。このテクニックでは，コイル近くの信号の感度マップを検出するためにコイルを使う（図9.21と図9.22）。数社のMRI機器メーカーが32個ものコイル素子を持つコイルを製造し，従来の撮像よりも著しく短いスキャン時間での撮像を可能にしている。

まとめ

大きなコイルは，
- 広く均一な信号受信の範囲を持つ。
- 小さなFOVでは，折り返しの可能性が増す。
- 患者の位置決めが，さほど難しくない。

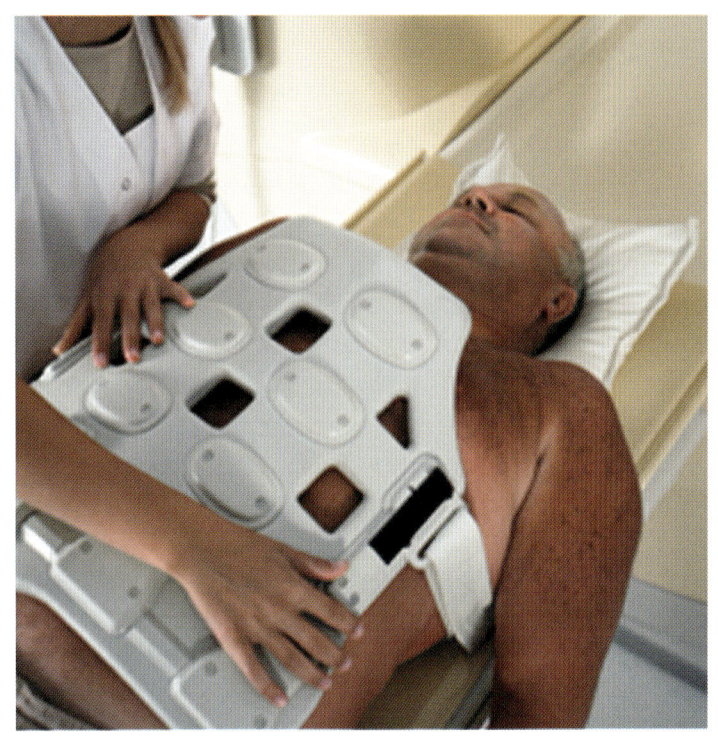

図 9.21　パラレルイメージングコイル

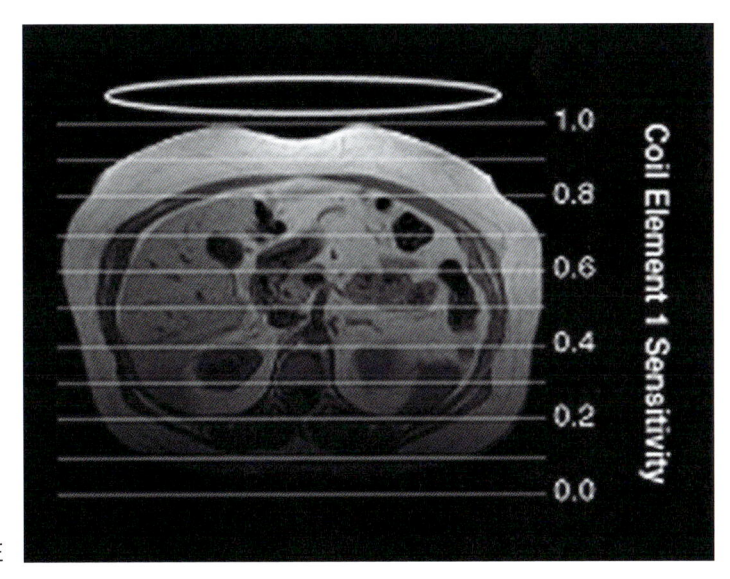

図 9.22　パラレルイメージングの感度補正

- SNR が低く，解像度も低い。
- 信号による被覆範囲が必要な躯幹部（胸部，腹部）の検査に用いられる。

小さなコイルは，
- 信号受信の範囲が狭い。
- エリアシングアーチファクトを生じにくい。

- コイルと患者の位置決めが重要である。
- SNR と解像度が高い。
- 小さな部位の検査に用いられる（手首，脊椎，膝など）。

コイルの安全性

RFコイルの安全な使用のために，いくつかの基本的なルールがある。コイルは，システム本体にケーブルでつながっており，RF電力がコイルに届いて，その信号が画像処理装置に送られるために，伝導性のある材質でできていなければならない。それゆえ，装置は通常の操作時に発生する熱を伝える。けれども，ある特定の状況になると，この熱が患者，またはケーブルの絶縁物質を焼いてしまう可能性がある。それを防止するためには，ケーブルがループ状に巻かれないように，また患者がマグネットのガントリに触れないように注意しなければならない。

コイルのケーブルは定期的に検査し，もし絶縁体が損傷していたら，いかなる状況であっても使用してはならない。患者から最適の信号を受信するために，コイルは正しく向けられなければならない。各MRI機器メーカーによって，その方法は異なっている。

マグネット装置の個々の構成についてすでに述べたので，次に，より大きなハードウェア関係について説明する。

パルス制御装置

傾斜磁場コイルでは，パルスシーケンスの間，迅速かつ正確にスイッチのオン・オフがなされる。マグネットの3つの軸に沿って，信号を空間的に位置づけ，横方向の磁化をリワインドやスポイルしたり，磁化を再収束する。同じ3つの傾斜磁場システムがこれらすべての作業を行うので，傾斜磁場コイルの正確なパルスは不可欠である。傾斜磁場アンプは電力を傾斜磁場コイルに供給し，パルス制御装置（pulse control unit）は傾斜磁場アンプとコイルの機能を調整するため，適切なタイミングでスイッチのオン・オフがなされる。

パルス制御装置は，RF波の伝達と増幅の役割もある。共鳴周波数のRF波は，RFアンプから次にRFモニタへと伝えられ，RF送信器から送信され，安全なRF波を患者へ提供する。

コイルから受信したRF信号は増幅され，アレイプロセッサを通して高速フーリエ変換される。これらのデータは，画像処理装置へ送られ，各々のピクセルに画像のグレイスケールが割り当てられる。

患者移送システム

患者の身体をMRI装置のガントリの高さまで持ち上げて，マグネットの中へと移動させるために，すべての装置で油圧または機械的に動く寝台が使われている。通常，ペダルやボタンで操作することによって，寝台を上下に動かしたり，ガントリへ出入りする動きをする。患者テーブルは，患者にとって安楽で，コイルのアタッチメントや固定装置も使用できるものでなければならない。また，緊急時には，患者の体を速やかにガントリから出せる仕組みも必要である。寝台をマグネットから分離することができる装置もあり，それで緊急時に患者の体を動かすことなく，別の移動用ベッドに迅速に移すことができる。もちろん，すべての寝台は磁気的に安全で，金属のパーツを使っていないことが必要である。造影剤を使用するMRA検査時にスキャンポジションを自動的かつ迅速に行えるよう，最近では高性能の患者移送システム（patient transportation system）が使えるようになった。

オペレータインターフェース

MRIのコンピュータ装置は，各MRI機器メーカーによって異なっている。しかし，ほとんどの場合，次のものが含まれている。

- 拡張機能のあるミニコンピュータ
- フーリエ変換用のアレイプロセッサ
- 画像作成のため，アレイプロセッサからデータを転送する画像プロセッサ
- 生データとパルスシーケンスを保存するハードディスクドライブ
- 交流電流と直流電流を分配，フィルタリングする電力分配装置

オペレータからシステムへのリンクはブートターミナルで行い，通常マイクロコンピュータの近くにある。システムの初期化とソフトウェアの変更は，このブートターミナルを利用して行われる。しかし，スキャン，観察機能は，通常，検査室外のオペレータコンソール上で行われる。

データ収集と新しく取得された画像の観察に加え，オペレータコンソールは，次にあげる画像操作テクニックのすべてにアクセスすることを可能にする。

- 複数の画像を同時に見る機能
- 画像を動画で見る機能
- 3D立体画像に再構成する機能

MRIの画像は，イメージコンソールから，CTで使われるものに似ている片面乳剤フィルムに，永久に保存される。しかし，MRIでは，各々の画像によって輝度とコントラストの調節が違うので，フィルム化は少し面倒である。この輝度とコントラストの調節は，ウインドウ幅およびウインドウレベルの調整として行われる。高く本質的な信号には異なる輝度とコントラストの調節が必要であるが，画像上で解剖的・病理的に重要な所見の適切な視覚化が可能になる。

データは磁気テープ（今ではめったに使われない），DATテープ，光ディスク，またはCDなど（今では，選択的方法によるが）に永久保存される。このアーカイブ機能は，オペレータコンソールを通してアクセスすることもできる。画像を保存すると，将来的に症例の画像を検索して呼び出し，さらに画像操作を行うこともできる。また，同じ患者が再検査する場合に，前回の検査との比較を行うためにも利用できる。

本章では装置の個々の構成要素について説明したので，次章では装置の安全な操作について説明する。

10 MRI の安全性

はじめに　236
主磁場　236
発射体　240
容態の急変　241
インプラントや人工臓器　241
ペースメーカー　244
傾斜磁場　245
ラジオ波（RF）　246
閉所恐怖症　247
クエンチ　247
安全に関する教育　247
患者モニタリング　249
MRI 撮像におけるモニタ機器　249
施設の設計　249

はじめに

　実は，MRI が与える生物学的な影響について，長期にわたって調査した報告はまだない。しかし，磁気の影響，傾斜磁場の影響，ラジオ波（RF）の影響など，MRI 検査を構成する個々の現象については，それらが可逆的な影響を引き起こすことはすでに知られている。このような報告は，ほとんどが米国から発信されている。1982 年 2 月，米国食品医薬品局（FDA）が，「NMR の臨床使用における電磁気被曝のリスク評価のためのガイドライン」を発表した。MRI が与える長期的な生物学的影響について議論するために，画像処理のプロセスにかかわるすべての項目が，その評価対象となっている。すなわち，以下の 3 項目である。

- 主磁場（静磁場 B_0 とも表現される）
- 傾斜磁場
- ラジオ波（RF コイルによって生成され，通常 B_1 と表現される）

　MRI 検査を受けるすべての患者に対して，検査室に入る前に，ふさわしい態勢であるかどうかのチェックが行われなくてはならない。また患者以外にも，撮像にかかわるすべての人も同様に，検査室に入る前には，被検者と同等のチェックを受けなくてはならない。国際磁気共鳴安全委員会（international MR safety committee）はこれらのチェックを"十分にトレーニングされた者"が，2 回以上（1 回はチェックリストどおり，そして 1 回以上は口頭で）繰り返して行うことを推奨している。国際磁気共鳴医学会（International Society for Magnetic Resonance in Medicine：ISMRM）と Institute for Magnetic Resonance Safety, Education, and Research（IMRSER）は，検査室に入るすべての人に対するガイドラインとなるチェックリストを考案した。インターネットを介してオンラインで簡単に入手することができる（www.mrisafety.com）。このリストは改変せず，そのまま使用することが推奨されている。

主磁場

　主磁場は原子核を整列させる役割を担う。永久

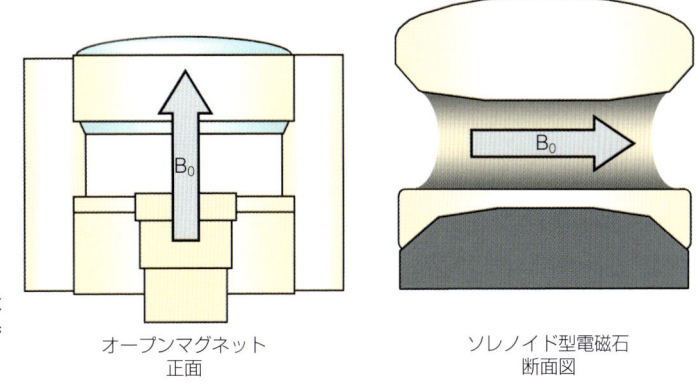

図10.1 静磁場の向き：永久磁石を使用したMRI装置と超伝導を使用したそれでは，向きが異なる

オープンマグネット 正面

ソレノイド型電磁石 断面図

磁石による電磁場は垂直方向に向いているのに対して，ソレノイド型電磁石の磁場は通常水平方向である（図10.1）。これは静的な，あるいは変えることのできない磁場である。かつてFDAは，臨床で使用できる静磁場の強度を2.0Tまでに制限していたが，2004年7月にこの制限は緩和され，生後1ヵ月までの乳児は4.0Tまで，それ以上の年齢では8.0Tまでとなった。研究目的であれば，さらに高い磁場強度も使用可能である。

静磁場が与える生物学的影響

静磁場が生体に与える潜在的影響の可能性については，我々にとって非常に関心のあるところである。自然界に目を向けると，地球自身が発生している磁場が，下等生物に重要な影響を与えていることが知られている。地球を取り巻く0.6Gの磁場は，磁気バクテリアの局在や，渡り鳥の移動パターンに影響を与えている。MRIにおいては，静磁場に対して垂直方向に流れる大きな血管には，静磁場による軽微な影響が現れることが知られている。しかしリスザルを使用した実験では，10.0Tという高い静磁場下であっても，心電図で体に悪影響を及ぼすような変化は認められていない。また，2.0Tを使用した研究では，細胞の発育や細胞の形態には何の影響もないとする報告がほとんどである。米国国立労働安全研究所（National Institute for Occupational Safety）や世界保健機関（WHO），米国政府などが提示したところによると，白血病やその他の悪性腫瘍を発生させたとするデータもない。しかし"New England Journal of Medicine"には，1950～1979年までのワシントン州での調査において，電磁波曝露のあった男性の間で白血病の発病率が高かったとする報告がなされている。これは交流電源による電磁波曝露の影響と考えられ，交流の発生にともなって引き起こされる，磁場の変化が原因である。1987年，ニューヨークからも同じような影響の報告がなされたが，直線加速器に関与する労働者が曝露した静磁場について，悪影響を及ぼすという根拠はないとした。このように，MRIの潜在的発癌性に関していくつかの報告がなされているが，これらの研究報告の多くは研究手法に議論の余地があり，その結論に対しても意見の分かれるところである。

漏洩磁場

マグネットのボアから外部に漏れる磁場のことを**漏洩磁場**（fringe field）と呼ぶ（図10.2）。漏洩磁場は主磁場に対して直接関係がないように見なされがちだが，実は致命的な影響を及ぼしうる。漏洩磁場の悪影響は，MRI装置の設置場所と関係している。静磁場は通常の壁・床・天井では遮蔽できない。

漏洩磁場から一般人を守らなくてはならない。磁場からどのくらいの影響を受けるかが不明な一般人が被曝してもよいとされる磁場の強度は5Gまでに制限されている。多くのMRI施設においては，公共の空間はこの基準を満たすようにつくられており，5G以上の磁気が発生している場所はそのことがわかるように明示されており，立ち入りは制限されている。

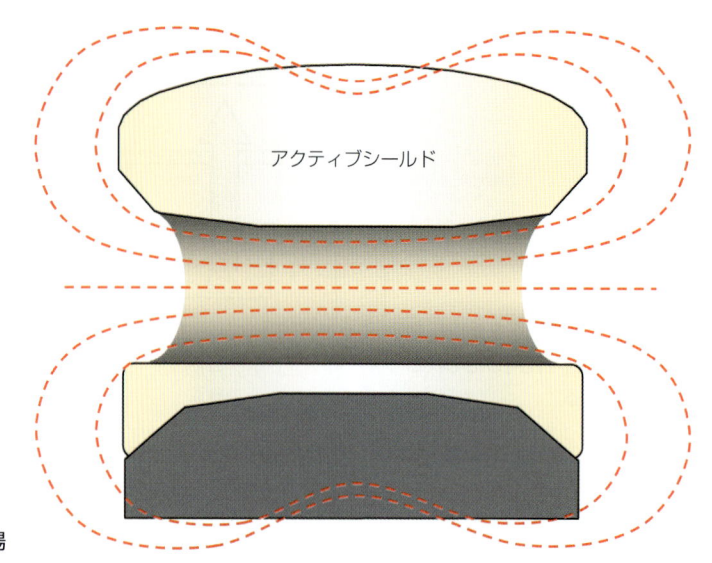

図10.2 漏洩磁場

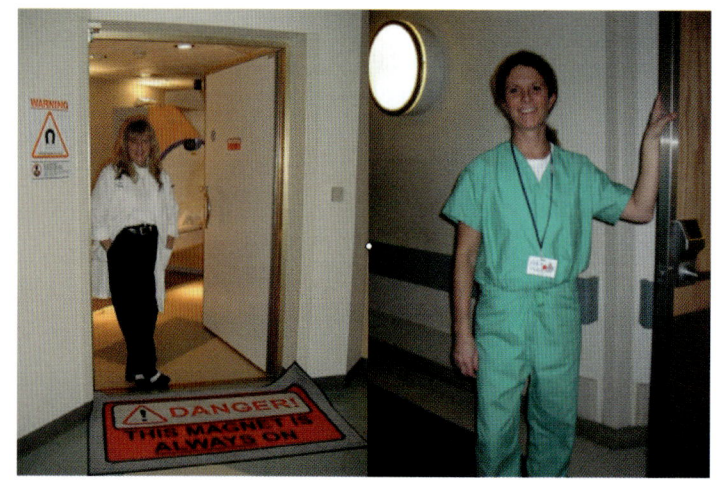

図10.3 ホットゾーンとウォームゾーン。ホットゾーンは検査室内のこと。常に磁場が発生していることを示す警告が壁やフロアマットの目立つところに書かれている。ウォームゾーンは検査室に入る手前までのことで，外界との間はカギのかかるドアで仕切られている

　MRIの黎明期以来，MRI装置の周囲で重大な事故が発生している。このため国際磁気共鳴安全委員会は，MRI検査室入り口周辺を"ウォームゾーン"とすることを推奨している。ウォームゾーンはMRI検査室の入り口付近にあり，通常は撮像用コンソールがある。"ホットゾーン"は検査室そのものである（図10.3）。ウォームゾーンの入り口はロックがかかっており，一般の人が不注意に迷い込んだり，さらに奥にある検査室に入ったりできないようになっている。

2.0 T以下の静磁場

　2.0 T以下の磁場強度であれば，ヒトに与える生物学的影響は観測されていないが，この磁場においても心電図で可逆的な変化が起こることは知られている。すなわち，**磁気・血行動態的効果**（magneto-hemodynamic effect）により，心電図においてT波が上昇するのである。これは血液など電導性のある液体が磁場の中を通り抜けることによって生じ，反応の強さは磁場強度に依存する。しかし，MRIを受けた患者の心血管に深刻な悪影響は見られず，磁場の外に出たら心電図波形ももとに戻る。

　高磁場での心電同期法においては，この心電図の変化が問題となる。通常は同期のトリガーとなるR波よりも，上昇したT波がトリガーとなってしまい，適切な画質が得られなくなってしまう（8章参照）。そこで多くのMRI機器メーカーでは，

この影響を減少させるような心電同期システムを開発している。このような理由から，患者のモニタリングにも心電図の電極を使用しない方がよい。パルスオキシメータも，特別なモニタリング装置を使用すべきである。

2.0 T 以上の静磁場

2.0 T 以上の磁場において，ヒトには疲労・頭痛・血圧低下・過敏性などの，可逆的な生物学的影響が及ぶことが知られている。このほかにも，DNA などの微粒子や鎌状赤血球などの細胞内小構造は，その向きによって異なるさまざまな磁気的特性を持っており，2.0 T においてはこれらの構造物にはねじれ応力が加わってくる。このことが生物学的に重要な影響を及ぼす。

超高磁場の MRI

現在，ほとんどの MRI 装置が 1.5 T 以上の磁場強度を持っており，3.0 T 以上の超高磁場システムも徐々に普及しつつある。そのため，多くの施設で高い SNR を持った画像を得ることができるようになってきた。SNR と磁場強度は正比例の関係にあり，磁場強度が倍になれば，SNR も倍になる。

1.5 T 以上の高磁場装置が普及し始めたことにともなって，以下のような高磁場での安全性に関する留意事項を考慮する必要が生じている。

- RF の出力（SAR）が増大していること。
- 高磁場下での研究やインプラント，各種医療機械の製品テストがあまりなされていないこと。
- 低磁場装置に比べて，ヒトや動物に対する臨床経験が相対的に少ないこと。

このような観点から，高磁場においては，妊婦の撮像や禁忌である可能性のあるインプラントを埋め込まれた患者の撮像は，より研究が進み，多くの臨床経験を経るまでは避けた方がよい。

妊娠している患者

胎児に対して MRI がどのような生物学的影響を及ぼすのかは，まだ知られていない。しかし，発達途上の段階にある胎児に対して，MRI がさまざまなメカニズムで潜在的に悪影響を及ぼす可能性があると考えられている。細胞分裂の進む妊娠初期（0〜12 週）は，特にその影響を受けやすいといわれている。

FDA では，胎児や乳児を撮像する MRI 装置には，"MRI により得ようとしている情報が，MRI 以外のより侵襲の大きい検査でないと得られないものであるならば，その MRI は妥当である"という，情報安全性に関するラベルを表示することを求めている。

一般的に妊娠している患者に対する検査はリスクが高いと考えられていることから，さまざまな検査を妊娠初期以降に延期させたり，同意書にサインさせてから検査を行ったりする施設が多い。さらに米国産科・婦人科学会（American College of Obstetricians and Gynecologists）では，妊娠している患者に関しては個々の症例ごとに対応を考えるべきだとしている。また，MRI 安全協会（Society of Magnetic Resonance Imaging Safety Committee）では，"妊婦や妊娠の可能性がある患者に関しては，MRI により得られる情報が，撮像にともなう相対的リスクを上回っているかどうかを，検査前に評価しなくてはならない"としている。

しかし軟部組織の内部構造を精巧に高解像度で描出でき，しかも低リスクの検査であることから，MRI は胎児や妊婦の評価に使用される機会が増えている。MRI 検査は，胎児あるいは母体に異常が疑われるが，超音波など電離放射線を使用しない診断モダリティで不十分である場合に行われるべきである。胎児や胎盤，子宮，卵管（捻転が疑われる場合）などの臓器の評価には，シングルショット高速スピンエコー法（SS-FSE）が適している。胎児 MRI により出生前診断を行い，母体内で手術を施行した後，健康な状態で出産することができる症例もある。

イギリスの放射線防護委員会（National Radiological Protection Board：NRPB）によるガイドラインでは，"妊娠中の女性について，最初の 3 ヵ月間

を検査対象から外すことに慎重であるべきだ"としている。

また、胎児期にMRIを施行して、出生後4年間にいかなる異常も認めなかったとする報告は、1983年以降数多くある（いずれも1.5T以下のMRIに関してであるが）。現在、3.0T以上の超高磁場MRIが普及しつつあるが、妊娠中におけるリスクの増大など多くの安全性の理由によって、ヒトや動物を対象とした研究はほとんど行われていない。より多くの研究がなされ、臨床経験を経るまでは、胎児に対するMRIはなるべく避けた方がよいといえる。

ガドリニウムによる造影は、妊娠中の患者には禁忌である。妊娠したヒヒを用いた研究で、ガドリニウムは胎盤を通過し、羊水中に移行することがわかっている。羊水中のガドリニウムは胎児に取り込まれた後、尿中に排泄されるので、胎児は再度それを取り込んでしまう。ガドリニウムキレート剤の安全性や、体内に摂取されてからの安定性についての研究が行われていないので、MRIによる胎児イメージングが一般化しつつある現状ではあるが、やはり妊娠中のガドリニウム摂取は避けるべきである。

妊娠中のMRI検査従事者

MRI検査従事者が妊娠中の場合の対応は、施設ごとにガイドラインがつくられてきた。国際磁気共鳴医学会（ISMRM）の安全委員会ではこれについて、"検査室に入ること自体は危険ではないが、RFや傾斜磁場が発生しているとき（つまりスキャン中）は室外に出ること"を指針としている。なかには妊娠初期はスキャンルームに近づかないように指導している施設もある。

ある調査では、MRI検査に従事する技師や看護師における流産の発生率は、一般的なそれと比較して増加しないと報告している（自然流産の発生率は約30%※）。この調査を行った施設では、調査結果を受けて、それまでは"妊娠中の技師や看護師は磁場の及ぶ範囲に近寄らない"としていた方針を、"患者をMRI検査室内に誘導し、撮像の準備を行ってもよいが、撮像中は検査室内に入らない"という方針に変更した。

今まで、MRI従事者は自分自身で得た情報をもとに判断すべきだとされてきた。米国では、妊娠した労働者が危険な職場で働く場合の権利に関する法廷での解釈に基づいて、MRI施設の近くでの業務に携わるかそうでないかは、個人で判断すべきだとされている。しかし、危険であるとわかっている場所にあえて入っていくという行為は勧められるものではないし、超高磁場のシステムが普及するにつれて、法廷での解釈も変わっていくことだろう。

発射体

強磁性体でできた物は、MRI検査室のように強い磁場の発生している場所では、磁力による発射体（弾丸）となりうる。クリップやヘアピンなどの小さい物が1.5Tの磁石に引き寄せられる場合でも、最高で時速40マイル（約64km）の速度に達することがあり、これは患者や技師など検査室内にいるあらゆる人を非常な危険にさらすことになる。引き寄せる力は、磁場強度、物体のサイズに依存し、磁石からの距離に反比例する。メスやはさみ、クランプなどの外科的手技で使用する器具は、ステンレス製であっても強く引き寄せられる（図10.4）。

酸素ボンベも同様、MRI室には絶対に持ち込んではならないが、非磁性体でできたボンベは安全である。ときに鉄粉が充填された砂嚢もあるので、持ち込む前に必ず中身を確かめなくてはならない。

MRI室に持ち込むすべてのものを、事前に小さな磁石に近づけて調べておくことが望ましい。さらにいえば、看護師や清掃員、防災係、技師などすべての職員が、静磁場の潜在的な危険性や有害事象についての教育を受けておくべきである。また、MRI施設へのすべての入り口には、磁性体を持ち込まないように警告を表示すべきである。金属探知機を導入するのも1つの方法だが、ときどき誤作動することもある。これらのことを踏まえて、多くのMRI施設では、一般の人々が5G以上の領域には入れないようになっている。

※訳注：日本においては15%前後である。

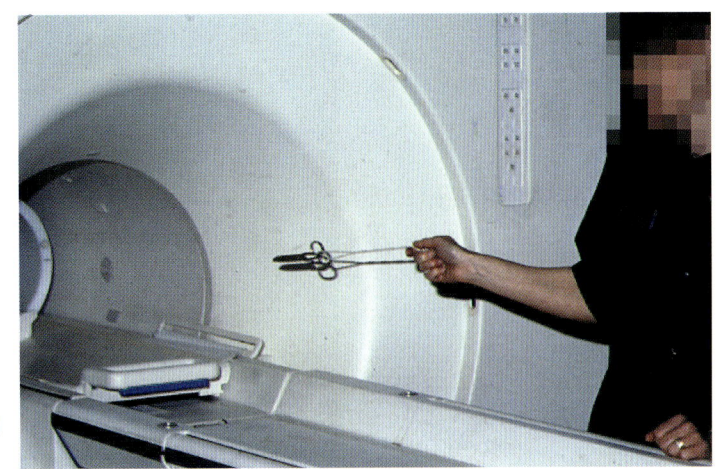

図 10.4　ステンレス製のはさみが磁力に引かれる様子

容態の急変

どのような医療機関でも，MRI 施設には救急カート内に患者の容態急変に対応するための器具を備えておくべきであるが，それらの多くは MRI 検査室内では非常に危険な物体となりうる。そこで，容態急変に対する処置は，速やかに患者を磁場の外に出してから行うべきである。

インプラントや人工臓器

金属製のインプラントは MRI 装置内で，前述のように引き寄せられたりするほかに，発熱したり画像にアーチファクトを生じさせたりと，深刻な影響を与える。患者の MRI の施行前には，過去の手術歴をすべて明らかにしておくべきである。MRI に影響の少ないインプラントや人工臓器のリストは，"Magnetic Resonance Bioeffects, Safety and Patient Management"(Shellock, Kanal 著)を参照いただきたい。そして最新情報は MRI safety のホームページ(www.mrisafety.com)で得ることができる。

ある磁場強度において事前にテストされて安全であるとされた器具は，その磁場強度以下でのみ安全であるということを銘記しなくてはならない。つまり 1.5 T の MRI 装置に使用可能とされている器具は，1.5 T 以下の装置では使用できるが，2.0 T や 3.0 T 装置では使用してはならない。

回転力と発熱

金属製インプラントには，磁場の中で強い回転力を生じるものがある。さまざまなサイズの金属製インプラントに回転力が加わると，人体に突き刺さる可能性があるが，力の強さはインプラントに使われている金属の種類によって異なる。非磁性金属でできたインプラントはこのような影響はないか，あっても非常に小さな力である。とはいえ，非磁性金属も RF の影響でかなり発熱する。しかし，インプラントがどの程度発熱するかというデータはいまだ示されていない。

金属製インプラントによるアーチファクト

アーチファクトは生物学的な効果を考慮する必要はないが，MRI 像所見の解釈に悪影響を及ぼす可能性がある。金属製インプラントのサイズや使用されている金属の種類(磁性体でも非磁性体でも)，パルスシーケンス(スピンエコー法やグラディエントエコー法)や使用する画像パラメータ(磁場強度や TE，ボクセルサイズ，FOV やマトリックス，スライス厚など)が，アーチファクトの程度に関連している。図 10.5 では，右側の写真でのアーチファクトは左側のそれと比べて非常に大きい。この 2 名の患者の MRI で見られるのは動脈瘤治療

図10.5 頭蓋内動脈クリップのアーチファクト。左がスピンエコー法，右がグラディエントエコー法であるが，右側の方が磁化率アーチファクトが目立つ

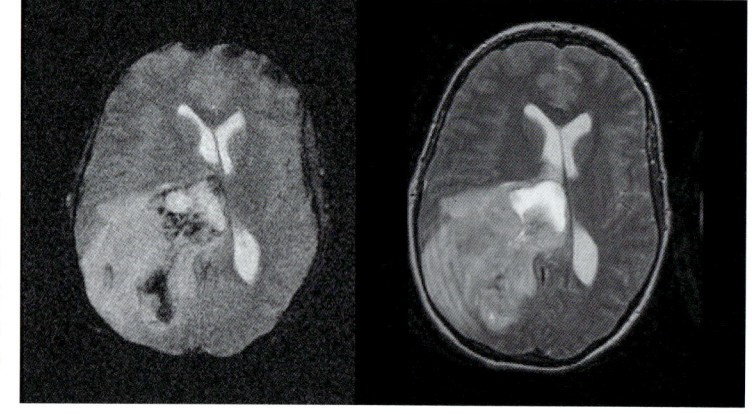

図10.6 脳出血患者のグラディエントエコー法T2*強調像（左）と高速スピンエコー法T2強調像（右）。高速スピンエコー法の方が画質が高いが，出血病巣はグラディエントエコー法の方がより明白である

のクリップによるアーチファクトで，クリップのサイズは同じだが，右側の写真の方が磁化率の高いクリップを使用されており，このため磁化率アーチファクトが強く現れている（7章参照）。

金属アーチファクトがあるのに患者体内に金属がない場合，出血性病変に含まれる血液の成分によるものである可能性が考えられる。血液に含まれる鉄は磁性体であるが，これにより病変近くの磁場が乱れて不均一になる。この乱れにより，出血領域の周辺には金属アーチファクトや磁化率アーチファクトと呼ばれる像を生じる。高速スピンエコー法では180°パルスが血中の磁性体による磁場の不均一を補正するが，グラディエントエコー法ではこれがなく，磁化率アーチファクトが生じやすい（図10.6）。

動脈瘤治療用頭蓋内クリップ

動脈瘤治療用クリップの中には，MRIが絶対的禁忌とされているものもある。このようなクリップは磁力により移動し，血管損傷により出血や虚血を引き起こし，死に至る場合もある。チタン製のクリップはMRI検査を行っても安全であることが証明されている。しかし"MR compatible"と表示されているクリップを使用していたり，あるいはMRI施行時はクリップを取り除かれていたと思われていた患者でも，結果的に死に至った例もある。ISMRMでは，頭蓋内へ留置する前にテストで安全が確認されているクリップ以外のものを使用している患者の撮像は行わないように勧告している。またIMRSERは"安全であると広く知られている"以外の頭蓋内クリップを使用した患者のMRI検査は危険であると勧告している。

血管内デバイス：フィルタやステント

15種類の血管内デバイスについて調査したところ，そのうち5種類は磁性体であった。これらは

磁場のゆがみを生じる原因にはなるが，数週間で血管壁に癒着して，移動することはないようである。

つまり血管内デバイスは留置後ある程度の時間が経過すれば，MRIの撮像を行っても安全だと考えられている。

頭蓋外の血管用クリップ

内頚動脈動脈瘤クリップ症例5例について調査したところ，いずれも磁場のゆがみを生じていた。しかしゆがみの程度は血管の拍動によるゆがみに比べて軽度であった。頭蓋外のクリップは周囲を術後の線維性組織に覆われて存在していることが多い。多くの場合，術後4〜6週間以降であればMRI施行は可能としているが，急を要する場合は個々の症例に対して適否を十分に検討したうえで，術後4週間以内であっても撮像することがある。ただしPoppen-Blaylock製の頚動脈クランプは，磁場に強く引き寄せられるので，MRIは禁忌である。

リザーバーポート

33種類のリザーバーポートのうち，調査して磁場のゆがみが見られたのは2種類だけであった。しかも特に問題にならない程度のゆがみであったので，リザーバーに関してはMRIを行っても問題ないといえる。

心臓人工弁

29種類の人工弁のうち25種類について評価したところ，磁場のゆがみはわずかで，通常の血管拍動からくるゆがみに比べても小さなものであることがわかった。ほとんどの弁置換後患者はMRIが安全に行えるということになるが，弁のタイプをよく確認しておく方がよい。

歯の治療器具

16種類の歯科治療インプラントに関して調査したが，そのうち12種類で磁場のゆがみを認めた。ほとんどはMR撮像に危険をともなうほどのものではなかったが，画像に磁化率アーチファクトを生じ，特にグラディエントエコー法で顕著に認めた。調査したもののうちいくつかは磁性体でできており，これらを使用している場合は潜在的にリスクがあるものと考えられる。

陰茎インプラント

9種類の陰茎インプラント（主に勃起障害治療用）のうち，磁場のゆがみを生じたのはDacomed社のOmniphase™1種類だけであった。MRIを行っても患者に致命的な障害を及ぼすわけではないが，不快感をともなうかもしれないので，他の画像モダリティを考慮した方がよい。最近の陰茎インプラントの多くはプラスチック製である。

耳鼻科インプラント（人工内耳）

調査した3種類すべての人工内耳が磁場のゆがみを生じるだけでなく，それらは磁気，電気的に動作している。MRI装置に近づくのは禁忌である。人工内耳を埋め込まれた患者の中には，その旨を明記したカードを携帯して，MRIを受けることがないようにしている人もいる。

眼科インプラント

12種類の眼科インプラントを調査したが，そのうち2種類は1.5T装置で磁場のゆがみを生じた。Fatioの眼瞼スプリングはMRIの施行で不快感を生じ，網膜タックが磁性体でできており，眼球を傷つける可能性がある。

眼内金属異物

MRIの安全性において，眼内金属異物は大きな関心の的となっている。金属加工業者で，細かい鉄屑が出る作業をしたり金属小片をたくさんつくったりする場合は，金属異物が眼に入ることはまれなことではない。磁性体である眼内金属異物は，磁力が加わると移動し，眼や周囲組織を傷つける。小さな眼内異物は，単純X線写真では見落とされることがある。しかし単純X線写真でも直径0.1mm程度のサイズなら検出できるとの実験結果がある。また，2.0TのMRI装置での動物実験では，0.1×0.1×0.1mm〜0.3×0.1×0.1mmのサイズまでの眼内金属小片について，MRI装置で移動したのは0.3×0.1×0.1mmのものだけであったと報告されている。しかも，臨床的に問題となるような移動ではなかったという。すなわち，より高い精度で金属小片を検出できるCTを使わなくても，

単純X線写真でのスクリーニングで十分であるといえる。

ISMRMの患者に対するチェックリストには，"今までに，金属が眼に当たったことがありますか?"という項目がある。これはつまり，眼内金属異物の既往があるがすでに取り除かれているはずである患者に対しても，単純X線写真でスクリーニングすべきだということを示している。また，その際の撮像法としては眼球を上方下方に固定したウォータース法と側面像，あるいはウォータース法とコールドウェル法，という2パターンの2方向のうちどちらかを撮像するように勧めている。

銃弾や爆弾の破片

ほとんどの弾薬は非磁性体であることが証明されているが，微量の強磁性体を含んだ合金でつくっている国や軍隊もあるので，体内に銃弾や爆弾の破片が残っている患者に対しては，MRIに先立ってそれが体内のどこに位置しているかを必ず確認しておかなくてはならないし，細心の注意をはらって撮像しなくてはならない。

整形外科インプラント

15種類のインプラントを調査したところ，静磁場下においていずれも磁場のゆがみは生じなかった。しかし，人工股関節など大きなものについては，撮像にともなう傾斜磁場やRFにより発熱することがある。とはいえ発熱の程度は比較的軽度で，MRIに障害となるようなものではない。

外科手術用クリップやピン

腹部手術で使用されるクリップは，瘢痕組織など線維性物質に支持されて存在するので，一般的には安全にMRIの撮像ができる。しかし，サイズの割にアーチファクトが大きく，画質低下の原因となる。術後4～6週間空けて撮像することが推奨されているが，これは必ずしも必要な期間というわけではなく，各症例について個別に評価されるべきである。

ハローベストや類似の体外装具

ハローベスト(Halo vest)は，磁場のゆがみを生じたり，そのためにベスト自体を外さなくてはならなかったり，RFによる発熱や，頭部のリングによる電流の発生，アーク放電など，さまざまなリスクファクタを持っている。また，画像診断に役立たないほどの画質低下を引き起こすアーチファクトを生じることもある。最近はこれらの影響が少ないハローベストも市販されているので，撮像前にはどのハローベストなのかを明らかにしておくべきである。

電気的・磁気的・機械的にアクティブなデバイス，導電性のデバイス

磁気的・電気的あるいは機械的にアクティブになっているという理由で，MRIが禁忌であったり予防措置をとらなくてはならなかったりするインプラントがある。例えば，

- 心臓ペースメーカー
- 人工内耳
- 組織拡張器
- 眼科インプラント
- 歯科インプラント
- 神経刺激装置
- 骨発育刺激装置
- 体内埋め込み型除細動器
- 薬剤注入用リザーバーポート

などの特定機種である。すなわち，撮像できる機種かどうか，予防措置が必要かどうかを個別に判断する必要がある。

磁場によりデバイスの機能が損なわれる場合は，そのデバイスが埋め込まれている患者の撮像は控えるべきである。また，患者への装着に磁力を利用しているデバイス(括約筋，ストーマやその他の人工臓器)は，MRIにより磁力が失われてしまうことがあるので，撮像は禁忌である。

ペースメーカー

心臓ペースメーカーはMRIの絶対的禁忌であった。たとえ5G程度の低磁場であっても心電図の動揺を生じたり，プログラムが壊れたり非同期モードに切り替わってしまったりという障害が起こる。

ペースメーカーを取り外されているがリード線は残したままの患者もいて，これがMRI時にアンテナとして動作して，心房・心室細動を引き起こすことがある。よってこのような患者に対してはMRIはできなかった。

最近では，残存していてもMRIが可能なリード線もあり，これなら体外でワイヤがループ状にならないように表皮のすぐ近くで切断されていれば，患者の体内に留置したままでも撮像することができる。さらに，MRIが可能なペースメーカーも開発されており，MRIができるかどうかも，個々の症例に対して個別に評価する必要がある※。この件に関する疑問は，www.mrisafety.comへ問い合わせるとよい。しかしリスクのある患者に無用な磁場の曝露をさせないため，施設内に"5Gライン"を表示すべきである。

独自の判断で，すでにペースメーカーを装着した患者のMRIを行っている施設もあるが，多くの施設では依然として慎重で，このような患者を撮像していない。

傾斜磁場

どのようなMRI装置にも傾斜磁場コイルという，ワイヤを多数のループにしたものが装備されている。RFパルスが照射される間に，位置によって特定の異なる磁場強度をつくるのが傾斜磁場である。これにより画像の位置情報をエンコードする。撮像中はRFパルスのオン・オフに合わせて傾斜磁場もオン・オフを繰り返しており，これにより，時間ごとに異なる磁場強度が変わることになる。

時間的に変化する磁場

あらゆる変圧器や高圧線の周囲には常に時間的に変化する磁場が発生しているため，それらに関する生物学的影響についての報告は数多くある。健康に対しては，傾斜磁場の強さよりもむしろ磁場の変化にともなう誘発電流による影響がより関連する。ファラデーの法則（Faraday's law）によると，磁場の変化は導体内で電流を誘発し，MRI検査では神経・血管・筋肉など体内で導体の役目を持つ器官に関連する。誘発される電流の強さは，素材の電導性や磁場の変化する頻度に比例する。これはMRI検査では，パルスの持続時間や波形，繰り返しのパターンや体内での電流の分布が，関連の深い因子である。磁場の中心から離れた部分の方が磁場の変化が大きいので，誘発される電流は大きくなる。

生物学的影響としては，電流の大きさに依存し，視覚の可逆的な変化や，非可逆的な心筋の細動など細胞の生化学的変化がある。MRI検査ではエコープラナー法の撮像中に，皮膚に軽度の刺激を感じたり，不随意的な筋収縮などの症状として現れることがある。視覚の変化は，時間的に変化する磁場により網膜にあるリン酸が刺激を受けることで起こり，閃光が見えたり星が見えたりといった症状として現れる。FDAはファラデーの法則に基づいて，検査1回あたりの時間的に変化する磁場の量を制限している。ファラデーの式は，次のように表される。

$$\Delta B/\Delta T = \Delta V$$
ΔB：磁場の変化，ΔT：時間の変化，
ΔV：電圧の変化

FDAはすべての方向の傾斜磁場を6.0 T/sまでと制限してきた。この場合，ΔBが6.0 TでΔTが1秒である。さらにFDAは，1軸方向の傾斜磁場を20.0 T/sで磁場発生の時間を120 msに制限していた。エコープラナー法では強い傾斜磁場が頻回に発生するので，これらによる制約を多く受ける。2004年7月には，この制限では強い不快感や痛みを防ぐことができないとして規制が強められた。

騒音

撮像中，傾斜磁場コイルを流れる電流はかなりの騒音を発生する。市販のMRIシステムでは騒音のレベルはガイドラインで定められた許容範囲を超えるものはないが，騒音はさまざまな可逆的・非可逆的影響を及ぼす。つまり，騒音により検査

※訳注：日本では2011年現在，MRI対応のペースメーカーは市販されておらず，原則的にペースメーカーはMRIの禁忌である。

中のコミュニケーションが妨げられ，患者はイライラし，一過性に(ときには永久的に)聴力が低下したりすることがある。

このような弊害を防ぐために耳栓を使用するのは，安価でよい方法である。耳栓以外ではヘッドホンを使用することもあるが，いずれにせよ患者の聴力を保護する対策を講じるべきである。さらに高価な手段としては，騒音をキャンセルする工夫を施して，患者と技師のコミュニケーションを良好にするシステムもある。また，MRI装置自体に関しても，各社で騒音をかなり少なくしたものが開発されている(9章参照)。

ラジオ波(RF)

MRIの撮像中にRFが照射されると水素の原子核は交流磁界を発生する。RFは装置に組み込まれたRFコイルにより生成されるが，RFパルスが倍になると(90°RFパルスから180°RFパルスになると)，必要なエネルギーは4倍になる。したがってMRIの安全性を考えるとき，180°RFパルスを多く使う高速スピンエコー法ではこの影響が大きいといえる。

RFパルスの照射

臨床用MRI装置で使われている電磁波は，その他のさまざまな電磁波(X線や可視光線やマイクロ波など)に比べてエネルギーレベルが低く，電離放射線が出るわけでもないので，生体に与える影響としては組織の発熱が主な問題となる。発熱以外の影響も報告されてはいるが，確証は得られていない。励起パルスが照射されると，原子核がそのラジオ波エネルギーを吸収し，より高いエネルギー状態へと移行する。その後に緩和が起こり，原子核は周囲へエネルギーを放出してもとの状態に戻る。周波数100 MHz以下では，吸収したエネルギーの90％は導体の渦電流によるものである。周波数が高くなると，吸収するエネルギーも増えるので，組織の発熱量も増加する。このことから，1.0 T以下のMRI装置では，RFによる発熱はほとんど問題にならない。

表10.1 米国でのSAR上限

領域	量	時間(分)	SAR(W/kg)
全身	平均	15	4
頭部	平均	10	3
頭部あるいは体幹部	組織1gあたり	5	8
四肢	組織1gあたり	5	12

比吸収率(SAR)

FDAは体温の上昇や比吸収率(specific absorption rate：SAR)の観点から，人体に照射するラジオ波の量を制限している。体温は人体の中心部で1℃の上昇を上限としており，体表では38℃(頭部)，39℃(体幹部)，40℃(四肢)までとしている。このためRFの強度も測定する必要があるが，これをSARとして表現している。単位はW/kgで，その値は誘発電流やRFパルスの頻度，組織の密度や電導性，そして患者の体格などによって変化する。患者の体重や使用するパルスシーケンスが重要な要素であるといえる。

SARは撮像による発熱を推定するのに役立つ。米国では，推奨SARレベルは0.4 W/kg(全身)，3.2 W/kg(頭部)，8 W/kg(体の一部)とされてきた。しかし2004年7月にこの制限はより強化されて，現在は表10.1に示す値になっている。

カナダでの推奨SARは2 W/kgである。FDAはMRIの施設を細分化した。4 W/kg以上のSARにおける撮像の安全性を調査する施設では，特に制限なく撮像ができるが，研究用ソフトウェアを使っている施設では2 W/kgを超えるには許可が必要である。FDAはまた，組織内温度による基準も設定し，ほとんどの施設でこれを守るように求めている。非研究機関には，より多くのスライスをスキャンできるように新しい基準も設けている。FDAはMRIについて，リスクはあるが適切な使用法でそれを避けることのできる，すでに確立された画像診断モダリティであると認めている。

報告によると，推奨SARレベルの10倍までなら，皮膚や体温の上昇は見られるものの，そのほかの大きな影響はなく撮像ができる。体温の上昇とともに，血圧や心拍も軽度上昇する。このこと

は大して重要ではないと思われるかもしれない。しかしこの観点では，体温調節に障害のある患者ではMRIの施行が難しくなる。また，眼部や精巣など熱を発散させるのが難しい部位については個別に評価しなくてはならない。スタンダードなパルスシーケンスでは，特に問題となるほどの温度上昇は生じず，角膜では温度上昇幅は0～1.8℃であった。しかし，高速撮像法に関しては再検討する必要がある。

RFアンテナ効果

RFの照射に際して，電導性のループで生成される電流によって火傷が起こる可能性を認識しておかなくてはならない。MRIで使用される心電図のリード線や表面コイルなどは注意を要する。これらの器具を使用する場合は，リード線や表面コイルのケーブルがループ状になっていないかを事前に十分チェックしなくてはならない。ケーブルそのものがループ状になっていなくても，患者の体との間にループが形成されているのもよくない。組織や衣服は，絶縁されていないケーブルにより発熱する可能性があるし，送受信コイルも過熱のおそれがあるので，適切に運用されているかどうかを確認すべきである。

"Biological Effects and Safety Aspects of NMR"を発表したニューヨーク科学アカデミー（New York Academy of Science）では，MRI室で使う電線は周囲を絶縁材と断熱材で覆うことを推奨している。

閉所恐怖症

閉所恐怖症は安全性とは関係ないように思われるかもしれないが，患者への影響は大きく，オペレータは留意しておくべきである。RF波による発熱や傾斜磁場の騒音，閉所に閉じ込められる感覚などが合わさって，閉所恐怖症の症状が現れることがある。

ほとんどの場合は一過性のものであるが，検査前は無症状であったのに，MRI検査を契機に閉所恐怖症を発症したという報告が2例ある。この患者たちはその後，長期間の精神科治療が必要であったと報告されている。良好なコミュニケーションと事前の十分な説明などによって，閉所恐怖症の発症頻度を下げるのは非常に重要なことである。

クエンチ

クエンチ（quenching）とは超伝導コイルの温度が絶対零度から上昇することにより起こる現象で，コイルは超伝導状態を脱して抵抗を持つようになる。温度が上昇することで，液化していたヘリウムがタンク内から急激に気化して流出する。クエンチはなんらかの事故で起こるものであるが，非常事態のときにわざと引き起こすこともある。コイルには修復不可能な深刻なダメージを与える可能性があるので，もしクエンチしなくてはならないほどの非常事態が起こったときも，その判断は技師とサービスエンジニアによってなされるべきである。

検査室の火気はクエンチの原因となりうる。MRIシステムにはクエンチのために，ヘリウムの排出口がある。これが故障するとヘリウムが室内に漏れ出して酸素の量が減少するので，検査室には酸素モニタが設置されていて，酸素レベルが一定以下になるとアラームが鳴るようになっている。もしアラームが鳴るようなことがあれば，撮像中の患者を速やかに室外へ運び出さなくてはならない。

検査室のドアを閉めた状態でクエンチが起こると，ヘリウムが撮像室内に充満して高圧になり，ドアが開けられなくなってしまう。これはクエンチ後数分で収まるが，ドアが開けられないような状態なので，検査室と操作室を仕切るガラス窓が割れる可能性がある。気圧を下げるために，多くのMRIシステムでは緊急用の換気扇が設置されている。これにより除圧され，普段どおりにドアが開けられるようになり，患者を外に運び出すことができる。患者を速やかに運び出し，呼吸停止や低体温，鼓膜破裂の有無を確かめる。

安全に関する教育

患者への有害事象を防ぐのに最も有効な手段が，

> **安全対策：環境面**
>
> 患者や患者にかかわる人々の安全を保つための方法を列挙する。
> ・検査の予約を入れる前に，患者がペースメーカーなどMRI検査をしてはいけない機器を装着していないか確認する。
> ・閉所恐怖症になりやすいかどうかを確認する。事前に確認しておくことが発症予防にもつながる。しかし，問診の仕方によっては患者の不安をあおり，発症を促すことにもなりかねない。
> ・検査を依頼するときは，安全性に関して確認した情報を添付する。患者が最も不安に思っているのは，知らないことに対するおそれである。
> ・待合室は静かで快適な場所にすべきである。
> ・患者や付き添いの人に対して，検査室へ入る前に注意深くチェックする。例えば，手術歴や金属による眼の外傷歴やペースメーカーのことなど。
> ・患者や付き添いの人がクレジットカードや固定されていない金属類，カギや貴金属類を身につけていないかをチェックする。
> ・ピアスがないかを確認する（耳以外のあらゆる部位も）
> ・刺青は撮像中に発熱することがあるので，表面に湿らせた布を冷やしたものを当てる。アイラインのアートメイクは眼の火傷を引き起こすことがあるので禁忌である。
> ・ブラジャーやベルトも，たとえ磁性体でなくても，また撮像範囲外であっても，磁場の乱れや発熱の可能性があるので外させる。
> ・すべての患者に対して，検査用ガウンに着替えさせる。患者がMRIに危険な物を身につけていないことを確認する唯一の方法である。
> ・すでに何度もチェックを受けていたとしても，患者を検査室に入れる前にもう一度チェックを行うこと。MRI検査室を安全に保つのは，従事者の責任である。
> ・患者は強磁場やそれによる弊害について何も知らないものだと考えておこう。
> ・不安や悲しみにかられている患者は心を開くことができない。こういう患者には特に気を配る必要がある。少しでも安全性に疑問がある場合は，絶対にその患者を検査室内に入れてはならない。

> **閉所恐怖症患者への安全対策**
>
> 患者に検査を受けてもらうために，すべての従事者が説得する方法を身につけている必要がある。ここにいくつかのヒントをあげる。
> ・鏡を使って，患者が機械の外を見ることができるようにしておく。
> ・ボディコイルを使っているなら，腹臥位で撮像してみる。
> ・機械の壁から顔を遠ざけるため，枕を使わないで撮像してみる。
> ・患者に，目を閉じる，顔にタオルをのせておくなどの方法を提案してみる。
> ・患者に「どうしても検査を受ける必要はない。MRIが一番ふさわしい検査ではあるが，ただ1つの検査というわけではない」と伝えてみる。これにより患者は自分の行動を自分で決めることができる。この問いかけで，どれだけ多くの患者が検査を受けることができるようになっただろう。
> ・特に長時間かかるシーケンスの間には，患者をガントリの外に出して休憩する。
> ・マグネットは開放されていて，閉じ込められてしまうのではないことを再確認させる。
> ・ボア内の照明をつけたり，ファンをつけて空気を循環させたり，患者に異常を知らせるブザーを持たせたりする。
> ・付き添いの人に室内に一緒に入ってもらい，検査中も励まし続けてもらう。
> ・うまく検査が進んでいることを常に伝え続ける。シーケンスにかかる時間を事前に伝える。シーケンスとシーケンスの間に何をしているかも伝える。検査中，自分だけを残して誰もいなくなったと考えてしまうことほど恐いものはない。

患者や職員への教育・説明である。患者や職員の体内や体外に金属がないかどうかを厳格にチェックすることで，検査室内にいる人への傷害や，事故を防ぐことができる。そしてこの状態は，注意深いチェックや十分な説明を常に行っておくことで保つことができる。ISMRMは，検査室へ入る際のチェックリストとして使うことのできるガイドラインを発表している。

患者モニタリング

ISMRMの安全委員会では，検査中の患者観察には，視覚的だけでなく口頭での確認も推奨している。もし患者が視覚や言語でのコミュニケーションができない場合は，心拍モニタなどによりさらに詳細に観察すべきである。すなわち，呼びかけに反応しない患者，昏睡状態であったり鎮静下にある患者，聴覚障害の患者や大きな声を出すことができない患者，また他の言語を話す患者や小児患者などのことである。この場合，心電同期用のECGモニタは，磁気・血流動態効果を補正してしまうので使用すべきではない。

MRI撮像におけるモニタ機器

ISMRMでは，MRI撮像時の患者モニタ用補助機器にふさわしい条件として，以下の3つをあげている。

- FDAの承認を受けていること
- 製造元による証明書があること
- 事前にチェックしてあること

これは，他者によって証明されていても事前に自分自身でチェックしたものを使うべきだとの見解を表したものである。

施設の設計

MRIシステムを設置するには，さまざまな難しい問題を解決する必要がある。購入前によく考えておかないと，無用の出費を強いられたり，設置までに時間がかかってしまったりする。設備面での条件として，以下の点があげられる。

- 施設の構造が強化されていること
- 十分な広さがあること
- 機械的・電気的設備が整っていること

既存の建物にせよ新築の施設にせよ，MRIシステムを設置するにはまずコストの問題がある。多くの場合は磁場強度が高いほど高価である。現在，どの程度の磁場強度のシステムを導入すべきかを示した，真のガイドラインはないといってよい。それぞれの施設で使用目的や設置場所を考えて，どの程度の磁場強度が必要かを考える必要がある。たとえば，画像を得るためだけなら0.5Tでも可能であろうが，スペクトロスコピーも収集するとなると1.5Tは必要である。一般に磁場強度が高い方がサイズが大きくなり，磁気シールドのコストも高くなる。

また，職員や装備の安全性，建物の構造面から考えた安全性，撮像室外の設備のことも考えなくてはならない。静磁場はあらゆる方向に広がる。磁場強度は距離の3乗根に比例しており，コンピュータ類は5Gラインより外側に置かなくてはならない。さらにMRI検査室外に磁気が漏れないようにしなくてはならない。

移動式MRI装置を搭載したトラックなどはさらに弊害がある。重さやサイズなど自動車としての基準を満たしていなくてはならないので，通常0.5T以下の磁場強度しかない。高磁場の移動式システムもあるが，トラックから降ろして水平な地面に設置する必要がある。

どのようなシステムでも冷却装置と空調設備が必要で，ヘリウム排気口や電力設備，ドアなども考慮しなくてはならない。RFの遮蔽が適切でないと，患者モニタやコンピュータもうまく作動しない。非常事態に備えて，患者が撮像室から室外へと一直線に運び出せるような備品の配置も考えなくてはならない。つまり，すべての設備が患者や職員の安全のために考えられている必要がある。

サービスエンジニアによる定期的なチェック，職員や患者への教育・説明を続けることも大切である。

11 MRIにおける造影剤

はじめに　250
画像強調の復習　250
動作のメカニズム　251
双極子相互作用　252
磁化率　253

緩和能　254
ガドリニウムの安全性　255
酸化鉄の安全性　256
現在の造影剤の適応　256
結論　263

はじめに

　これまでの章では，適切に患者を評価するために必要な多数の画像の収集に関して述べた。一般に臨床MRIでは，解剖的評価に用いられる高いSNRを有するT1強調画像と，低いSNRではあるが病理学的評価のための高いコントラストを有するT2強調画像が用いられている。T1強調画像では脂肪などの短いT1を有する組織は高輝度に描出され，水などの長いT1を有する組織は低輝度に描出される。T2強調画像では脂肪などの短いT2を有する組織は低輝度に描出され，水などの長いT2を有する組織は高輝度に描出される。

　腫瘍内部は自由水の割合が高く，T2強調画像では水は高い信号強度を呈することから，T2強調画像はこれらの病変部の評価に用いられている。しかし，T2強調画像での高いコントラストは的確に病変領域を指摘するには不十分な場合がある。T1強調画像は高いSNRを有しているが，水と腫瘍がともに低信号に描出されるため，ほとんどの病変部が目立たなくなる。病変部と正常組織のコントラストを上げるため造影剤が用いられ，造影剤はこれらの組織のT1，T2緩和時間に選択的に影響を与える。本章ではMRIで用いられるさまざまな造影剤の臨床的な適応，使用法，投与法，安全性について述べる。

　造影剤は中枢神経系や躯幹部において，腫瘍，梗塞，炎症，外傷性変化の描出に有用である。MRI造影剤は異なる組織のT1，T2ともに，もしくは一方に影響を与え，その結果組織間のコントラストが生じる。この現象について，MRIの画像強調の基本的な原理を見なおすことで，理解が容易となる。

画像強調の復習

パラメータ

　生体のさまざまなパラメータが画像コントラストに影響する。これらのパラメータは，オペレータが変えることができるものとできないものがある（2章参照）。外因的なパラメータで，MRIを得るために変えることができるものには，以下のものがある。
- パルスシーケンスタイプ（スピンエコー，IR〔反転回復〕，グラディエントエコー）
- TR（繰り返し時間）
- TE（エコー時間）
- TI（反転時間）
- FA（フリップ角）

250

変化させることができないパラメータには，以下のものがある。

- T1 回復時間
- T2 減衰時間
- 組織内の相対的プロトン密度

プロトン密度

プロトン密度 (proton density) は，画像の対象となる組織内の可動性のある水や脂肪の相対的な量である。プロトン密度は信号の最初の強度もしくは FID の高さに関与する。MRI では TR が T1 強調を，TE が T2 強調をそれぞれ決定しているので，ほとんどの組織の T1 回復時間 (2000 ms 以上) よりも長い TR とほとんどの組織の T2 減衰時間 (20 ms 以下) よりも短い TE 時間を選択することによってプロトン密度に影響した画像が得られる。この結果，プロトン密度強調画像では，CSF のような高いプロトン密度が存在する領域は腫瘍や脂肪が高輝度に描出される。

T2 減衰

T2 緩和は，プロトンのスピンの位相コヒーレントの消失によって起こる。RF パルスの後に核スピンは互いに同相にある。磁場の強さにより歳差運動の周波数が決められているため，B_0 の変化や局所的な磁場の不均一性は核スピンの個々の歳差運動の周波数を変化させ，位相の分散の原因になる。横平面の磁化のコヒーレントの減少のため，T2 減衰時間は減少し，位相の分散が増加するので，信号強度は減少する。この効果を利用して，T2 強調を最小限にするためには短い TE を，T2 強調を最大限にするためには長い TE を選択する。

MRI では TE は T2 強調を決定するので，T1 回復時間よりも長い TR (2000 ms 以上)，多くの組織で T2 減衰が起こる時間の TE (80 ms 以上) を選択することにより T2 減衰に影響した画像が得られる。この結果，T2 強調画像は長い T2 緩和時間を有する組織 (水や腫瘍) を高輝度に，T2 が短い組織 (脂肪) を低輝度に描出する。

T1 回復

T1 回復は，正味の磁化ベクトル (M_0)，の縦軸方向の回復である。RF 励起パルスの前では，磁気モーメントは磁場と同じ方向に整列された核スピンが多く存在し (低いエネルギー状態)，反対方向に整列された核スピンは少ない (高いエネルギー状態) 平衡状態が保たれているといわれている。M_0 は全体的な磁気モーメントの総加算に相当し，B_0 と平行になっている。RF 励起パルスの間，核スピンは RF エネルギーを取り込み，高いエネルギーの状態に移行する。その結果，全体の磁気モーメントである M_0 を横平面に倒す。

RF パルス照射後，いくつかの高いエネルギー状態の核スピンはその吸収したエネルギーを周囲に渡し，エネルギーの低い状態に戻る。この現象により M_0 は B_0 に平行なもともとの状態に戻り，縦軸方向に回復する。この影響を利用して，TR を選択して励起パルスの間の縦軸方向の回復の量を調節する。短い TR では T1 強調は大きく，長い TR では少なくなる。

MRI では TR は T1 強調を決定するため，多くの組織で T1 回復が起こっている時間の TR (1000 ms 以下)，多くの組織の T2 減衰時間よりも短い TE (20 ms 以下) を選択することで T1 回復に影響した画像が得られる。この結果，T1 強調画像は短い T1 緩和時間を有する組織 (脂肪) を高輝度に，T1 が長い組織 (水や腫瘍) を低輝度に描出する。

動作のメカニズム

T1 回復も T2 減衰も核の中の局所的な磁場に影響を受ける。局所の磁場は次にあげる項目が原因となっている。

- 全体的な磁場
- 隣接した分子のスピンの磁場モーメントによる変動

これらの分子は回転しながら移動している。また，分子運動の相関時間は液体の特異的な特性であり，これは次の要因に依存している。

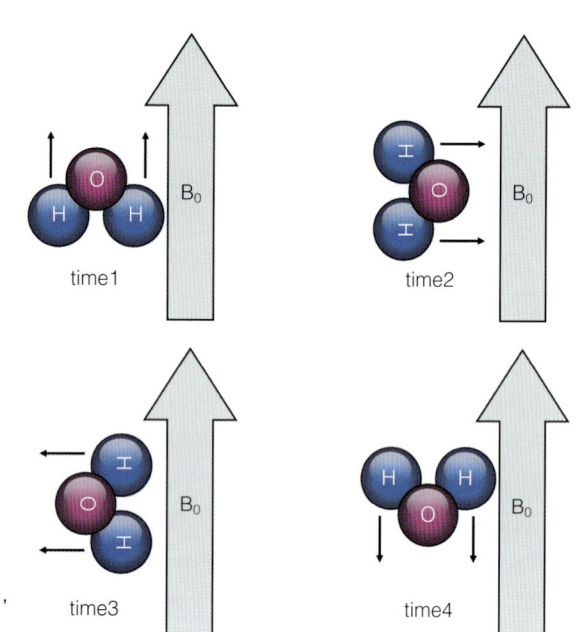

図 11.1 水分子の横転。左上段(time 1)，右上段(time 2)，左下段(time 3)，右下段(time 4)

- 液体の粘性
- 液体の温度

T1 回復，T2 減衰時間はともに造影剤の投与により変化させることが可能である。いくつかの薬剤はもともと T1 や T2 を短くする。主な影響が T1 を短くする場合は，T1 が減少するため T1 強調画像で高輝度に描出される。主な影響が T2 を短くする場合は，T2 が減少した組織は T2 強調画像で低輝度に描出される。前者は T1 造影剤として，後者は T2 造影剤として知られている。これらの薬剤については詳しく後述する。しかし，薬剤は同時に T1 にも T2 にも影響する。T1 を短くする薬剤は T2 も短くするが，薬剤の量(濃度)，画像パラメータ(スキャンの種類，TR，TE，FA)，磁場の強さにより造影効果は影響を受ける。

MRI で通常用いられる磁場の強さにおいて，分子の回転速度は核スピンの歳差運動の周波数にほぼ一致している。分子の運動に関しては，分子の磁場モーメントが外部から加えられた磁場においてさまざまな影響を受け，最終的には核が受ける磁場に左右される。図 11.1 は，水分子の水素の磁場モーメントの運動，回転を示している。

time 1 は水素核の磁場モーメントが B_0 とそろっているとき，time 2, 3 は磁気モーメントが B_0 に対し垂直に倒れているため影響を受けていないとき，time 4 は加えられた磁場 B_0 に対し磁場モーメントが反対方向のときを表す。この運動は磁場に対し局所的な変動である。ラーモア(Larmor)周波数と同じかもしくは類似した横転周波数を持つ分子は，ほかの分子よりも T1 回復時間をより効果的に利用できる。水素のラーモア周波数に近い局所の磁場の場合，水素の T1 は減少することとなる。

双極子相互作用

励起された水素(プロトン)が近くの励起されたプロトンや電子により影響を受ける現象は，双極子相互作用(dipole-dipole interaction)と呼ばれている。体内の水の運動はラーモア周波数よりも速いため，結果として緩和の効率は上がらず，長い T1 緩和時間となる。もし大きな磁気モーメントの運動分子が水プロトンの中に存在していたら，局所の磁場変動が起こることになる。

分子運動はラーモア周波数に近い磁場変動をつくり出し，そのため近くのプロトンの T1 を減少させることができる。この現象は大きな磁気モーメントを持つ造影剤が水分子と接触したときに起こり，プロトンの T1 は減少し，T1 強調画像で高

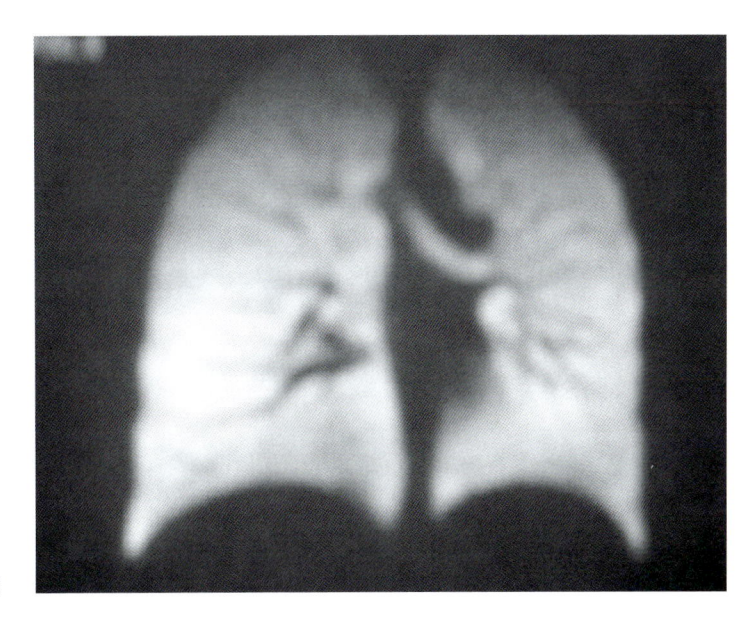

図 11.2　超偏極ヘリウム吸入後の肺画像

輝度に(暗くはない)描出されることとなる。さらに，高い正の磁化率を示す物質が長い T2 減衰時間を有する組織と接触すると，T2 も減少し，T2 強調画像で暗く(高輝度ではない)描出される。

磁化率

適切な造影剤を評価するときは，それらの磁化率(magnetic susceptibility)を考慮しなければならない。磁化率は物質の基本的な特性であり，原子核に影響し，それらを磁化させる外部磁場の能力と定義される。磁化率には，反磁性，常磁性，強磁性があり，9 章で次のように示されている。

- 金や銀のような反磁性物質は核の局所磁場で弱い負の影響を示す。
- ガドリニウムキレート剤のような常磁性物質は局所磁場において正の影響を受ける。
- 超常磁性物質は大きな磁気モーメントを有し，局所磁場を大きく乱す。
- 鉄のような強磁性物質は磁場にさらされたとき，大きな磁場モーメントを得ることになり，その後外部に移動した場合においてもこの磁性を持ち続ける。

T1 薬剤

常磁性物質は正の磁化率を有しているため，MRI において造影剤として適切である。ガドリニウム(Gd；3 価ランタニド元素)は造影剤の典型であるが，それは 7 つの不対電子を有し，大量の水分子と速く電子交換を行うことができるためである。体内の水(腫瘍の中にみられるような)はラーモア周波数よりも速く運動するため，それらの長い T1，T2 緩和時間の物質は緩和が十分に進行しない。もしガドリニウムのような大きな磁気モーメントを有する物質が水分子の運動の中にあると，局所磁場の変動をつくり出す。

分子の運動によりラーモア周波数に近い磁場変化があると，近くの水プロトンの T1 緩和時間を短縮することができる。この結果，T1 強調画像でこれらのプロトンの信号強度は増加する。この理由で，ガドリニウムは **T1 造影剤**(T1 enhancement agent)として知られている。他の T1 造影剤としてはマンガン(肝臓の静注用薬剤)，超偏極ヘリウム(肺の換気評価に用いられている T1 換気剤〔図 11.2〕)が含まれる。

T2 薬剤

常磁性剤は長年有効に用いられている。一方，**T2 造影剤**(T2 enhancement agent)として用いるこ

図 11.3 胆道系の画像。左の画像は造影前の冠状断 T2 強調画像，右の画像は経口酸化鉄造影剤（Gastromark™）投与後の画像である

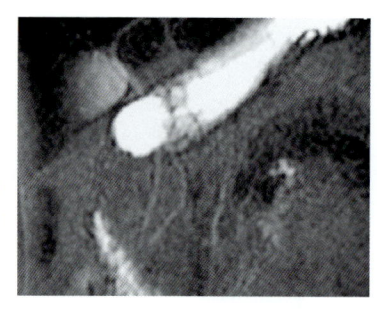

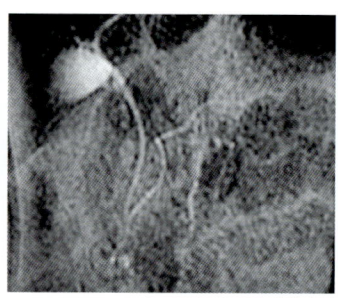

とができる超常磁性体がある。特定の組織のコントラストを上げるためには，その領域を周囲の構造をより高輝度に，もしくはより低輝度にさせなければならない。酸化鉄のような物質は T2 減衰時間を短くするために用いられ，T2 強調画像で信号強度を低下させる。酸化鉄は近くのプロトンの緩和時間も短くさせる。この結果，プロトン密度強調画像や強い T2 強調画像で信号を低下させる。この理由から，超常磁性体である酸化鉄は T2 造影剤として知られている。Feridex™ として知られている酸化鉄粒子は肝臓の静注用の造影剤である。他の T2 造影剤としては，Gastromark™ として知られている MRCP 用の経口造影剤や，天然のものではブルーベリージュースがあげられる。これらの薬剤は T2 強調画像において消化管を低輝度にさせる（図 11.3）。

緩和能

CT において造影剤を用いるとき，その造影効果は薬剤の濃度に依存する。MRI で用いられる造影剤は薬剤そのものではなく，観測された薬剤の効果に依存する。

物質の緩和の程度は**緩和能**（relaxivity）として知られている。前述したように，水分子の運動はラーモア周波数よりも速いため，緩和は十分に進行せず，位相コヒーレントは持続される。T1，T2 時間は局所磁場に直接影響され，あらゆる物質は T1，T2 ともに影響し，これらは互いに独立して起こらない。短い T1 と長い T2 緩和時間はともに信号強度を増加させるが，T1 時間を短縮させ T2 時間を延長させる物質を見つけることは困難である。

緩和能には以下の関係がある。

$(1/T1)$ observed＝
$(P)(1/T1)$ enhanced＋$(1-P)(1/T1)$ bulk water

および

$(1/T2)$ observed＝
$(P)(1/T2)$ enhanced＋$(1-P)(1/T2)$ bulk water

緩和能は，大量の水（bulk water）における T1 の逆数に造影剤にともなう緩和〔$(1/T)$ enhanced〕を加算すると新たな緩和が得られることを示している。P は物質の割合もしくは濃度であり，それゆえに濃度の増加により造影剤の効果は増加する。この公式は T1，T2 ともに等しく造影剤の影響を受けることを表している。しかし，生体における液体の T2 緩和時間（およそ 100 ms）は T1 緩和時間（およそ 2000 ms）よりも短く，より効果的な高い濃度の造影剤が顕著な T2 の短縮には必要になってくる。

静磁場 B_0 は分子の異なる領域に結合しているプロトンの歳差運動の周波数の変化に影響を与え，これは化学シフト（ケミカルシフト）として知られている。B_0 の磁場が増加すると化学シフトも増加する。ガドリニウムのような物質は静磁場に影響を与えず，よって投与後は化学シフトは影響をほとんど受けない。それゆえ，推奨された量のガドリニウムは T1 緩和時間の変化に最も影響を与える。しかし，酸化鉄のような物質では静磁場，ひいては個々の核の歳差運動の周波数に影響を与える。この結果，位相分散と T2 減衰時間の短縮を促進させる。これらの薬剤は，特異的 T2 造影剤として知られている。緩和能の関係は化学シフトが存在しないことが仮定としてあり，酸化鉄の正確な評価のためには化学交換を付け加えなければならない。

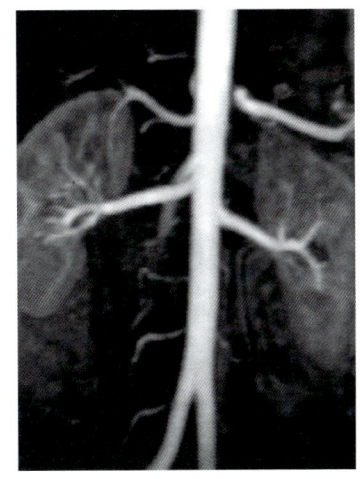

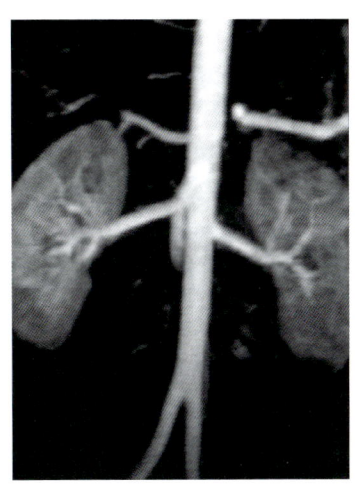

図 11.4　腎動脈の画像。左の画像は新しい（高い緩和能を有する）造影剤（Gd-BOPTA）を 20 mL 用いて撮影したもの。右の画像は標準的なガドリニウムを 40 mL 用いて撮影した画像

ガドリニウムの安全性

　ガドリニウムは希土類金属であるが，一般的には"重金属"として知られている。自由電子を有する金属イオンは金属親和性のある組織に蓄積する傾向がある。Gd^{3+} が結合する人体の領域としては細胞膜，輸送タンパク，酵素，骨基質（肺，肝臓，脾臓，骨）が含まれる。人体はこれらの金属を排泄することができないので，体内に長時間とどまる。

　しかし幸いにも，金属イオンに高い親和性を持つ物質が存在する。これらの物質はキレートとして知られている。このキレート（ギリシャ語に由来し，"カニのはさみ"を意味する）は金属イオンと結合する。一般的に用いられているキレートはジエチレントリアミン五酢酸（DTPA）である。DTPA はガドリニウムイオンの 9 つの結合部位のうち 8 つと結合し，残された 9 つ目は水分子のために空いている。希土類金属イオンであるガドリニウムとキレート DTPA（リガンド）が結合することにより Gd-DTPA（ガドペンテト酸）が形成される。これは比較的安全で，水溶性の MRI 造影剤である。

　ガドペンテト酸分子は 2 つの正電荷のメグルミンイオンによって溶解しているため 2 つの負電荷を有し，それによりイオン化されている。FDA に認可されたほかの薬剤に Gd-HP-DO3A（ガドテリドール）があるが，これは電荷により非イオン化されたものである。HP-DO3A リガンドの構造は大環状であるため DTPA とは異なっている。この構造によってより強い安定性があり，有毒なガドリニウム原子の放出を減少させる性質がある。他のキレートには Gd-DTPA-BMA（ガドジアミド；非イオン性の Gd-DTPA の誘導体），Gd-DOTA（イオン性大環状分子）がある。

　また，ほかに数年間ヨーロッパで使用され，米国では Gd-BOPTA として知られ利用されているガドリニウムキレート剤がある。このガドリニウム造影剤は肝に対して有用であり，腎や肝胆道系から排泄される。さらにこの薬剤は，一般的に用いられているガドリニウム造影剤よりも高い緩和能を持っている。この高い緩和能により Gd-BOPTA は標準量でより高い造影効果が得られ，より少ない量で同等の造影効果が得られる（図 11.4）。

ガドリニウムの副作用，禁忌

　通常量でのガドリニウムキレート剤の副作用は，アナフィラキシーや死の原因になりうるヨード造影剤のものと比較して少ない。ガドリニウム造影剤に関連した副作用の報告を以下にあげる。

- 一過性の軽度のビリルビンや血中鉄の上昇
- 一過性の軽度の頭痛（9.8％）
- 吐き気（4.1％）
- 嘔吐（2％）
- 低血圧，上腹部痛，発疹（1％以下）

　現在，ガドリニウムの投与に関連した死亡の報

告は 2 例ある（500000 投与のうち）。およそガドリニウムの 80％は 3 時間で腎から排泄され，1 週間で便や尿から 98％が排泄される。現在ガドリニウム使用の絶対的な禁忌は知られていないが，ガドリニウム投与に際して注意しなければならない症状がいくつかある。すなわち，妊娠，授乳中，呼吸器疾患，気管支喘息，アレルギーの既往，溶血性貧血や鎌状赤血球貧血のような血液疾患の場合には注意が必要である※。

ガドリニウムの投与

ガドリニウムの用量は体重あたり 0.1 mmol/kg（0.2 mL/kg）であり，最大用量は 20 mL である。Gd-HP-DO3A は 0.3 mmol/kg まで承認されており，Gd-DTPA の 3 倍である。ラットの研究では致死量は 10 mmol/kg であるが，臨床的にはこの量に近づくことはない。これは，400 mg/kg が効果的であり 6000 mg/kg が致死量であるヨードと同様に安全である。

酸化鉄の安全性

Feridex^{TM}（臨床 MRI の場で使われる典型的な酸化鉄）は静注用の超常磁性体のデキストラン酸化鉄である。化学的には，第一鉄酸化物は非化学量論的磁性体である。Feridex^{TM}の投与により一時的な血清鉄値の増加（約 1 日），血清フェリチン値の増加が見られる（約 7 日）。また，通常の鉄と同様に体内で鉄代謝される。

酸化鉄の副作用，禁忌

悪影響を与える副作用は 5％未満である。これらには軽度から重度の背部痛，足の痛み，鼠径部痛やわずかであるが頭痛，頸部痛がある。臨床試験では，2.5％が痛みのために薬の投与を中断もしくは続けることができなかったと報告されている。嘔気や嘔吐，下痢などの消化器系の副作用が数人に見られた。アナフィラキシー様の反応や血圧低下は数人で報告がある。Feridex^{TM}はアレルギー，鉄や非経口デキストラン，非経口鉄デキストランや非経口鉄多糖製剤に過敏症がある人には禁忌である。造影剤の投与後には十分な蘇生設備が必要である。さらに注入薬は黒いため，血管外注入を行った場合，投与部の皮膚が変色することがある。

酸化鉄の投与

Feridex^{TM}は体重あたり鉄 0.56 mg（0.05 mL 静注）が推奨される。これは 50％ブドウ糖液 100 mL に希釈し，30 分以上かけて投与される。希釈された薬剤は 1 分あたり 2〜4 mL の速さで 5 ミクロンのフィルタを通して投与される。この薬剤は希釈後 8 時間以内に使わなければならない。

現在の造影剤の適応

ガドリニウムは血液脳関門を通常は通過できないが，病変によって血液脳関門が破壊されると通過することができる。そのため，中枢神経系において非常に有用である。頭部，脊髄，躯幹部のガドリニウム投与の適応には以下のものが含まれる。

- 術前，術後の腫瘍
- 放射線治療前後
- 感染
- 梗塞
- 炎症
- 外傷後領域
- 術後の腰椎椎間板

頭部，脊髄（図 11.5〜図 11.8）

通常，脳実質外の領域もしくは血液脳関門の外側が造影される。これらの領域には大脳鎌，錐体部，脈絡叢，松果体，下垂体，漏斗部が含まれる。他の聴神経腫瘍や髄膜腫などの実質外の領域はガドリニウムの投与により診断が容易になる（図 11.6）。海綿静脈洞や静脈環流領域のような血液の流れが緩徐な領域においても造影効果が得られる。それゆえ，脂肪や流れが緩徐な血液はしばし

※訳注：現在では腎障害患者への Gd 造影剤使用による腎性全身性線維症（NSF）の発症の危険性が示唆されている。

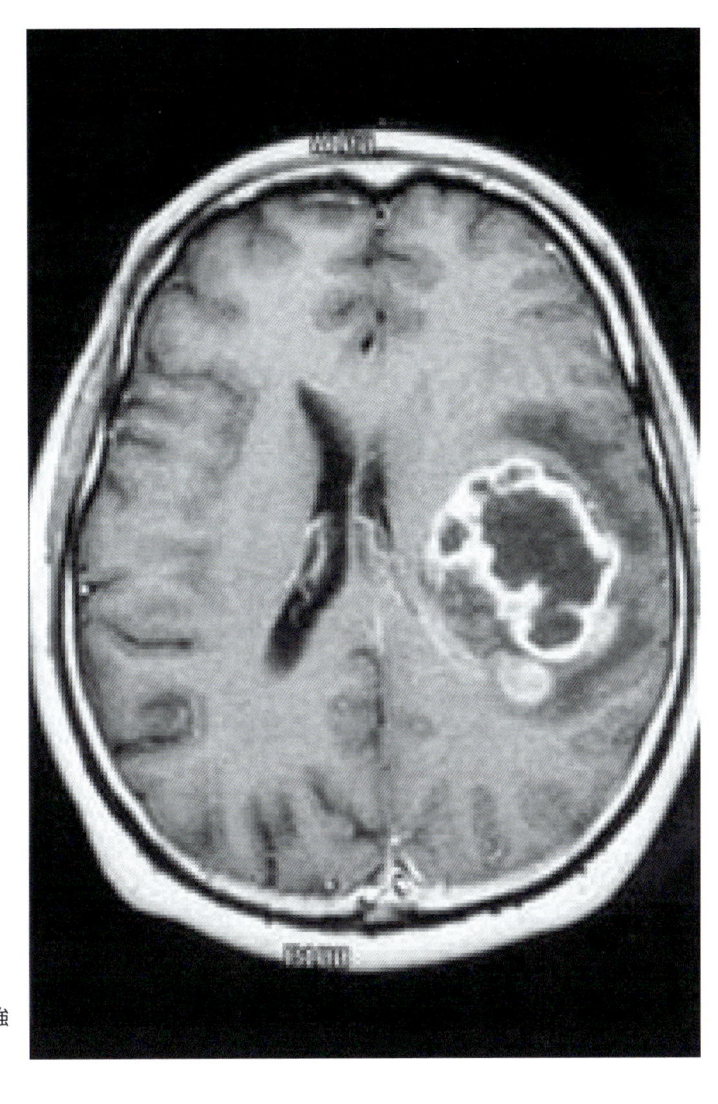

図 11.5　頭蓋内腫瘍の造影剤投与後の T1 強調横断像

ば血液の影響と誤認される。下垂体では大きな腺腫はすばやく造影されるが，微小腺腫はその細胞のため造影されず，それゆえトルコ鞍の正常の造影効果と比較して造影効果が弱く描出される。

梗塞や腫瘍のような脳実質内の領域は血液脳関門の破壊により造影されるが，梗塞周囲の浮腫は造影されない(図 11.5)。時間の経過していない梗塞は血液脳関門が破壊されるまで造影されないが，脳内の動脈が造影されることにより閉塞もしくは血流が低下した血管が描出されるといわれている。

転移性病変はガドリニウムの使用により描出することができる。通常よりも多い量を使用するとはっきり描出されるという報告もある。頭蓋内に描出された転移の数により患者の治療方針が異なってくるため，これらの領域の描出能は重要である。

脊髄領域はガドリニウムの使用により良好に描出される。ガドリニウムを用いなくとも病変部を同定できることがあるが，いくつかの限局された病変ではガドリニウムを用いることにより，空洞症のように他の変異の存在も描出できる。多発性硬化症や AIDS，膿瘍を含む他の感染性疾患のような病変部は，ガドリニウムを用いることにより造影される。造影される多発性硬化症のプラークは活動性のある病変であることが示唆される。

灌流(perfusion)は微小循環や組織への血液の移行である。灌流画像は関心領域への血流量を計測できる。しかしこの計測は，組織プロトンの 5% 未満しか血管内にないために複雑である。灌流を計測するには灌流する核スピンの信号強度を抑制するか増加させなければならない。これは(拡散画

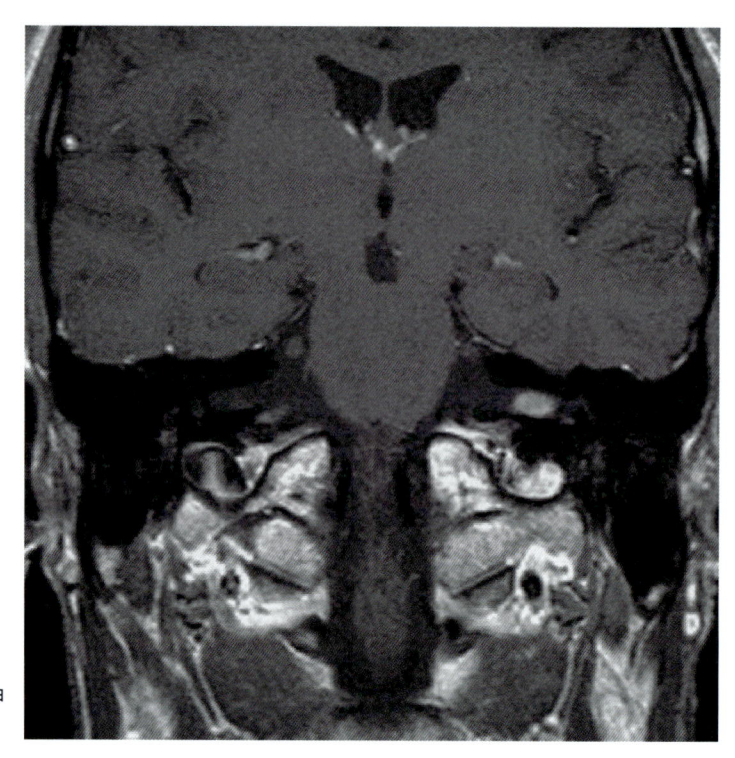

図 11.6　ガドリニウム投与後の小さな聴神経腫瘍の T1 強調冠状断像

像のような)動きに敏感な磁場勾配の使用，または造影剤の使用により可能になる(12 章参照)。ガドリニウムや酸化鉄などの造影剤は血管床に存在し，毛細血管網において大きな磁化モーメントや隣接した組織に広がる磁場をつくり出す。この結果，脳実質や肝実質の虚血，心筋梗塞の灌流情報を得ることができる。

　瘢痕組織と再発した椎間板ヘルニアの病変部との鑑別時に，わずかな造影効果が椎間板切除術後の瘢痕において見られる。つまり瘢痕組織は造影され，椎間板は造影されない。しかし，およそ 30 分後には椎間板組織内にも造影効果が見られる。このため，瘢痕が疑われる症例では投与後すぐに撮影を行うのが妥当である。

　脊椎の骨領域もガドリニウムの使用により良好に描出される(図 11.7 と図 11.8)。しかし，いくつかの椎体の転移巣は脊髄の脂肪による高信号に対して相対的に T1 強調画像で低信号に描出される。造影にともない骨領域の信号強度は上がるが，正常の骨組織と等信号になってしまう。脂肪を選択的に抑制するパルスを使用することにより脂肪髄の信号が抑制され，造影された領域が見えるようになる。

躯幹部(図 11.9〜図 11.13)

　腹部の多くの病変は T2 強調画像のシーケンスで造影剤を用いなくても描出される。しかし，腹部臓器の構造において造影された画像は動的であり，この特性は診断を決定するのに役立つ。躯幹部画像における造影剤の使用は増加している。躯幹部のすべての領域が造影されるわけではないが，ガドリニウムは期待される効果を示している。

　ガドリニウムは，腎，肝，脾，膵，副腎の灌流画像，血管や骨盤臓器の構造に用いられている。肝，脾，腎は富血管性の器官であるため，透影効果は投与直後に現れる。このため早い撮影が推奨される。動的な造影効果と高速撮影(ダイナミック MRI)は腹部血管の動脈血流の評価に用いられている(図 11.9〜図 11.11)。この撮影にはガドリニウム投与後の 3D T1 グラディエントエコー呼吸停止撮影が用いられている。造影効果のピークの違いは造影剤投与直後に起こり，投与後の造影効果が始まってから 2 分後には通常の臓器は等信号になる。この理由により，造影効果を最大にするため，腹部の撮影には高速撮影が用いられている。

　骨の転移巣はガドリニウムの使用によってより

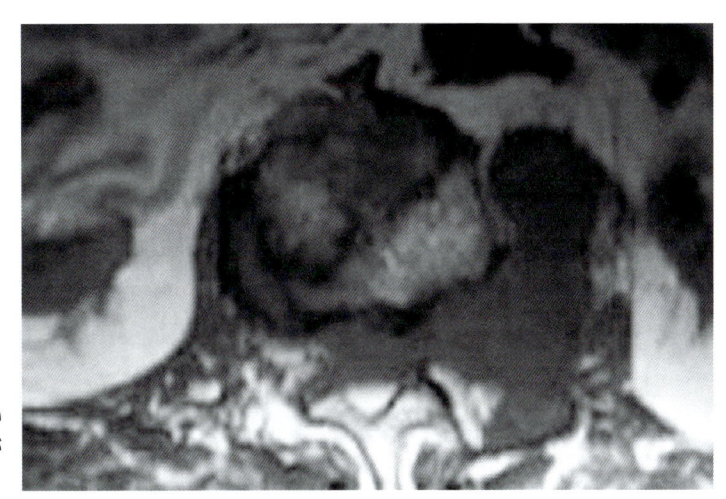

図 11.7　ガドリニウム投与を行っていない腰椎のT1強調横断像。骨転移が見られる

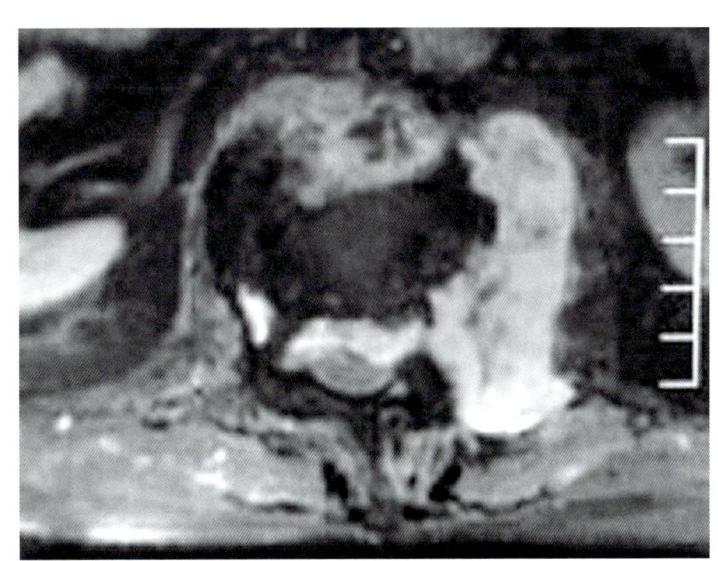

図 11.8　図 11.7 と同じ患者。ガドリニウム投与後造影効果がはっきりとわかる

はっきりと描出される。もし骨組織をガドリニウム使用後のT1強調画像で評価するならば，脂肪抑制を併用しなければならない。ガドリニウムは病変部の信号輝度を高くさせるが，骨髄の脂肪も高輝度のため病変部の同定が困難になるからである。それゆえ脂肪抑制を使用することにより骨髄内の脂肪の信号を抑制し，骨組織の中の病変部を視覚的にとらえることができるようになる。

通常，超常磁性体である酸化鉄は肝の撮像に用いられる。正常肝実質の信号強度を下げるため，T2強調画像における病変部と正常肝実質の間のコントラスト雑音比（CNR）を上げることとなる（図 11.12）。これらの造影剤は脂肪髄の信号抑制により骨転移巣の画像化に有用である。

心臓の画像において，心筋梗塞は造影される領域として描出される。これは心灌流画像によって最も視覚的に評価できる。これらのシーケンスはガドリニウムを用いることにより動的に得られ，休息時の梗塞と運動負荷もしくは薬剤負荷時の梗塞により評価が可能になる（8章参照）。

乳腺の画像では，ガドリニウムを用いた繰り返し高速撮影で，脂肪抑制やサブトラクション画像を併用することで乳腺組織内の疑わしい病変や性質をとらえることが可能となる（図 11.13）。一般

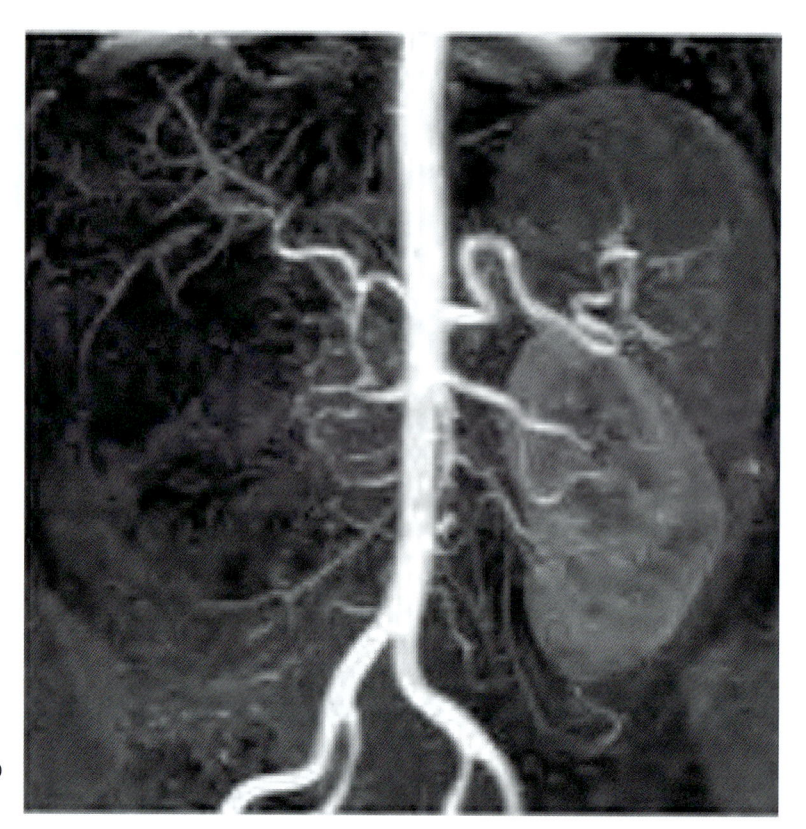

図 11.9 ガドリニウム投与後の
　　　　腹部血管：動脈相

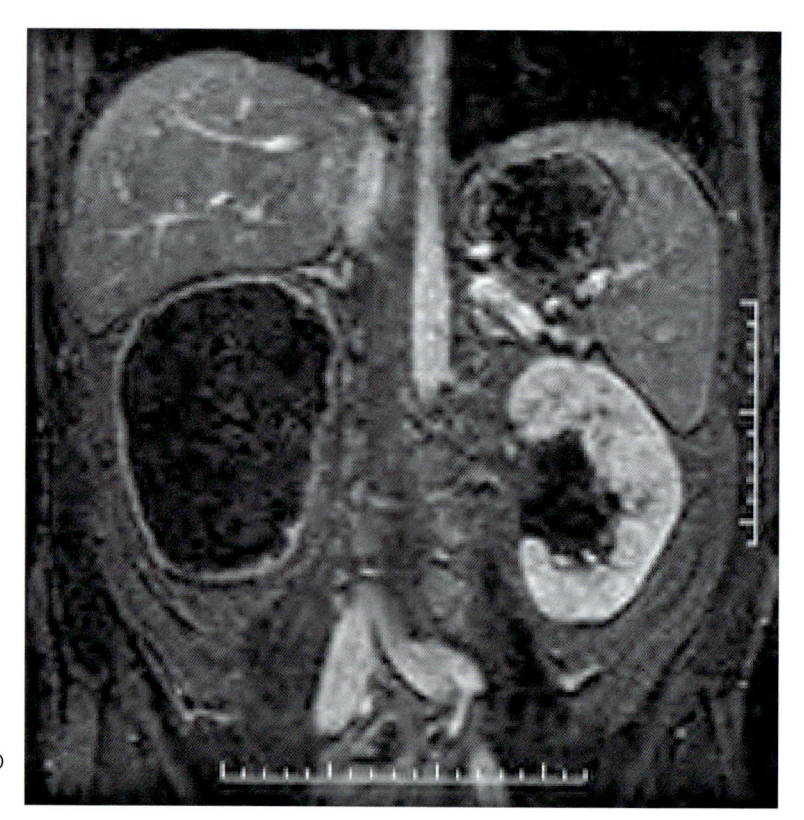

図 11.10 ガドリニウム投与後の
　　　　 腹部血管：中間相

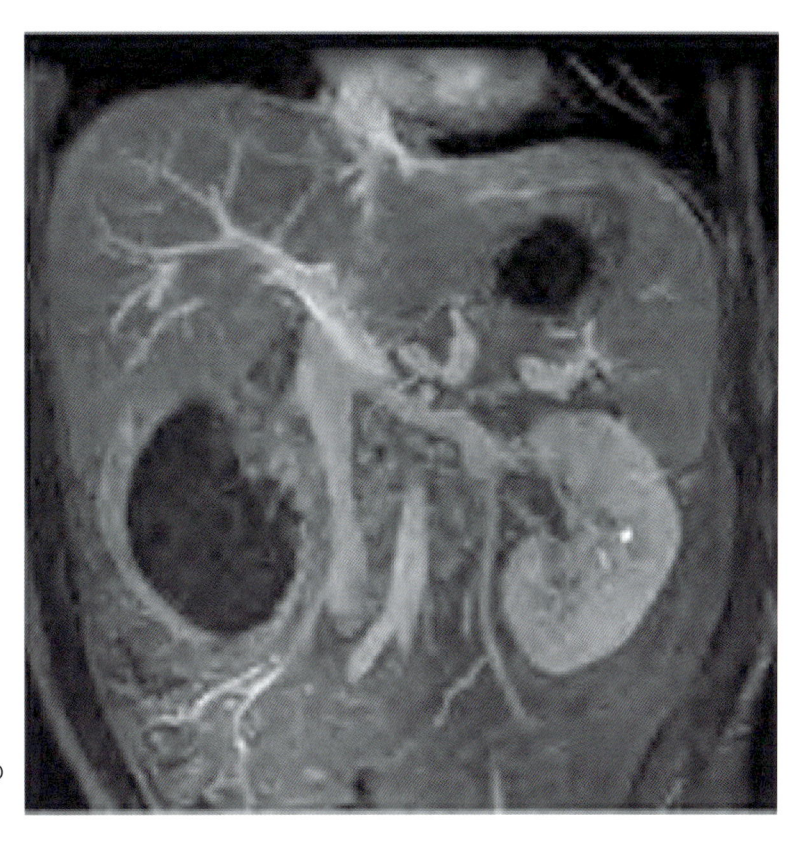

図 11.11 ガドリニウム投与後の腹部血管：静脈相

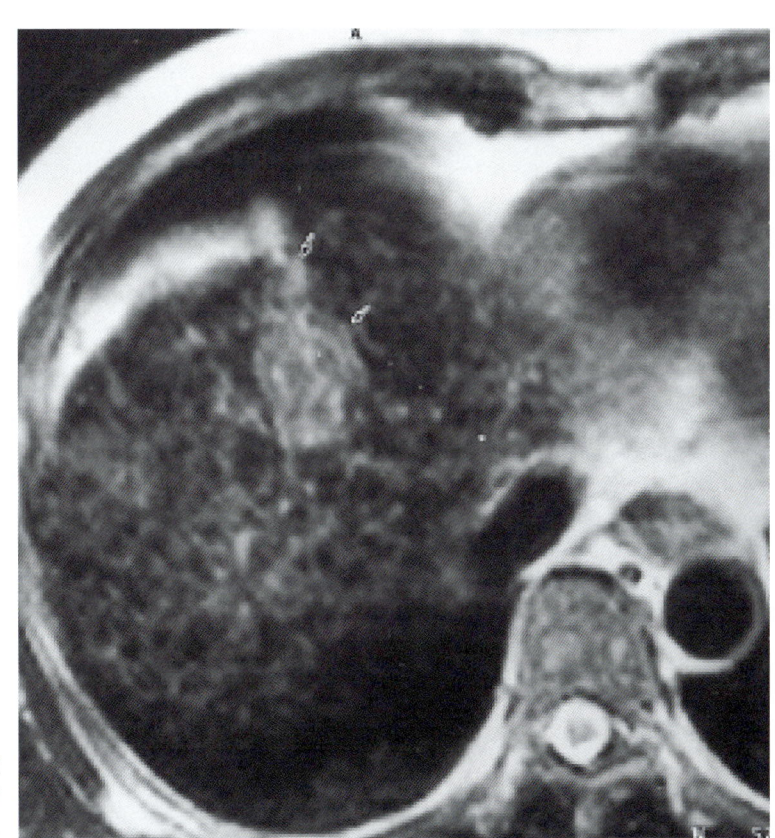

図 11.12 超常磁性体である酸化鉄の投与後の T2 強調横断像。肝内に病変が見られる

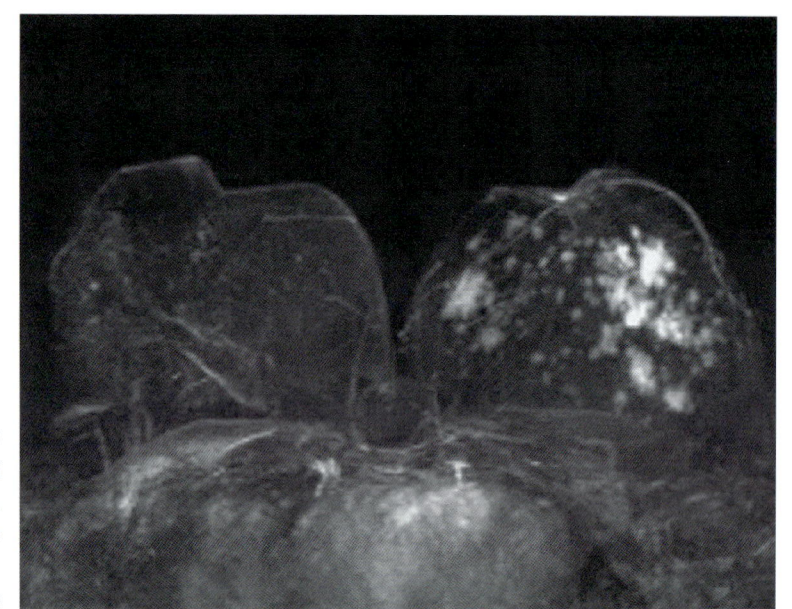

図 11.13 乳腺の T1 強調画像におけるサブトラクション画像。病変部のガドリニウムによる造影効果がよくわかる
Dr Christiane Kuhl（ボン大学）提供

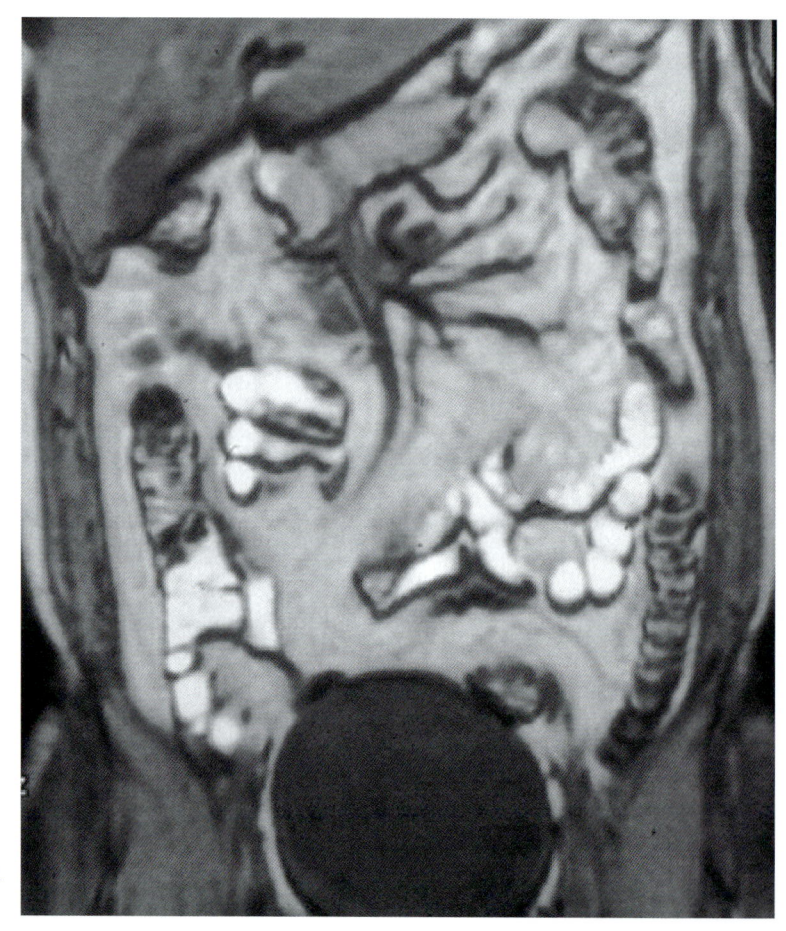

図 11.14 消化管造影剤を用いた腹部の冠状断像

的に，早期より造影効果があるものや棘状に造影される病変の多くは悪性である。さらに，この技術により通常のマンモグラフィでは描出できない多発病巣も描出することができる。

経口造影剤，直腸部造影剤

消化管領域の造影剤は現在のところ世界的に静脈投与剤としては用いられていないが，将来的に増加していく可能性がある。消化管の造影剤として経口造影剤が研究されており，酸化鉄や脂肪物質を経口的に用いて消化管内を効果的に造影させる試みがある（図 11.14）。しかし恒常的な蠕動のため，これらの造影剤は病変部よりも消化管のモーションアーチファクトを増強させてしまう。蠕動抑制剤の使用は蠕動を遅らせることができ，超高速撮影技術によりアーチファクトを軽減させることができる。

ブルーベリージュース（T2 強調画像で消化管内を低輝度にする）や希釈したガドリニウム（T1 強調画像で消化管内を高輝度にする）を消化管の造影剤として用いている施設もある。さらに，希釈したバリウム溶液のような薬剤は消化管内容物を低輝度にさせる。空気は直腸領域で効果的な造影剤として用いられている。膨張した直腸は無信号域として描出されるため，骨盤画像において男性では前立腺が，女性では子宮がより明瞭に描出される。

骨軟部

骨軟部領域では造影剤はあまり使用されない。ガドリニウムは，ときに軟部腫瘍に対して用いられる。しかし，その元来の役割は MR 関節造影においてであり，その場合，生理食塩水と混合して直接関節部に注入することにより，関節腔内の構造が明瞭になる。

結論

静注造影剤はシーケンスを追加することになるので検査時間が長くなる。ほとんどの場合，T1 強調画像，T2 強調画像がガドリニウムの投与以前に撮影され，造影剤を用いた T1 強調画像を追加することとなる。ガドリニウムは多くの場合で病変部を明瞭に描出させ，T1 強調画像でより正確な病変部の描出を可能とする。また，造影剤としてはヨード造影剤よりも安全で，現在最も有用な造影剤である。

読影者において造影剤使用の利用は効果的である。ただし，読影者は造影効果領域と緩徐な血流部位に気をつけなければならない。血流アーチファクトはガドリニウムの使用により増加し，それゆえ体内の血管病変の画像において特に読影者はアーチファクトを予期し，補正を行わなければならない。さらに，ガドリニウムは造影効果による信号上昇をきたし脂肪組織と等信号になるため，病変部は脂肪抑制法を併用して撮像しなければならない。

最後に，ガドリニウムの異なる濃度により画像のコントラストが変化し，膀胱内に層状の造影効果を生み出すだろう。

12 機能画像

はじめに　264
拡散強調画像(DWI)　264
灌流画像　268
脳機能画像(fMRI)　270
インターベンショナルMRI　271
MRスペクトロスコピー(MRS)　272
全身画像　274
MR顕微鏡(MRM)　275

はじめに

これまでの章では，MRIの基礎として基本的なパルスシーケンスや画像の成り立ちについて述べた。ハードウェアとソフトウェアの技術的進歩により，数ミリ秒という超高速シーケンスが可能になった。超高速撮像法は従来のMRIシーケンスでは不可能であった数多くの応用技術を可能にした。従来の形態学中心のMRIに対して，機能や生理を評価できるので**機能画像法**(functional imaging technique)と呼ばれる。

以下に述べるさまざまな応用技術がある。

- 拡散強調画像(diffusion weighted imaging：DWI)
- 灌流画像
- 脳機能画像(functional MRI：fMRI)
- 心臓のリアルタイムでの動きや灌流画像(8章参照)
- MRスペクトロスコピー(MR spectroscopy：MRS)
- 全身画像
- MR顕微鏡(MR microscopy：MRM)

本章ではこれら機能画像やその応用技術について述べる。

拡散強調画像(DWI)

拡散(diffusion)はランダムな熱運動による分子の動きを記述するのに使われる用語である。分子の動きは，間膜，細胞膜，微小分子などの障害物により制限される(図12.1)。組織の構造次第で拡散が一定の方向に制限されたりする。分子の拡散は，拡散の制限された領域から拡散の自由な領域へと組織を越えて生じることもある。分子の正味の移動は**見かけの拡散係数**(apparent diffusion coefficient：ADC)と呼ばれ，180°RFパルスの両端に2回の傾斜磁場をかけることで得られる。これは，静止しているスピンは磁場勾配が加わった後，位相ずれが生じないという点で，位相コントラストMRA(PC-MRA；8章参照)とよく似ている。しかし，動いているスピンではこの位相ずれが生じ，信号低下をきたす。拡散画像では，分子の動きが自由な正常組織は，拡散が制限される異常組織よりも信号強度が低くなる。

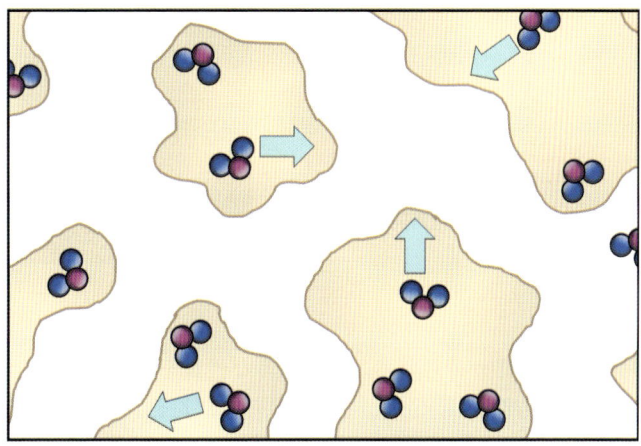

図 12.1　水分子における自由拡散と制限拡散

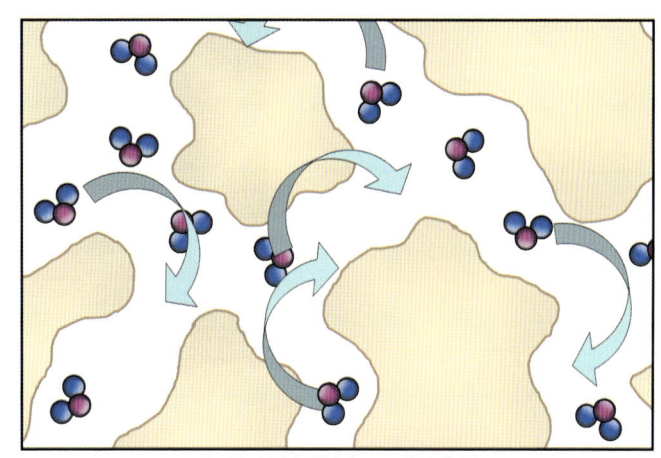

自由に拡散運動をしている水分子

運動が制限された水分子

学習のポイント：
拡散画像は従来とは異なる新しい強調画像である

　信号変化は組織の ADC 値と磁場勾配の強さにより決定する。この強度は b 値により決定される（PC-MRA における流速エンコード〔VENC〕と似ている。8 章参照）。これは新しいタイプの強調画像である。2 章において，TR や TE などの付随的なパラメータが，画像のコントラストを決定する T1，T2 やプロトン密度などの本質的なパラメータの強度をどのようにコントロールするかを述べた。例えば，T2 コントラストをどのくらい強調するのかを TE で調整する。拡散強調画像では組織の ADC 値をどのくらい強調するのかを b 値というパラメータで調整する。TR 値と TE 値が非常に長く b 値が 0 であれば，画像は T2 強調画像になる。

　もし b 値を高くしていくと，画像は T2 強調画像から拡散強調画像に近づく。これより，T2 値が長いという理由ではなくて ADC 値が低いという理由で，拡散強調画像における組織の信号強度は高くなることがわかる。これが拡散強調画像（diffusion weighted imaging：DWI）といわれる理由で，まさに従来とは異なる新しいタイプの強調画像である。b 値の単位は s/mm^2 で表される。拡散強調画像における典型的な b 値は 500〜1000 s/mm^2 である。

DWI と方向性

　今まで述べてきた拡散を検出するための磁場勾配は，別々または同時に 3 軸方向に印加することができる。磁場勾配の異なった別々の撮像では，それぞれの方向に沿った拡散に敏感となる。このことは拡散異方性が存在するときに特に有用である。このよい例が白質線維で，白質線維は脳および脊髄の特定の経路を走行する。特定の方向の磁場勾配をかけた DWI を用いると，白質線維のみが

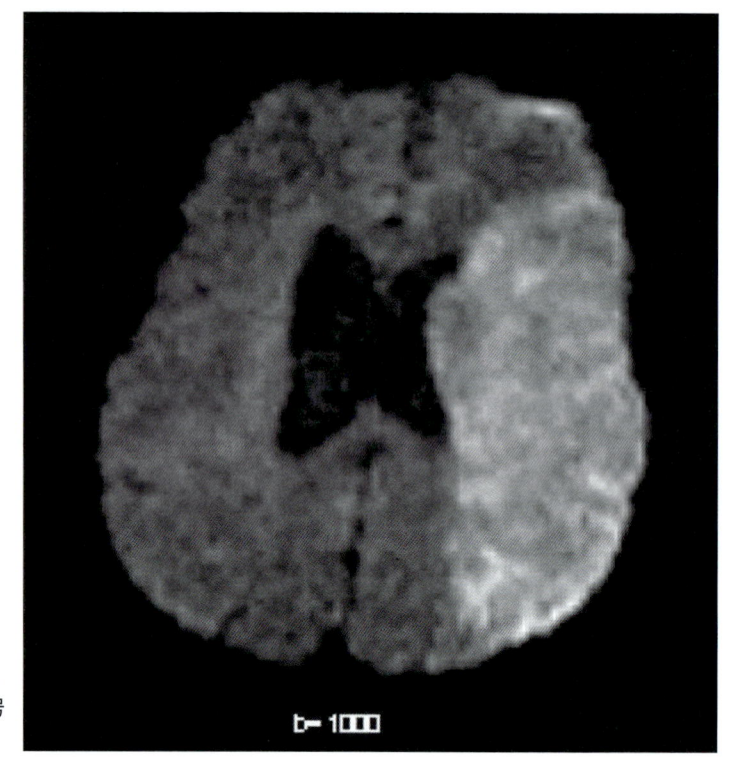

図12.2 DWI(トレース画像)の水平断像。異常領域は正常脳実質より高信号を示す

強調された画像が得られる。このような性質を示す組織が**異方性**(anisotropic)と呼ばれるのに対し，(灰白質のような)拡散異方性が存在しないような組織は**等方性**(isotropic)と呼ばれる。

DWIとシーケンス

DWIでは傾斜磁場を180°RFパルスの両側にかけるスピンエコー系を利用し，拡散能の違いを画像化する。通常は非常に速いスピンエコー系のシングルショットSE-EPI(5章参照)が利用される。これは拡散が特に短時間に起こるという理由ではなくて，フローのような拡散とは異なった動きをできるだけ排除して拡散の動きだけをとらえたいという理由による。典型的にはシングルショットないしマルチショットのスピンエコー系のEPIが数秒の間に撮影される。これに対し通常のスピンエコーを用いるとモーションアーチファクトが生じてしまう。

2種類のタイプの拡散画像がある。

- **トレース画像**(trace image)では拡散が制限された(ADC値の低い)病的組織は，自由な拡散が可能な(ADC値の高い)正常組織より高信号に描出される。これは拡散が制限された組織でのスピンが励起と緩和の間，同じ位置にとどまることによる。それに対し，正常組織では拡散がランダムで，再収束が不完全で信号が相殺される。動きが急速に変化するとその部分の拡散による減衰が起こり，信号が出なくなる。したがって，病的組織は正常組織と比較して信号強度が高くなる。
- **ADCマップ**は組織の各ボクセルのADC値を計算し，その値に従って信号強度を配分することで得られる。したがって，拡散の制限されたADC値の低い組織は，拡散の自由なADC値の高い組織より低信号として描出される。信号は拡散強調画像とは正反対になる。T2 shine throughが問題になるときはADCマップが特に有用である。

T2 shine throughは非常に長いT2値を有する領域に生じ，DWIあるいはトレース画像で高輝度が残留する。その組織は拡散が制限されているのか

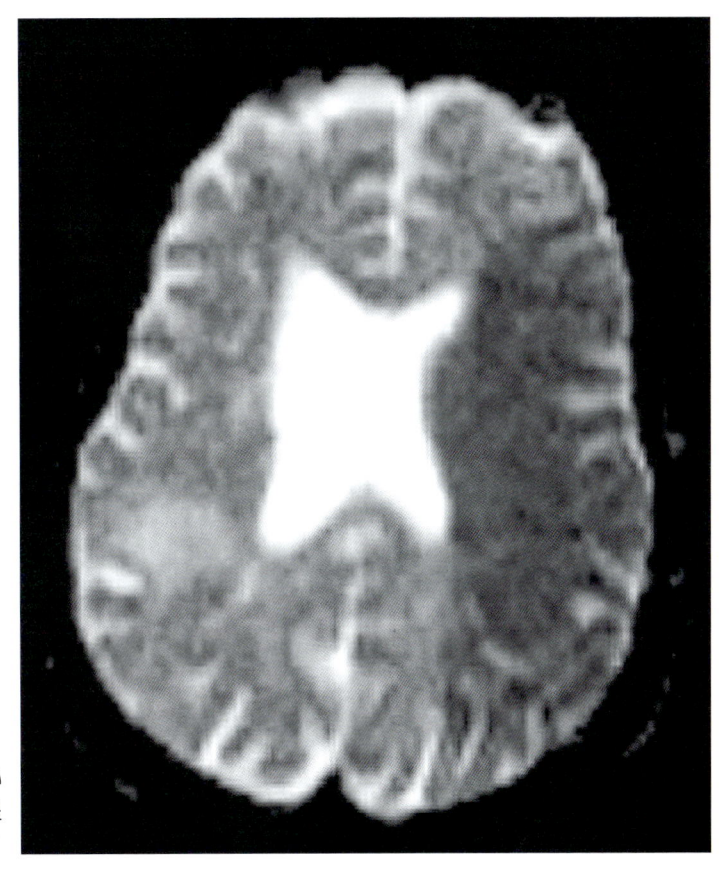

図 12.3 ADC マップ。異常領域は小さい ADC 値を呈するので低信号を呈する

否かを，T2 強調画像とトレース画像のみから判断することは難しい。ADC マップを計算することで，その部位が ADC 値が低いか T2 値が長いかの違いを鑑別できる(図 12.2 と図 12.3 を参照)。脳梗塞巣はトレース画像で高信号，ADC マップで低信号に描出される。ADC マップは，この梗塞巣と ADC マップで高信号の領域(T2 減衰時間が非常に長く，ADC 値は低くない)との鑑別を可能にする。

DWI の応用

　DWI が最も利用されるのは梗塞後の脳の検査である。虚血が発症してまもない間(梗塞巣が完成する前，致命的な組織損傷が生じる前)に，傷害細胞は細胞外のスペースから水を吸収し膨化する。膨化した細胞や細胞膜のために拡散は制限され，組織の ADC 値は減少する。通常の MRI (T1 強調画像や T2 強調画像など)では検出に数時間か数日かかるところが，DWI では発症後数分で高信号として描出される。DWI は虚血部が復元できるかどうかを鑑別できるので，治療開始前に救出可能な組織と不可能な組織とを鑑別できる可能性がある。しかしながら，DWI を撮影する時期が重要である。発症数日後で梗塞が成立した部位と，拡散が低下した新しい病巣との鑑別はできない。

　DWI はまた，悪性病変と良性病変，腫瘍と浮腫や梗塞との鑑別を可能にする。それぞれ異なった ADC 値を有するからである。さらに，DWI は梗塞巣と髄鞘化の傷害された部位との鑑別が困難な新生児の脳を調べるのにも有用である。DWI は早期産児での髄鞘化のパターンを画像化してくれるので，その過程や低酸素が脳にどんなダメージを与えるかの理解に役立つ。DWI で異なった磁場勾配をかけると白質線維束の解剖学的画像が得られる(図 12.4)。これは *in vivo* での白質線維の非常に詳細な画像化を可能にし，さまざまな白質病変を画像化するのに有用である。

　他の領域や病理学に DWI を応用する研究がいく

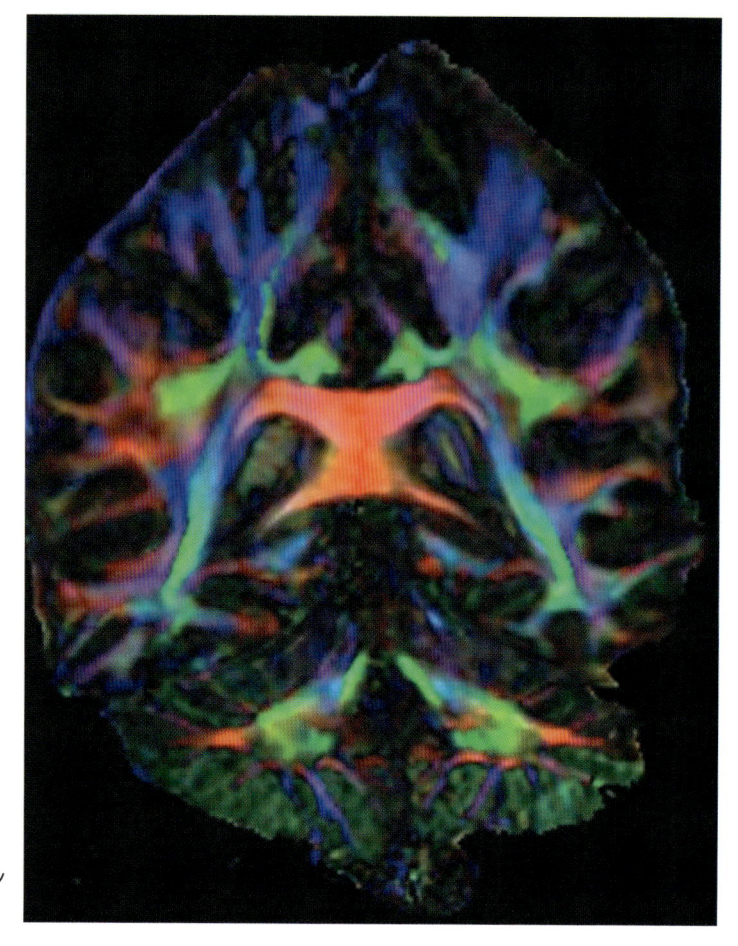

図 12.4　白質線維束を画像化した拡散テンソル画像

つも行われている。

- 肝細胞癌，転移性肝癌，肝血管腫などの肝病変の質的診断
- ムチン産生膵癌と他の膵癌との鑑別
- 病的骨折と外傷性骨折の鑑別
- 骨挫傷の評価

多くの領域で DWI が応用され，将来ますます利用価値が増すことは確実であろう。

灌流画像

通常，灌流の測定は放射性トレーサを用いて行われるが，MRI は電離放射線を使用せずに，解剖学的情報を高い空間分解能と時間分解能で提供してくれるので，MRI の灌流画像は注目度が高い。

灌流とは組織における局所的な血流で，組織 1 g あたりに流れる血液量と定義される。灌流は組織に供給される血流量を測定するもので，血液量と代謝は相関することが多く，灌流は組織の活動性，代謝を反映している可能性がある。

画像収集中に動脈血に含まれる水分子を標識することで MRI の灌流画像が得られる。標識はガドリニウムのような外因性造影剤をボーラス注入するか，あるいは動脈血に含まれるプロトンを RF パルスを利用し反転ないし飽和させることで得られる。標識の有無の違いは非常に少ないので，超高速撮影がアーチファクトを減らすために必要である。造影剤をボーラス注入で静脈投与する際に，注入前と注入中と注入後の画像を高速で収集することで簡単に灌流画像が得られる。この場合は，いくつかの超高速の非コヒーレントグラディエントエコーが同じスライスで呼吸停止下に撮像される。ガドリニウムは T1 緩和を短縮するので，高

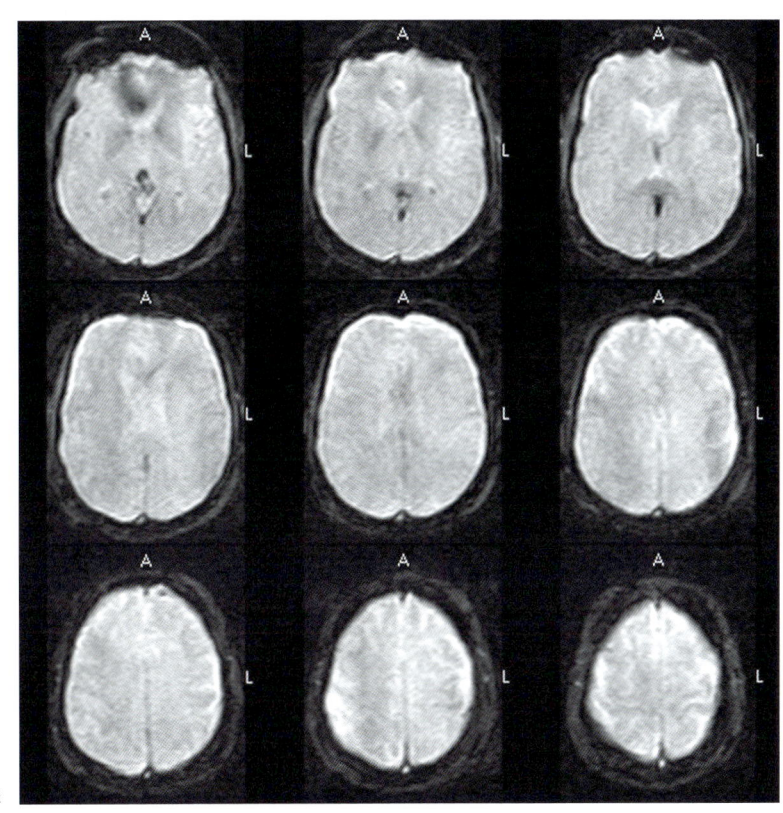

図12.5　灌流画像

灌流の内臓臓器は高速グラディエントエコー法のT1強調画像で高信号として描出される。この方法は，腎臓，肝臓，脾臓などの内臓臓器の灌流を評価するのに有用である。

灌流を評価するもう1つの方法は，超高速T2強調画像ないしT2*強調画像でガドリニウムを急速静注することで得られる。この場合，造影剤は微細な血管内や周辺のT2値とT2*値を一過性に低下させる。シングルショットのグラディエントエコー法によるEPIシーケンスは，これら一過性の変化を測定するのに十分な時間分解能を有しており，一般に用いられる（図12.5）。グラディエントエコー法によるEPIシーケンスはエコーをシフトする（TEがTRより長くなる）と磁化率効果が最大になる。データ収集の後，信号低下曲線を利用して，灌流の血液量，通過時間が測定される。この曲線は time intensity curve（TIC）と呼ばれている。造影剤注入中と注入後に多断面で撮像されたTICから，脳血液量（cerebral blood volume：CBV）マップが合成される。

動脈スピン標識法を用いた灌流画像がもう1つの技術である。continuous arterial spin labeling（CASL）により，動脈のスピンはFOV外の反転ないし飽和パルスで標識される。非標識画像も参照画像用に必要である。標識画像から参照画像を差し引きして灌流画像が得られる。スピン標識法では非侵襲的に造影剤を使用しないで定量評価が可能である。

灌流画像の応用

灌流画像は，虚血病変や安静時ないし運動時の代謝量を評価するのに利用される。さらに，悪性腫瘍は代謝や血流が増加している可能性がある。CBVマップにおいて，虚血のような灌流の低い領域は低信号に，悪性腫瘍のような灌流の多い領域は高信号に描出される。さらに，心臓や内臓，脳などの血流豊富な臓器の生存能や代謝の評価にも応用できるかもしれない。特に，肝細胞癌，転移性肝癌，肝血管腫でそれぞれ特徴的な灌流パターンが見られる。腎臓においては，腎動脈狭窄による腎臓の急性期の局所的な変化が灌流画像を用いて評価できる。

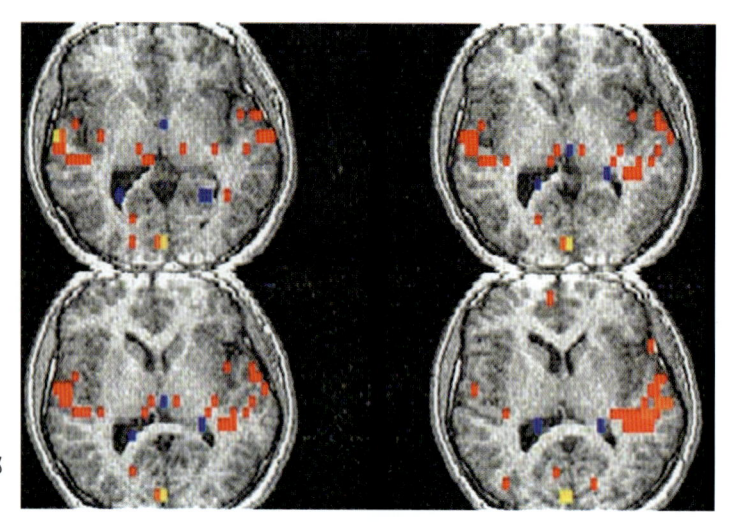

図12.6 脳のBOLD画像。活性化された部位が赤色で描出されている

脳機能画像(fMRI)

　fMRIは活動時または刺激時，安静時における脳の状態を画像化するMRIの高速撮影技術である。2組の画像を差し引きすることで，活性化された脳皮質の血流増加を機能画像として画像化する。昔は，血流増加を可視化する方法として造影剤が使用されたが，最近では血液が内因性造影剤として使用されている。

　この技術を理解するにあたっては，血液の磁気特性が重要となる。ヘモグロビンは鉄を含み酸素を血液系に運ぶ分子で，酸素と鉄が直接結合している。これに酸素が結合する（オキシヘモグロビン）と鉄の磁気特性が大幅に抑制されるのに対し，酸素が結合していない状態（デオキシヘモグロビン）だと磁気特性は強力になる。つまり，オキシヘモグロビンは反磁性体で，デオキシヘモグロビンは常磁性体である。常磁性体のデオキシヘモグロビンは不均一な磁場強度をつくり出す。この不均一な磁場強度が$T2^*$減衰を増強し，デオキシヘモグロビンを含む領域からの信号強度を弱める。

　安静時では，組織は毛細血管からの十分な血液供給があるので，静脈血はオキシヘモグロビンとデオキシヘモグロビンを同程度含む。しかし，活動時になると代謝量が増え，より多くの酸素が必要になり，毛細血管からより多くの酸素が供給される。筋肉組織では血管系のオキシヘモグロビンはとても少なくなる。一方，脳はオキシヘモグロビンの減少にとても過敏で，脳の血管系は活動領域により多くの血液を送ろうとする。活動時に，血液の酸素供給が増え，特定の与えられた仕事に対し特定の脳皮質が活性化する。例えば，"見る"という仕事に対して視覚を支配する脳皮質，"聞く"という仕事に対して聴覚を支配する脳皮質，"指タッピング"という仕事に対して運動を支配する脳皮質が活性化する。さらに複雑なタスクや，怒らせたりするといった凝ったタスクに対しては，別の脳皮質が活性化する。

　刺激下と安静時の間でMRIの信号強度が異なる最も重要な生理学的要因は，**血中酸素濃度依存**（blood oxygenation level dependent：BOLD）と呼ばれるものである。BOLDはオキシヘモグロビンとデオキシヘモグロビンの磁化率の差を利用して，刺激時の局所の酸素消費を脳血流の増加の有無によって得る。デオキシヘモグロビンは常磁性体で，この分子を多く含む血管は不均一な磁場をつくり，位相分散につながり信号強度が低下する。活動時に脳皮質に血液量が増え，デオキシヘモグロビンの割合が減ると，位相分散が減って信号強度が上昇する。これらの変化はきわめて短時間に行われるので，EPIや高速グラディエントエコー法のような超高速シーケンスが必要である。$T2^*$効果を利用するためには，BOLD画像は活動時，安静時にかかわらず，長いTE（40～70 ms）で撮影されることが望ましい。活動時の画像から安静時の画像

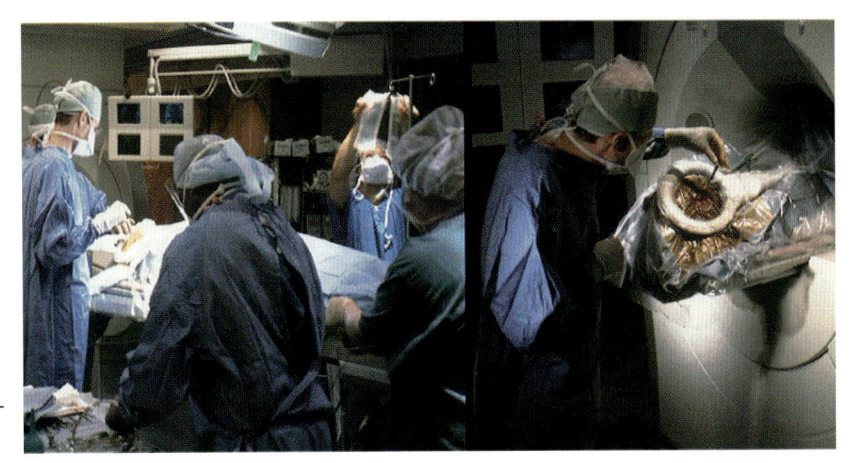

図 12.7　インターベンショナル MRI

を引き算して精巧な統計処理が施される。閾値を超えて活性化された領域が解剖学的画像に重ねて描出される(図 12.6)。これらが脳の活性化を反映している。EPI 法を使うので超高速に画像収集が行われ，高時間分解能の画像が得られるが，解像度は本来備わっている曖昧な血流動態反応と SNR に制限される。

これらの制限にもかかわらず，この複雑な技術は脳機能や脳梗塞，痙攣発作，痛み，行動パターンなど，さまざまな臨床場面を理解するうえで間違いなく役立つだろう。腹部にもこの技術が使える可能性があり，特に腎臓における尿細管壊死や腸間膜虚血を予測するのに使えるかもしれない。

インターベンショナル MRI

MRI はいくつかの施設でインターベンション手術に利用され始めている。MRI 固有の安全性，多種の装備がこのことを可能にした。しかし，ハードウェアとソフトウェアの技術的進歩がさらに必要である。

操作中により容易に患者に接近するためには，従来のガントリの狭い装置では制限が多く，さらにオープンマグネットのデザインを持つ装置が必要である。低磁場の永久磁石を持つ装置は広い視野が得られるが，画像の解像度と撮影時間の点で制限がある。最新の装置はセミガイド式 0.5 T システムで，2 個のドーナツのような形態をしており，容易に患者に接近し，リアルタイムで画像が得られる(図 12.7)。このシステムでは次のようなことが可能である。

- 患者を動かすことなく，手術中の MRI 画像が得られる。
- 術中に撮影している画像を使って定位脳手術ができ，術前に撮影する手間が省ける。
- 術野のリアルタイムなトラッキング画像が得られる。
- 術中に病変の正確な位置がわかる。
- 三次元で連続したモニタリングが可能である。

しかし，この装置の価格は高い。インターベンションを効率よく行うためには，送受信コイルを術野に合わせて調整することが特に必要である。血管内のリアルタイムなトラッキングを可能にするためには血管内コイルが必要である。さらには，手術器具すべてが非磁性体で磁化率アーチファクトを最小限にする必要がある。麻酔薬やモニタリング一式も MRI に対して安全でなければならない。

インターベンショナル MRI の応用

デザインや安全上の問題点にかかわらず，インターベンショナル MRI は以下に述べる数多くの手術手技で用いられている。

- 肝臓イメージングと腫瘍アブレーション
- 乳房のイメージングと良性腫瘍の切除
- 整形領域のキネマティックスタディ
- 先天的股関節脱臼と整復
- 生検

表12.1 人体の組織で得られる水素や陽子の典型的なスペクトル

スペクトル	略語	効果	共鳴	
N-アセチルアスパラギン酸	NAA	神経過形成のマーカー	2.0 ppm	
乳酸	Lac	嫌気性解糖の産物	1.3 ppm	
コリン	Cho	細胞膜の活動性	3.2 ppm	
クレアチン	Cr-PCr		3.0 ppm	
脂質	Lip	細胞死の結果	0.9 ppm	1.3 ppm
ミオイノシトール	Ins	神経膠細胞のマーカー	3.5 ppm	3.6 ppm
グルタミン	Glx	神経伝達物質	2.1 ppm	3.8 ppm

● 内視鏡的副鼻腔手術

重要な適応の1つにレーザー治療(熱による腫瘍アブレーション)あるいは凍結療法(冷却による腫瘍アブレーション)を用いた腫瘍アブレーションがある。MRIは異なった温度を持つ組織を鑑別する唯一の技術である。T1緩和とT2減衰が温度の違いに影響を及ぼし、温度の変化が画像コントラストを変える。よって、レーザー治療や凍結療法などの際、MRIがモニタに使われる。

レーザーのエネルギーは組織のさまざまな深さの位置に経皮的に運ばれるので、interstitial laser therapy(ILT)は将来有望な治療法である。以前はレーザーからの熱の配分を把握することは困難であったが、EPIシーケンスの利用により、レーザー治療中のリアルタイムでのモニタリングが可能になり、ILT治療中の熱の配分が非侵襲的に把握できるようになった。同様にインターベンショナルMRIは凍結療法のモニタリングにも非常に役立つ。この技術は従来のインターベンショナルラジオロジー(interventional radiology:IVR)に劇的な変化をもたらしている。将来、血管インターベンションの施設がインターベンショナルMRIシステムに取って代わり、MRIを用いて多くのインターベンション手術が行われるようになるかもしれない。

MRスペクトロスコピー(MRS)

MRスペクトロスコピー(MR spectroscopy:MRS)は通常のMRIとは異なり、スペクトルを提供する。スペクトルは縦軸に信号強度、横軸に周波数をプロットして得られ、横軸の周波数は異なった化合物の間に見られる化学シフト、つまり分子間の周波数の違いを示す。この化学シフトは磁場強度の違い、つまり周波数を生み出す特定の原子の電子遮蔽によりつくられる。化学シフトの単位は百万分率(ppm)である。化学シフトの分散は磁場強度に依存して増加する。フッ素、炭素、ナトリウムなどがMRスペクトロスコピーに用いられるが、日常臨床においては水素が最も用いられる。表12.1に人体の組織で明らかになった水素や陽子の典型的なスペクトルを示す。

スペクトルの取得は2種類あり、どちらかで示される。

- **シングルボクセル**(single voxel)法はスペクトルを測定するのにシングルボクセルを局在化する3つの交差するスライスを使用する。近年では次の2つの方法を用いる。
    - **stimulated echo acquisition mode (STEAM)**
    - **point resolved spectroscopy spin echo(PRESS)**

  どの方法も1回の収集ではSNRが低く、化学シフトアーチファクトが生じる。もしTRを何回も使用するなら動きがときに問題となる。
- **マルチボクセル**(multi-voxel)法は通常の撮影と同様にk空間にエンコードすることによりマルチボクセルを得るのでより時間がかかる。

1つのボクセルにしろ複数のボクセルにしろ、スペクトルを見ることでそれぞれの相対量がわかり、例えば次のように病態把握をすることができる(図12.8と図12.9)。

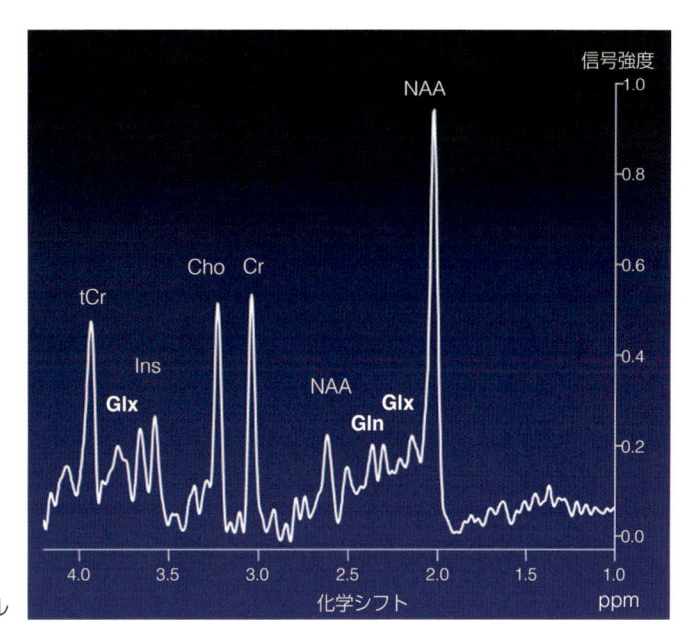

図 12.8　脳の MR スペクトル

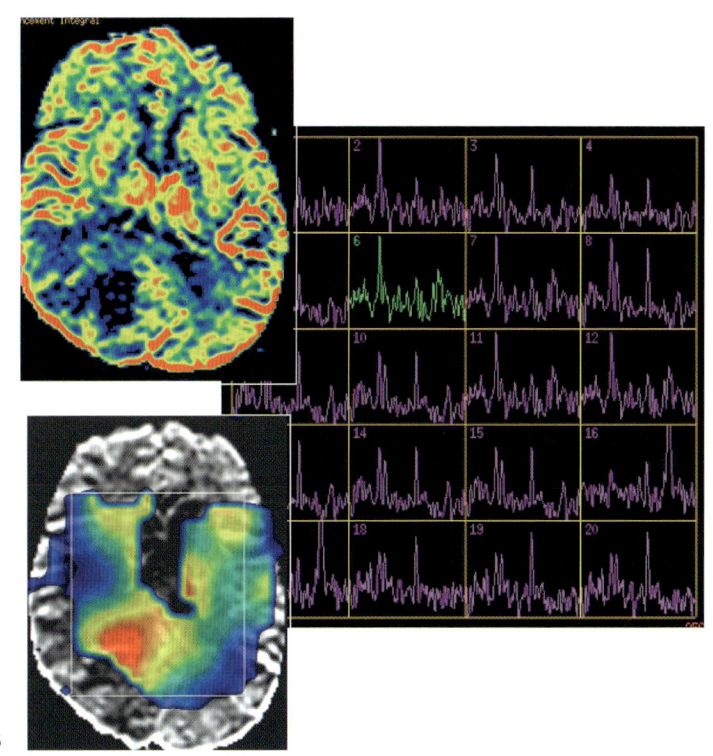

図 12.9　マルチボクセル MRS

- N-アセチルアスパラギン酸の減少は腫瘍細胞の浸潤を示唆する。
- コリンの上昇は腫瘍の発育を示唆する。
- 乳酸の変化は嫌気性状態を示唆する。
- 脂質の上昇は腫瘍壊死を示唆する。

MR スペクトロスコピーの応用

MR スペクトロスコピーは次の用途で使用する。

- MRI と融合し診断を行う

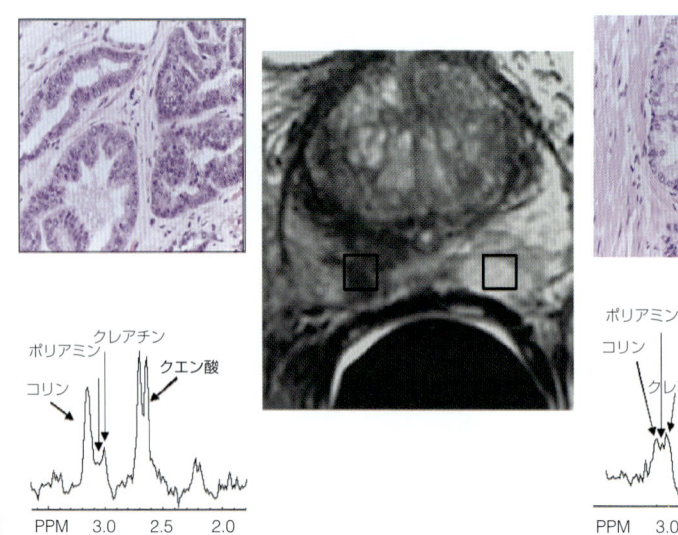

図 12.10 前立腺の MRS

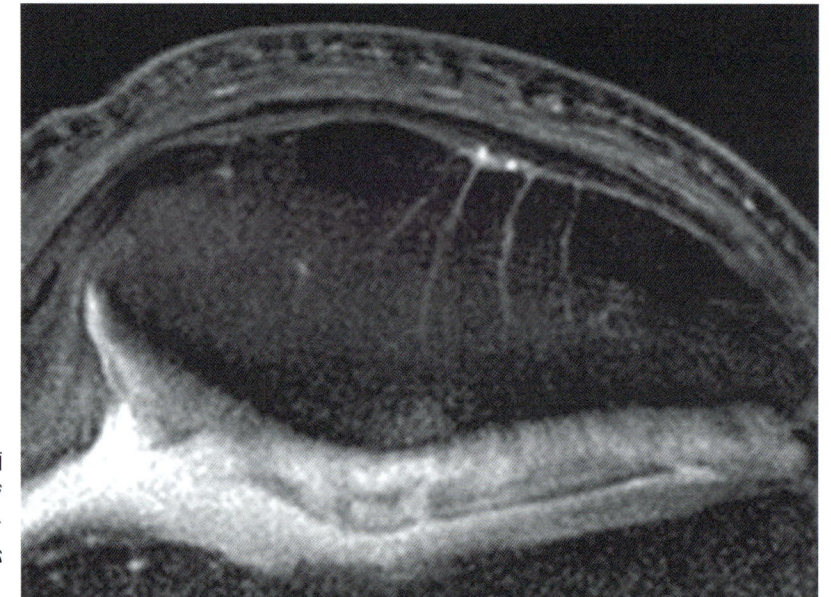

図 12.11 膝蓋軟骨の MRM 画像。通常のイメージングより何倍も小さいボクセルサイズが使用されている

- 治療方針の決定(図 12.10)
- 生検の指針
- 予後予測
- 治療モニタリング

特に，梗塞や脳腫瘍，乳癌，前立腺癌などの腫瘍ステージングに役立つ。また，うつの把握，てんかん，統合失調症などの診断や病態把握にも役立つ可能性がある。

全身画像

1回の検査で全身が撮影できる MRI が開発された。癌，心血管疾患などのよくある疾患や全身骨に広範に広がる病気のスクリーニング検査として有用である。EPI や高速グラディエントエコーを用いて撮影するプロトコルをそれぞれの施設で考案している。

特別なリスクのある患者にはさらなる精査を行

う。例えば，乳癌の疑いのある人には，全身撮影に続いて乳腺イメージングを行う。CT のように 1 回で全身を撮影するためには，ハードウェアとソフトウェアの技術的進歩によるさらなる高速化が必要である。FOV を 200 cm より大きくするためには多数のコイル素子と独立した受信チャンネルが必要である。

MR 顕微鏡（MRM）

MR 顕微鏡（MR microscopy：MRM）は病理学の切片と同じくらいの高解像度の画像を提供する。非常に小さな領域や組織の詳細を研究する際，理想的な方法になる。病理学者は MRM を用いて通常の切片を使わずに組織のサンプルを調べることもできる。MRM を用いて，病気のモデル，毒性学，薬物治療の効果を研究することができる。小さなボクセルを使うことによる SNR の問題がある（4 章参照）ので，高い磁場強度と極小のコイルが必要になる。MRM は多くの領域で使用されているが，臨床の現場での主な目的は骨関節，特に硝子軟骨のイメージングにある（図 12.11）。

和文索引

● 数字 ●

2D PC-MRA　　202
2D TOF　　197
3D PC-MRA　　202
3D TOF　　197
5G　　237
90°RFパルス　　230

● あ ●

アイソセンター　　44
悪性腫瘍　　237
アクティブシールド　　224
アクティブシミング　　224, 225
アーチファクト　　164〜189, 241, 242
アルニコ　　219
安全性　　234
アンチエリアシング　　70
アンテナ効果　　247

● い ●

イオン　　3
位相　　10
位相エンコード　　45, 50〜52, 166
位相画像　　200
位相コントラストMRA（PC-MRA）　　199, 200, 202
位相分散　　36, 198
位相マトリックス　　68, 96
位相ミスマップ　　164〜170
異物（眼内）　　243
異方性　　266
インターベンショナルMRI　　271
インターリーブ　　185
インプラント　　241〜244

● う ●

ウォームゾーン　　238

● え ●

永久磁石　　218, 219, 230
エコー時間（TE）　　14, 15, 21, 67, 68, 81, 95
エコー生成　　121
エコートレインレングス（ETL）　　16, 104
エコープラナーイメージング（EPI）　　70, 135〜140
エネルギー　　16

エリアシング　　55, 171〜176
エンコード　　43〜56
エンコードコイル素子　　232

● お ●

オキシヘモグロビン　　270
オフレゾナンスRFパルス　　195
オペレータコンソール　　235
オームの法則　　221
折り返し　　171, 174
温度　　252, 272

● か ●

外因性パラメータ　　15
回転力　　241
回復　　11
ガウス（G）　　45, 219
化学シフト　　155, 177, 254
化学シフトアーチファクト　　177〜180
化学的前飽和　　155
化学的ミスレジストレーション　　180
角運動量　　3
拡散　　264
拡散画像　　205, 266
拡散強調画像（DWI）　　264〜268
核子　　1
加算回数　　84
画像コントラスト　　15, 16
ガドジアミド　　255
ガドテリドール　　255
ガドペンテト酸　　255
ガドリニウム　　218, 240, 253, 255, 256
ガドリニウムの副作用　　255
鎌状赤血球　　239
渦流　　144
患者モニタリング　　249
完全飽和　　24
感度エンコード　　140
灌流　　257
灌流画像　　205, 268, 269
緩和　　11, 12
緩和能　　254

● き ●

擬似周波数　62
擬似同期　211
機能画像　264〜275
キーホールイメージング　70
キーホール充填　134
強磁性　217, 218
共振法　137
共鳴　8〜10
共鳴傾斜磁場システム　229
共役対称　65
極性　34
均一性　219
筋収縮　245

● く ●

クアドラチャーコイル　87, 231
空間エンコード　43
空間的前飽和　154, 155
空間反転回復（SPIR）　155, 158, 161
空間分解能　90
クエンチ　247
グラディエントエコー　34, 36〜38, 42, 118
グラディエントエコー EPI（GE-EPI）　137
グラディエントエコーパルスシーケンス　102, 118〜140
繰り返し時間（TR）　14, 15, 21, 67, 68, 81, 95
クリップ　242〜244
クロストーク　183, 184
クロス励起　183〜185

● け ●

経口造影剤　263
傾斜磁場　43〜45, 225, 245
傾斜磁場強度　225, 227
傾斜磁場コイル　44
傾斜磁場スポイリング　125
血液脳関門　256
血管床　258
結合プロトン　90
血中酸素濃度依存（BOLD）　270
ケミカルシフト　→化学シフト
原子　1〜3
原子磁気双極子　216
原子番号　1
減衰　11

● こ ●

コイルタイプ　87
コイルの感受領域　231

コイルの熱　234
梗塞　267
高速グラディエントエコー　131〜134
高速傾斜磁場システム　226
高速スピンエコー（FSE）　70, 103〜109, 191
高速フーリエ変換　61
高速 IR 法　114
向流　149
呼吸ゲート法　169
呼吸トリガー法　169
呼吸バッグ　167
呼吸補正　70, 167
ゴースト　140, 164
骨発育刺激装置　244
コヒーレント　122
コヒーレント型グラディエントエコー　122
コントラスト雑音比（CNR）　90

● さ ●

歳差運動　6
歳差運動の軌道　6
最大値投影法（MIP）　199
撮像可能時間　208
撮像野（FOV）　50, 79
差分画像　199
酸化鉄　256
酸化鉄の副作用　256
三次元ボリューム収集　73
酸素ボンベ　240
酸素モニタ　247
残存横磁化　120
サンプリング　53〜55, 229
サンプリング回数　174
サンプリング時間　53
サンプリング周波数　53
サンプリングレート　53

● し ●

シェーディングアーチファクト　186
磁化移動コントラスト（MTC）　90, 195, 198
磁化率　253
磁化率アーチファクト　181〜183, 198, 242
磁化率効果　106
時間的に変化する磁場　245
磁気回転比　7
磁気・血行動態的効果　238
磁気モーメント　3, 4
刺激　245
シーケンシャル収集　72
磁性　216〜218

耳栓　246
実効TE　104
実効TR　206, 207
ジッパーアーチファクト　185
質量数　1
シネ　212, 213
磁場強度　6, 75
磁場勾配　34
磁場勾配コイル　225〜230
磁場勾配立ち上がり時間　227
磁場中心　34
磁場の不均一性　26
脂肪　16〜18
脂肪飽和　156, 161
脂肪抑制　161, 258
シミング　224
シムコイル　224
収集ウインドウ　53
周波数エンコード　45, 49, 50
自由プロトン　90
縦平面　11
周辺磁場　224
自由誘導減衰(FID)　11, 25, 118, 129
主磁場　236〜240
受信コイル　231
受信バンド幅　55, 86, 177
常磁性　217, 218
常電導磁石　221
正味の磁化ベクトル(M_0)　6
除細動器　244
心筋梗塞　259
シングルショット高速スピンエコー(SS-FSE)
　　109
シングルボクセル　272
神経刺激装置　244
信号　74
信号雑音比(SNR)　74, 75, 96, 196, 231
信号収集　95
人工臓器　241〜244
人工内耳　244
信号平均　68
人工弁　243
心臓シネ画像　212
寝台　234
心電図　237
心電図同期法　169, 206
心拍同期　169, 206
振幅画像　200
心マルチフェーズ画像　212

● す ●
髄鞘化　267
水素　1
水素原子核　3
垂直磁場　219
水平磁場　221
スキャン時間　66, 68, 95
スティミュレイトエコー　121, 129
ステント　242
スパイラル型k空間充填　136
スピンエコー　28〜31, 42, 102, 191
スピンエコーEPI(SE-EPI)　137
スピンエコーパルスシーケンス　27, 102〜118
スピン-格子緩和　12
スピン-スピン緩和　12
スポイラー　36
スライス厚　47, 77
スライスエンコード　73
スライス選択　45〜47
スライス流入現象　148
スルーレート　137, 227

● せ ●
静磁場(B_0)　219, 237〜239
閃光　245
全身画像　274
前飽和パルス　167, 174, 191

● そ ●
造影MRA　204
造影剤　218, 250〜263
騒音　245
双極傾斜磁場　200
双極子相互作用　252
送信バンド幅　47
層流　144
ソート　212
ソレノイド型電磁石　220, 231

● た ●
胎児　239
体内コイル　231
ダイナミックMRI　258
タイムオブフライト(TOF)　145〜147, 195
楕円型k空間充填　136
立ち上がり時間　95
ターボファクタ　16, 104

● ち ●
チェックリスト　248

中性子　1
超音波ドプラ　204
超高磁場　239
超常磁性酸化鉄(SPIO)　218
超常磁性体　218, 254, 259
超伝導磁石　221, 222
長方形 FOV　70, 93

● て ●
低温槽　222
ディクソン法　161
定常状態　120
定常状態自由歳差運動(SSFP)　126, 127
デオキシヘモグロビン　270
デジタルサブトラクション MRA(DS-MRA)　195
テスラ(T)　45, 219
デューティサイクル　227
電子　1, 3
電子雲　17
電磁石　219〜221
電磁誘導の法則　216

● と ●
同位体　1
凍結療法　272
等方性　99, 266
動脈スピン標識法(ASL)　269
トランケーションアーチファクト　181
トリガーウインドウ　208
トリガーディレイ　208
トレース画像　266
トレードオフ　96, 98

● な ●
内因性パラメータ　15
ナイキスト定理　54, 171

● に ●
二次元ボリューム収集　72
二次的磁場(B_1)　219, 230
二重反転回復法　191
ニッチ磁石　222
乳腺　259
妊娠初期　239
妊婦　239

● ね ●
熱平衡　5
粘性　252

● の ●
ノイズ　74
脳機能画像(fMRI)　270
脳血液量(CBV)　269

● は ●
配向　4〜6
ハイゼンベルグの不確定性原理　3
ハイブリッド磁石　222
白質線維　265
爆弾の破片　244
パーシャルアベレージング　71, 72
パーシャルエコーイメージング　70, 71
パーシャルフーリエ法　110
発癌性　237
白血病　237
パッシブシミング　224, 225
パッシブシールド　224
発射体　240
発熱　241, 246
パラレルイメージング　70, 140, 232
バランスドグラディエントエコー　131, 192
パルスシーケンス　13, 96, 101〜143
パルス制御装置　234
ハローベスト　244
ハーンエコー　121
瘢痕　258
反磁性　217
反転回復(IR)法　110〜114
反転時間(TI)　15, 111
バンド幅　47

● ひ ●
比吸収率(SAR)　246
非共振法　137
ピクセル　75
ピクセルシフト　177
非コヒーレント型グラディエントエコー　123〜125
微小腺腫　257
非等方性　99
百万分率(ppm)　117, 219
標識　268
病変強調　114
表面コイル　231
ピン　244

● ふ ●
ファラデーの法則　245
フィルタ　242

フェイズドアレイコイル　87, 231
ブートターミナル　235
部分飽和　24
部分容積　90
ブライトブラッド画像　192
フラクショナルエコー　71
ブラックブラッド画像　118, 191
ブリップ　136
フリップ角（FA）　9, 15, 81, 198
ブルーベリージュース　254, 263
プレ磁化　133
フロー　15, 144
フローエンコード方向　201
フロー現象　144〜163
プロスペクティブ同期法　212
プロトン密度　15, 16, 75, 251
プロトン密度強調　20〜22, 38
プロペラk空間充填　136
分解能　66
分子　1
分子の振動周波数　16

● へ ●
平衡傾斜磁場システム　228
閉所恐怖症　247
並流　149
ベクトル　13
ペースメーカー　244, 245
ヘッドコイル　231
ヘッドホン　246
ベネチアンブラインドアーチファクト　198
ヘリウム　247

● ほ ●
放射能　3
飽和　24, 148, 195
ボクセル　75
ボクセル内位相分散　151
ボケ　106, 140
ホットゾーン　238
ボディコイル　231
ボリュームイメージング　98〜100
ボリュームコイル　231

● ま ●
マジックアングル　189
末梢神経刺激　229
末梢同期法　170, 206, 211
マトリックス　77
マルチショット　136

マルチボクセル法　272

● み ●
見かけの拡散係数（ADC）　15, 264
右手の法則　220
水　17, 18
水飽和　156

● め ●
メトヘモグロビン　196

● も ●
モアレパターン　186
網膜閃光感覚　229

● よ ●
陽子　1
横平面　9
読み取り傾斜磁場　50

● ら ●
ラジアルk空間充填法　136
ラジオ波（RF）　5, 246
ラジオ波（RF）コイル　230
ラジオ波（RF）パルス　8, 230
螺旋状流　144
ラーモア周波数　7, 17
ラーモア方程式　7
ランプサンプリング　229
ランプパルス　198
乱流　144

● り ●
リザーバー　243
流産　240
流速エンコード（VENC）　202
流入効果　148, 149, 193
リワインダー　36, 122
臨界温度　221

● れ ●
励起　8
励起回数　68
冷媒　222
レーザー治療　272
レトロスペクティブ同期法　212

● ろ ●
漏洩磁場　237

欧文索引

● A ●

acquisition window　53
active shielding　224
active shimming　224
ADC（apparent diffusion coefficient）　15, 264
ADC マップ　266
aliasing　55, 171
alnico　219
angular momentum　3
anisotropic　99, 266
ASL（arterial spin labeling）　269
atom　1
atomic number　1

● B ●

b 値　16, 265
B_0（静磁場）　219, 237〜239
B_1（二次的磁場）　219, 230
balanced gradient system　228
bandwidth　47
black blood image　191
blipping　136
blurring　106
BOLD（blood oxygenation level dependent）　270
bound protons　90
bright blood imaging　192

● C ●

cardiac gating　169
CBV（cerebral blood volume）　269
centric k 空間充填　134
chemical misregistration　180
chemical pre-saturation　155
chemical shift　155, 177
CNR（contrast to noise ratio）　90
co-current flow　149
conjugate symmetry　65
counter-current flow　149
cross excitation　184
cross talk　184
cryogen　222
cryogen bath　222

● D ●

decay　11
diamagnetism　217
diffusion　264
dipole-dipole interaction　252
Dixon 法
DNA　239
double inversion recovery　191
double IR prep 法　118, 191
DRIVE　110
driven equilibrium　191
DS-MRA（digital subtraction MRA）　195
duty cycle　227
DWI（diffusion weighted imaging）　264〜268

● E ●

effective TE　104
effective TR　206
electrocardiogram gating　169, 206
electron　1
elliptical k 空間充填　136
encode　43
encoding coil elements　232
entry slice phenomenon　148
EPI（echo planar imaging）　70, 135〜140
ETL（echo train length）　16, 104
even echo rephasing　152
excitation　8
extrinsic parameter　15

● F ●

FA（flip angle）　9, 15, 81, 198
Faraday's law　245
fat saturation　156
Feridex　254
ferromagnetism　217
FFT（fast Fourier transform）　61〜63
FID（free induction decay）　11, 25, 118, 129
first order motion compensation　153
FLAIR（fluid attenuated inversion recovery）　116〜117
flow encoding axes　201
flow phenomenon　144
fMRI（functional MRI）　138, 270

FOV (field of view)　　50, 79
fractional echo　　71
FRE (flow-related enhancement)　　147
free protons　　90
frequency encoding　　45
frequency wrap　　171
fringe field　　224, 237
FSE (fast spin echo)　　70, 103〜109, 191
full saturation　　24
functional imaging technique　　264

● G ●
Gd-DTPA　　255
Gd-DTPA-BMA　　255
Gd-HP-DO3A　　255
GE-EPI (gradient echo EPI)　　137
GMN (gradient moment nulling)　　152, 153, 170, 192
gradient amplitude　　227
gradient echo　　34
gradient echo pulse sequence　　102
gradient rise time　　227
grandient spoiling　　125
GRASE (gradient and spin echo)　　138
gyro-magnetic ratio　　7

● H ●
Hahn echo　　121
Heisenbergの不確定性原理　　3
high velocity signal loss　　147
high-speed gradient system　　226
homogeneity　　219
hybrid magnets　　222
hydrogen　　1

● I ●
ILT (interstitial laser therapy)　　272
in phase　　36
inflow effect　　148, 193
inhomogeneity　　26
interleaving　　185
intra-voxel dephasing　　151
intrinsic parameter　　15
inversion recovery fast spin echo　　114
ion　　3
IR (inversion recovery)法　　110〜114
IR prep法　　118
IR高速スピンエコー法　　114
isotope　　1
isotropic　　99, 266

● J ●
J結合　　106

● K ●
k空間　　57〜61, 64, 66, 68, 167, 175
k空間充填　　93
k空間セグメント　　136
k空間の軌跡　　69
keyhole filling　　134

● L ●
laminar flow　　144
Larmor equation　　7
Larmor frequency　　7
longitudinal plane　　11

● M ●
M_0 (net magnetization vector)　　6
magic angle　　189
magnetic field gradient　　34
magnetic field strength　　75
magnetic isocenter　　34
magnetic moment　　3
magnetic susceptibility　　253
magnetic susceptibility artifact　　181
magnetism　　216
magneto-hemodynamic effect　　238
magnitude image　　200
mass number　　1
MIP (maximum intensity projection)　　199
moiré pattern　　186
molecule　　1
MOTSA (multiple overlapping thin slice angiography)　　198
MR血管撮像 (MRA)　　193〜205
MR顕微鏡 (MRM)　　275
MR信号　　11
MRスペクトロスコピー (MRS)　　272, 273
MR対象核種　　3
MR signal　　11
MRA (magnetic resonance angiography)　　193〜205
MRM (MR microscopy)　　275
MRS (MR spectroscopy)　　272, 273
MT (magnetization transfer)　　106
MTC (magnetization transfer contrast)　　90, 195, 198
multi-shot　　136
multi-voxel法　　272

● N ●
neutron　　1

NEX(number of excitations)　　68, 84〜86, 96
niche magnets　　222
no phase wrap　　174, 175
noise　　74
non-resonant power　　137
NSA(number of signal averages)　　84
nucleon　　1
null point　　114
number of signal average　　68
Nyquist theorem　　54, 171

● O ●
Ohm's law　　221
out of phase　　36, 161, 198

● P ●
parallel imaging　　140
paramagnetism　　217
partial averaging　　72
partial echo　　71
partial echo imaging　　71
partial voluming　　90
partially saturation　　24
passive shielding　　224
passive shimming　　224
pathology weighting　　114
PC-MRA(phase contrast MRA)　　199, 200, 202
perfusion　　257
peripheral gating　　170, 206
permanent magnet　　218
phase encoding　　45
phase image　　200
phase wrap　　171
phased array coil　　231
polarity　　34
precession　　6
precessional path　　6
PRESS(point resolved spectroscopy spin echo)　　272
propeller k 空間充填　　136
proton　　1
proton density　　16, 75, 261
proton density weighting　　20
pseudo-frequency　　62
pulse control unit　　234
pulse sequence　　13

● Q ●
quenching　　247

● R ●
R to R interval　　206
radioactivity　　3
ramp sampling　　229
ramped RF　　198
readout gradient　　50
receive bandwidth　　55
receiver coil　　231
recovery　　11
rectangular FOV　　93
reduction factor　　141
relaxation　　11
relaxivity　　254
residual transverse magnetization　　120
resistive magnet　　221
resonance　　8
resonant power　　137
respiratory compensation　　167
respiratory gating　　169
respiratory triggering　　169
rewinder　　36, 122
RF(radio frequency)　　5, 246
RF スポイリング　　124
RF 送信コイル　　230
RF パルス　　8, 230
RF coil　　230
RF pulse　　8, 230
RF spoiling　　124
RF transmitter coil　　230
ROPE(respiratory ordered phase encoding)　　167
RR 間隔　　206

● S ●
sampling frequency　　53
sampling rate　　53
sampling time　　53
SAR(specific absorption rate)　　246
saturation　　148
SE-EPI(spin echo EPI)　　137
sensitivity encoding　　140
sequential acquisition　　72, 95
shading artifact　　186
shim coil　　224
shimming　　224
signal　　74
single voxel　　272
slew rate　　137, 227
slice encoding　　73
slice selection　　45
SNR(signal to noise ratio)　　74, 75, 96, 196, 231, 232

solenoid electromagnet　220
SPAMM（spatial modulation of magnetization）
　　213, 214
spatial encoding　43
spatial pre-saturation　154
spatial resolution　90
spin echo　28
spin echo pulse sequence　27, 102
spin lattice relaxation　12
spin-spin relaxation　12
SPIO（super paramagnetic iron oxide）　218
SPIR（spatial inversion recovery）　155, 158, 161
spiral flow　144
spoiler　36
SSD（shaded surface display）　199
SSFP（steady state free precession）　126, 127
SS-FSE（single shot fast spin echo）　109
steady state　120
STEAM（stimulated echo acquisition mode）　272
stimulated echo　121
STIR（short tau inversion recovery）　114, 158, 161
surface coil　231
susceptibility　106
swapping　166

● T ●

T1 回復　12, 17, 251
T1 回復時間　15
T1 緩和時間　12
T1 強調　21, 22, 37
T1 強調画像　18, 112
T1 造影剤　253
T1 enhancement agent　253
T1 recovery　12
T1 relaxation time　12
T1 weighted image　18
T2 緩和時間　12
T2 強調　21, 22
T2 強調画像　18
T2 減衰　12, 18, 251

T2 減衰時間　15
T2 造影剤　253
T2 decay　12
T2 enhancement agent　253
T2 relaxation time　12
T2 shine through　266
T2 weighted image　18
T2*強調　37, 119
T2*減衰　25
TE（echo time）　14, 15, 21, 82
thermal equilibrium　5
three-dimensional volumetric acquisition　73
TI（time from inversion）　15, 111
TIC（time intensity curve）　269
TOF（time-of-flight）　145〜147, 195
TR（repetition time）　14, 15, 21, 67, 68, 81, 95
trace image　266
transmit bandwidth　47
transverse plane　9
trigger delay　208
trigger window　208
triple IR prep 法　118
truncation artifact　181
turbo factor　104
turbulent flow　144
two-dimensional volumetric acquisition　72

● V ●

VENC（velocity encoding）　202
volume coil　231
vortex flow　144
voxel　75

● W ●

water saturation　156
wrap-around　171

● Z ●

zipper artifact　185

【監訳者】
●杉村和朗　　神戸大学大学院医学研究科内科系講座放射線医学分野 教授
●川光秀昭　　神戸大学医学部附属病院放射線部 技師長

カラー版
MRI 基礎と実践

2012年1月5日　初版第1刷発行
著　者　　キャサリン・ウェストブルック
　　　　　キャロリン・カート・ロス
監訳者　　杉村和朗　川光秀昭
発行人　　西村正徳
発行所　　西村書店
東京出版編集部　〒102-0071　東京都千代田区富士見 2-4-6
　　　　　　　　Tel.03-3239-7671　Fax.03-3239-7622
　　　　　　　　www.nishimurashoten.co.jp
印　刷　三報社印刷株式会社
製　本　株式会社難波製本

本書の内容を無断で複写・複製・転載すると、著作権および出版権の侵害となることがありますので、ご注意下さい。ISBN978-4-89013-420-5

西村書店 好評図書

カラー 人体解剖学　構造と機能:ミクロからマクロまで

[著]マティーニ 他　　[監訳]井上貴央　　●菊倍判・656頁　　◆本体 7,800円

解剖学と疾病の関係、生理学的な要点を記載した新時代の解剖学テキスト。医学・歯学生から看護師、臨床検査技師など医療スタッフを目指す人、栄養学、体育学を学ぶ人々に格好の書。

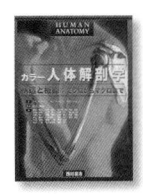

最新 カラー 組織学

[著]ガートナー 他　　[監訳]石村和敬／井上貴央　　●B5判・496頁　　◆本体 4,900円

構造・形態と機能を密接に関連させた新しいテキスト。カラーイラスト、電顕写真など440点を収録して視覚的に解説。「臨床ノート」を設け、疾患との関連がよくわかるように工夫してある。

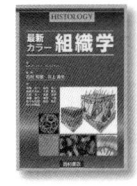

ルービン カラー 基本病理学 第5版

[編]ルービン 他　　[監訳]河原 栄／中谷行雄　　●B5判・776頁　　◆本体 6,600円

病理学のエッセンスをまとめた好著、待望の改訂版。「発症機構」「病理」「臨床像」「疫学」を中心に各疾患のポイントを要領よく記載。明快で美しいと評判のイラスト、カラー図版700点を収載。

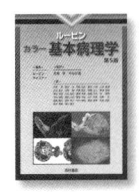

ロアット カラー 基本免疫学

[著]ロアット 他　　[監訳]宮坂昌之　　●B5判・504頁　　◆本体 4,800円

自然免疫から獲得免疫、免疫応答の詳細まで450点以上のカラー図表で、必要不可欠な免疫学の基礎知識を明解に解説。アレルギーから、自己免疫疾患、免疫不全、癌、移植まで臨床との関連も詳述。

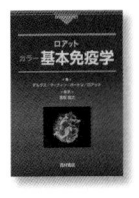

リーバーマン カラー コア生化学

[著]リーバーマン 他　　[監訳]近江谷克裕　　●B5判・260頁　◆本体 2,800 円

米国で版を重ねる人気の生化学教科書の翻訳版。生化学の全体像、健康を支える物質の体内での流れ、その役割など、短時間で必要事項を学べるよう構成。多数のカラー図表が理解を助ける。

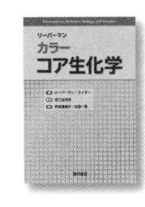

カラー 新しい 薬理学

[監修]石井邦明／西山 成　　●B5判・588頁　　◆本体 5,500円

器官・機能系統別に疾患から、病態生理、診断、薬物治療を体系的に学べるテキスト。約400点のカラー図表で目にも訴えるビジュアルなレイアウト。項目末の「薬物一覧」で理解の整理・復習に役立つ。

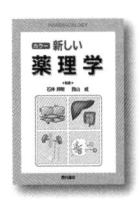

解体新書【復刻版】

[編]西村書店 編集部　　●B5判・286頁　　◆本体 3,000円

日本の医学の礎となった「かけがえのない」1冊を原寸大で！　本書は、先祖が華岡青洲の門人だった岩瀬家（愛知県岡崎市）に伝わる、初版の初刷りに近いとみられる、非常に貴重な版の復刻である。

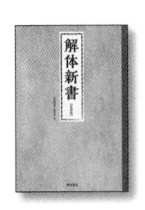

※価格は税別

西村書店 好評図書

クラーク X線撮影技術学

[編著]ホワイトリー 他　[監訳]島本佳寿広／山田和美／齋藤陽子／丸橋一夫
●B5変型・544頁　◆本体**5,400**円

X線撮影学の世界的名著。単純X線写真撮影に関するポジショニングのノウハウを網羅。多数の写真や図を駆使して基本となる撮影法から代替法や追加撮影までを臨床的意義と関連付けて理解できる。

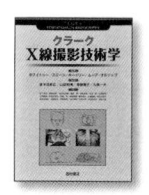

臨床応用のための 画像解剖学

[編]バトラー 他　[訳]島本佳寿広　●B5判・372頁　◆本体**15,000**円

疾患の診断の鍵となる人体構造を網羅的に解説。病勢の評価、最適な治療法の選択、治療効果の判定など、臨床に役立つ。1000点超の最新画像、画像の解釈に役立つ多数のカラーイラストを収載。

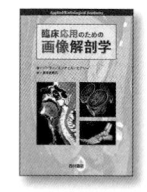

新 神経・筋疾患の電気診断学

筋電図・神経伝導検査　原理と実際

[著]木村 淳　[訳]栢森良二　●B5判・592頁　DVD-ROM付　◆本体**15,000**円

世界標準のテキスト、大改訂!! 筋電図・神経伝導検査に不可欠かつ広範な内容を全面的に書き直し、新たに登場した手技についても解説。術中モニタリング、小児と高齢者の検査、データ分析などを追加。

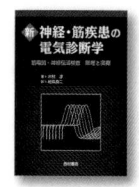

脳神経　解剖・病理・画像診断

[著]ビンダー 他　[訳]興梠征典／掛田伸吾　●B5変型判・240頁　◆本体**7,800**円

400点以上の脳神経のアトラス、正常解剖と病変のCT像、MRI像を組み合わせたケース・スタディにより、画像診断力がつく。「臨床・画像のポイント」で国試から臨床診断まで対応。

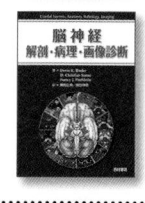

ブルーメンフェルト
カラー 神経解剖学　臨床例と画像鑑別診断

[著]ブルーメンフェルト　[訳]安原 治　●B5判・792頁　◆本体**8,500**円

神経系の構造と機能を、実際の臨床例と豊富な画像の提示により臨床と関連付けて理解できる。従来にない神経解剖・神経内科を網羅した画期的な教科書。大きなカラー解剖イラスト多数。

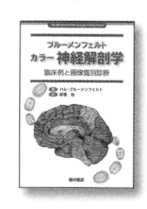

＊『神経心理学評価ハンドブック』の後継書！

神経心理学への誘い（いざな）
高次脳機能障害の評価

[編]田川皓一／池田学　●B5判・368頁　◆本体**6,800**円

脳血管障害や認知症、Parkinson病、脳の外傷性疾患などの基礎疾患の解説と画像診断法の紹介。また、意識障害や精神症候、記憶障害、失語、失行、失認などの評価法について豊富な事例を用いて解説。

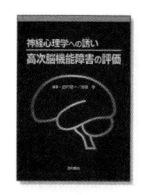

カラー版
臨床神経科学とリハビリテーション

[著]シェンクマン 他　[監訳]水野 昇／野村 嶬／三谷 章　●B5判・704頁　◆本体**7,600**円

多数の精緻なイラストを用いて、基礎から系統的・体系的にわかりやすく解説。臨床の視点を取り入れたこの1冊で脳・中枢神経系から末梢神経系まですべてマスター。

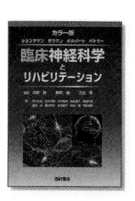

※価格は税別